Stoffwechselkrankheiten

Grundlagen – Diagnostik – Therapie

Herausgegeben von Hellmut Mehnert

Bearbeitet von H. J. Bremer, W. Gröbner, H. Mehnert, U. Wendel und G. Wolfram

4., überarbeitete und erweiterte Auflage
99 Abbildungen, 59 Tabellen

Georg Thieme Verlag Stuttgart · New York 1990

Prof. Dr. Hellmut Mehnert
Chefarzt der III. Medizinischen Abteilung
und Leiter der Forschergruppe Diabetes (Klinik)
Städt. Krankenhaus München-Schwabing
Kölner Platz 1
8000 München 40

CIP-Titelaufnahme der Deutschen Bibliothek

Stoffwechselkrankheiten : Grundlagen – Diagnostik – Therapie
/ hrsg. von Hellmut Mehnert. Bearb. von H. J. Bremer ...
– 4., überarb. u. erw. Aufl. – Stuttgart ; New York : Thieme, 1990.
NE: Mehnert, Hellmut [Hrsg.]; Bremer, Hans J. [Mitverf.];

Wichtiger Hinweis:
Medizin als Wissenschaft ist ständig im Fluß. Forschung und klinische Erfahrung erweitern unsere Kenntnisse, insbesondere was Behandlung und medikamentöse Therapie anbelangt. Soweit in diesem Werk eine Dosierung oder eine Applikation erwähnt wird, darf der Leser zwar darauf vertrauen, daß Autoren, Herausgeber und Verlag größte Mühe darauf verwandt haben, daß diese Angabe genau dem **Wissensstand bei Fertigstellung des Werkes** entspricht. **Dennoch ist jeder Benutzer aufgefordert,** die Beipackzettel der verwendeten Präparate zu prüfen, um in eigener Verantwortung festzustellen, ob die dort gegebene Empfehlung für Dosierungen oder die Beachtung von Kontraindikationen gegenüber der Angabe in diesem Buch abweicht. Das gilt besonders bei selten verwendeten oder neu auf den Markt gebrachten Präparaten und bei denjenigen, die vom Bundesgesundheitsamt (BGA) in ihrer Anwendbarkeit eingeschränkt worden sind. Benutzer außerhalb der Bundesrepublik Deutschland müssen sich nach den Vorschriften der für sie zuständigen Behörde richten.

1. Auflage 1970
2. Auflage 1975
3. Auflage 1985

Printed in Germany
Satz: Setzerei Lihs, Ludwigsburg
Druck: Appl, D-8853 Wemding

ISBN 3-13-460104-4 1 2 3 4 5 6

Anschriften

Bremer, H. J., Prof. Dr.,
Direktor der Kinderklinik
der Universität
Im Neuenheimer Feld 150
6900 Heidelberg

Gröbner, W., Prof. Dr.,
Krankenanstalten des Zollernalbkreises
Kreiskrankenhaus
Tübinger Str. 30
7460 Balingen

Mehnert, H., Prof. Dr.,
Chefarzt der III. Medizinischen Abteilung und
Leiter der Forschergruppe Diabetes (Klinik)
Städt. Krankenhaus München-Schwabing
Kölner Platz 1
8000 München 40

Wendel, U., Prof. Dr.,
Kinderklinik der Universität
Moorenstr. 5
4000 Düsseldorf 1

Wolfram, G., Prof. Dr.,
Institut f. Ernährungswissenschaft
in Weihenstephan
Technische Universität München
8050 Freising

Vorwort zur 4. Auflage

Sehr schnell ist nach einem Nachdruck der 3. Auflage nun die 4. Auflage des Taschenbuchs „Stoffwechselkrankheiten“ notwendig geworden. Als Grund hierfür ist das zunehmende Interesse an diesem Gebiet der inneren Medizin und der Pädiatrie anzusehen. Natürlich sind auch die neuen Erkenntnisse in Ätiologie, Pathogenese und Therapie solcher Krankheiten für die erforderliche Neubearbeitung des Buches verantwortlich gewesen. Trotz der vielen neuen Ergebnisse und Erkenntnisse war es dank der Disziplin der Bearbeiter der einzelnen Gruppen von Stoffwechselkrankheiten möglich, den Charakter eines Taschenbuchs zu wahren. Neuerungen finden sich – wovon sich der Leser selbst überzeugen soll – in praktisch allen Abschnitten. Der Vorteil eines Taschenbuchs liegt bekanntlich darin, daß es mit relativ wenig Aufwand gelingt, neue Erkenntnisse einzubringen, und dies in kurzen Abständen. So hoffen wir, mit unserem Taschenbuch auf dem Stand des derzeitigen Wissens praxisnah und klinikgerecht die Stoffwechselkrankheiten abgehandelt zu haben.

München, im Januar 1990 — HELLMUT MEHNERT

Vorwort zur 3. Auflage

Für das Taschenbuch „Stoffwechselkrankheiten“ wurde eine 3. Auflage unter völlig neuen Gesichtspunkten erforderlich. Die ständige Ausweitung des Stoffes drohte dem Buch den Charakter eines Taschenbuches zu nehmen, wenn der bisherige Aufbau erhalten geblieben wäre. Deswegen wird von der 3. Auflage an auf eine ausführliche Darstellung der Biochemie sowie auf Kurzkapitel zur Endokrinologie völlig verzichtet, zumal hierfür hervorragende Monographien des Thieme Verlags vorliegen. Insbesondere darf auf das „Kurze Lehrbuch der Biochemie“ von P. KARLSON und auf die „Pathobiochemie“ von P. KARLSON, W. GEROK und W. GROSS verwiesen werden.

Der Inhalt der vorliegenden Auflage des Buches beschränkt sich deswegen auf einen relativ kurzen, aber unentbehrlichen Grundriß zu Problemen der Ernährung und des Stoffwechsels und mündet dann unmittelbar in die klinischen Kapitel über. Auch hier mußte eine Auswahl getroffen werden, da sich bei dem Buchtitel „Stoffwechselkrankheiten“ ja die Frage aufdrängt: Welche Krankheiten haben eigentlich nichts mit Stoffwechselstörungen zu tun? Die deswegen vorgenommene Selektion umfaßt als klassische Stoffwechselkrankheiten die Fettsucht, die Magersucht, die Hypovitaminosen und Hypervitaminosen, den Diabetes mellitus, die Hyperlipoproteinämien, die Gicht und andere Störungen des Purin- und Pyrimidinstoffwechsels sowie die Porphyrien. Außerdem wurden von pädiatrischen Autoren die vorwiegend seltenen hereditären Stoffwechselkrankheiten abgehandelt, die aber in der Gesamtzahl doch einen beachtlichen Anteil von Krankheiten – insbesondere im Kindesalter – ausmachen. Die gute Kooperation der Mitarbeiter ermöglichte eine fristgerechte Ablieferung und damit die Präsentation eines Taschenbuches, dessen Inhalt dem neuesten Stand der Wissenschaft und der klinischen Erfahrungen entspricht.

München, Frühjahr 1985 HELLMUT MEHNERT

Inhaltsverzeichnis

1. Grundlagen der Ernährung und des Stoffwechsels

G. Wolfram

Einleitung

Pflanzen können aus anorganischen Molekülen organische Verbindungen wie Aminosäuren, Zucker oder Fettsäuren aufbauen. Die Voraussetzungen dafür sind anorganische Stickstoffverbindungen, Kohlendioxid und Wasser sowie die Energie des Sonnenlichtes. Durch diese sogenannte Kohlensäureassimilation werden wichtige Voraussetzungen für die Existenz höher entwickelter Lebewesen auf dieser Erde geschaffen. In ähnlicher Weise können Bakterien mit Hilfe von chemisch gebundener Energie aus anorganischen Vorstufen organische Verbindungen aufbauen. Höher entwickelte Lebewesen wie die Tiere und auch der Mensch haben im Verlauf der Evolution die Fähigkeit zur Synthese von organischen Verbindungen aus anorganischen Bausteinen verloren. Sie sind auf die Zufuhr dieser organischen Verbindungen mit der Nahrung angewiesen. Dies gilt für bestimmte Aminosäuren und Fettsäuren sowie für die als Vitamine bezeichneten Verbindungen. Sie werden deshalb gemeinsam mit den Mineralstoffen und Spurenelementen auch als essentielle Nahrungsbestandteile bezeichnet. Darüber hinaus muß die für Aufbau, Umbau und Abbauvorgänge im Stoffwechsel notwendige Energie mit der Nahrung in Form von sogenannten Energieträgern, z. B. Kohlenhydraten und Fett, zugeführt werden. Ihre chemisch gebundene Energie wird durch die biologische Oxidation freigesetzt und ermöglicht die lebensnotwendigen Stoffwechselprozesse. Eiweiß ist Träger essentieller Aminosäuren und dient vor allem dem Aufbau körpereigener Eiweißverbindungen, die als Bestandteile von Zellstrukturen oder Enzymsystemen und als Bluteiweißkörper vielfältige biologische Funktionen erfüllen.

Leben ist ohne vollwertige Ernährung und normal funktionierenden Stoffwechsel nicht denkbar. Ein ausgewogenes Angebot aller essentiellen Nährstoffe und eine dem Bedarf angepaßte Menge Energie in der Nahrung sind die Voraussetzungen für die optimale Funktion eines gesunden Körpers. Störungen an einem Glied dieser Kette führen zu Krankheiten, von denen in diesem Buch viele Beispiele genannt werden.

Im ersten Kapitel sollen die Grundlagen der Ernährung und des Stoffwechsels dargestellt werden. Die Bestandteile der Nahrung, ihre Verdauung und Resorption, ihre Bedeutung im Stoffwechsel von Organen und für die Ernährung des Gesamtorganismus werden erörtert. Einzelheiten der chemischen Struktur und der Stoffwechselsabläufe können in diesem Rahmen jedoch nicht berücksichtigt werden. Es wird hier auf entsprechende Lehrbücher der Biochemie und der Pathobiochemie, die am Schluß dieses Kapitels angeführt sind, verwiesen.

Zusammensetzung des Körpers

Die Stoffwechselvorgänge im menschlichen Körper werden durch die Ernährung in Gang gehalten. Die Nährstoffzufuhr beeinflußt die Zusammensetzung des Körpers. Seine Bestandteile können nach chemischen Elementen, nach den wichtigsten organischen Verbindungen, nach den verschiedenen Geweben oder Organen, aber auch nach verschiedenen Funktionsräumen unterteilt werden.

Der Gehalt an verschiedenen chemischen Elementen sagt über den Stoffwechsel von Eiweiß, Kohlenhydraten, Fett oder Vitaminen wenig aus, erlaubt jedoch über den Bestand an Mineralstoffen und Spurenelementen und damit über die vorhandenen Vorräte an essentiellen Nährstoffen eine wertvolle Information (Abb. **1.1**)

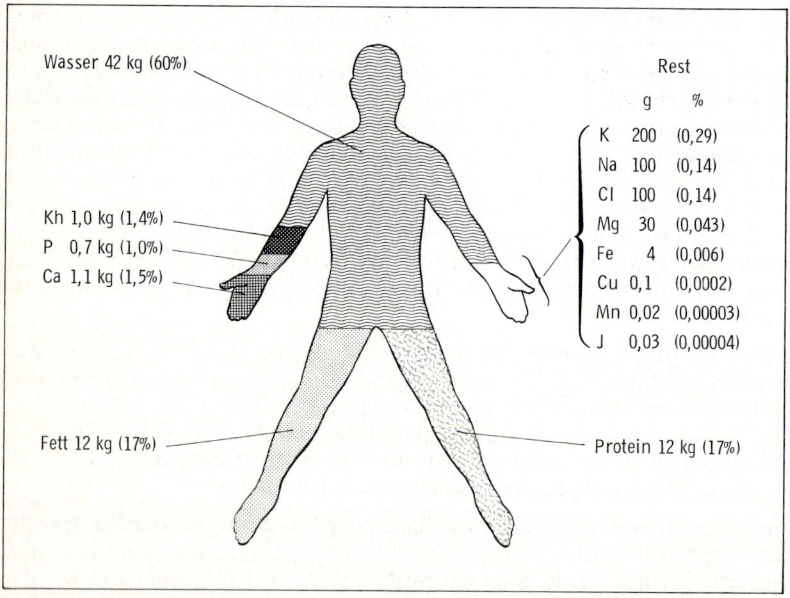

Abb. 1.1 Zusammensetzung eines Erwachsenen (70 kg)

Die Zusammensetzung des Körpers aus höhermolekularen organischen Verbindungen vermittelt eine Aussage über den Bestand an Eiweiß und an Energieträgern, nämlich Fett und Kohlenhydraten, und damit eine Information über den Ernährungszustand. Von den 10–12 kg *Körpereiweiß* kann der Erwachsene etwa 2 kg bis maximal 3 kg ohne ernsthaften Schaden einbüßen. Vom Kohlenhydratbestand sind nur 200–300 g verzichtbar und vom Fettgehalt sind etwa 1–2 kg unverzichtbar. Der Rest des Fettbestandes ist mobilisierbare Energiereserve. Der Körper kann nur 10% seines Wasserbestandes und etwa ein Drittel des Mineralstoffbestandes entbehren.

Neben dem Gehalt an großen organischen Molekülen sind für die Berechnung ihrer Mengen und von Pool-Größen die Organgewichte von Bedeutung. Die Abb. 1.**2** zeigt entsprechende Standardzahlen.

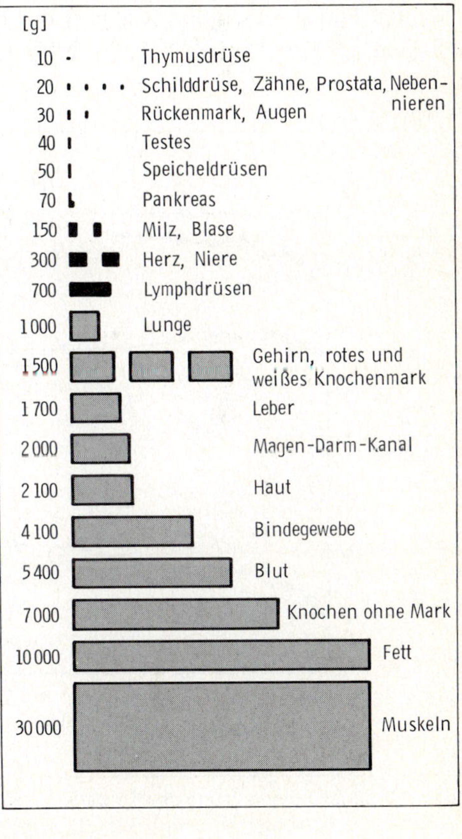

Abb. 1.**2** Gewichtsverteilung beim „Standardmenschen" (ca. 70 kg)

Das *Körperfett* des gesunden Mannes erreicht etwa 15% und der gesunden Frau etwa 20% des Körpergewichts. Eine genaue Bestimmung der Körperfettmasse ist über die Bestimmung der Dichte des Körpers durch die Bestimmung des Körpergewichts an der Luft und unter Wasser möglich. Die Methode ist relativ aufwendig und hat auch technische Schwierigkeiten. Andere Verfahren, z. B. das Verdünnungsprinzip mit einem in Fett gut löslichen Isotop von Krypton (85 Kr), brachten bisher keine praktisch einfacheren Lösungen dieses Problems.

Die Differenz zwischen dem Körpergewicht und dem Fettgehalt des Körpers ergibt die *fettfreie Körpermasse* (lean body mass), eine Bezugsgröße, welche für Stoffwechseluntersuchungen oder Arzneimittelstudien von Bedeutung ist. Im Alter nimmt die Muskelmasse ab und das Fettgewebe zu (Abb. 1.**3**).

Das *subkutane Fettgewebe* wird auch mit indirekten Methoden wie mit sogenannten Fettgewebszirkeln (Caliper) durch Messung der Hautfaltendicke an charakteristischen Stellen der Körperoberfläche wie der Spitze des

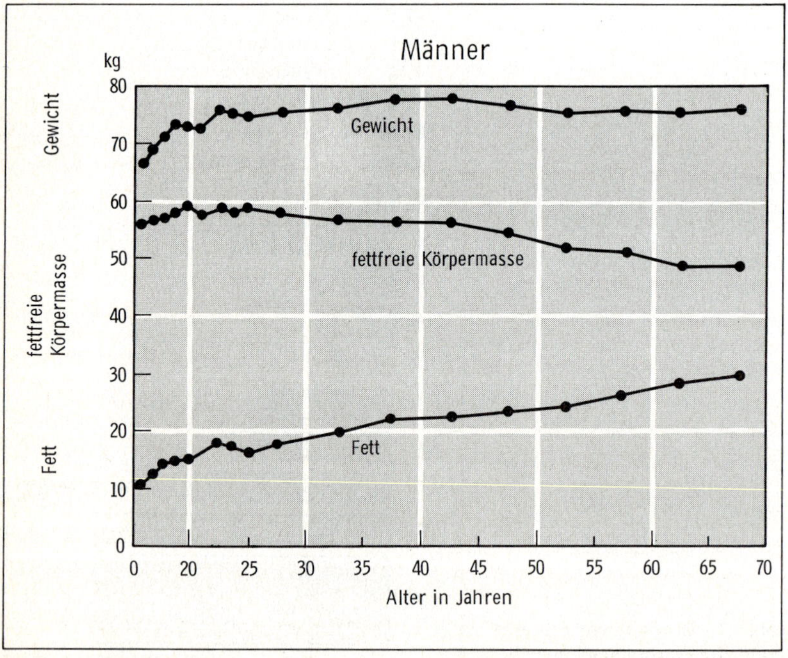

Abb. 1.**3** Zusammensetzung des Körpers in Abhängigkeit vom Alter

Schulterblattes, über dem Bizeps oder dem Trizeps und an der Bauchhaut ermittelt. Diese Messungen geben ein indirektes Maß für den Fettgehalt des Körpers. Für die Bestimmung der Skelettmasse des Körpers gibt es keine einfache und praktikable Methode. Die Knochen wiegen etwa 10% des Körpergewichts mit einer biologischen Variation von ± 20%.

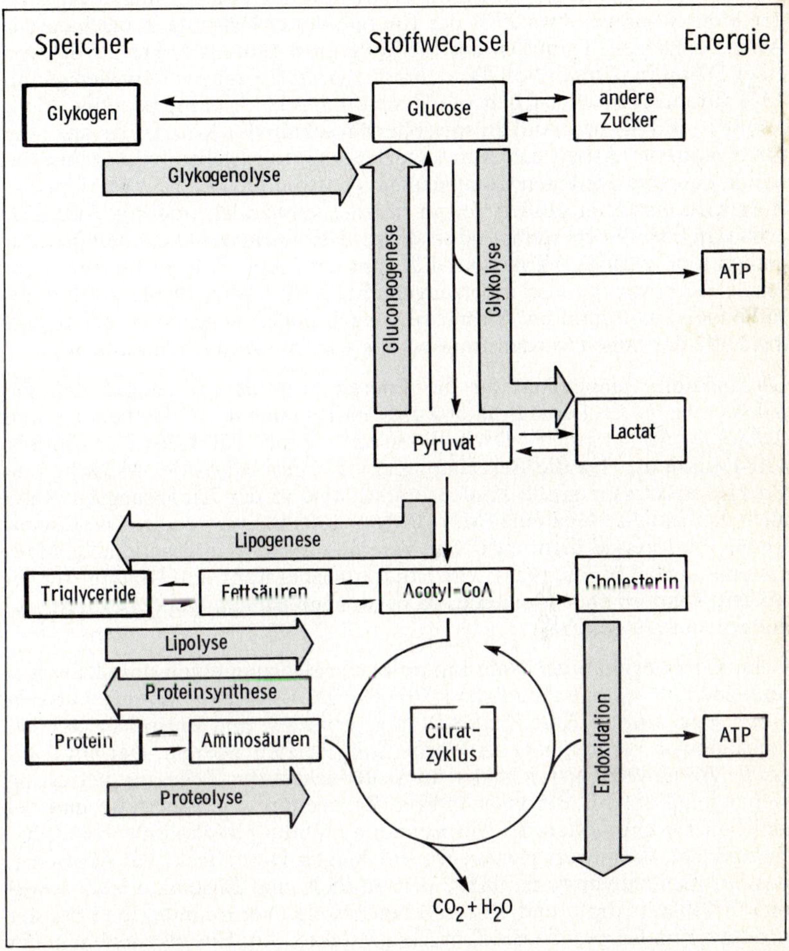

Abb. 1.4 Energiespeicher, wichtige Stoffwechselwege und Energiegewinnung im Intermediärstoffwechsel. Die dunklen Pfeile geben wichtige, durch Hormone regulierte Stoffwechselwege an.

Energie

Chemisch gebundene Energie der Nahrung wird durch die *biologische Oxidation* in energiereiche Phosphate (ATP) übergeführt (Abb. 1.**4**). Bei der Umsetzung von chemischer Energie in mechanische Energie hat die „Maschine Mensch" einen vergleichsweise hohen Wirkungsgrad. Der größte Teil der Energie wird zwar als Wärme abgegeben, immerhin kann der Mensch jedoch etwa 25% der Energie in der Nahrung in mechanische Arbeit umsetzen. Damit ist der Wirkungsgrad deutlich höher als der von einer Dampfmaschine. Von dieser umsetzbaren Energie werden weniger als 10% für mechanische Arbeit wie Herzaktion oder Atmung benötigt. Mehr als 90% sind für den Aufbau spezieller Moleküle der Körpersubstanz oder für osmotische Arbeit zur Aufrechterhaltung von Elektrolytkonzentrationen in den verschiedenen Compartments notwendig. Die Energie der Nahrung wird also zum großen Teil in Wärme verwandelt, die der Aufrechterhaltung der Körpertemperatur dient. Bei normaler Außentemperatur genügt eine geringe Muskelaktivität, um genügend Wärme für eine konstante Körpertemperatur zu erzeugen. Bei harter körperlicher Arbeit entstehender Überschuß an Wärme wird nach außen abgegeben, bei Bedarf mit Hilfe der hohen Verdunstungswärme von Wasser nach Schwitzen.

Die offizielle Meßeinheit für die Energie war bis vor einiger Zeit die *Kilokalorie (kcal)*. Diese Einheit wurde im Rahmen der SI-Einheiten durch *Kilojoule (kJ)* (sprich: Dschul) ersetzt. Eine Kilokalorie entspricht 4,184 Kilojoule. Da die Berechnung eines Tagesbedarfs des Menschen an Energie in kJ sehr große Zahlen ergibt, wird in der Ernährungsberatung auch die Einheit Megajoule (MJ) (1 MJ = 1000 kJ) verwendet. Die Einheit kJ für die Energie dient zwar der Vereinheitlichung internationaler Maßsysteme, bringt für die praktische Ernährungsberatung und Diätetik keinen Vorteil, sondern eher Nachteile, da diese neue Einheit wenig bekannt und außerdem unhandlich ist.

Beim Energiegehalt der Nahrung unterscheidet man einen physikalischen und einen physiologischen Brennwert. Der *physikalische Brennwert* wird in einer sogenannten Kalorimeter-Bombe ermittelt und entspricht der bei vollständiger Verbrennung als Wärme freigesetzten Energie. Der *physiologische Brennwert* entspricht der im Stoffwechsel der Zelle zur Verfügung stehenden Energie. Bei vollständiger Resorption der Nährstoffe und bei gleichen Endprodukten der Verbrennung müßten physikalischer und physiologischer Brennwert gleich sein. Im Magen-Darm-Trakt des Menschen werden Kohlenhydrate zu 98%, Fett zu 95% und Eiweiß zu 92% resorbiert. Kohlenhydrate und Fett ergeben bei der Verbrennung und bei der Oxidation im Körper die gleichen Endprodukte. Aus Eiweiß entsteht in der Kalorimeter-Bombe Ammoniak, das sich zu Salpetersäure umsetzt, während das Endprodukt des Eiweißabbaus im Körper der Harnstoff ist. Demzufolge besteht beim Eiweiß ein Unterschied zwischen physikalischem und

Tabelle 1.**1** Physikalische und physiologische Brennwerte (kcal/g)

	Kh	F	EW	Äthanol
Physikalischer Brennwert	4,1	9,45	5,65	7,1
„Harnstoff"			–1,30	
Netto-Brennwert	4,1	9,45	4,35	7,1
Verdaulichkeits-koeffizient	0,98	0,95	0,92	(Lunge) (Niere)
Physiologischer Brennwert	4,0	9,0	4,0	7,0

Tabelle 1.**2** Energiegehalt von Nährstoffen

1 g liefert		kJ	kcal
Hexosen		16	3,72–3,76
Disaccharide		17	3,86–3,96
Polysaccharide		18	4,20
Milchsäure		15	3,62
Zitronensäure		10	2,47
Äthanol		30	7,10
Glycerin		18	4,31
Xylit		16	3,75
Sorbit		16	3,75
Buttersäure	C 4:0	25	5,96
Caprylsäure	C 8:0	33	7,90
Caprinsäure	C 10:0	36	8,48
Palmitinsäure	C 16:0	39	9,36
Ölsäure	C 18:1	39	9,41
Linolsäure	C 18:2	39	9,33
Arachidonsäure	C 20:4	41	9,68
β-Hydroxybutyrat		20	4,70
Protein		17	3,75–4,55

physiologischem Brennwert (Tab. 1.**1**). Tabelle 1.**2** zeigt die physiologischen Brennwerte einer Reihe von Nährstoffen aus der Nahrung des Menschen.

Der Energieverbrauch des Menschen kann durch die direkte oder durch die indirekte Kalorimetrie gemessen werden. Bei der *direkten Kalorimetrie* wird in einer wärmeisolierten Kammer die gesamte Wärmeproduktion eines darin befindlichen Menschen erfaßt. Dies ist möglich, da die Energie in der Nahrung (physiologischer Brennwert der Nährstoffe unter Berücksichtigung der Energieverluste in Stuhl und Urin) dem Energieaufwand (mechanische Arbeit und abgegebene Wärme) entsprechen muß. Dieser Zusammenhang folgt dem Gesetz von der Erhaltung der Energie. Darüber hinaus steht der Energieaufwand in einer direkten Beziehung zum Sauerstoffverbrauch. Auf dieser Beziehung beruht das Prinzip der *indirekten Kalorimetrie,* das heißt der Messung des Sauerstoffverbrauchs und damit der Erfassung der als Wärme freigesetzten Energie. Aus der chemischen Gleichung der biologischen Oxidation von Glucose im Organismus kann man berechnen, daß 1 Liter verbrauchter Sauerstoff 20,8 kJ (= 4,95 kcal) gleichzusetzen ist. Da das Energieäquivalent des Sauerstoffs für alle drei Nährstoffe in etwa gleich ist, wird bei gemischter Kost ein Mittelwert von 20 kJ (4,8 kcal) pro Liter Sauerstoff eingesetzt.

Das Verhältnis des bei der biologischen Oxidation entstandenen Kohlendioxids zu dem verbrauchten Sauerstoff wird als *respiratorischer Quotient (RQ)* bezeichnet. Der RQ für die Oxidation von Glucose liegt bei 1,0. Für die sauerstoffärmeren Fette bei 0,7 und für Eiweiß bei 0,8. Demnach bewegt sich der respiratorische Quotient zwischen 1,0 bei reiner Kohlenhydratverbrennung und 0,7 bei reiner Fettverbrennung. Das kalorische Äquivalent liegt im Bereich von 4,7 kcal bis 5,0 kcal pro Liter Sauerstoff. Durch Interpolation aus dem ermittelten RQ kann für jedes Verhältnis der Kohlenhydrat- und Fettanteile am Gesamtumsatz im Körper das entsprechende Sauerstoffäquivalent ermittelt werden. Der in diese Berechnung nicht einbezogene Eiweißanteil der Nahrung wird durch zusätzliche Bestimmung des Stickstoffs im Urin berücksichtigt. Bei praktischen Messungen des Energieumsatzes kann der niedrige Anteil der Eiweißkalorien sogar vernachlässigt werden. Durch Einsatz eines durchschnittlichen kalorischen Äquivalents von 4,8 kcal pro Liter Sauerstoff kann auch auf die CO_2-Bestimmung verzichtet werden. Dies gilt vor allem für Routinemessungen des Grundumsatzes.

Für Kurzzeituntersuchungen und für Messungen von wenigen Stunden Dauer ist die indirekte Kalorimetrie im halboffenen System geeignet. Dabei wird die Ausatmungsluft in einem Sack entweder vollständig oder zu aliquoten Teilen aufgefangen und einer physikalischen Gasanalyse unterzogen. In Form spiroergometrischer Meßeinrichtungen kann dieses System Informationen über Nährstoffverbrauch und Energieumsatz in Abhängigkeit von körperlicher Belastung bringen. Für exakte Bestimmungen des Energiebedarfs unter bestimmten Lebensbedingungen, körperlichen Belastungen und in Abhängigkeit von unterschiedlichen Arten der Ernährung sind jedoch längerfristige Versuchsperioden von wenigstens 24 Stunden notwendig, bei denen die indirekte Kalorimetrie dann in einer sogenannten Respirationskammer durchgeführt werden muß, in der die Versuchsperson sich während der Dauer der Versuchsperiode aufhält.

Der *Energiebedarf* des Menschen wird durch die Nahrungsaufnahme gedeckt. Die benötigte Menge hängt ab vom Alter, Geschlecht, der körperlichen Leistung und bestimmten Umweltbedingungen. Der Gesamtenergiebedarf wird im allgemeinen in den Grundbedarf (Grundumsatz), den Erhaltungsbedarf und den Leistungsbedarf unterteilt.

Der *Grundbedarf* oder auch Basalstoffwechsel ist zum einen für eine gleichmäßige Körpertemperatur notwendig, zum anderen für die ständig ablaufenden Stoffwechselprozesse, um die Aktionen von Kreislauf und Atmung, aber auch die Funktionen von Leber und Nieren aufrechtzuerhalten. Dieser auch bei völliger körperlicher Ruhe oder während des Schlafes vorhandene Energieumsatz wird als Grundumsatz bezeichnet.

Die Messung des *Grundumsatzes* erfolgt nach dem Prinzip der indirekten Kalorimetrie unter sogenannten Grundumsatzbedingungen. Darunter versteht man die Messung am Morgen kurz nach dem Aufwachen, 12 bis 14 Stunden nach der letzten Nahrungsaufnahme, am ruhig liegenden Menschen, bei normaler Körpertemperatur (37 °C), bei definierter Zimmertemperatur (21 °C) und in ruhiger Umgebung. Außerdem sollen 3 Tage vorher möglichst keine erhöhten Mengen Eiweiß verzehrt werden.

Der Grundumsatz wird von mehreren Faktoren beeinflußt. Mit dem Lebensalter nimmt der Grundumsatz ab, ein 60jähriger hat einen um etwa 15% niedrigeren Grundumsatz als er ihn als 20jähriger hatte (Abb. 1.**5**). Der Grundumsatz von Frauen liegt um 10% niedriger als der von Männern, da die Wärmeverluste bei der Frau geringer sind. Der Grundumsatz ist um so höher, je größer die Körperoberfläche und damit die Wärmeabgabe ist. 1 kg Maus hat einen größeren Grundumsatz als 1 kg Elefant. Im Verlauf von Tag und Nacht ändert sich der Grundumsatz in Abhängigkeit von der

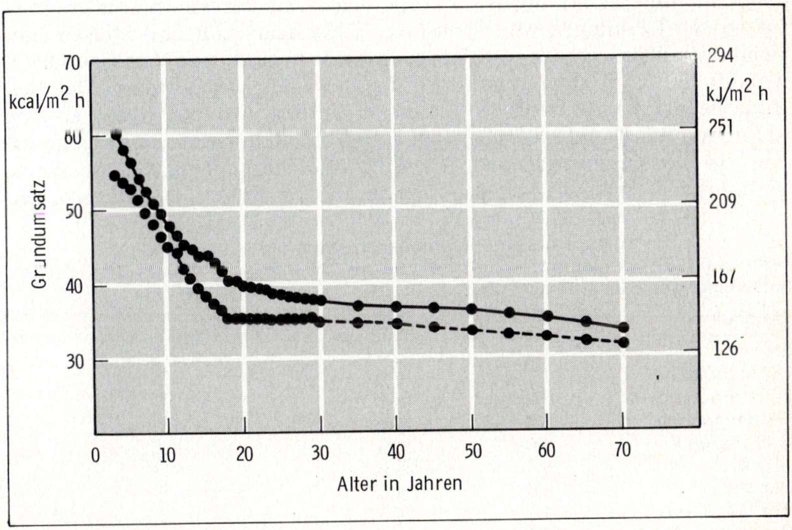

Abb. 1.**5** Änderungen des Grundumsatzes im Verlauf des Lebens. ●—● = Männer ●- - -● = Frauen

Funktion der Schilddrüse, aber auch in Abhängigkeit von der Nahrungsaufnahme. Längeres Fasten, z. B. Null-Diät, führt zum Absinken des Grundumsatzes.

Der *Grundumsatz* kann auch nach folgenden Faustregeln berechnet werden:

Grundumsatz in kcal pro Tag
= 1 kcal/kg Körpergewicht/Stunde

Grundumsatz in kcal pro Tag
= 70 mal Körpermasse ^{0,75}

Der *Erhaltungsbedarf* entspricht der zusätzlichen Energiemenge, welche für die Nahrungsaufnahme einschließlich Verdauung und Resorption der Nährstoffe, für die Regeneration von Geweben sowie für normale Bewegungsabläufe wie Sitzen, Aufstehen, Waschen, Anziehen notwendig ist. Der Erhaltungsbedarf wird außerdem von dem Klima der Umgebung beeinflußt, z. B. Lufttemperatur, Luftfeuchtigkeit oder Wärmestrahlung. Zwischen der Wärmebildung im Körper und der Wärmeabstrahlung von der Körperoberfläche kommt es auch in Abhängigkeit von der Bekleidung zu einem Ausgleich. Die Umgebungstemperatur, bei der für eine bestimmte Person dieser Ausgleich gegeben ist, bezeichnet man als kritische Temperatur.

Als *Leistungsbedarf* wird diejenige Energiemenge bezeichnet, welche über den Erhaltungsbedarf hinaus für körperliche Aktivität oder besondere physiologische Leistungen wie Wachstum, Schwangerschaft und Stillzeit notwendig ist. Körpergröße und Körpergewicht beeinflussen den Energiebedarf für die Körperhaltung und für die Bewegung des Körpers. Der Leistungsbedarf kann natürlich gemessen werden, Minutenwerte können jedoch nur mit Einschränkungen auf größere Zeiteinheiten übertragen werden, da die Geschwindigkeit, Intensität und Sorgfalt bei der Ausübung bestimmter Tätigkeiten mit der Zeit nachlassen (Tab. 1.**3**). Intensive gei-

Tabelle 1.**3** Energieumsatz bei verschiedenen Tätigkeiten, ohne Grundumsatz (zusammengestellt von Wirths)

Tätigkeit	kcal/min	kJ/min
Stehen	1,3	5,4
Bürotätigkeit	1,7	7,2
Fensterputzen	3,9	16,1
Bettenmachen	4,5	18,8
Gartenarbeit	5,0	20,9
Tanzen	5,0	20,9
Hackarbeit	8,6	36,0
Bergabgehen	4,0	16,8
Bergaufgehen	7,3	30,6
Radfahren (20 km/h)	7,0	29,3

stige Arbeit erfordert keinen zusätzlichen Leistungsbedarf, da das Gehirn offensichtlich bereits im Wachzustand ohne intensive geistige Tätigkeit voll aktiv ist. Bei Krankheiten (z. B. Fieber, erhöhte Verluste) kann der Energiebedarf deutlich ansteigen.

Nahrungsaufnahme an sich erhöht den Sauerstoffverbrauch und den Energieumsatz in Abhängigkeit von der Menge und Zusammensetzung der verzehrten Lebensmittel. Diese Steigerung des Energieumsatzes wurde früher als „spezifisch-dynamische Wirkung", heute als *„Thermogenese"* bezeichnet. Die dafür verbrauchte Energie ist nach der Aufnahme von Fett sehr gering, nach Kohlenhydraten wenige Prozent und nach der Aufnahme von Eiweiß bis zu 20% des Energiegehalts der aufgenommenen Nährstoffe. Die Ursache dieser thermogenen Wirkung ist nicht geklärt, die hohe spezifisch-dynamische Wirkung von Eiweiß ist wahrscheinlich auf den höheren Energiebedarf zur ATP-Synthese bei der Verwendung von Eiweiß als Energiequelle zurückzuführen. Für die praktische Ernährung des Gesunden sind diese Effekte von geringer Bedeutung, da bei einer Mischkost im Verlauf von 24 Stunden die thermogene Wirkung 5–10% des Basalstoffwechsels nicht übersteigt.

Eine ausreichende Energieaufnahme ist nicht nur für die Deckung des Energiebedarfs, sondern auch für die normale Funktion des Proteinstoffwechsels notwendig. Bei Kindern und Jugendlichen führt eine unzureichende Energiezufuhr trotz ausreichender Eiweißzufuhr zu vermindertem Wachstum, bei Erwachsenen zum Verlust von Körpereiweiß, da Eiweiß zur Deckung des lebensnotwendigen Energiebedarfs abgebaut werden muß. Darüber hinaus führt eine drastische Einschränkung der Energieaufnahme sowohl bei Kindern wie bei Erwachsenen zu einer Verschlechterung der Eiweißverwertung. Eine einseitige Erhöhung der Eiweißzufuhr ohne gleichzeitige bedarfsdeckende Energiezufuhr kann diese Fehlernährung nicht ausgleichen.

Die Anteile von Eiweiß, Kohlenhydraten und Fett in der Nahrung des Menschen können in gewissen Grenzen schwanken. In bezug auf den Energiegehalt können sich diese Grundnährstoffe auch bis zu einem gewissen Grad gegenseitig vertreten. Dieser Austausch erreicht aber seine Grenzen, wenn essentielle Funktionen der jeweiligen Nährstoffe dadurch beeinträchtigt werden. So können essentielle Aminosäuren nicht ohne Einbuße der Qualität der Eiweißversorgung für die Energiegewinnung herangezogen werden. Das gleiche gilt für essentielle Fettsäuren. Der Glucosebedarf für die Energiegewinnung im Gehirn läßt sich nur unter bestimmten Bedingungen und nicht vollständig durch Fettsäuren bzw. Ketonkörper ersetzen. Auch die Gluconeogenese aus Eiweiß ist unökonomisch, da für den normalen Bedarf des Gehirns von 120 g Glucose pro Tag etwa 200 g Eiweiß eingeschmolzen werden müssen. Abgesehen von diesen Einschränkungen erfordert auch der Umbau der Grundnährstoffe im Körper Energie, und auf der Basis der in Form von ATP bereitgestellten Energie können sich deutliche Unterschiede in der effektiv zur Verfügung stehenden Energie durch verschiedene Nährstoffe in Abhängigkeit von verschiedenen Stoffwechselwegen ergeben (Abb. 1.**15**). Da im Organismus immer mehrere Stoffwechselwege gleichzeitig beschritten werden, gleichen sich diese Unterschiede zu einem Durchschnittswert aus und haben für die praktische Ernährung keine Konsequenzen.

Eiweiß

Proteine sind Makromoleküle, die aus Aminosäuren aufgebaut sind. In dieser Form wird der überwiegende Teil des organischen Stickstoffs mit der Nahrung aufgenommen. Die Aminosäuren haben im wesentlichen drei Funktionen. Sie dienen als Bausteine für die Synthese von körpereigenem Eiweiß, das als Strukturprotein in Zellmembranen und als Funktionsprotein in vielen Formen (z. B. Enzyme, Transportprotein, Antikörper usw.) vorkommt. Die Aminosäuren sind weiterhin Bausteine für die Synthese stickstoffhaltiger Verbindungen wie Purinkörper, Porphyrine usw. Schließlich können Aminosäuren auch als Vorstufen der Gluconeogenese als Energiespender dienen.

Eiweiß in der Ernährung wird im allgemeinen mit tierischen Lebensmitteln in Verbindung gebracht, aber auch pflanzliche Lebensmittel enthalten Eiweiß, das zur Deckung des Bedarfs einen wertvollen Beitrag leisten kann. Wertvolle Eiweißträger in unserer Nahrung sind Fleisch, Milch, Ei, aber auch pflanzliche Lebensmittel wie Kartoffel, Hülsenfrüchte, Mais. Der Eiweißverzehr der Männer in unserer Bevölkerung liegt im Durchschnitt bei 82 g pro Tag. Die Tab. 1.**4** beschreibt den Anteil der verschiedenen Lebensmittel an dieser Eiweißzufuhr.

Tabelle 1.**4** Eiweißzufuhr mit der Nahrung bei Männern (Ernährungsbericht 1980)

	g/Tag	%
Fleisch / Wurst / Fleischwaren	27,7	34
Fisch	2,1	3
Ei	4,8	6
Milch, -produkte	14,4	17
Backwaren	14,8	18
Nährmittel	6,8	8
Kartoffel	2,5	3
Gemüse	1,8	2
Obst	1,0	1
Süßwaren	1,6	2
Alkoholika	3,3	4
Rest	1,7	2
	82,5	100

Die **Verdauung und Resorption** von Eiweiß erfolgt in Stufen. Beginnend mit der Denaturierung des Eiweißes durch den Magensaft und der Spaltung durch das Magenpepsin schließt sich im Dünndarm die Spaltung durch Bauchspeicheldrüsenfermente wie Trypsin, Chymotrypsin sowie Carboxypeptidasen an. Die Aminosäuren werden zum Teil in Form von Di- oder Tripeptiden in die Darmepithelzellen aufgenommen. Für die verschiedenen Gruppen von Aminosäuren gibt es spezielle Transportsysteme durch die Zellmembran der Darmepithelzellen. Der Verdaulichkeitskoeffizient von Eiweiß liegt bei 92%.

Die Proteine des Körpers sind aus etwa 20 verschiedenen Aminosäuren aufgebaut. Nur etwa die Hälfte von ihnen kann im Organismus synthetisiert werden. Acht *Aminosäuren* sind *essentiell,* das heißt sie müssen mit der Nahrung von außen zugeführt werden. Zwei weitere, nämlich Tyrosin und Histidin, werden unter bestimmten Umständen, z. B. bei Frühgeborenen und bei Patienten mit Urämie, essentiell (Tab. 1.**5**). Der Mangel an einer

Tabelle 1.**5** Geschätzter Tagesbedarf an essentiellen Aminosäuren (mg/kg) (nach FAO/WHO-Report 1973)

	Erwachsene	Säuglinge	Kinder 10–12 Jahre
Histidin	0	28	0
Isoleucin	10	70	30
Leucin	14	161	45
Lysin	12	103	60
Methionin + Cystin	13	58	27
Phenylalanin + Tyrosin	14	125	27
Threonin	7	87	35
Tryptophan	3,5	17	4
Valin	10	93	33

einzigen essentiellen Aminosäure stört den gesamten Eiweißaufbau und die Stickstoffbilanz. Es besteht ein dynamisches Gleichgewicht zwischen Aufbau und Abbau der Proteine. Beim Eiweißabbau anfallende Aminosäuren werden gemeinsam mit den mit der Nahrung aufgenommenen Aminosäuren reutilisiert (Abb. 1.**6**). Die *Halbwertzeit* der verschiedenen Proteine schwankt zwischen Stunden bei manchen Enzymen, Tagen bei Plasmaproteinen und vielen Wochen bei manchen Strukturproteinen wie Kollagen (Tab. 1.**6**). Die Proteinsynthese pro kg Körpergewicht und Tag nimmt mit zunehmendem Alter ab (Abb. 1.**7**). Aminosäuren oder Eiweiß können nicht gespeichert werden, das heißt, es gibt nur einen *labilen Eiweißpool* des Körpers von etwa 150–300 g, der aus Enzymeiweiß der Leber und des Darms besteht und bei Eiweißmangel kurzfristig zur Verfügung steht. Es müssen also immer minimale Mengen Eiweiß mit der Nahrung zugeführt werden, um den Bedarf zu decken. In der Praxis ist eine mangelhafte Synthese bei einem bisher gesunden Menschen nahezu immer auf die Versor-

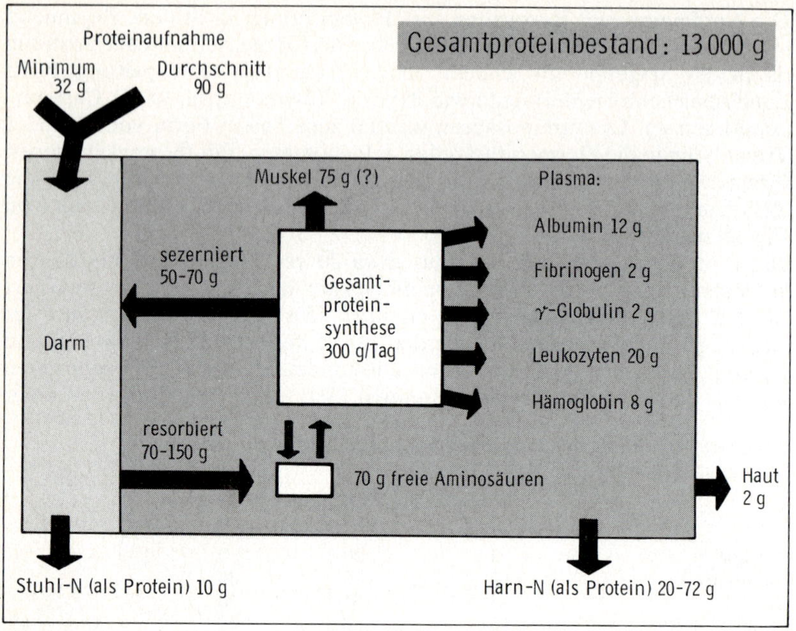

Abb. 1.**6** Proteinumsatz und Aminosäurenfluß bei einem 70 kg schweren Menschen pro Tag (nach *Munro*)

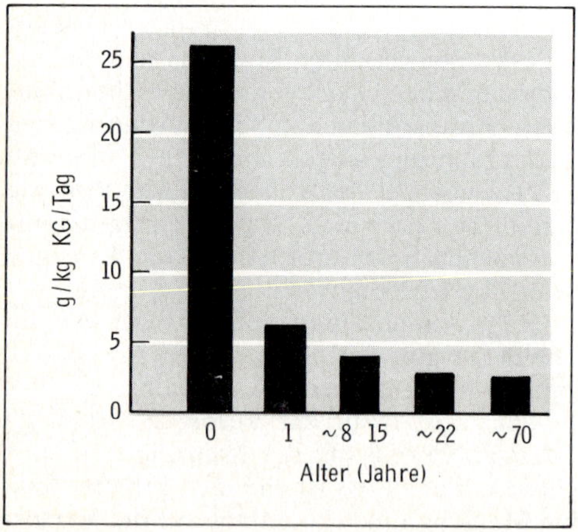

Abb. 1.**7** Eiweißsynthese pro kg Körpergewicht in verschiedenen Altersstufen (nach *Munro*)

Tabelle 1.6 Halbwertszeiten von Proteinen

Kollagen	10 Wochen
Skelettmuskel	60 Tage
Immunglobulin G	21 Tage
Albumin	12 Tage
Transferrin	7 Tage
Immunglobulin A	6 Tage
Immunglobulin M	5 Tage
Glatte Muskulatur	5 Tage
α_1-Antitrypsin	5 Tage
Retinol-bindendes Protein	2 Tage
C_3-Komplement	1 Tag
Cholinesterase	1 Tag

gung mit einem unzureichenden Aminosäuremuster in der Nahrung zurückzuführen (Tab. 1.**5**).

Im Stoffwechsel können durch Entfernung der Aminogruppe aus Aminosäuren Ketosäuren entstehen, welche zur Energiegewinnung zur Verfügung stehen. Glucose kann aus mehreren Aminosäuren wie Methionin, Threonin, Valin gebildet werden (*glucogene* Aminosäuren). Andere Aminosäuren wie Lysin oder Leucin führen zu Acetoacetat und werden deshalb *ketogene* Aminosäuren genannt.

Die *Leber* hat im Aminosäurestoffwechsel eine zentrale Stellung. Nach einer eiweißreichen Mahlzeit steigen die Konzentrationen freier Aminosäuren im Pfortaderblut stark an. Da die Leber einen großen Teil der resorbierten Aminosäuren aufnimmt und verstoffwechselt, gelangt nur etwa ein Viertel der resorbierten Aminosäuren in den Systemkreislauf. Der prozentuale Anteil der Aminosäuren, die entweder abgebaut oder für die Eiweißsynthese oder für die Gluconeogenese oder für die Liponeogenese verwendet wird, hängt von Faktoren wie Alter, Eiweißgehalt der Nahrung oder endokrine Einflüsse auf den Stoffwechsel ab. Die Leber hat somit die Funktion eines Kontrollorgans, das den Aminosäurestrom aus dem Darm sowohl quantitativ wie qualitativ verändert und für den Organismus aufbereitet. Beim Transport der verschiedenen Aminosäuren zwischen den Organen des Körpers spielen Alanin und Glutamin eine führende Rolle. In der Abb. 1.**8** sind die Austauschvorgänge der wichtigsten Aminosäuren zwischen den Organen Darm, Leber, Muskel, Gehirn und Niere schematisch skizziert.

Der *Bedarf* des menschlichen Organismus an Eiweiß ergibt sich aus dem Bedarf an bestimmten Aminosäuren. Essentielle wie auch nichtessentielle Aminosäuren werden in der Nahrung zum größten Teil in Form von Eiweiß zugeführt. Da organischer Stickstoff in der Nahrung des Menschen fast ausschließlich in Form von Eiweiß zugeführt wird und auch die Stickstoffausscheidung nahezu ausschließlich aus dem Eiweißstoffwechsel stammt, können aufgrund der Beziehung: *Stickstoff* × *6,25* = *Protein* Eiweißzufuhr

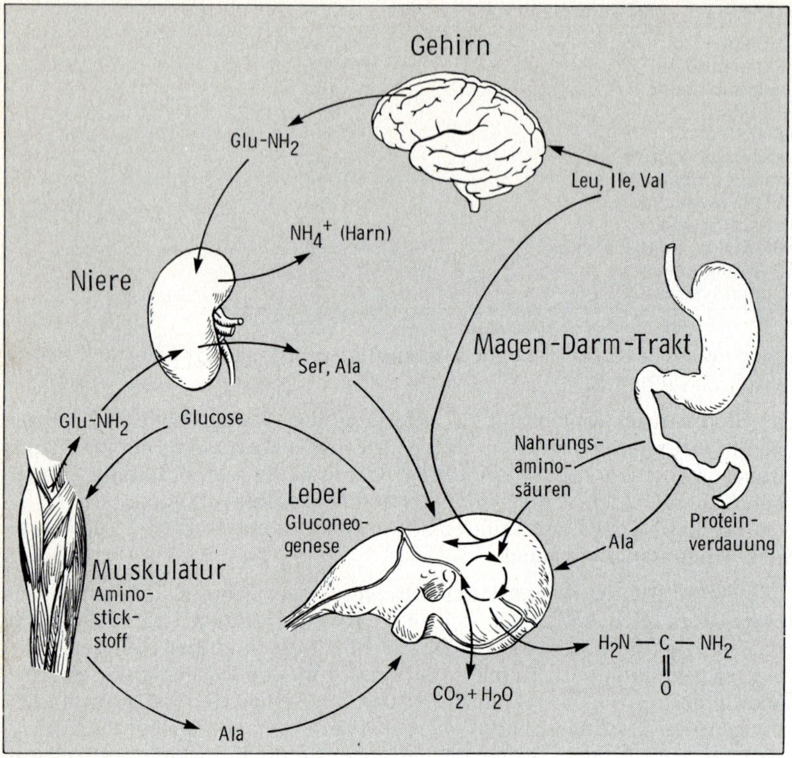

Abb. 1.**8** Austausch wichtiger Aminosäuren zwischen den Organen (nach *Karlson, Gerok, Groß*)

und Eiweißausscheidung auf der Basis von Stickstoffbestimmungen ermittelt werden.

Zur Bestimmung des *Eiweißbedarfs* dienen im wesentlichen zwei Verfahren, die faktorielle Methode und die Bilanz-Methode. Die *faktorielle Methode* beruht auf der Berechnung des obligatorischen N-Verlustes, dessen Ersatz dem Eiweißbedarf gleichgesetzt wird. Nach Umstellung auf eine eiweißfreie Kost nimmt die N-Ausscheidung im Harn ab und erreicht nach 8–12 Tagen einen konstanten Wert, der beim erwachsenen Mann 37 mg N pro kg Körpergewicht beträgt (Tab. 1.**7**). Bei der Frau liegt die N-Ausscheidung mit 25 mg pro kg Körpergewicht etwas niedriger. Hinzu kommen noch die N-Verluste mit dem Stuhl und über Haut, Haare, Nägel und Schweiß.

Bei der *Bilanzmethode* mißt man den N-Bedarf bei der niedrigsten Eiweißzufuhr, mit der bei Erwachsenen noch ein N-Gleichgewicht und bei Kin-

Tabelle 1.**7** Tägliche obligatorische Stickstoffverluste von Männern bei eiweißfreier Ernährung (nach FAO/WHO-Report 1973)

Verluste über	mg N je kg Körpergewicht	mg N je kcal Grundumsatz
Harn	37	1,4
Fäzes	12	0,4
Haut	3	0,13
Verschiedenes	2	0,08
Gesamt	54	2,0

dern ein zufriedenstellendes Wachstum (N-Retention) erreicht werden. Dieses *Bilanzminimum* entspricht dem Minimalbedarf an Eiweiß, um ein N-Gleichgewicht zu erreichen. Dies setzt eine ausreichende Energieversorgung voraus, da bei unzureichender Energiezufuhr Eiweiß zur Energiegewinnung verwendet wird und deshalb mehr Eiweiß für eine ausgeglichene Stickstoffbilanz notwendig ist *(Hungerminimum)* (Abb. 1.**9**).
Das *Bilanzminimum* ist für verschiedene Eiweiße unterschiedlich und zwar in Abhängigkeit von ihrer Aminosäurenzusammensetzung, auch biologische Wertigkeit genannt. Diese *biologische Wertigkeit* ist um so höher, je näher die Aminosäurenzusammensetzung dieses Eiweißes derjenigen des menschlichen Körpereiweißes ist. Dabei wird eine ausreichende Resorbierbarkeit dieses Eiweißes vorausgesetzt. Die biologische Wertigkeit eines Eiweißes hängt natürlich auch von der Zusammensetzung der Ernährung insgesamt ab und von einer ausreichenden Energiezufuhr. Im Hunger wird

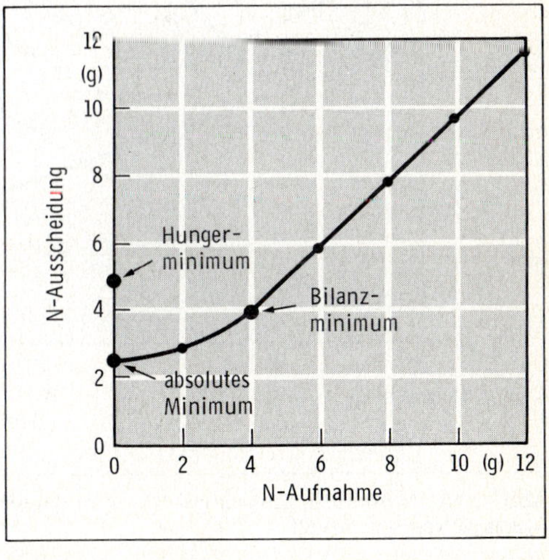

Abb. 1.**9** Stickstoffbilanz unter verschiedenen Bedingungen (s. Text)

Eiweiß auch zur Energiegewinnung herangezogen, bei Überernährung wird der Überschuß an Eiweiß ebenfalls verbrannt.
Angaben zur biologischen Wertigkeit verschiedener Eiweißarten schwanken je nach den Versuchsbedingungen. Wenn auch die absoluten Werte der einzelnen Versuchsanordnungen verschieden sein können, ergeben sich jedoch gleiche oder sehr ähnliche Reihenfolgen. Überaus wertvoll sind die

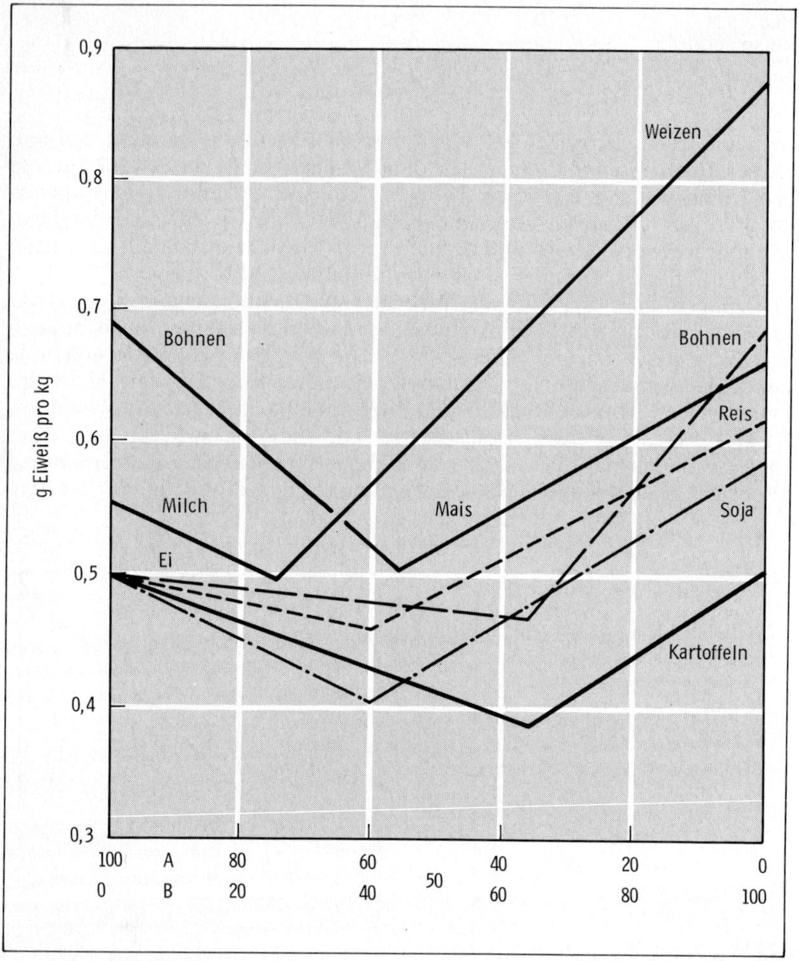

Abb. 1.**10** Normierte Diagramme für den Minimalbedarf von Proteingemischen (nach *Kofranyi* u. *Jekat*)

Bilanzuntersuchungen von KOFRANYI zur biologischen Wertigkeit von verschiedenen Eiweißarten und von Eiweißmischungen (Abb. 1.**10**). Aufgrund derartiger Bilanzuntersuchungen am Menschen kann man eine Reihenfolge der *biologischen Wertigkeit* verschiedener Eiweißsorten aufstellen (Tab. 1.**8**). Die Aminosäurenzusammensetzung und damit die biologische Wertigkeit bestimmter pflanzlicher Proteine ist ungünstiger als die tierischer Proteine. Zum Teil ist auch die Verdaulichkeit pflanzlicher Proteine schlechter.

Tabelle 1.**8** Die biologische Wertigkeit

	B. W.
Lactalbumin	104
Vollei	100
Kartoffeln	100; 98
Rindfleisch	92
Thunfisch	92
Kuhmilch	88
Edamer Käse	85
Schweizer Käse	83
Soja	84; 86
Grünalgen	81
Reis	81
Roggenmehl (82% Ausmahlung)	76; 83
Casein	72
Bohnen	72
Mais	72; 71
Weizenmehl (83% Ausmahlung)	56; 59
Trockenhefe	48
Gelatine	0

Durch geeignete Kombinationen pflanzlicher Proteine untereinander oder mit tierischen Proteinen kann die biologische Wertigkeit des Proteingemisches jedoch deutlich angehoben werden (Tab. 1.**9**). Die höchste bekannte

Tabelle 1.**9** Die biologische Wertigkeit der günstigsten Mischung

Prozentuales Mengenverhältnis (N-Prozente)		B. W.
36% Vollei	plus 64% Kartoffel	136
70% Lactalbumin	plus 30% Kartoffel	134
75% Milch	plus 25% Weizenmehl	125
60% Vollei	plus 40% Soja	124
68% Vollei	plus 32% Weizen	123
76% Vollei	plus 24% Milch	119
51% Milch	plus 49% Kartoffel	114
88% Vollei	plus 12% Mais	114
78% Rindfleisch	plus 22% Kartoffel	114
35% Vollei	plus 65% Bohnen	109
52% Bohnen	plus 48% Mais	99
84% Rindfleisch	plus 16% Gelatine	98

biologische Wertigkeit von 134 liegt mit der Mischung aus Kartoffeleiweiß und Vollei im Verhältnis von 64:36 vor. Aber auch Kombinationen anderer Eiweißsorten erreichen eine hohe biologische Wertigkeit. Wegen des sogenannten Ergänzungswertes verschiedener Eiweißsorten ist es geradezu günstig, wenn mit einer Mahlzeit verschiedene Eiweißarten aufgenommen werden. Außerdem sollte Eiweiß nie ohne Energieträger in Form von Kohlenhydraten und Fett verzehrt werden, damit der Organismus nicht Aminosäuren zur Gewinnung der für die Synthese von Eiweiß im Körper notwendigen Energie heranziehen muß. Die *Empfehlungen* liegen bei 0,8 g Eiweiß pro kg Körpergewicht und Tag.

Der *Bedarf* des Menschen an *einzelnen Aminosäuren* ist nicht so gut durch experimentelle Befunde gestützt wie der Eiweißbedarf. Dennoch kann man durch Extrapolation aus einigen Untersuchungen relativ zuverlässige Schätzwerte angeben (Tab. 1.**5**).

Neben der faktoriellen Methode und der Bilanzmethode kann man unter standardisierten Bedingungen zur Proteinbewertung bestimmte Serumenzymaktivitäten, den Harnstoffgehalt im Blut und Konzentrationen bestimmter kurzlebiger Serumproteine, z. B. Transferrin, retinolbindendes Protein usw., heranziehen.

Eiweißmangel in der Nahrung führt zu schwerwiegenden Gesundheitsstörungen, die vor allem in den Entwicklungsländern in Form von Kwashiorkor oder Marasmus beobachtet werden. In den Industrieländern kann es aber auch durch einseitige Ernährung, z. B. bei Alkoholikern oder bei schweren Krankheiten, zu den Erscheinungen eines Eiweißmangels kommen (Tab. 1.**10**).

Eine zu hohe Eiweißzufuhr führt beim Gesunden zu keinen nachteiligen Folgen, da der *Überschuß an Eiweiß* zur Energiegewinnung verbrannt wird.

Tabelle 1.**10** Symptome des Eiweißmangels und der Kombination Eiweiß- und Energiemangel

Kwashiorkor	Marasmus
<80% Sollgewicht	<60% Sollgewicht
Ödeme	Muskelatrophie
Wachstum ↓	Wachstum ↓
Dermatose	Hautatrophie
Pigmentstörungen	(Pigmentstörungen)
Fettleber	(Fettleber)
Hypothermie	Hypothermie
Anämie	Anämie
Infektanfälligkeit	Infektanfälligkeit
Durchfälle	–
Anorexie	(Anorexie)
Apathie	Apathie
Schwäche	Schwäche

Eiweiß in der Nahrung, speziell tierisches Eiweiß, ist in der Regel mit Fett und Purinkörpern kombiniert. Bei einer hohen Zufuhr von tierischem Eiweiß sind die hohe biologische Wertigkeit und der Gehalt an wertvollen Inhaltstoffen wie Eisen gegen die vermehrte Zufuhr von Fett und von Purinkörpern in ihrem Gesundheitswert gegeneinander abzuwägen.

Kohlenhydrate

Kohlenhydrate sind vorwiegend in pflanzlichen Lebensmitteln wie Kartoffeln, Gemüse, Getreide und Obst enthalten. Tierische Lebensmittel mit Ausnahme von Milch spielen als Kohlenhydratträger keine Rolle.

Die für die Ernährung wichtigen Kohlenhydrate sind aus Monosacchariden, z. B. Glucose, Fructose, Galactose aufgebaut. Diese können Disaccharide, z. B. Saccharose, Lactose, Maltose, bilden oder als Bausteine von Polysacchariden, z. B. Stärke, Glykogen dienen. Am Stoffwechselgeschehen des Körpers aktiv beteiligt sind immer nur die Monosaccharide, während die Polysaccharide die Speicherform darstellen, Glykogen beim Tier und beim Menschen, Stärke in der Pflanze. Bestimmte Polysaccharide, z. B. Cellulose, sind Strukturbestandteile der pflanzlichen Zellen und können vom Menschen nicht verdaut werden. Als Ballaststoffe sind sie jedoch für die Funktion des Magen-Darm-Trakts beim Menschen von großer Bedeutung (s. u.). Der Kohlenhydratverzehr erfolgt bei uns in Form von Polysacchariden, Di- und Monosacchariden. Die durchschnittliche *Zufuhr* bei männlichen Personen mit verschiedenen Lebensmittelgruppen ist in der Tab. 1.**11** dargestellt.

Tabelle 1.**11** Kohlenhydratzufuhr mit der Nahrung / männl. Personen 1977/78

Täglicher Verzehr	Kohlenhydrate		Polysaccharide		Di- u. Monosaccharide		Ballaststoffe	
	g	%	g	%	g	%	g	%
	308	100	155	100	150	100	20	100
Fleisch/Wurst	–	–	1	1	–	–	1	5
Milch/-produkte	12	4	–	–	12	8	–	–
Brot/Backwaren	101	33	87	56	9	6	7	35
Nährmittel	46	15	43	27	1	1	3	15
Einheim. Obst	7	2	–	–	7	5	2	10
Südfrüchte	5	2	1	1	5	3	1	5
Obstprodukte	7	2	–	–	7	5	1	5
Zucker/Süßwaren	52	17	2	1	51	34	–	–
Erfrischungsgetränke	20	7	–	–	20	13	–	–
Alkoholische Getränke	32	10	–	–	32	21	–	–
Rest	26	8	21	14	6	4	5	25

Ernährungsbericht 1980

Die *Verdauung* der Kohlenhydrate beginnt mit der Stärkespaltung durch die Amylase des Speichels im Mund und wird, nach einer Unterbrechung im Magen, im Dünndarm durch die Amylase des Bauchspeicheldrüsensaftes fortgesetzt. Die Spaltprodukte, auch Grenzdextrine genannt, und Disaccharide der Nahrung werden schließlich durch spezielle Disaccharidasen (Maltasen, Saccharasen, Lactase), die im Bürstensaum der Darmepithelzellen verankert sind, gespalten. Die Resorption erfolgt dann in Form von Monosacchariden, die zum Teil durch einen aktiven Transportmechanismus (Glucose, Galactose, D-Xylose), teils durch eine erleichterte Diffusion (Fructose) die Zellmembran der Darmepithelzelle passieren und über die Pfortader zur Leber transportiert werden. Die Geschwindigkeit, mit der nach einer kohlenhydratreichen Mahlzeit die Konzentration von Glucose im Blut ansteigt, wird bestimmt durch die Verdaulichkeit des Lebensmittels (Vollkornbrot, Weißbrot), durch die chemische Konfiguration (Stärke, Lactose, Glucose) und durch die Geschwindigkeit der Resorption durch die Darmwand (Glucose, Fructose).

Die *Bedeutung* der Kohlenhydrate, und hier speziell der *Glucose,* für den Stoffwechsel des Menschen besteht in ihrer Eigenschaft als Energieträger und als Lieferant von Kohlenstoffatomen für den Aufbau weiterer chemischer Verbindungen. Glucose kann aus Aminosäuren, Glycerin und Lactat gebildet werden *(Gluconeogenese),* aber nicht aus Fettsäuren. Die Gluconeogenese aus glucoplastischen Aminosäuren (s. o.) ist sehr unrationell, da für den Tagesbedarf des Gehirns von 120 g Glucose etwa 200 g Eiweiß abgebaut werden müssen. Eine kohlenhydratfreie Ernährung führt zu Störungen des Stoffwechsels in Form von Hypoglykämie, Hyperlipazidämie und Ketonämie. Für die Homöostase dieser Substrate im Blut ist also eine bestimmte Menge von Glucose notwendig, auf die das Gehirn, die peripheren Nerven, die Blutzellen und das Nierenmark als Brennstoff angewiesen sind. Regulierende Funktionen in anderen Stoffwechselbereichen übernimmt die Glucose durch die Verhinderung einer ausschließlichen Fettverbrennung mit den Folgen einer Ketoazidose und durch die Stimulierung der Eiweißsynthese über die Freisetzung von Insulin. Von einem Bedarf an Kohlenhydraten im engeren Sinn kann man nicht sprechen. Unter normalen Bedingungen werden jedoch 120 g Kohlenhydrate (in etwa der tägliche Glucosebedarf des Gehirns) als die Menge angesehen, durch die Ketoazidosen oder andere unerwünschte Stoffwechselveränderungen vermieden werden.

Die mit der Nahrung aufgenommenen Kohlenhydrate gelangen zunächst zur *Leber* und werden dort entweder von Glucose ausgehend als *Glykogen* (ca. 150 g) gespeichert, für andere Stoffwechselprozesse verwendet oder als Glucose an das Blut abgegeben. Neben der Leber enthält auch der Muskel Glykogen (ca. 300 g) als Energievorrat, der jedoch nur dem Muskel selbst als Energiequelle vorbehalten bleibt. Die Glucose im Plasma stammt aus der Nahrung, dem Leberglykogen oder aus der Gluconeogenese, der

Abstrom von Glucose aus dem Plasma erfolgt in die Zellen, meist mit Hilfe von Insulin, zur Oxidation, nach Umwandlung in Fettsäuren in der Leber als Energievorrat in Form von Triglyceriden im Fettgewebe oder als Energiespeicher in Form von Glykogen in der Leber oder im Muskel. Überschreitet die Glucosekonzentration im Plasma einen Wert von 180 mg/dl, so kommt es zur Ausscheidung von Glucose im Urin. Für weitere Einzelheiten der Biochemie und Pathobiochemie des Kohlenhydratstoffwechsels sei auf Kapitel 5 oder entsprechende Lehrbücher verwiesen.

Die normale Konzentration der *Glucose im Blut* liegt im Nüchternzustand bei 80–100 mg/dl und erreicht beim Gesunden nach einer Mahlzeit Werte bis 140 mg/dl. Ein Absinken der Glucosekonzentration im Blut (Hypoglykämie) unter 50 mg/dl geht mit den Symptomen Müdigkeit, Schweißausbruch, Störung der Gehirnfunktion, Bewußtlosigkeit und Krämpfen einher (S. 198). Ein Absinken der Blutzuckerkonzentration wird durch die Wirkung der Katecholamie, des Glucagons und der Corticoide verhindert, die für einen Einstrom von Glucose ins Blut aus der Glykogenolyse in der Leber oder aus der Gluconeogenese sorgen. Einen zu hohen Anstieg des Blutzuckers verhindert Insulin, das die Einschleusung von Glucose in Körperzellen fördert (S. 119).

Fructose ist ein Monosaccharid, das vorwiegend in Obst und Gemüse vorkommt. Im Vergleich zu Glucose erfolgt die Resorption im Darm langsamer. Die Konzentration im Plasma liegt bei 1 mg/dl. Die Metabolisierung von Fructose erfolgt nahezu ausschließlich in der Leber, wo aus Fructose zu einem beachtlichen Teil Glucose gebildet wird, welche von der Leber wieder ans Blut abgegeben wird (Abb. 1.**11**). Fructose wird also nur zunächst unabhängig von Insulin von der Leber aufgenommen und metabolisiert, steht aber später peripheren Organen in Form von Glucose zur Verfügung und benötigt dann natürlich Insulin.

Zuckeralkohole (z. B. *Xylit* und *Sorbit*) haben in letzter Zeit an Bedeutung gewonnen. Ihre Resorption im Darm ist wesentlich langsamer als die von Glucose und auch von Fructose. Sie schmecken süß, aber ihr Abbau im Stoffwechsel erfolgt zunächst unabhängig von dem Hormon Insulin. Ähnlich wie bei Fructose entsteht aus ihnen in der Leber zum Teil auch Glucose, die später an das Blut abgegeben wird (Abb. 1.**11**).

Mono- und Disaccharide schmecken süß. Diese Eigenschaft bedingt ihre besondere Beliebtheit in der Ernährung. Stärke hat keinen süßen Geschmack, bietet aber ernährungsphysiologische Vorteile. Die süß schmeckenden Zucker haben mehrere Nachteile: Sie begünstigen die Entstehung der Karies, sie werden rascher resorbiert und führen zu einem steileren Anstieg des Blutzuckers und damit zu einer Belastung der Regulation des Kohlenhydrat- und Fettstoffwechsels. Außerdem enthalten Lebensmittel mit einem hohen Zuckergehalt (mit Ausnahme von Obst) wenig essentielle Nährstoffe und werden deshalb auch den *„leeren“* Ener-

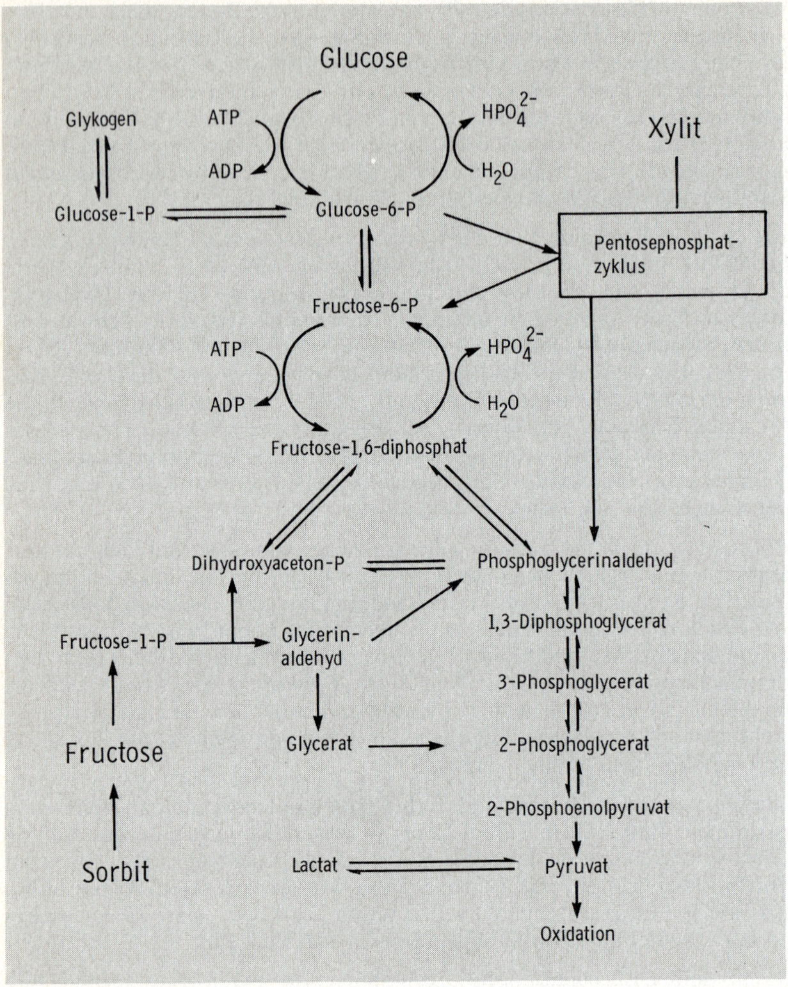

Abb. 1.**11** Stoffwechselbeziehungen zwischen Glucose, Fructose, Sorbit und Xylit (nach *Bäßler*)

gieträgern zugerechnet. Die Kohlenhydratzufuhr mit *Stärke* (z. B. Vollkornbrot, Kartoffel, Gemüse) ermöglicht gleichzeitig die Zufuhr von essentiellen Nährstoffen (Mineralstoffe, Vitamine), geht mit einer verzögerten Verdauung im Darm einher und bewirkt dadurch ein größeres Sättigungsgefühl und vermeidet starke Schwankungen von Blutzucker und Insulin im Blut.

Als *Ballaststoffe* (= Nahrungsfasern) werden in pflanzlichen Lebensmitteln enthaltene Polysaccharide wie Cellulose, Hemicellulose, Lignin oder Pectin bezeichnet. Diese unverdaulichen Polysaccharide haben wegen ihrer Fähigkeit zur Quellung durch Aufnahme von Wasser und zur Bindung anderer Substanzen wichtige Funktionen bei der Regulation der Sekretion von Verdauungssäften, der Motilität des Darms und für den Stuhlgang. Darüber hinaus hat eine ballaststoffreiche Kost eine geringere Energiedichte, wirkt damit der Fettsucht entgegen und beugt Stoffwechselkrankheiten wie Diabetes oder Hyperlipidämie vor.

Empfehlungen zur Höhe der Kohlenhydratzufuhr ergeben sich aus der Energiezufuhr und aus den Empfehlungen für Eiweiß und Fett. Meist werden zwischen 45% und 65% des Energiebedarfs durch Kohlenhydrate gedeckt. Ein zu hoher Anteil an Zucker erschwert die Deckung des Bedarfs an essentiellen Nährstoffen. Die derzeitige Zufuhr von Ballaststoffen ist sicher zu gering (Tab. 1.**11**).

Fett

Zur Gruppe der Fette und fettähnlichen Verbindungen (Lipoide) gehören sehr unterschiedliche Verbindungen. Gemeinsames Merkmal ist die Löslichkeit in organischen Lösungsmitteln und die Unlöslichkeit im wäßrigen Milieu. Fett in der Nahrung besteht zu über 98% aus sogenannten Neutralfetten, auch Triglyceride genannt, das sind Ester aus Fettsäuren und dem dreiwertigen Alkohol Glycerin. Die Fettsäuren dieser Neutralfette machen über 90% des Molekulargewichts aus und bestimmen durch die Zahl ihrer Kohlenstoffatome und die Zahl ihrer Doppelbindungen die physikalischen und ernährungsphysiologischen Eigenschaften der Nahrungsfette. Der Rest des Nahrungsfettes besteht aus Lipoiden wie Cholesterin, Cholesterinestern, Phosphatiden, Karotinoiden und anderen. Hinsichtlich der Struktur dieser Moleküle wird auf die im Literaturverzeichnis genannten Bücher der Biochemie verwiesen.

Etwa die Hälfte des Fettes in der Nahrung ist *„sichtbar"*, wird also vom Verbraucher als Speck, Streich- oder Kochfett erkannt. Hinzu kommen noch die *„unsichtbaren"* Fette, die in Streichwurst, fettem Käse, Backwaren und anderem enthalten sind. Der *Fettverzehr,* speziell der Verzehr von langkettigen gesättigten Fettsäuren ist bei uns zu hoch. Tab. 1.**12** enthält Zahlen zur aktuellen Situation. Ein hoher Eiweißgehalt in den Lebensmitteln ist häufig auch mit einem hohen Fettgehalt vergesellschaftet (Tab. 1.**13**).

Die *Verdauung* und *Resorption* oral zugeführter Fette erfolgt wegen der Löslichkeitsprobleme für Fett im wäßrigen Milieu des Magen-Darm-Traktes in Stufen. Nach neueren Erkenntnissen beginnt die Fettverdauung mit einer lingualen Lipase. Durch die Magenperistaltik wird Fett im Chymus

Tabelle 1.**12** Fettzufuhr mit der Nahrung von männl. Personen 1977/78

Ernährungsbericht 1980	insgesamt		gesättigte Fettsäuren		mehrfach ungesättigte Fettsäuren		Cholesterin	
	g	%	g	%	g	%	mg	%
	114	100	45	100	16	100	469	100
Fleisch/Wurstwaren	38	33	14	31	3	19	174	37
Fisch	2	2	–	–	–	–	9	2
Eier	4	4	1	2	1	6	170	36
Milch	9	8	5	11	–	–	31	7
Käse/Quark	5	4	3	7	–	–	17	4
Butter	14	12	8	18	–	–	42	9
Fette und Öle	27	24	9	20	8	50	–	–
Backwaren	5	4	2	4	1	6	6	1
Nährmittel	1	1	–	–	1	6	11	2
Rest	9	8	3	7	2	13	9	2

Tabelle 1.**13** Fett pro 1 g Eiweiß tierischer Herkunft

	Fett (g)	P/S	Cholesterin (mg)
Speisequark mager	0,0	–	–
Kalbskotelett	0,2	0,1	4,2
Brathuhn	0,3	0,5	3,7
Magerkäse 20%	0,4	0,1	2,0
Magerkäse 30%	0,6	0,1	2,4
Ei	0,9	0,6	61,0
Hering	1,1	1,0	4,6
Roastbeef	1,2	0,1	4,3
Camembert	1,2	0,1	5,3
Schweinekotelett	2,0	0,3	4,6

mit Hilfe der gleichzeitig vorhandenen Lipoide fein verteilt. Im Dünndarm erfolgt dann die Spaltung der Triglyceride durch die Lipase des Pankreassaftes. Mit Hilfe von Gallensäuren und Phosphatiden als Emulgatoren werden sogenannte Mizellen gebildet, die eine feine Verteilung der Fette mit einer großen Oberfläche der einzelnen Partikel in der wäßrigen Phase des Darminhalts garantieren.

Aus diesen Mizellen gelangen die Hydrolyseprodukte der Neutralfettverdauung durch die lumenseitige Zellmembran in die Dünndarmepithelzellen. Resorbierbar sind freies Glycerin, freie Fettsäuren, Monoglyceride, freies Cholesterin und eventuell auch Spaltprodukte der Phosphatide. Die Gallensäuren werden am unteren Ende des Dünndarms resorbiert. In der Dünndarmepithelzelle werden aus den resorbierten Spaltprodukten wieder

Triglyceride oder Phosphatide gebildet. Lediglich die kurz- und mittelkettigen Fettsäuren können als Di- oder gar Triglyceride resorbiert und über die Pfortader zur Leber transportiert werden, wo sie zu über 90% gleich zur Energiegewinnung herangezogen werden.

Im Gegensatz zu den wasserlöslichen Aminosäuren und Kohlenhydraten sind für den Transport der Fette im Blut Fett-Eiweiß-Aggregate, auch *Lipoproteine* genannt, notwendig. Spezielle Eiweißkörper, Apolipoproteine, wirken als Lösungsvermittler und Marker. Die aus Nahrungsfettsäuren in den Darmepithelzellen gebildeten Triglyceride gelangen in Form von Chylomikronen über die Lymphwege und den Brustlymphgang in die obere Hohlvene. In der Leber aus freien Fettsäuren, Kohlenhydraten und Alkohol gebildete Triglyceride, auch endogene Triglyceride genannt, werden in Form von VLDL (very low density lipoproteins) an das Blut abgegeben. Beim Abbau der endogenen Triglyceride durch die Lipoproteinlipase, welche an den Kapillarwänden der Organe lokalisiert ist, entstehen aus den VLDL schließlich LDL (low density lipoproteins), deren Cholesterin über einen LDL-Rezeptor in die peripheren Zellen gelangt. HDL (high density lipoproteins) entstehen wahrscheinlich als Vorstufen in der Leber und im Darm, sind durch einen Austausch von Apolipoproteinen und Lipoiden mit den VLDL an deren Abbau durch die Lipoproteinlipase beteiligt und transportieren schließlich Cholesterin von den peripheren Zellen zur Leber, wo dieses weiter verstoffwechselt wird (Abb. 6.**6**). Der Transport der freien Fettsäuren im Serum erfolgt in Form von Albumin-Fettsäure-Komplexen. Als freie Fettsäuren wird im wesentlichen das Fett aus den Vorräten im Fettgewebe zu den einzelnen Organen transportiert.

Der *Stoffwechsel* der Fette im Organismus ist sehr komplex. *Exogene* Fettsäuren aus der Nahrung werden in den Chylomikronen den einzelnen Organen zugeführt und nach Einwirkung der Lipoproteinlipase von Muskulatur, Leber und Fettgewebe aus dem Blut entnommen. Die Aufnahme in diese Organe hängt dabei in unterschiedlichem Maße von dem jeweiligen Ernährungszustand ab. Im Fettgewebe und im geringeren Maße auch in anderen Geweben werden Triglyceride als Depotfett abgelagert. Der Fettgehalt eines gesunden jungen Mannes liegt bei 15–20%, der einer jungen Frau bei 20–25% des Körpergewichts. 1 kg Fettgewebe entspricht dabei etwa 6000 kcal. Bei erhöhtem Energiebedarf wird das Depotfett mobilisiert und in Form von freien Fettsäuren den Organen zur Verfügung gestellt. Der Stoffwechsel der Fettsäuren unterliegt prinzipiell folgenden Reaktionen: Veresterung zu Triglyceriden, Phosphatiden und anderen Estern; Kettenverlängerung, Desaturierung und oxidativer Abbau. Eine Neusynthese von Fettsäuren, z. B. aus Glucose (= *endogene* Fettsäuren) erfolgt wahrscheinlich fast ausschließlich in der Leber und nicht in anderen Organen. Ausgehend von Acetat (2 C-Atome) werden immer Fettsäuren mit gerader Zahl an C-Atomen gebildet. Für Einzelheiten der Stoffwechselwege wird auf Lehrbücher der Biochemie und Pathobiochemie verwiesen.

Ein wichtiger Stoffwechselweg für die Energieversorgung des Organismus ist die Bildung von *Ketonkörpern* aus Fettsäuren. Diese erfolgt ausschließlich in der Leber. Primär handelt es sich dabei um eine physiologische Reaktion, die gut wasserlösliche und gut zellmembrangängige Substrate des Energiestoffwechsels zu Verfügung stellt. Im *Fasten*, wenn die Energiezufuhr von außen unterbrochen ist, und die begrenzten Vorräte an Glucose und Aminosäuren für das Gehirn und für wichtige Synthesen vorbehalten bleiben sollen, werden bereits zu Beginn Keton-Körper, welche in der Leber aus mobilisierten Fettsäuren des Fettgewebes gebildet werden, von Herz- und Skelettmuskulatur sowie der Niere verwertet. Nach längerem Fasten lernt auch das Gehirn, Ketonkörper zu verbrennen und ist nur auf diese Weise in der Lage, bei begrenztem Glucosesubstratfluß aus der Gluconeogenese längere Fastenperioden zu überstehen.

Bestimmte Fettsäuren werden mit besonderen Wirkungen im Stoffwechsel in Verbindung gebracht.

Mittelkettige Fettsäuren (8 und 10 Kohlenstoffatome) kommen physiologischerweise im menschlichen Blut nicht vor. Wegen ihrer guten Resorbierbarkeit im Darm ist ihre günstige Wirkung als Diätfett bei Patienten mit einer Malabsorption erwiesen. Da durch mittelkettige Triglyceride die Bildung von Chylomikronen und der Abbau über die Lipoproteinlipase umgangen werden, sind mittelkettige Triglyceride auch als Diätfett bei Patienten mit einem Mangel an Lipoproteinlipase und einer Hyperlipoproteinämie Typ I von großem Nutzen. Da die mittelkettigen Triglyceride in der Leber sogleich oxidiert werden, wird zur Zeit ihr Einsatz in der parenteralen Ernährung von schwerkranken Patienten als rasch zur Verfügung stehende Energiequelle diskutiert. Beim Einsatz der mittelkettigen Triglyceride ist zu beachten, daß 1 Gramm nur 8 kcal (33 kJ) enthält. Wegen der niedrigeren Schmelz- und Siedepunkte sind die mittelkettigen Triglyceride als Streichfett und zum Garen bei hohen Temperaturen nicht so geeignet.

Einfach ungesättigte Fettsäuren liegen normalerweise in der cis-Form vor. Bei der Raffination von Speisefetten aber auch durch bakterielle Einwirkung im Pansen der Kuh entstehen zum Teil *Transfettsäuren*, die dann vom Menschen mit Margarine oder Butter aufgenommen werden. Solange der Anteil dieser Transfettsäuren deutlich geringer als der der cis-Fettsäuren ist, hat dies für den Stoffwechsel keine nachteiligen Wirkungen, da im Intermediärstoffwechsel des Menschen beim Abbau von mehrfach-ungesättigten Fettsäuren Transfettsäuren als Zwischenstufen auftreten, in deren Abbau dann auch die exogen zugeführten Transfettsäuren eingeschleust werden können. Transfettsäuren können zwar die Metabolisierung von cis-Fettsäuren hemmen, dies erreicht jedoch erst praktische Bedeutung, wenn Transfettsäuren die cis-Formen in ihrer Menge nahezu erreichen oder gar überwiegen.

In pflanzlichen Lebensmitteln gibt es sehr vereinzelt Fettsäuren, welche im menschlichen Stoffwechsel nicht so gut verwertet werden können. Ein Beispiel ist die *Erucasäure* (C 22 : 1), welche früher in einem hohen Prozentsatz im Rapsöl vorkam. Tierversuche zeigten, daß diese Erucasäure essentielle Fettsäuren aus Zellstrukturen verdrängt und schließlich zu Fetteinlagerungen in Leber und Niere sowie einer Schädigung des Herzmuskels führt. Nach Züchtung neuer Rapssorten mit einem minimalen Gehalt an Erucasäure ist diese Gefahr gebannt.

Die *Bedeutung* der Fettsäuren und der Triglyceride für den menschlichen Organismus besteht also in ihrer Rolle als Energieträger mit 9 Kalorien pro Gramm. In Form von Triglyceriden oder freien Fettsäuren kann diese Energie mit der Nahrung aufgenommen, in Blut und Lymphe transportiert und im Fettgewebe oder auch in Muskel und Leber gespeichert werden. Die Einlagerung von Fett im Unterhautfettgewebe dient auch der Wärmeisolierung und damit der Wärmeregulation. An speziellen Stellen, z. B. Fußsohle oder Handteller, hat Fettgewebe auch Stützfunktionen.

Die *Lipoide* wie Phosphatide, Sphingomyeline, Glykolipide usw. haben ihre Bedeutung als Bestandteile biologischer Strukturen, wozu Zellmembranen, Lipoproteine aber auch Nervenscheiden usw. zu rechnen sind.

Cholesterin nimmt als Bestandteil biologischer Membranen sowie als Ausgangssubstanz für die Synthese von Glucocorticoiden, Mineralcorticoiden, Geschlechtshormonen, Cholecalciferol und Gallensäuren eine zentrale Stellung ein. Mit der Nahrung werden pro Tag etwa 500 mg Cholesterin aufgenommen (Tab. 1.**12**). Davon werden etwa 40% im Darm resorbiert. Die körpereigene Synthese von Cholesterin, vorwiegend in der Leber aber auch im Darm, erreicht etwa 1 Gramm pro Tag. Diese Biosynthese wird durch eine sogenannte Endprodukthemmung reguliert, das heißt, wenn viel Cholesterin vorhanden ist, wird die körpereigene Synthese gedrosselt. Diese Regulation ist die Voraussetzung für eine Homöostose des Cholesterinstoffwechsels beim Menschen. Trotzdem führt eine gesteigerte Zufuhr von Cholesterin mit der Nahrung zu einer Erhöhung der Cholesterinkonzentration im Blut, da sich das neue Gleichgewicht offensichtlich auf einem höheren Wert einstellt. Die Ausscheidung von Cholesterin erfolgt zum Teil über den Darm, wo etwa ein halbes Gramm als Cholesterin und seine bakteriellen Abbauprodukte, z. B. Koprosterin, weitere 0,5 g als Gallensäuren aus dem enterohepatischen Kreislauf den Darm verlassen. Etwa 100 mg Abbauprodukte der Steroidhormone werden pro Tag mit dem Urin ausgeschieden. Weitere 100 mg Cholesterin gehen über die Haut als Zellabschilferung und Sekret der Hautanhangsdrüsen verloren (Abb. 1.**12**).

Die *Gallensäuren* werden in einer Menge von etwa 0,5 g pro Tag in der Leber aus Cholesterin gebildet. Sie gelangen mit der Gallenflüssigkeit in den Dünndarm und gewährleisten durch die Bildung von Mizellen eine feine Verteilung der Nahrungsfette und ihrer Spaltprodukte als wichtige Voraussetzung für die Verdauung und Resorption der Fette im oberen Dünndarm. Im Gegensatz zu diesen werden die Gallensäuren bis auf die

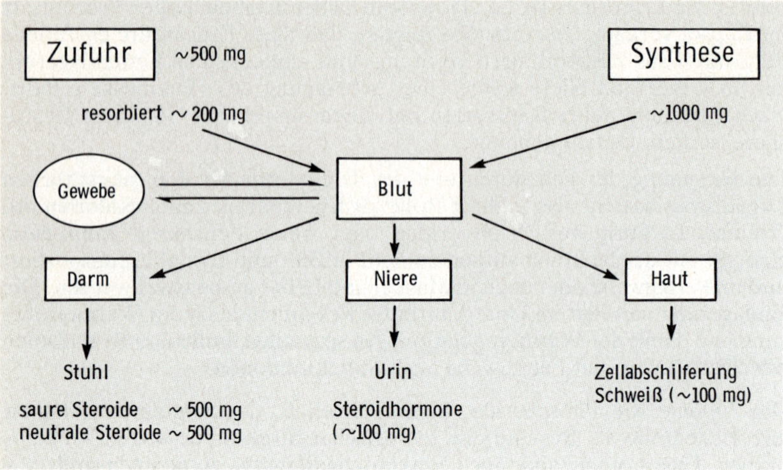

▲
Abb. 1.**12** Steroidbilanz beim Menschen

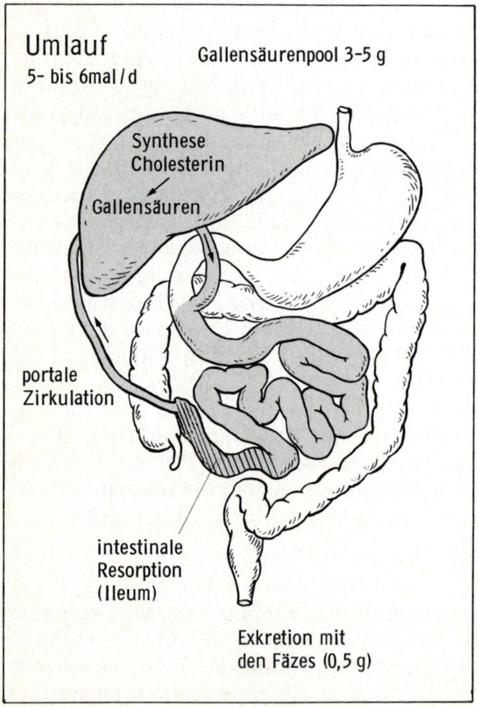

Abb. 1.**13** Enterohepatischer Kreislauf der Gallensäuren

0,5 g, welche mit dem Stuhl ausgeschieden werden, am Ende des Dünndarms wieder resorbiert und gelangen über die Pfortader zurück zur Leber. Dieser Weg der Gallensäuren wird auch als *enterohepatischer Kreislauf* der Gallensäuren bezeichnet. Die Gesamtmenge der Gallensäuren liegt zwischen 3 und 5 g, die jedoch pro Tag etwa 5- bis 6mal diesen Kreislauf durchlaufen (Abb. 1.**13**). Die Bildung von Gallensäuren in der Leber ist also ein wichtiger Ausscheidungsmechanismus des Cholesterinstoffwechsels. Die Zusammensetzung der Gallenflüssigkeit, speziell das Verhältnis von Gallensäuren und Lecithin zu Cholesterin ist wichtig und wird als Lithogener Index bezeichnet. Liegt der Gehalt an Cholesterin im Vergleich zu den Lösungsvermittlern Gallensäuren und Lecithin relativ hoch, so können Cholesterin-Gallensteine entstehen. Übergewicht und eine ballaststoffarme Ernährung verändern die Zusammensetzung der Gallenflüssigkeit und begünstigen die Entstehung von Cholesterin-Gallensteinen.

Die Synthese von Cholesterin ist über die ersten Schritte der Ketonkörperbildung unmittelbar mit dem Stoffwechsel der Fettsäuren verbunden. *Langkettige gesättigte Fettsäuren* in der Nahrung erhöhen auch die Konzentration von Cholesterin im Serum. Da die Hypercholesterinämie ein Risikofaktor für die koronare Herzkrankheit ist, muß dem Verzehr von langkettigen gesättigten Fettsäuren besondere Beachtung geschenkt werden (s. u.). Im Gegensatz zu den gesättigten langkettigen Fettsäuren senken mehrfach ungesättigte Fettsäuren die Konzentration von Cholesterin im Serum, wahrscheinlich durch die vermehrte Ausscheidung von Cholesterin bzw. von Gallensäuren als den Endprodukten des Cholesterinstoffwechsel über den Darm. Die cholesterinsenkende Wirkung dieser mehrfach ungesättigten Fettsäuren ist jedoch nur halb so stark wie die cholesterinanhebende Wirkung der langkettigen gesättigten Fettsäuren (s. Kap. 6). In Hinsicht auf ihre Wirkung auf die Serumcholesterinkonzentration werden Nahrungsfette durch das Verhältnis von mehrfach ungesättigten Fettsäuren (polyunsaturated) zu gesättigten Fettsäuren (saturated) mit dem *P/S-Quotienten* charakterisiert (Tab. 1.**13**).

Im menschlichen Organismus können zwar in ein Fettsäuremolekül zusätzliche Doppelbindungen eingeführt werden, diese Desaturierung erfolgt jedoch nur ab dem Kohlenstoffatom C 9 in Richtung auf die Carboxylgruppe. Aus diesem Grunde haben alle *ungesättigten Fettsäuren* das gleiche „Methylende" wie ihre „Stamm"-Fettsäure. Entsprechend der Position der ersten Doppelbindung vom Methylende an gezählt spricht man von w-3-, w-6- oder w-9-Fettsäuren. Die Ölsäure (C 18 : 1 $_{w\ 9}$) kann im Organismus gebildet werden. Die Linolsäure (C 18 : 2 $_{w\ 6,\ 9}$) und die α-Linolensäure (C 18 : 3 $_{w\ 3,\ 6,\ 9}$) sind *essentielle Fettsäuren,* das heißt, sie können im Organismus nicht gebildet und müssen mit der Nahrung zugeführt werden. Aus der Linolsäure entsteht durch Kettenverlängerung und Einführung weiterer Doppelbindungen die Arachidonsäure (C 20 : 4 $_{w\ 6,\ 9,\ 12,\ 15}$), welche die Ausgangsverbindung für die Bildung wichtiger Gewebshormone (Eicos-

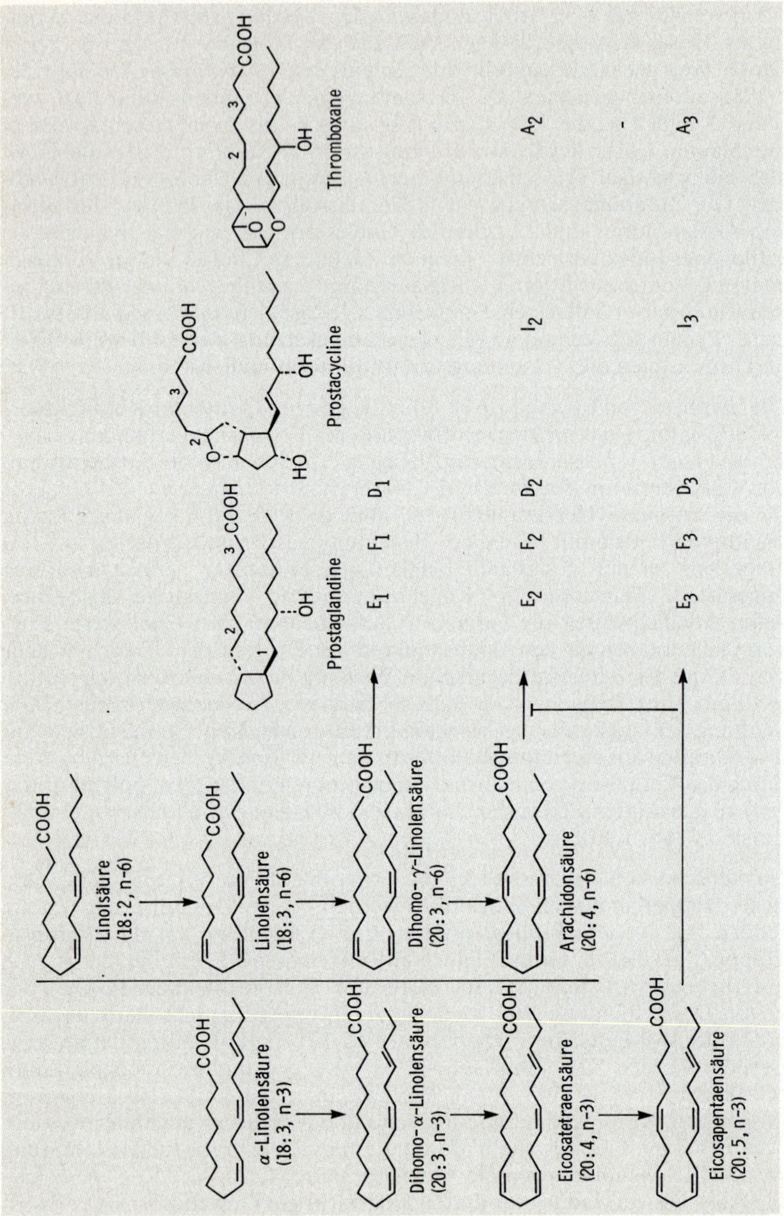
Linolsäure
(18:2, n-6)
Linolensäure
(18:3, n-6)
Dihomo-γ-Linolensäure
(20:3, n-6)
Arachidonsäure
(20:4, n-6)
α-Linolensäure
(18:3, n-3)
Dihomo-α-Linolensäure
(20:3, n-3)
Eicosatetraensäure
(20:4, n-3)
Eicosapentaensäure
(20:5, n-3)
COOH
OH
HO
O
Prostaglandine
Prostacycline
Thromboxane
E1 F1 D1
E2 F2 D2 I2 A2
-
E3 F3 D3 I3 A3

anoide), nämlich *Prostaglandine, Thromboxane, Prostacycline* und *Leucotriene* darstellt (Abb. 1.**14a**). Die Wirkungen der Prostaglandine erstrecken sich vor allem auf die Herzfrequenz, den Blutdruck, die glatte Muskulatur und die Thrombozytenaggregation. Thromboxane entstehen in den Blutplättchen und fördern die Thrombozytenaggregation und die Vasokonstriktion, Prostacycline werden in den Endothelzellen der Gefäße gebildet und hemmen die Thrombozytenaggregation und bewirken eine Gefäßerweiterung. Die Leucotriene sind wichtige Mediatoren der Entzündungsreaktion im Körper.

Im Fettgewebe des gesunden Erwachsenen liegt ein Vorrat von über 500 g Linolsäure. Der Bedarf an Linolsäure beträgt etwa 10 g pro Tag, so daß dieser Vorrat lange Zeit ausreicht, wenn nicht durch eine kohlenhydratreiche Ernährung die Lipolyse gehemmt und dadurch die Freisetzung von Linolsäure aus dem Fettgewebe verhindert wird. Dementsprechend tritt ein Mangel an essentiellen Fettsäuren nur in extremen Situationen, z. B. bei schwerkranken Patienten nach langfristiger, fettfreier, kohlenhydratreicher Ernährung, auf (Tab. 1.**14**).

Tabelle 1.**14** Symptome des Linolsäuremangels

Essentielle Fettsäuren ↓	Fettleber
Eicosatriensäure ↑	Wundheilungsstörung
Anämie	Infektanfälligkeit
Thrombozytopenie	Prostaglandinsynthese ↓
Thrombozytenaggregation ↑	Nephropathie (?)
Hautveränderungen	Sterilität (?)
Wachstum ↓	

Aus α-Linolensäure ($C\ 18 : 3_{w\ 3,\ 6,\ 9}$) entstehen durch Kettenverlängerung und Einführung weiterer Doppelbindungen im Organismus des Menschen die Eicosapentaensäure ($C\ 20 : 5_{w\ 3,\ 6,\ 9,\ 12,\ 15}$) und die Docosohexaensäure ($C\ 22 : 6_{w\ 3,\ 6,\ 9,\ 12,\ 15,\ 18}$). Letztere hat wichtige strukturelle Aufgaben in Nervenzellen, z. B. der Netzhaut des Auges. In Mangelsituationen werden bei Affen und in einem Fall bei einem Kind nach langfristiger posenteraler Ernährung neurologische Symptome beschrieben. Die aus Eicosapentaensäure gebildeten Eicosanoide haben zum Teil Wirkungen, die denen der Eicosanoide aus Arachidonsäure entgegengesetzt sind (Abb. 1.**14b**). Da Fischölkonzentrate größere Mengen von Eicosapentaensäure und Docosohexaensäure enthalten, werden daraus rascher als aus α-Linolensäure im Leinöl die entsprechenden Eicosanoide gebildet und deren biologischen Wirkungen beobachtet. Mögliche therapeutische Konsequenzen werden zur Zeit untersucht.

◂ Abb. 1.**14a** Essentiell sind Fettsäuren vom Linolsäuretyp (C 18:2, n-6) und vom Linolensäuretyp (C 18:3, n-3). Sie müssen mit der Nahrung zugeführt werden und bilden im Körper die Vorstufen für höher ungesättigte Fettsäuren, aus denen dann Prostaglandine, Prostacycline und Thromboxane entstehen

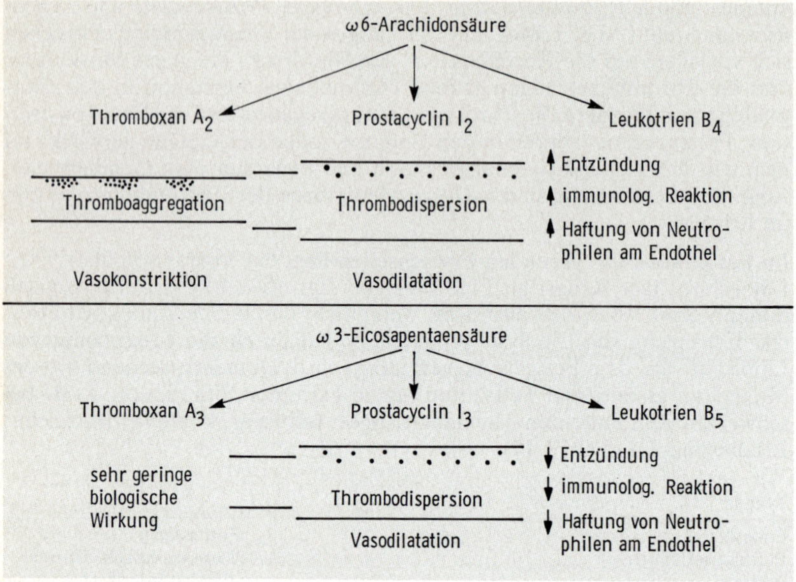

Abb. 1.**14b** Die aus der Arachidonsäure und der Eicosapentaensäure entstehenden Eicosanoide und deren Wirkung

Wegen der hohen Energiedichte und der ungünstigen Wirkung langkettiger gesättigter Fettsäuren auf die Serumcholesterin-Konzentration bei Überernährung wird allgemein *empfohlen*, den Fettverzehr von dem derzeitigen hohen Niveau (Tab. 1.**12**) von über 35% der Energie auf 30% der Energie zu senken. Dabei sollten nur 10% der Energie in Form von langkettigen gesättigten Fettsäuren zugeführt werden.

Alkohol

Der *Verbrauch* von Alkohol erreicht laut Ernährungsbericht 1984 in der Bundesrepublik Deutschland bei den erwachsenen Männern 13% der Energiezufuhr. Das entspricht bei dieser Personengruppe einem Verbrauch von 69 g Alkohol pro Tag. Alkohol hat einen Brennwert von 7 Kalorien und muß als *„leerer"* Energieträger, das heißt ohne einen Gehalt an essentiellen Nährstoffen, eingestuft werden. Diese zusätzlichen Kalorien tragen wesentlich zur Überernährung in unserer Bevölkerung bei. Die Wirkungen alkoholischer Getränke sind im Prinzip auf den Alkoholgehalt zurückzuführen, das heißt, entscheidend ist die Menge des konsumierten Alkohols. Auf den Flaschen erfolgen die Angaben in Volumen-Prozent, aus denen durch

Korrektur mit der Dichte des Alkohols von 0,79 die Mengen in Gramm pro 100 ml berechnet werden können (Tab. 1.**15**).

Tabelle 1.**15** Alkoholgehalt alkoholischer Getränke

	Vol%	Gew.% g/100 ml
Lagerbiere	4,0–6,0	3,2–4,8
Starkbiere	5,0–8,3	4,0–6,7
Weißwein	10,5–11,8	8,5–9,5
Rotwein	10,5–13,0	8,5–10,5
Liköre	20	16
Branntweine	32	26
Doppelkorn	40	33
Whisky	43	36
Rum	54	46

Die *Resorption* von Alkohol beginnt im Magen, erfolgt aber im wesentlichen im oberen Dünndarm. Sie wird beschleunigt durch Erwärmung der alkoholischen Getränke, durch den Zucker- und Kohlensäuregehalt, sie wird verlangsamt durch den gleichzeitigen Verzehr von Eiweiß, Stärke und vor allem Fett. Alkohol in kleinen Mengen (Aperitif) fördert die Magensaftsekretion und damit die Verdauung. Alkohol in großen Mengen hemmt die Magenentleerung. Aus dem Blut wird Alkohol im Durchschnitt mit einer Geschwindigkeit von *100 mg/kg Körpergewicht* und Stunde entfernt, das entspricht bis zu 160 g Alkohol pro 24 Stunden. Es bestehen jedoch beachtliche individuelle Schwankungen. Da sich Alkohol relativ rasch im Körperwasser verteilt, läßt sich mit der Beziehung : Blutalkoholkonzentration in Promille entspricht der Alkoholmenge in g verteilt im Körperwasser (≈ 70% Körpergewicht) aus der Blutalkoholkonzentration die getrunkene Alkoholmenge berechnen. Liegt der Alkoholkonsum einige Zeit zurück, geht die oben genannte Abbaurate mit in diese Berechnung ein. Weniger als 5% des aufgenommenen Alkohols werden über die Nieren und die Lunge ausgeschieden, über 95% werden abgebaut, und zwar ausschließlich in der Leber durch die Alkoholdehydrogenase. Zusätzliche Abbauwege über das mikrosomale äthanoloxidierende System oder über Katalase spielen praktisch keine große Rolle. Eine wirksame Beschleunigung des Alkoholabbaus ist nicht möglich. Die letale Blutalkoholkonzentration liegt oberhalb 3,5 Promille.

Die *akuten Wirkungen* des Alkohols auf Stimmung, körperliche und geistige Leistungsfähigkeit sowie Bewußtseinslage sind bekannt und haben vor allem im Straßenverkehr zu oft fatale Folgen. Bereits nach 15–20 g Alkohol (= 0,5 l Bier) sind optische Reaktionszeit, Dunkeladaptionsfähigkeit und Tiefensehen beeinflußt. Für die Volksgesundheit noch schädlicher sind die *chronischen Wirkungen* von Alkohol. Die Leber ist als allein den Alkohol metabolisierendes Organ zunächst betroffen. Fettleber, Alkoholhepatitis und schließlich Leberzirrhose sind vor allem zu nennen. Auf lange Sicht gibt es jedoch kein Organ des menschlischen Körpers, das nicht durch einen chronischen Alkoholabusus geschädigt werden könnte. Störungen bei der Resorption und Verwertung von essentiellen Nährstoffen durch Alkoholmißbrauch verstärken die nachteiligen Wirkungen des Alkohols. Vom gelegentlichen Konsumenten zum Alkoholiker ist nur ein kurzer Weg. In Deutschland rechnet man mit 1,5 Millionen Alkoholikern, und die Dunkelziffer ist gewaltig. Mindestens 3000 Neugeborene pro Jahre erleiden durch den Alkoholabusus der Mutter während der Schwangerschaft Mißbildungen. Statistische Untersuchungen in Frankreich haben ergeben, daß ein Alkoholkonsum von mehr als 60 g pro Tag bei Männern und von mehr als 20 g pro Tag bei Frauen mit einem *erhöhten Risiko* für eine Leberzirrhose einhergeht. Bei einem höheren Konsum steigt das Risiko für Leberkrankheiten, aber auch für die Schädigung anderer Organe deutlich an. Für das unterschiedliche Risiko von Männern und Frauen gibt es zwar Hypothesen aber keine Begründung. Alkohol ist ein Genußmittel, und beim Verzehr von Genußmitteln sollte man mehr auf Qualität als auf Quantität Wert legen.

Stoffwechsel der Organe

Die hochmolekularen Verbindungen Stärke, Fette und Eiweiß aus den Lebensmitteln werden bei der Verdauung abgebaut und gelangen als niedermolekulare Monosaccharide, freie Fettsäuren, Ketonkörper oder Aminosäuren zu den einzelnen Geweben, wo durch die biologische Oxidation aus ihnen Energie gewonnen wird. Die Abhängigkeit der Gewebe von einer ununterbrochenen Versorgung mit Energie ist sehr unterschiedlich. Das Gehirn hat keine Energiereserven, und eine Unterbrechung des Blutflusses für zwei Minuten verursacht einen irreversiblen Schaden. Andere Organe wie Leber, Niere, Muskulatur oder Fettgewebe haben Energiereserven unterschiedlichen Ausmaßes und können sich auch für eine gewisse Zeit ohne Sauerstoffzufuhr mit der anaeroben Glykolyse behelfen. Diese gewebstypischen Energiereserven werden in Abhängigkeit von der Ernährungssituation des Gesamtorganismus und nach Bedarf aus den niedermolekularen Nährstoffen als Glykogen, Triglyceride oder auch Funktionsproteine angelegt.

Die *Energieübertragung* erfolgt im Organismus im wesentlichen in Form von energiereichen Phosphaten, neben Kreatinphosphat oder Guanosintriphosphat ist die wichtigste Verbindung das Adenosintriphosphat (ATP). Wie bereits weiter oben erwähnt (S. 6), beträgt die thermodynamische Effizienz im Organismus etwa 40%, das heißt, die in Glucose enthaltene Energie wird zu 60% als Wärme abgegeben und zu 40% in Form von ATP gespeichert. Aus einem Mol Glucose entstehen durch die aerobe Glykolyse 38 mol ATP und aus einem mol Palmitinsäure 129 mol ATP. Auf dieser Basis läßt sich die Energieversorgung des Menschen mit der Nahrung auch in Form von ATP auflisten. Die Bereitstellung dieser Energie erfolgt kontinuierlich und nur zum geringen Teil durch direkte biologische Oxidation aufgenommener Nährstoffe, zum größeren Teil nach Zwischenlagerung der Nährstoffe als Glykogen, Triglyceride oder seltener auch Eiweiß.

Diese Zwischenlagerung verbraucht natürlich auch einen Teil der mit der Nahrung aufgenommenen Energie. Diese „Verluste“ können zwischen etwa 3% für die Speicherung von Glucose als Glykogen, etwa 15% für die Speicherung von Glucose als Fett und etwa 20% für die sehr kostspielige Speicherung von Aminosäuren als Eiweiß schwanken (Abb. 1.**15**). Auf- und Abbauvorgänge erfolgen jedoch nicht nur zur Energiespeicherung, sondern auch aus funktionellen Gründen, z. B. werden pro Tag etwa 300 g Eiweiß auf- und abgebaut. So hat der Organismus immer genügend Aminosäuren zur Verfügung, um sie je nach Bedarf bei verschiedenen Neusynthesen, z. B. Enzyme, einzusetzen. Weniger kostspielig ist die Umwandlung von freien Fettsäuren in der Leber in Triglyceride und deren erneute Abgabe in VLDL an das Blut für periphere Gewebe. Etwas größer (10%

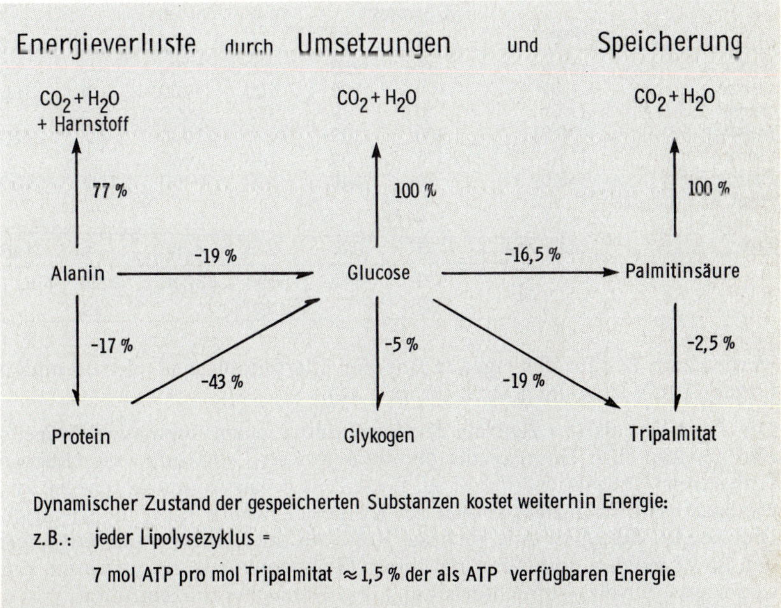

Abb. 1.**15** Energieverbrauch in Abhängigkeit vom Weg der Verstoffwechslung im Organismus (Werte nach *Bäßler*)

des Energiegehalts) ist der Energieverbrauch für den Corizyklus, in dem Glucose aus der Leber in die Muskulatur gelangt, dort in Lactat umgewandelt wird und zur Leber zurückfließt.

Darüber hinaus gibt es auch Stoffwechselkreisläufe, die zwar Energie verbrauchen, aber letztlich zum Ausgangsprodukt zurückführen. Als Beispiel sei die Umwandlung von Glucose in Glucose-6-Phosphat und die erneute Freisetzung von Glucose aus dieser Verbindung durch die Glucose-6-Phosphatase genannt. Ähnlich führt die Umwandlung von Fructose-6-Phosphat zu Fructose-1,6-Diphosphat erneut wieder zu Fructose-6-Phosphat. Bei diesen Umsetzungen wird Energie verbraucht und Wärme produziert, und das Endergebnis entspricht der Ausgangssituation. Man spricht von *Leerlaufzyklen* (futile cycles). Wie intensiv diese Kreisläufe funktionieren, ist nicht bekannt. Der Organismus könnte hier Energie in Form von Wärme freisetzen.

Die Energie ist in den verschiedenen Organen in unterschiedlicher Menge als Glykogen, Fett oder Eiweiß verfügbar (Tab. 1.**16**). Diese *Energievorräte*

Tabelle 1.**16** Energiereserven des erwachsenen Mannes (nach *Cahill*)

Gewebe		Glucose + Glykogen		Protein (mobilisierbar)		Triglyceride	
	(kg)	g	kJ	g	kJ	g	kJ
Blut	(5,0)	15	255	100	1700	5	185
Leber	(1,5)	100	1700	100	1700	50	1850
Darm	(1,0)	0	0	100	1020	0	0
Muskel	(30,0)	300	5100	4000	68000	600	22200
Gehirn	(1,5)	2	34	40	680	0	0
Fettgewebe	(15,0)	20	340	300	5100	12000	444000
Haut + Lunge + Milz	(4,0)	13	220	240	4080	40	1480
	Σ	450 (g)	7649	5000 (g)	82280	12695 (g)	469715

werden zum Teil für den eigenen Energiebedarf mobilisiert oder für andere Organe zur Verfügung gestellt (Abb. 1.**16**).

Die *Leber* ist als das zentrale Stoffwechselorgan am anpassungsfähigsten und gewinnt ihre Energie aus der biologischen Oxidation von Glucose, Fettsäuren, Ketonkörpern und bei Bedarf auch von Aminosäuren. Sie synthetisiert als fast einziges Organ des Körpers Eiweißkörper, die sie an das Blut abgibt. Sie spielt eine wichtige Rolle bei der Synthese von Triglyceriden und Lipoiden und bietet mit ihrem Glykogenvorrat eine wichtige Einsatzreserve für die Aufrechterhaltung der Blutzuckerkonzentration.

Das *Gehirn* ist auf eine ununterbrochene Versorgung mit Glucose aus dem Blut angewiesen und gewinnt daraus mehr als 90% seiner Energie. Im

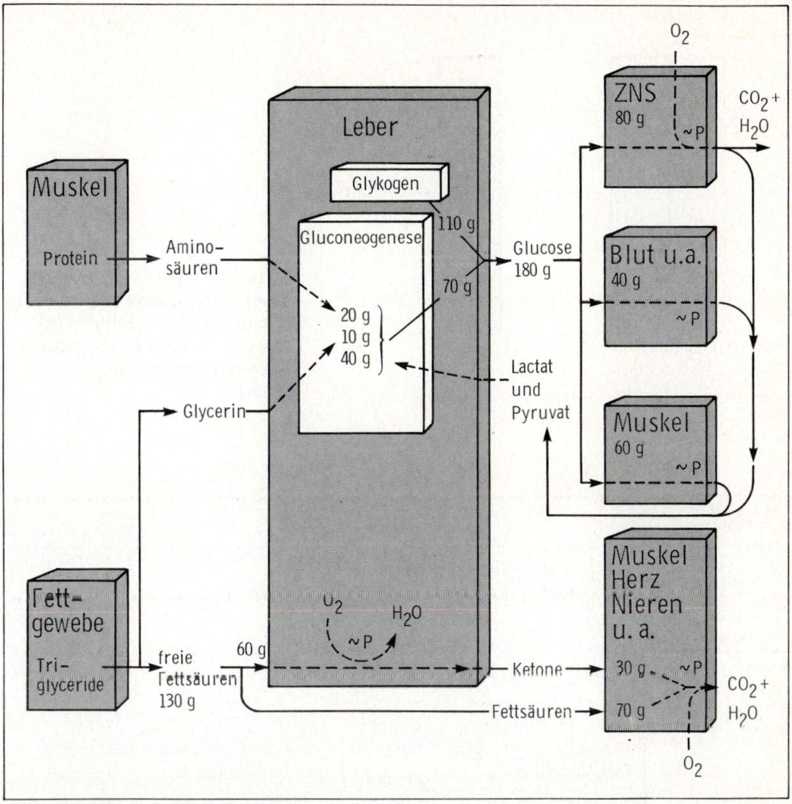

Abb. 1.**16** Substratumsatz der Gewebe beim Gesunden (nach *Dietze, Wicklmayr, Mehnert*). Die Befunde wurden nach einem Übernachtfasten erhoben und auf 24 Std. extrapoliert. Dabei wurde das Gewebe des Muskels auf 25 kg, das des Fettgewebes auf 12 kg, das der Blutkörperchen auf 5 kg, das des ZNS und der Leber auf je 1500 g geschätzt. Die Zahlen für die Gluconeogenesesubstrate sind in Glucoseäquivalenten angegeben

Hungerzustand muß das Gehirn nach Verbrauch der Glykogenreserven in der Leber zunächst über die Gluconeogenese aus Aminosäuren, Lactat und Glycerin in der Leber und in der Niere mit Glucose versorgt werden. Nach einigen Tagen lernt das Gehirn schließlich, in der Leber aus Fettsäuren gebildete Ketonkörper zu verbrennen und kann dann bis zu 60% seines Energiebedarfs aus Ketonkörpern gewinnen (Abb. 1.**17**).

Der *Muskel* erhält seine Energie zunächst aus energiereichen Phosphaten, die in den Muskelzellen gespeichert sind. Es folgen dann in mehreren Stu-

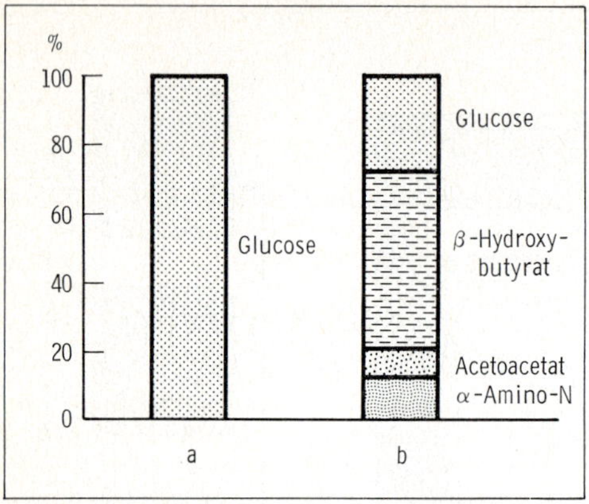

Abb. 1.**17** Substrate des Sauerstoffverbrauchs des menschlichen Gehirns nüchtern (a) und 38–41 Tage nach totalem Fasten (b) (nach *Cahill* u. Mitarb.)

Ruhe	Muskelarbeit					
Phase 0	1	2	3	4	5	6
Muskelfaser	weiß	weiß	rot	rot	rot	rot
RQ 0,8	—	—	1,0	0,8	0,75	0,7
Oxidation	ATP + Kreatinphosphat	anaerobe Glykolyse nach Glykogenolyse	Durchblutung ↑ aerobe Glykolyse	alle endogenen und exogenen Substrate	Abnahme endogener Depots Energie aus Leberglykogen und Fettgewebe	Leberglykogen erschöpft FFS und Ketonkörper Einschränkung der Glucoseoxidation
Substratspiegel im Blut	normal	normal	normal	normal	FFS ↑	FFS ↑ Ketone ↑

Zeit: 0 →

Abb. 1.**18** Änderungen des Muskelstoffwechsels in Abhängigkeit von der Dauer der körperlichen Belastung. Die Zeitachse ist nicht in absoluten Einheiten anzugeben, da die Dauer der einzelnen Phasen vom Trainingszustand des Muskels abhängt (nach *Dietze*)

fen Energiegewinn aus anaerober Glykolyse, schließlich aus aerober Glykolyse unter Verwendung der muskeleigenen Glykogenreserven. Daran schließt sich auch die Verbrennung von Substraten, die dem Muskel mit dem Blut in Form von Glucose, freien Fettsäuren und Ketonkörpern angeliefert werden (Abb. 1.**18**). Die Reihenfolge der Oxidation der verschiedenen Substrate ist immer gleich, die Zeitdauer der einzelnen Stufen hängt jedoch vom Glykogengehalt der Muskulatur und vom Trainingszustand ab.

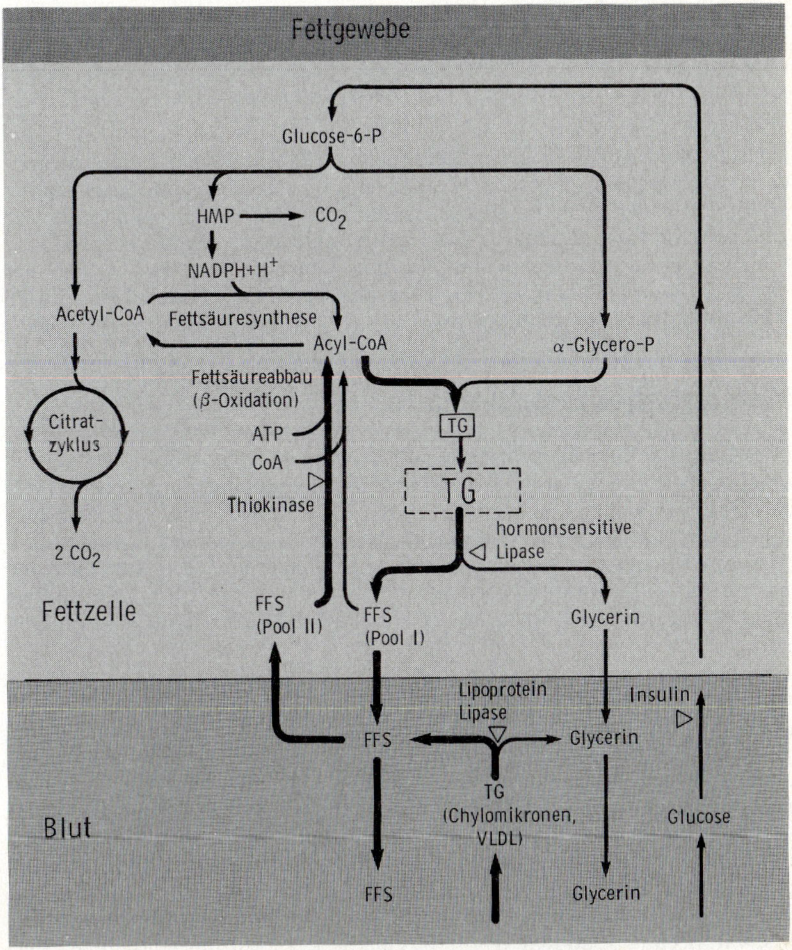

Abb. 1.**19** Lipogenese und Lipolyse im Fettgewebe (nach *Harper* u. Mitarb.)

Da bei maximaler körperlicher Belastung die Sauerstoffversorgung des Muskels zum limitierenden Faktor wird, kann aus Glucose wegen des geringeren Sauerstoffbedarfs für die biologische Oxidation mehr Energie bereitgestellt werden als aus Fettsäuren.

Das *Fettgewebe* selbst hat einen geringen Energiebedarf und deckt diesen vorwiegend aus Glucose. Das Fettgewebe ist der Energiespeicher des Organismus. Ein Überschuß an Energie wird vorwiegend als Triglyceride in den VLDL angeliefert und nach Lipolyse der gespeicherten Triglyceride als freie Fettsäuren den anderen Organen zur Verfügung gestellt (Abb. 1.**19**). Auch bei konstanter Fettgewebsmasse läuft im Fettgewebe ein kontinuierlicher Umbau zu freien Fettsäuren und ein erneuter Aufbau zu Triglyceriden ab. Auch diese Umlagerung ist den sogenannten nutzlosen Kreisläufen zuzurechnen.

Energiespeicherung und Energiefreisetzung für biologische Oxidationen in den verschiedenen Organen werden im wesentlichen durch *Hormone* gesteuert, wobei dem Insulin als anabolem Hormon mit Steigerung der Glucoseoxidation, Hemmung der Lipolyse und Förderung der Eiweißsynthese einerseits und dem Adrenalin, dem Glucagon und den Corticoiden durch die Bereitstellung von Glucose und von freien Fettsäuren zentrale Bedeutung zukommt (S. 121).

Kontrolle der Energiebilanz

Die Kontrolle der Nahrungsaufnahme ist eine wichtige Voraussetzung für eine *ausgeglichene* Energiebilanz. Die Nahrungsaufnahme kann nach Mahlzeitengröße, Mahlzeitenfrequenz und Art der aufgenommenen Nahrung spezifiziert werden. Über Kontrollmechanismen dieser wichtigen Größen wissen wir noch sehr wenig. Am meisten ist noch über die Kontrolle der Energiebilanz bekannt. Neuerdings gibt es auch Ansätze über den Einfluß von bestimmten Kohlenhydraten oder auch Aminosäuren auf das Appetitverhalten.

Die Energiebilanz wird am besten über das *Körpergewicht* kontrolliert (Sollgewicht nach Broca). Hier ist jedoch zu beachten, daß das Körpergewicht selbst innerhalb 24 Stunden nicht konstant bleibt, sondern in Abhängigkeit von Nahrungsaufnahme und Absetzen von Urin und Kot bis zu ± 1 kg schwanken kann. Die *kurzfristige Kontrolle* der Nahrungsaufnahme erfolgt durch nervale und durch humorale Mechanismen. Ein sogenanntes Hungerzentrum im lateralen Hypothalamus des Gehirns wird durch den Anstieg der arteriovenösen Glucosedifferenz auf über 15 mg/dl aktiviert und damit tritt Hungergefühl auf (glucostatische Theorie). Nach der lipostatischen Theorie ist die erhöhte Lipolyse und das Absinken des respiratorischen Quotienten ein Regulator der Nahrungsaufnahme. Die früher diskutierten thermostatischen oder auch aminostatischen Regulationen der Nahrungsaufnahme sind heute verlassen. Bei Nahrungsaufnahme erfolgt durch nervale Impulse aus Mund, Rachen und Magen eine Aktivierung des ventromedialen Hypothalamus, welcher das Hungerzentrum im lateralen Hypothalamus hemmt. Wahrscheinlich sind auch Regionen des Mittelhirns an der Regulation der Nahrungsaufnahme beteiligt. Im Gegensatz zu dieser Kurzzeitsteuerung durch Hunger und Sättigung ist über die Mechanismen, welche bei manchen Menschen vom frühen Erwachsenenalter an ein Leben lang das Körpergewicht konstant halten, nichts bekannt. Zwar nehmen die Großhirnrinde und damit mentale, soziologische und ökonomische Faktoren einen Einfluß auf die genannten Zentren, bei manchen Menschen funktioniert diese Kontrolle trotz eines langen Lernprozesses nie, aber bei anderen von Kindheit an und ohne große Mühe.

Wasser

Der Körper des erwachsenen Menschen besteht zu 60% aus Wasser (Abb. 1.**1**). Dabei ist der *Wassergehalt* einzelner Gewebe sehr unterschiedlich; Leber und Muskelgewebe enthalten über 70%, Skelett und Fettgewebe weniger als 60% Wasser. Der fettsüchtige Mensch enthält insgesamt weniger Wasser als der normalgewichtige.

Wasser hat viele lebenswichtige *Funktionen*. Es wirkt als Lösungs- und Transportmittel. Als Quellungswasser ist es Bestandteil vieler zellulärer und subzellulärer Strukturen. Wegen seiner hohen Wärmeleitfähigkeit und seiner hohen Verdampfungswärme hat Wasser eine große Bedeutung für die Regulation des Wärmehaushalts. Im Intermediärstoffwechsel bildet Wasser den Reaktionspartner für viele Stoffwechselprozesse.

Zur Aufrechterhaltung der Körperfunktionen ist ein Gleichgewicht des Wasserhaushaltes notwendig. Die Tab. 1.**17** gibt eine Übersicht über die Wasserbilanz.

Tabelle 1.**17** Wasserbilanz für den Mann (70 kg)

	Ausfuhr		Zufuhr
1 Perspiratio insensibilis	840 ml	1 Präformiertes Wasser	750 ml
2 Kot	100 ml	2 Oxidations-Wasser	320 ml
3 Urin (min)	760 ml	3 Trinkwasser	630 ml
	1700 ml		1700 ml

Wasser wird mit Flüssigkeiten, als präformiertes Wasser in Lebensmitteln (Zwieback 7%, Brot 40%, Fleisch 60%, Obst und Gemüse bis zu 95%) und als chemisch gebundenes Wasser, das im Körper bei der Oxidation der Nährstoffe freigesetzt wird, mit der Nahrung aufgenommen. Die Wasserabgabe erfolgt über Urin und Kot, der 50–80 % Wasser enthält, sowie über Haut und Lungen durch Verdunstung, bei erhöhter körperlicher Aktivität zusätzlich durch Schweißabgabe über die Haut.

Der Wasserbestand des Menschen wird innerhalb von etwa 20 Tagen einmal ausgetauscht.

Das mit der Nahrung aufgenommene Wasser gelangt rasch in das Blutgefäß- und Lymphgefäßsystem, die man als den intravasalen Flüssigkeitsraum bezeichnet. Im Bereich der Kapillaren diffundiert das Plasmawasser in Abhängigkeit vom kolloidosmotischen Druck und dem hydrostatischen Druck in den interstitiellen Flüssigkeitsraum. *Intravasaler* Raum (etwa 5 % des Körpergewichts) und *interstitieller* Flüssigkeitsraum (etwa 15 % des Körpergewichts) bilden gemeinsam den *Extrazellulärraum* (etwa 20 % des Körpergewichts). Der extrazelluläre Flüssigkeitsraum steht im ständigen Austausch mit dem *intrazellulären Flüssigkeitsraum,* der etwa 40 % des Körpergewichts ausmacht (Abb. 1.**20**).

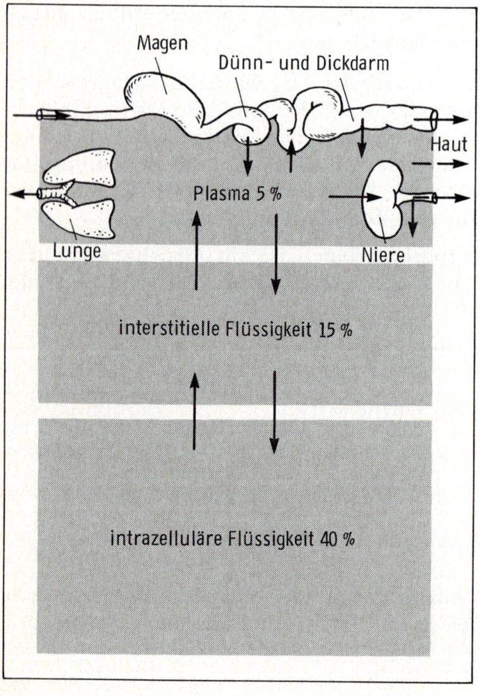

Abb. 1.**20** Die Wasserräume des Körpers

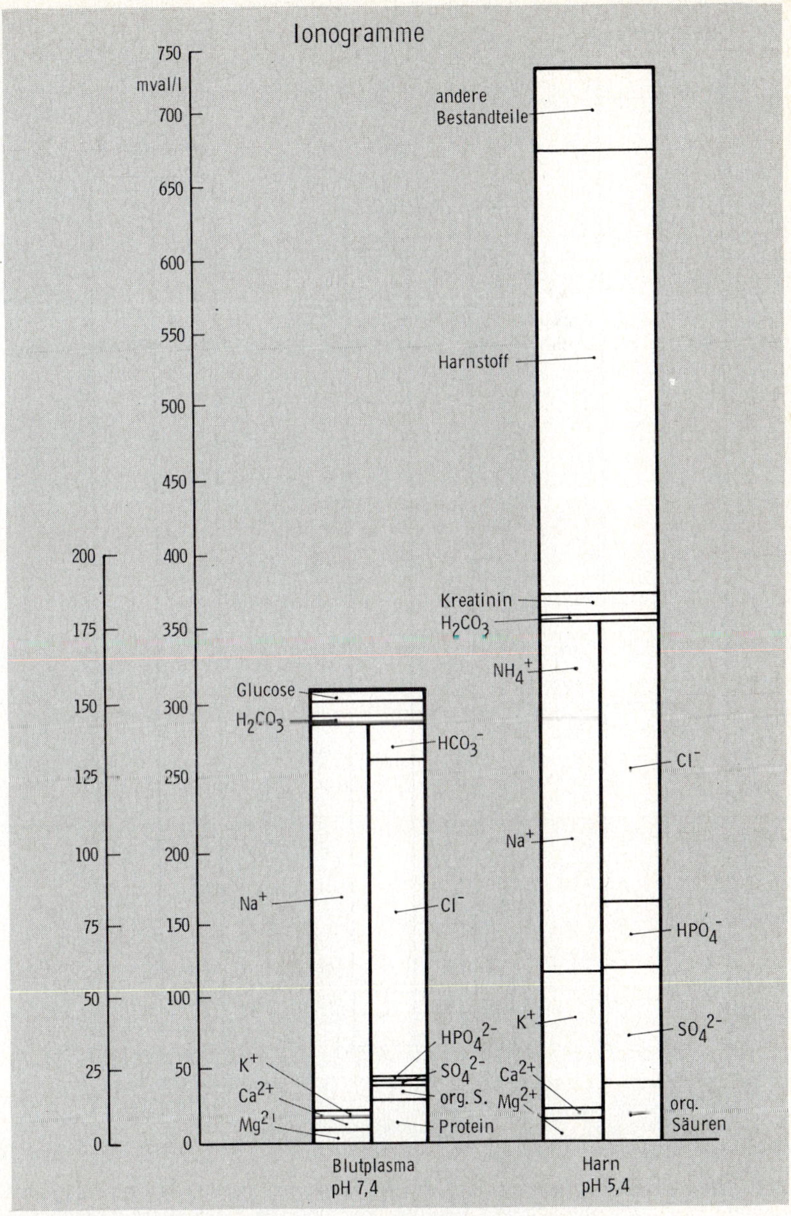

Abb. 1.**21** Die Zusammensetzung von Plasma und Harn

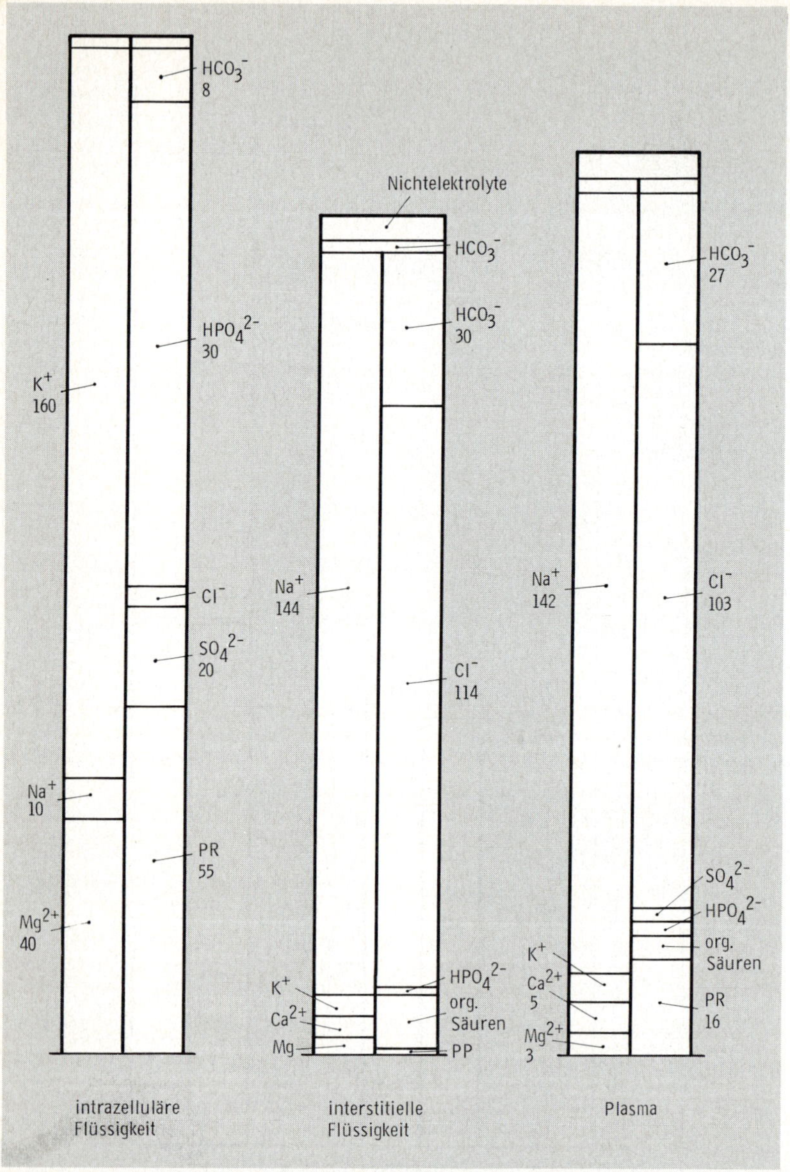

Abb. 1.**22** Zusammensetzung der Körperflüssigkeiten (mval/l) des intrazellulären Raumes (ICF), des interstitiellen Raumes (ISF) und des Plasmas (P). Osmotische Ungleichheit ist vorgetäuscht, weil die Flüssigkeiten verschieden große Konzentrationen von Eiweiß enthalten. Berechnung auf Wasser allein ergibt annähernd gleiche osmolare Konzentrationen

Der *Wasserbedarf* wird vom Alter, von der Stoffwechselsituation (Elektrolythaushalt, Energiehaushalt) und von Umweltfaktoren (Lufttemperatur, Luftfeuchtigkeit, Windgeschwindigkeit) beeinflußt. Körperliche Belastung oder gar Hitzearbeit können die täglichen Wasserverluste stark erhöhen. Dabei ist auch auf den Ersatz der im Schweiß ausgeschiedenen Elektrolyte (Natrium, Chlorid) zu achten. Da die Niere für die Erfüllung ihrer Ausscheidungsfunktionen (Abb. 1.**21**) pro Tag wenigstens 750 ml Urin produzieren muß, sollte man den Bedarf an Wasser nicht über die Zufuhr, sondern über das Urinvolumen in 24 Stunden kontrollieren.

In den Körperflüssigkeiten finden sich zahlreiche Elektrolyte, deren Konzentrationen in den verschiedenen Flüssigkeitsräumen sehr unterschiedlich sind (Abb. 1.**22**). Der Gehalt an Kationen und Anionen gewährleistet den *osmotischen Druck* der Körperflüssigkeiten. Zur Physiologie und Pathophysiologie des Wasser- und Elektrolythaushalts wird auf die im Literaturverzeichnis genannten Darstellungen verwiesen.

Säuren und Basen

Der *pH-Wert* im intrazellulären und im extrazellulären Raum bestimmt die physiologischen Eigenschaften von Proteinen, Enzymen, Membranen, unter anderem die Bindung von Calcium, die Leitfähigkeit von Zellen oder die Sauerstoffaffinität von Hämoglobin. Im arteriellen Blut liegt normalerweise ein pH-Wert (pH = der negative Logarithmus von H-Ionen) von 7,42 vor. Der pH-Wert wird normalerweise durch die *Puffersysteme* des Blutes (Bicarbonat, Proteine, Phosphat) sowie *Lunge* und *Nieren* in einem Bereich zwischen 7,39 und 7,45 konstant gehalten. Bei Abweichungen spricht man von Azidose oder Alkalose. Aus Abb. 1.**23** geht die Bedeutung der Atmung für den Säure-Basen-Haushalt hervor. Pro Tag fallen im Stoffwechsel etwa 15 mol CO_2 an, der aktuelle Gehalt des Körpers an CO_2 beträgt aber nur etwa den 100. Teil dieser Menge. Die Lunge muß also das gesamte bei biologischen Oxidationen anfallende CO_2 abatmen. Normalerweise ist dies auch bei massiver CO_2-Produktion ohne Schwierigkeiten möglich. Lediglich bei Störungen des Kreislaufs oder der Atmung kommt es zu einem Anstieg von CO_2 im arteriellen Blut. Im Stoffwechsel werden neben H_2CO_3 auch andere Säuren gebildet, welche nicht über die Lunge abgeatmet werden können und daher als *„fixe" Säuren* bezeichnet werden. Auch wenn diese fixen Säuren (Sulfat, Lactat, Acetacetat) in einer vergleichsweise geringen Menge von weniger als 100 mMol pro Tag im Stoffwechsel anfallen, ist der Körper langfristig auf eine renale Ausscheidung der Wasserstoffionen angewiesen, da eine Anhäufung fixer Säuren nur beschränkt durch eine gesteigerte Abatmung von CO_2 kompensiert werden kann. Zur Physiologie und Pathophysiologie des Säure-Basen-Haushalts wird auf die am Schluß dieses Kapitels angeführte Literatur verwiesen.

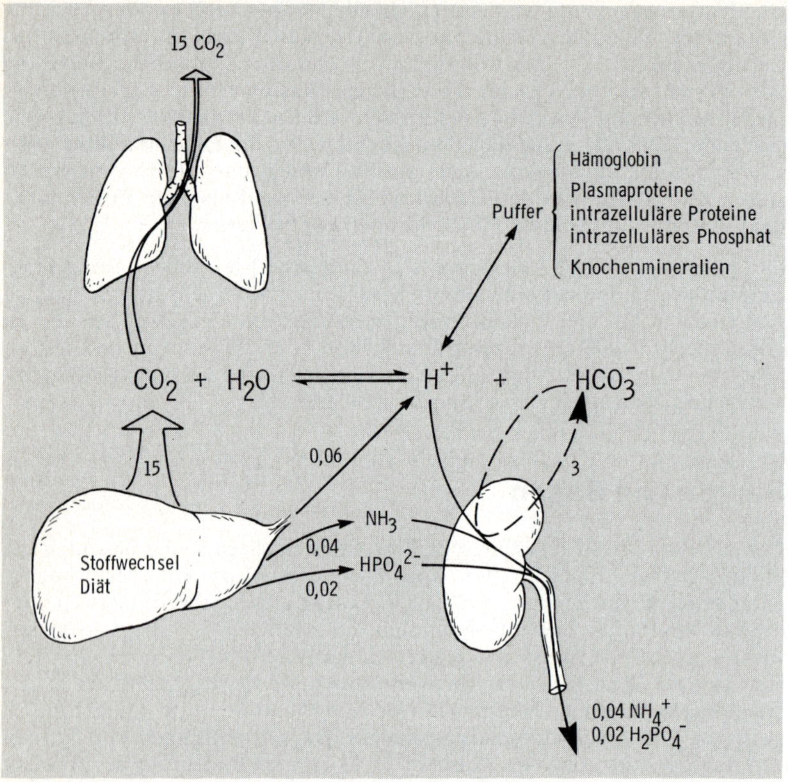

Abb. 1.**23** Säuren-Basen-Bilanz in mol pro Tag (nach *Lang, Deetjen* u. *Reissigl*)

Die Veränderung des *pH-Werts* im *Urin* in Abhängigkeit von der Ernährung ist zur Prophylaxe und Behandlung von Nierensteinen von Interesse. Entscheidend ist der Gehalt der jeweils verzehrten Lebensmittel an anorganischen Kationen oder Anionen. Da der organische Anteil, z. B. Zitronensäure, verstoffwechselt und der anorganische Anteil über die Niere ausgeschieden wird, werden dann entweder Hydroxylionen oder Wasserstoffionen mit ausgeschieden (Abb. 1.**24**). Daraus wird auch der vorwiegend neutrale Urin bei vegetarischer Ernährung im Vergleich zum eher sauren Urin bei gemischter Kost verständlich.

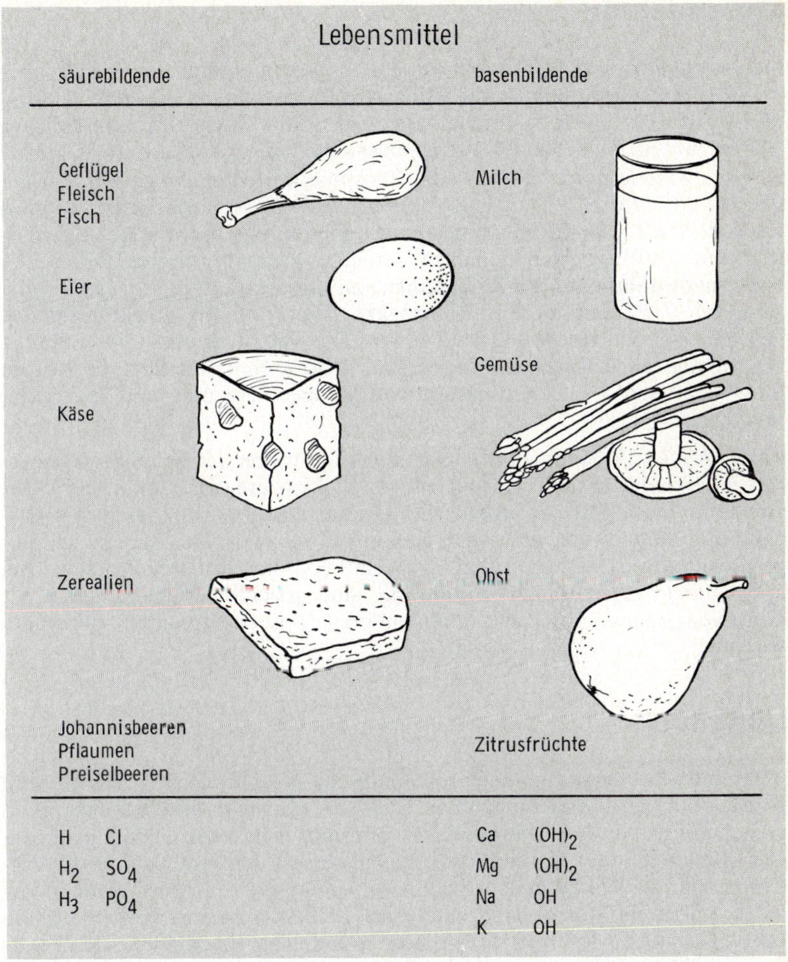

Abb. 1.**24** Änderungen des pH-Werts im Urin durch die Art der Ernährung (z. B. Vegetarismus)

Mineralstoffe

Neben organischen Verbindungen enthält der menschliche Körper auch anorganische Bestandteile, die Mineralstoffe, welche als essentielle Nährstoffe zugeführt werden müssen. Je nach ihrer Menge im menschlichen Körper unterscheidet man *„Mengenelemente“*, die wie Natrium, Chlorid, Kalium, Magnesium, Calcium oder Phosphat im Körper in größeren Mengen (> 0,01%) vorliegen, und *„Spurenelemente“*, die wie Eisen, Kupfer, Zink, Jod nur in geringen Mengen vorkommen. Die wichtigsten *Aufgaben* der Mineralstoffe bestehen in ihrer Beteiligung am osmotischen Druck, der Elektroneutralität, an Puffersystemen, an der Reizleitung, an der Förderung oder Hemmung von Enzymaktivitäten und als strukturbildende Bestandteile von Knochen und Zähnen. Die Tab. 1.**18** und 1.**19** enthalten die wichtigsten Angaben zu Funktionen, Vorrat und Verteilung im Körper und Vorkommen in Lebensmitteln von Mengenelementen und Spurenelementen.

Akute *Mangelzustände* an Mengenelementen treten nur bei akuten schweren Krankheiten mit Verlusten auf, z. B. Natrium, Kalium, Chlorid bei Brechdurchfall. Mit chronischen Mangelzuständen ist vor allem bei Calcium und Magnesium, aber auch Kalium, zu rechnen. Der Mangel an Spurenelementen ist vor allem bei Eisen und Jod ein aktuelles Problem. Bei vollständiger parenteraler Ernährung muß jedoch zusätzlich mit einer Unterversorgung an Zink und anderen Spurenelementen gerechnet werden.

Vitamine

Vitamine sind niedermolekulare organische Verbindungen, welche vom Körper für den normalen Stoffwechsel, für Wachstum und für Fortpflanzung benötigt werden. Da sie vom Organismus nicht oder nicht in genügender Menge gebildet werden können, müssen sie entweder als fertige *Vitamine* oder als Vorstufen (*Provitamine*) regelmäßig zugeführt werden. Vitamine haben im Stoffwechsel katalytische *Funktionen* und werden deshalb im Gegensatz zu Energieträgern oder essentiellen Bausteinen nur in sehr geringen Mengen benötigt. Die Definition von Vitaminen erfolgt am besten durch diese Funktionsbeschreibung, welche sie von anderen essentiellen Nährstoffen und Hormonen unterscheidet. Chemisch gehören die Vitamine sehr unterschiedlichen Stoffgruppen an. Die *Nomenklatur* der Vitamine richtet sich heute nach den Regeln der Internationalen Union für reine und angewandte Chemie (IUPAC).

Eine grobe Einteilung der Vitamine erfolgt üblicherweise nach ihren Lösungseigenschaften in wasserlösliche und fettlösliche Vitamine (Tab. 1.**20**). Diese einfache Unterteilung hat durchaus biologische Konsequen-

Tabelle 1.**18** Mengenelemente

Mengen-element	Funktionen	Körperbestand und Verteilung	Hauptsächliche Mangelerscheinungen	für Versorgung wichtige Lebensmittel
Natrium Na	osmotischer Druck (extrazellulär) Bioelektrizität Enzymaktivität	100 g 95% extrazellulär	Adynamie Hypotonie	gesalzene Lebensmittel Wurst, Brot
Kalium K	osmotischer Druck (intrazellulär) Bioelektrizität Enzymaktivität	200 g 90% intrazellulär	Adynamie Herzrhythmusstörung	pflanzliche Lebensmittel Bananen, Orangen
Chlor Cl	osmotischer Druck (extrazellulär) HCl im Magensaft)	85% extrazellulär	hypochlorämische Alkalose	gesalzene Lebensmittel Wurst, Brot
Calcium Ca	Bestandteil von Knochen und Zähnen neuromuskuläre Erregbarkeit Muskelkontraktion Enzymregulation Blutgerinnung	1,0–1,5 kg 90% Knochen	Tetanie Knochenentkalkung	Milch und Milchprodukte Gemüse, Obst
Magnesium Mg	Enzymaktivierung neuromuskuläre Erregbarkeit Bestandteil des Knochens	30 g 95% intrazellulär 50% Knochen 45% Leber + ZNS + Muskel	Parästhesien Muskelkrämpfe	Gemüse, Hülsenfrüchte, Vollkornprodukte, Nüsse Fisch, Geflügel
Phosphor P	Bestandteil von Knochen, Zähnen und Zellstrukturen energiereiche Phosphate Membrantransport Puffer	700 g 85% Knochen 6% Muskel	Adynamie	Milch und Milchprodukte Fleisch, Fisch, Ei Getreideprodukte

Tabelle 1.**19** Spurenelemente

Spuren-element	Funktionen	Körperbestand	Hauptsächliche Mangelerscheinungen	für Versorgung wichtige Lebensmittel
Eisen Fe	Sauerstofftransport	4 g	mikrozytäre Anämie Haarausfall Brüchigkeit der Fingernägel	Fleisch, Gemüse
Zink Zn	Bestandteil von Enzymen stabilisiert Zellmembranen Bestandteil von Insulin	2 g	Wachstumsstörungen Haarausfall, Dermatitis verzögerte Wundheilung Störungen des Geruchssinns Acrodermatitis enteropathica (S. 460)	Fleisch, Leber Hülsenfrüchte, Nüsse Getreideprodukte
Kupfer Cu	Bestandteil von Oxidasen Bindegewebsstoffwechsel Bestandteil von Ferrioxidase I	1–2 g	mikrozytäre Anämie Wachstumsstörungen Leukopenie, Diarrhoe Brüchigkeit der Knochen Menkes' kinky hair disease (S. 462)	Leber, Fleisch Hülsenfrüchte
Jod J	Bestandteil der Schilddrüsenhormone	~ 20 mg	Hypothyreose Kretinismus	Fisch
Mangan Mn	Bestandteil von Enzymen (Pyruvat Carboxylase) Biosynthese von Proteoglykanen	~ 20 mg	Sterilität Knochenmißbildung Chondrodystrophie (beim Menschen nicht bekannt)	Leber, Fleisch Bohnen, Erbsen Getreideprodukte
Chrom Cr	„Glucosetoleranzfaktor“	~ 5 mg	Wachstumsstörungen, Störungen des Glucosestoffwechsels (beim Menschen nicht bekannt)	Leber, Fleisch, Getreideprodukte, Gemüse
Kobalt Co	Bestandteil von Vitamin B_{12}	~ 10 mg	makrozytäre Anämie	Leber, Fleisch

zen, da Resorption, Transport im Blut, Speicherung im Gewebe und Ausscheidung der Abbauprodukte durch diese Eigenschaften wesentlich beeinflußt werden. *Wasserlösliche Vitamine* bieten zwar keine Probleme bei der Resorption, bei Transport oder Ausscheidung; sie können jedoch nur in geringen Mengen gespeichert werden. Die retinierte Menge entspricht im wesentlichen dem Apoenzym-Pool; was darüber hinaus geht, wird ausgeschieden. Der Vorrat an wasserlöslichen Vitaminen reicht deshalb, mit Ausnahme von Vitamin B_{12}, nur für kurze Zeit. Die fettlöslichen Vitamine A, D, E und K benötigen für Resorption, Transport im Blut, für die Metabolisierung und für die Ausscheidung komplizierte Hilfsmechanismen. Die fettlöslichen Vitamine können allerdings sehr gut gespeichert werden (Tab. 1.**21**).

Tabelle 1.**21** Reservekapazität des Menschen für essentielle Nährstoffe (nach *Passmore*)

Vitamin D	kann aus Cholesterin gebildet werden
Vitamin A	1–2 Jahre
Vitamin E	1 Jahr
Vitamin B_1	4–10 Tage
Vitamin B_2	2–6 Wochen
Vitamin B_6	2–6 Wochen
Folsäure	3–4 Monate
Vitamin B_{12}	3–5 Jahre
Calcium	10–15 Jahre
Eisen	1,5 Jahre

Die *Vitaminquellen* für den Menschen sind die Pflanzen bzw. Lebensmittel tierischen Ursprungs, deren Vitamingehalt ebenfalls aus pflanzlicher Nahrung oder aus Mikroorganismen stammt. Der Beitrag der Darmflora zur Versorgung des Menschen mit Vitaminen bedarf weiterer Erforschung. Der Darmabschnitt mit der größten bakteriellen Besiedelung, der Dickdarm, ist für die Resorption von Vitaminen nicht so gut geeignet. Für die Versorgung mit Vitamin K und Biotin wird dennoch ein wesentlicher Beitrag der Darmflora angenommen, zumindest kann man dies aus den Folgen einer Zerstörung der Darmflora durch Antibiotika schließen.

Der *Vitamingehalt* von *Lebensmitteln* ist in Nährwerttabellen nachzuschlagen. Allerdings muß man sich über die Schwankungsbreite der tatsächlichen Gehalte in Abhängigkeit von Sorte, Düngung, Standort, Reifezustand usw. im klaren sein. Auch bei der Lagerung und Konservierung von Lebensmitteln treten deutliche *Verluste* an *Vitaminen* auf. Wichtige Einflußfaktoren sind der pH-Wert, der Zutritt von Sauerstoff, Licht und Wärme (Tab. 1.**22**). Selbst bei optimaler Konservierung bei niedrigen Temperaturen muß man trotz Verlangsamung enzymatischer Abbauvorgänge noch mit deutlichen Verlusten an Vitaminen rechnen (Tab. 1.**23**). Die Vitaminverluste beim *Kochen* entstehen nicht allein durch die Einwirkung von Hitze und Sauerstoff, sondern auch durch Verluste an wasserlöslichen Vit-

Tabelle 1.**20** Vitamine

Vitamin	Funktionen	Vorrat im Körper	Für Versorgung wichtige Lebensmittel
Fettlösliche Vitamine:			
A Retinol	Stabilität und Permeabilität von Zellmembranen Bestandteil des Sehpigments Rhodopsin	500 mg	Retinol: Fischlebertran, Leber, Milch Karotinoide: Karotten, Spinat, Obst
D Cholecalciferol	Fördert Bildung eines calciumbindenden Transportproteins in der Dünndarmmukosa (Förderung der Calciumresorption) Förderung der Phosphatresorption Mobilisierung von Calcium und Phosphat in den Knochen Hemmung der Ausscheidung von Phosphat	kaum Vorräte, wird aus Cholesterin gebildet	Fischlebertran, Eigelb, Pilze
E Tocopherol	fördert Membranstabilität oxidative Phosphorylierung wirkt Lipidperoxidation entgegen	3 g Leber und Fettgewebe	Weizenkeime, Pflanzenöle, Nüsse, Gemüse
K Phyllochinone	fördert Biosynthese von Prothrombin und anderer Gerinnungsfaktoren in der Leber	1 mg wird von Darmbakterien gebildet	Grünkohl, Wirsing, Spinat, Blumenkohl
Wasserlösliche Vitamine:			
B_1 Thiamin	enzymatische Decarboxylierung Coenzym der Transketolase, eines Enzyms des Glucoseabbaus	4 mg Leber	Reis, Getreide, Kartoffel, Leber, Milch, Schweinefleisch
B_2 Riboflavin	Coenzym der wasserstoffübertragenden Flavoproteine (FMN und FAD), die bei oxidativen Desaminierungen, Oxidationen, Transporthydrogenierungen mitwirken	1 g 30% Muskulatur	Weizen- und Roggenvollkorn, Bohnen, Erbsen, Leber, Milch

Nicotinsäure	Bestandteil von wasserstoffübertragenden Coenzymen (NAD^+ und $NADP^-$)	Leber enthält 65 mg, kann auch aus Tryptophan gebildet werden	Leber, Fleisch, Getreideprodukte, Hülsenfrüchte
B_6 Pyridoxal-phosphat	Coenzym bei der Transaminierung im Aminosäurenstoffwechsel Decarboxylierungen Glykogenphosphorylase	150 mg Leber, Niere, Gehirn	Leber, Fleisch, Eigelb, Weizenkeime, Haferflocken
Pantothensäure	Bestandteil des Coenzyms A	–	in nahezu allen Lebensmitteln, speziell tierischen Ursprungs
Biotin	Coenzym für alle Carboxylierungsreaktionen	–	Leber, Eigelb, Sojabohnen
Folsäure	Coenzyme bei Übertragungen von 1-Kohlenstoffresten	12 mg	Leber, Gemüse, Weizenkeime, Milch
B_{12} Cobalamin	Intramolekulare Umlagerung von Alkylresten Übertragung von Methylgruppen	5 mg	Leber, Eigelb, Fleisch, Niere, Milch, nicht in pflanzlichen Lebensmitteln!
C Ascorbinsäure	Redoxsystem, Hydroxylierung von Prolin (zur Kollagenbildung), von Steroiden, von Mucopolysacchariden, Tyrosinabbau	3,5 mg	Grünkohl, Blumenkohl, Zitrone, Orange, schwarze Johannisbeeren, Paprika, Leber, Kartoffeln, Milch

Tabelle 1.**22** Veränderung der Vitamine durch äußere Einflüsse (nach *Bäßler*)

Vitamin	Säure	Lauge	O_2	Licht	Hitze	Verlust beim Kochen %
Vitamin A	−	−	+	+	−	−30
Vitamin D	−	+	+	+	−	−
Vitamin E	−	−	+	+	−	−50
Vitamin K	−	+	−	+	+	−
Thiamin	−	+	+	−	+	−50
Riboflavin	−	+	−	+	+	−50
Niacin	−	−	−	−	−	−30
B_6-Gruppe	−	−	−	+	+	
Pantothensäure	+	+	−	−	+	−45
Folsäure	+	−	−	−	+	−90
Cobalamin	−	−	+	+	−	
Vitamin C	−	+	+	+	+	−80

Tabelle 1.**23** Maximale Vitaminverluste (%) im Verlauf der Gefrierlagerung bei −25 °C (nach *Zacharias*)

	Lagerung (Monate)	3	6
Vitamin C	Gemüse und Kartoffeln	50	55
β-Carotin	Erbsen und gelbe Rüben	15	19
Thiamin	Schweinebraten und Bratwurst	20	–
	Rindfleisch und Gemüse	–	20
Riboflavin	Fleischspeisen	–	20

aminen im Kochwasser, das häufig weggeschüttet wird. Die Weiterverwendung des Kochwassers zur Fertigstellung der Speisen kann also die Vitaminverluste vermindern.

Die *Resorbierbarkeit* eines Vitamins ist auch wichtig. Fettlösliche Vitamine sind z. B. bei Störungen der Fettresorption mit betroffen.

Vitaminantagonisten sind Substanzen, welche aufgrund ihrer sehr ähnlichen Struktur Vitamine aus ihrem Wirkungsort verdrängen können. Vereinzelt haben derartige Substanzen therapeutische Bedeutung erlangt, z. B. Vitamin-K-Antagonisten als Antikoagulantien oder Folsäureantagonisten als Zytostatika.

Der *Bedarf* an einem bestimmten Vitamin entspricht der Menge, welche Mangelerscheinung verhindern kann. Die Kriterien, an welchen ein Mangel gemessen wird, können jedoch verschieden sein und z. B. gefüllte Speicher, Sättigung des Gewebes, Enzymaktivitäten oder auch nur Plasmaspiegel betreffen.

Bestimmte Zahlen eines „Bedarfs" müssen also immer dem jeweiligen Kriterium zugeordnet werden. Darüber hinaus gibt es natürlich erhebliche

Unterschiede zwischen einzelnen Personen und eine starke Abhängigkeit von der biologischen Situation (z. B. körperliche Belastung, Streß, Klima, Ernährungszustand usw.).

Empfehlungen zur wünschenswerten Nährstoffzufuhr

Die wünschenswerte Höhe der Zufuhr von Nährstoffen wird von nationalen wissenschaftlichen Gesellschaften als „*Empfehlungen*" formuliert. Diese Empfehlungen gehen vom Bedarf einer einzelnen Person aus, das heißt von der Menge eines Nährstoffes, welche einen Mangel sicher verhindern kann. Wegen der biologischen Unterschiede von Person zu Person legt man besser Bedarfszahlen von Personengruppen zugrunde und wählt den Mittelwert plus zweimal die Standardabweichung als obere Grenze. Um darüber hinaus physiologische Belastungen im Alltag ausreichend abzudecken, beinhalten Empfehlungen einen *Sicherheitszuschlag* von etwa 30 %. Besonders nützlich für die ernährungsphysiologische Bewertung der Lebensmittel erwies sich angesichts unserer zu energiereichen Ernährung die Verwendung der Bezugsgröße „*Nährstoffdichte*", das heißt des Gehalts an essentiellen Nährstoffen pro Energiegehalt im jeweiligen Lebensmittel. Der Vergleich der Nährstoffdichte eines Lebensmittels mit der Nährstoffdichte in den Empfehlungen erlaubt eine ernährungsphysiologische Bewertung jedes Lebensmittels. Die *Deutsche Gesellschaft für Ernährung* hat seit vielen Jahren derartige Empfehlungen ausgesprochen, die in Tab. 1.**24** aufgeführt sind. Die Empfehlungen zur wünschenswerten Höhe der Nährstoffzufuhr in verschiedenen Ländern und von internationalen Gremien sind häufig sehr unterschiedlich, da dabei die Größe des Sicherheitszuschlags, die unterschiedlichen Umweltsituationen und auch verschiedene Gesichtspunkte der Gesundheitspolitik zum Tragen kommen.

Ernährungssituation in Deutschland

Die Deutsche Gesellschaft für Ernährung erarbeitet in regelmäßigen Abständen *Ernährungsberichte* über die aktuelle Ernährungssituation. Als Folge der geringeren körperlichen Aktivität in Beruf und Freizeit besteht bei uns im Vergleich zu früher ein verminderter Energiebedarf. Trotzdem blieb die *Energiezufuhr* unserer Bevölkerung in den letzten Jahrzehnten unverändert hoch. Das Ergebnis ist im Vergleich zum Energieverbrauch eine zu hohe Energieaufnahme. Der Verzehr von *Eiweiß* tierischer Herkunft stieg gegenüber dem von Eiweiß pflanzlicher Herkunft an. Als Folge davon erhöhte sich der Verbrauch *tierischer Fette,* welche vorwiegend langkettige gesättigte Fettsäuren enthalten, und die Zufuhr von Purinkörpern, den Vorläufern der Harnsäure. Der verringerte Verzehr von Lebensmitteln pflanzlicher Herkunft bewirkt eine verminderte Zufuhr von *Ballaststoffen*

Tabelle 1.**24** Empfehlenswerte Höhe der Nährstoffzufuhr pro Tag der Deutschen Gesellschaft für Ernährung 1986

	Energie[1] kcal m	Energie[1] kcal w	Energie[1] kJ m	Energie[1] kJ w	Protein g/kg KG[3] m	Protein g/kg KG[3] w	Essentielle Fettsäuren g	Wasser ml/kg KG[3]	Natrium g	Chlorid g
Erwachsene	2600	2200	10900	9200	0,8		10	20–45	2–3	3–5
Säuglinge 0–6 Monate	600		2500		2,2		2	130–180	0,1–0,3	0,2–0,7
Jugendliche 15–18 Jahre	3100	2500	13000	10500	1,2	1,0	10	40–50	1–2	2–3
Schwangere ab 6. Monat	2600		10900		1,5		11	20–45	2–3	3–5
Stillende	2800		11700		0,9		13	20–45	2–3	3–5

	Kalium[2] g	Calcium mg m	Calcium mg w	Phosphor mg m	Phosphor mg w	Magnesium mg m	Magnesium mg w	Eisen mg m	Eisen mg w[2]	Jod µg	Fluorid[4] mg
Erwachsene	3–4	900	800	900	800	350	300	12	18	200	1,0
Säuglinge 0–6 Monate	0,3–1,0	500		120–280		70		6		50	0,25
Jugendliche 15–18 Jahre	1–3	900	800	900	800	400	350	12	18	200	1,0
Schwangere ab 6. Monat	2–3	1200		1000		400		25		230	1,0
Stillende	2–3	1200		1000		450		22		260	1,0

1 Die für Erwachsene angegebenen Werte gelten für 25jährige mit vorwiegend sitzender Tätigkeit.
2 Nicht menstruierende Frauen: 12 mg Eisen.
3 KG = Körpergewicht
4 zur Kariesprophylaxe notwendige Fluoridmengen

Tabelle 1.**24** (Fortsetzung)

	Vitamin A (Retinol-Äquival.) mg		Vitamin D µg	Vitamin E (α-Tocoph.-Äquival.) mg	Thiamin mg		Riboflavin mg	
	m	w			m	w	m	w
Erwachsene	1,0	0,8	5	12	1,4	1,2	1,7	1,5
Säuglinge 0–6 Monate	0,6		10	4	0,4		0,5	
Jugendliche 15–18 Jahre	1,1	0,9	10	12	1,5	1,3	1,8	1,7
Schwangere ab 4. Monat		1,1	15	14	1,6		1,8	
Stillende		1,8	15	17	1,7		2,3	

	Niacin (Niacin-Äquival.) mg		Vitamin B_6 mg		Folsäure µg	Pantothen-säure mg	Vitamin B_{12} µg	Vitamin C mg
	m	w	m	w				
Erwachsene	18	15	1,8	1,6	400	8	5	75
Säuglinge 0–6 Monate	7		0,3		100	4	0,5	45
Jugendliche 15–18 Jahre	20	16	2,1	1,8	400	8	5	75
Schwangere ab 6. Monat	17		2,6		800	10	6,0	100
Stillende	20		2,2		600	11	6,0	125

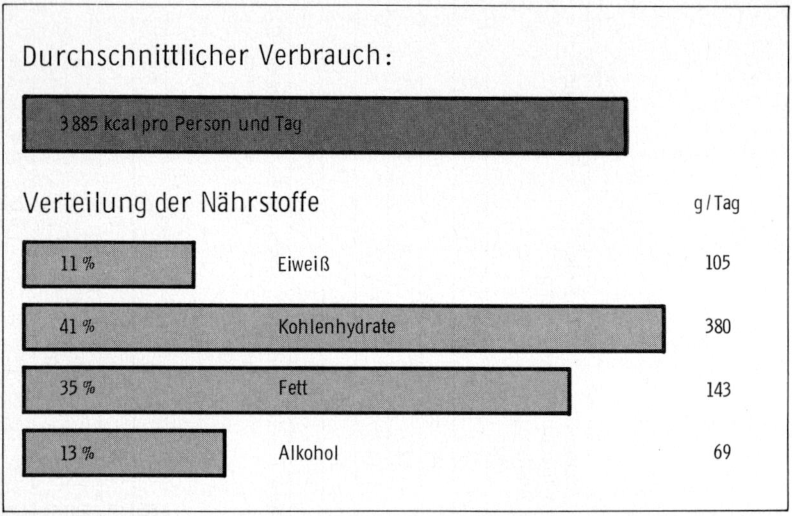

Abb. 1.**25** Ernährungssituation in der Bundesrepublik Deutschland (Ernährungsbericht 1984)

und Stärke, welche zum Teil durch Haushaltszucker, durch *Zucker* in Süßwaren und Obst ersetzt wurde. Gleichzeitig hat auch der *Alkoholkonsum* bis zum Beginn der 70er Jahre deutlich zugenommen und ist seitdem gleich hoch geblieben. Unsere Ernährungssituation ist also gekennzeichnet durch eine zu hohe Zufuhr von „leeren" Energieträgern, z. B. *Alkohol, Zucker* und *Fett* (Abb. 1.**25**).

Die oben geschilderte Ernährungssituation in unserer Bevölkerung begünstigt *ernährungsabhängige Krankheiten,* welche zum großen Teil auch Risikofaktoren für den Herzinfarkt sind (Tab. 1.**25**). Eine zu große Zufuhr gesunder Lebensmittel richtet heute mehr Schaden an der Gesundheit unserer Bevölkerung an als Verunreinigungen, Schadstoffe oder unerwünschte Inhaltsstoffe in den Lebensmitteln. Die Folgen der Fettsucht, die bei mehr als 30 % der Erwachsenen besteht, sind ein Beweis dafür.

Die richtige Ernährung ist die Basis der *Behandlung* der meisten angeborenen *Stoffwechselkrankheiten.* Diese beruhen auf einem vererbten Stoffwechseldefekt, welcher sich oft erst unter dem Einfluß des Umweltfaktors Ernährung manifestiert. *Diät* ist in diesen Fällen eine wirksame, da kausale Therapiemaßnahme. Dies gilt für die klassischen Stoffwechselkrankheiten wie Diabetes (S. 115), Hyperlipidämie (S. 262), Gicht (S. 319), Fettsucht (S. 70) und andere seltenere Stoffwechselstörungen. Die Fettsucht (S. 70) spielt eine zentrale Rolle als Manifestationsfaktor für die Stoffwechselkrankheiten im Erwachsenenalter.

Tabelle 1.25 Ernährungsabhängige Krankheiten (nach *Schlierf*, EB 80)

Krankheit	Ernährungsfaktor	Häufigkeit	Präventionsmaßnahme
Herz-Kreislauf-Risikofaktoren:			
Fettsucht	Überernährung	30%–50%	Reduktionskost und Bewegung
Hyperlipidämie	Fett, Überernährung, Cholesterin	10%–20%	Fettreduzierte und -modifizierte Kost
Bluthochdruck	Kochsalz, Überernährung	10%–20%	Kochsalzbeschränkte Reduktionskost
Diabetes	Überernährung, Zucker	3%–5%	Energiekontrollierte, zuckerarme Kost
Gicht	Purine, Alkohol, Überernährung	5%–9%	Purin- und alkoholarme, energiekontrollierte Kost
Leberzirrhose	Alkohol	?	Alkoholkarenz
Pankreatitis	Alkohol	?	Alkoholkarenz
Fetales Alkoholsyndrom	Alkoholabusus der Mutter	~3000/Jahr	Alkoholkarenz
Gallensteine	Überernährung, ballaststoffarme Kost	10%	Fettreduzierte, energiekontrollierte, ballaststoffreiche Kost
Obstipation	Ballaststoffarme Kost	~30%	Ballaststoffreiche Ernährung und Bewegung
Karies	Haftende Süßigkeiten	15000000/Jahr	Reduktion des Zuckerverzehrs, Zähneputzen, Fluorid
Kropf	Jodmangel	~13%	Ausreichende Jodzufuhr

Ernährung des Kranken

Die Feststellung des *Ernährungszustands* ist eine wichtige diagnostische Maßnahme speziell bei Patienten mit Krankheiten, welche voraussichtlich einen schwereren oder längeren Verlauf nehmen. Die Diagnose einer Fehlernährung stützt sich auf die *Ernährungsanamnese,* die *körperliche Untersuchung, klinisch-chemische Parameter* und die Reaktion eines Mangelsymptoms auf die *gezielte Substitution* eines bestimmten Nährstoffs.

Bei der Erhebung der *Ernährungsanamnese* achtet man auf die Änderungen des Körpergewichts, einseitige Ernährungsformen (z. B. streng vegetarische Ernährung), auf Genußmittel (z. B. Alkoholabusus, Rauchen), auf Arzneimittel (z. B. Kontrazeptiva, Saluretika) und auf Arzneimittelabusus (z. B. Laxanzien), auf Durchfälle oder chronische Obstipation, auf Menorrhagien oder wiederholte Schwangerschaften. Ein von dem Patienten erstelltes Ernährungsprotokoll über wenigstens 48 Stunden oder besser 7 Tage vervollständigt diese Informationen. Die klinischen Zeichen eines Nährstoffmangels sind in unseren Breiten in der Regel nur diskret ausgebildet, da es sich meistens nur um latente Mangelzustände handelt (s. Kap. 4).

Die bei uns wesentlich häufigere Überernährung und als ihre Folge die Fettsucht ist am einfachsten über das Verhältnis von Körpergewicht zu Körpergröße (Broca-Index) zu erfassen (S. 71). Für die Feststellung einer Unterernährung ist dieses Kriterium jedoch nicht so geeignet, da z. B. Wassereinlagerungen ein höheres Gewicht vortäuschen können. Dennoch sollte das *Körpergewicht,* soweit die Situation des Patienten es zuläßt, täglich kontrolliert und protokolliert werden, da auch aus dem Verlauf wertvolle Informationen für die Therapiekontrolle und die Prognose gezogen werden können.

Das Körpergewicht allein erlaubt jedoch keine Differenzierung zwischen Energiemangel und Proteinmangel oder eine Kombination aus beiden (Tab. 1.**10**). Für eine genauere Beurteilung des Ernährungszustandes sind also noch weitere Informationen notwendig. Für die klinische Praxis ist als Kriterium der Energievorräte des Patienten die Dicke des Unterhautfettgewebes brauchbar. Die Messung wird an mehreren Stellen des Körpers mit einem entsprechenden Instrument (Caliper) durchgeführt (S. 4).

Über die *Eiweißversorgung* des Patienten können mehrere Kriterien Auskunft geben (Abb. 1.**26**). Die Muskelmasse erlaubt eine grobe Aussage über die Proteinreserven. Als brauchbares Maß gilt der Umfang der Muskulatur in der Mitte des Oberarmes, der sich als Differenz zwischen Außenumfang und Fettgewebsdicke berechnen läßt. Bei einem Eiweißmangel sinken die Konzentrationen verschiedener Serumproteine ab. Serumeiweißkörper mit kurzer Halbwertszeit wie Transferrin, retinolbindendes Protein oder C_3-Complement sind zum frühzeitigen Erkennen einer sich abzeichnenden Mangelsituation wertvoll.

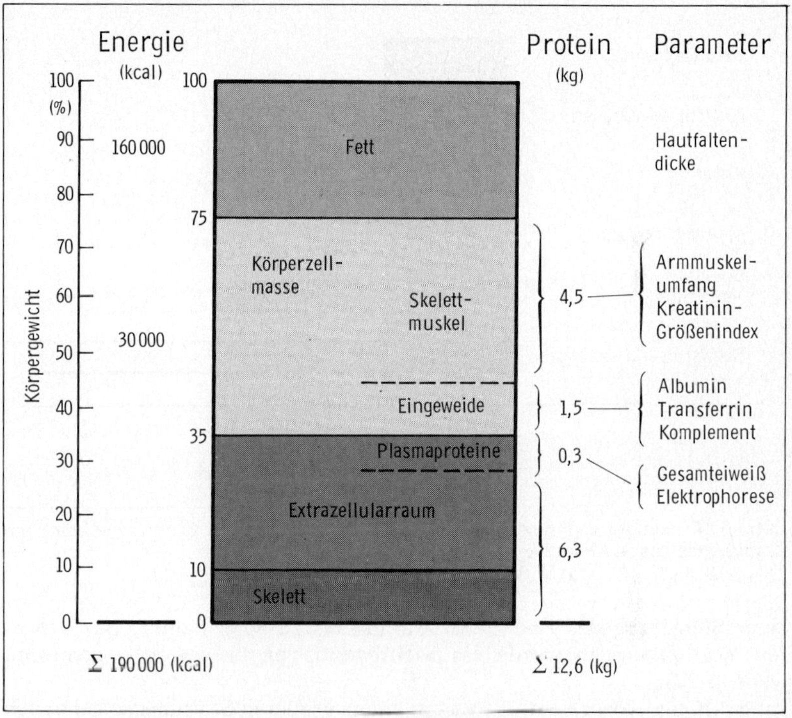

Abb. 1.**26** Verteilung der Energievorräte und des Eiweißbestandes auf verschiedene Bereiche des Körpers des Erwachsenen. Einzelne Parameter erlauben angenähert Aussagen über das Fettgewebe und den Eiweißbestand (nach *Blackburn*)

Generell gilt, daß die rechtzeitige Sicherstellung von möglichst umfassenden Informationen über den Ernährungszustand, das heißt von Parametern in geeignetem Material wie Serum, Erythrozyten, Urin oder Stuhl, sehr wichtig ist für die spätere Beurteilung von Erfolg oder Nichterfolg einer gezielten Ernährungstherapie.

Nährstoffbedarf bei Krankheit

Krankheiten verursachen immer Veränderungen des Stoffwechsels. Daraus folgen zwangsläufig auch *Änderungen des Bedarfs* an *Energie* und an *essentiellen Nährstoffen.* Die Erhöhung der Körpertemperatur um 1 Grad C in Form von Fieber bewirkt eine Zunahme des Energieverbrauchs um bis zu 15 %. Weichteilverletzungen, Frakturen oder Entzündungen gehen mit

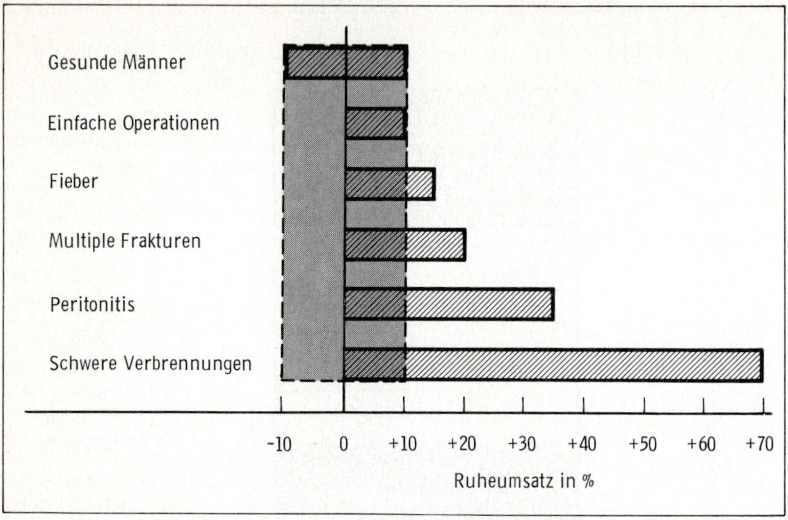

Abb. 1.**27** Steigerung des Energiebedarfs des Menschen durch verschiedene Krankheiten (nach *Kinney*)

einer Steigerung des Energiebedarfs um bis zu 30% einher. Bei schweren Verbrennungen wurde ein Mehrbedarf von bis zu 60% gemessen (Abb. 1.**27**).

Eine erhöhte Körpertemperatur mit einem größeren Stoffumsatz geht auch mit einem erhöhten Bedarf an Vitaminen einher. Neben den Stoffwechselveränderungen können auch krankheitsbedingte Resorptionsstörungen im

Tabelle 1.**26** Empfohlene tägliche Nährstoffzufuhr bei parenteraler Ernährung pro kg Sollgewicht bei Erwachsenen mit mittlerem Bedarf (modif. nach *Wretlind*)

Energie	35–40 kcal	Thiamin	0,04 mg
	(0,15–0,17 MJ)	Riboflavin	0,06 mg
Stickstoff	0,2–0,3 g	Nicotinamid	0,4 mg
(= Aminosäuren)	(= 1,5–2 g)	Pyridoxin	0,06, mg
Glucose	5 g	Folsäure	6 µg
Fett	2 g	Kobalamin	0,06 µg
Natrium	2–3 mmol	Pantothensäure	0,4 mg
Kalium	2 mmol	Biotin	10 µg
Calcium	0,15 mmol	Ascorbinsäure	2 mg
Magnesium	0,2 mmol	Retinol	10 µg
Eisen	0,5 µmol	Calciferol	0,04 µg
Mangan	0,2 µmol	Phytylmenachinon	2 µg
Zink	1,4 µmol	α-Tocopherol	1,5 mg
Kupfer	0,3 µmol		
Phosphor	0,4 mmol		

Darm und vermehrte Verluste (z. B. Wundsekrete) einen erhöhten Bedarf verursachen. Für das Ausmaß dieser Veränderungen des Bedarfs lassen sich keine festen Regeln aufstellen. Auf der Basis der Empfehlungen zur Nährstoffzufuhr bei Gesunden (Tab. 1.**24**) muß unter Berücksichtigung der pathologischen Situation anhand der täglichen Verluste und des Verlaufs der klinischen und biochemischen Parameter eine sorgfältige Festlegung der aktuellen Nährstoffzufuhr erfolgen (Tab. 1.**26**).

Künstliche Ernährung

Sobald infolge Krankheit die physiologischen Regulationsmechanismen der Ernährung wie Hunger, Durst oder Appetit wegfallen, oder die Funktionen von Speiseröhre, Magen oder Darm entscheidend gestört sind, muß vom Arzt eine bilanzierte Ernährungstherapie begonnen werden, um einen Mangel an lebensnotwendigen Nährstoffen und an Energie zu vermeiden. Für den kranken Menschen ist ein optimaler Ernährungszustand wichtig, da er nur so die besten Chancen zur Gesundung hat. Als Zufuhrwege für eine *bilanzierte Ernährung* bieten sich die *enterale* Ernährung über eine Sonde oder die *parenterale* Ernährung über einen Venenkatheter bzw. eine Kombinationsernährung über beide Wege an. Prinzipiell sollte der physiologischere Weg, das heißt die enterale Nährstoffzufuhr, notfalls über eine Sonde, der kompletten parenteralen Ernährung vorgezogen werden, da bei letzterer die Komplikationsrate und die Kosten höher liegen. In Grenzsituationen, speziell im Bereich der inneren Medizin, hat sich auch eine partielle periphere parenterale Nährstoffzufuhr als Ergänzung der von dem Patienten noch oral aufgenommenen Nahrung sehr gut bewährt.

Bei der *Indikation* für eine bilanzierte Ernährung kommt der Sicherheit ein großes Gewicht zu, da einerseits der rechtzeitige Beginn und der richtige Einsatz einer partiellen bzw. kompletten parenteralen Ernährung oder einer Sondenernährung von ausschlaggebender Bedeutung für den Verlauf einer Krankheit sein kann. Andererseits bedeutet die komplette parenterale Ernährung wie auch eine Sondenernährung ein gewisses Risiko für den Patienten. Eine wichtige Voraussetzung für die Richtigkeit und die Dringlichkeit der Indikation sind die Feststellung des *Ernährungszustandes* des Patienten (s. o.) und die *Verlaufskontrollen* anhand von aussagekräftigen Parametern (s. o.). Zusätzliche kontrollbedürftige Meßwerte sind die Ein- und Ausfuhr von Wasser und Elektrolyten sowie die Serumwerte von Natrium, Kalium, Bicarbonat, Hämoglobin und Kreatinin sowie Glucose und Triglyceride im Serum. Neben diesen Laborwerten und dem Ernährungszustand geht das Befinden des Patienten in die Beurteilung der Ernährungssituation durch den Arzt ein. Vor Beginn einer bilanzierten Ernährung sollte in jedem Fall Material (Serum, Erythrozyten, Urin) gewonnen werden, um für die biochemischen Kontrollen Ausgangswerte zu erhalten.

Die *parenterale Ernährung* bedeutet eine Zufuhr von Nährstoffen unter Umgehung des Magen-Darm-Traktes sowie zunächst auch der Leber. Da die physiologischen Regulationsmechanismen der Nährstoffaufnahme ausfallen, muß die Zufuhrrate der Nährstoffe ihrer Verwertung sorgfältig angepaßt werden, um einen zu starken Anstieg der Konzentrationen im Plasma mit dem Risiko renaler Verluste zu vermeiden. Da unterschiedliche Ausgangssituationen stets zur Aufstellung von individuellen Infusionsplänen zwingen, ist es nützlich, Richtlinien auf das Körpergewicht zu beziehen (Tab. 1.**26**). Im Vordergrund stehen zunächst die Versorgung mit Wasser und Elektrolyten, mit Eiweiß und Energie. Die Anteile der Nährstoffe sollten etwa denen bei normaler oraler Ernährung entsprechen. Die Zufuhrraten sollten bestimmte Werte nicht überschreiten (Tab. 1.**27**).

Tabelle 1.**27** Empfohlene maximale Zufuhrraten für Nährstoffe bei parenteraler Ernährung in g/kg Körpergewicht/Stunde

Aminosäuren	0,2
Glucose	0,5
Fructose	0,25
Sorbit	0,25
Xylit	0,125
Fett	0,15

Die Zufuhr von L-Aminosäuren liegt zwischen 1 und 2 g pro kg Körpergewicht und Tag. Das entspricht einem etwas höheren Einweißanteil als bei oraler Ernährung. Die Lösungen sollen neben den 8 essentiellen auch eine Reihe nichtessentieller Aminosäuren wie Arginin, Histidin oder Prolin enthalten. Die Höhe des Bedarfs an einzelnen Aminosäuren ist vom Alter des Patienten und von der Art der Krankheit abhängig. Die globale Stickstoffbilanz ist die Summe vieler Teilbilanzen der einzelnen Organe. Eine negative Bilanz eines einzelnen Organs kann die gesamte Stickstoffbilanz verändern. Interzelluläre oder intrazelluläre Verschiebungen von Aminosäuren können pathophysiologisch wichtiger sein als die globale Bestimmung der Katabolie über die Stickstoffbilanz. Bei bestimmten Krankheiten sind Besonderheiten zu beachten. So sind bei Urämie Histidin und eine Reihe weiterer Aminosäuren essentiell, bei einer Leberinsuffizienz sollen die Aminosäurenlösungen nur geringe Mengen Methionin und aromatische Aminosäuren und dafür mehr verzweigtkettige Aminosäuren enthalten.

Aminosäuren müssen immer gleichzeitig mit Energieträgern infundiert werden, wobei die Relation von Energie zu Stickstoff 150 kcal pro 1 g Stickstoff (= 6,25 g Aminosäuren) betragen soll. Bei erhöhtem Energiebedarf, z. B. Fieber, katabolen Situationen bei Tumoren oder schweren Entzündungen wie Peritonitis, kann sich das Verhältnis bis auf 300 kcal pro 1 g Stickstoff erhöhen. Spezielle Situationen wie eine Niereninsuffizienz erfordern eventuell weitere Änderungen dieser Relation.

Der *Energiebedarf* wird durch Kohlenhydrate und Fett gedeckt. Die Energieträger sollen unter Schonung der Eiweißvorräte den Verlust an Körpersubstanz verhindern. Es besteht heute kein Zweifel mehr, daß Kohlenhydrate wie auch Fett in vernünftigen Mengenverhältnissen als Energieträger die Stickstoffbilanz positiv beeinflussen können. Um eine Überlastung bestimmter Stoffwechselwege zu vermeiden (z. B. Fettleber nach Verwendung von Kohlenhydraten als alleinigen Energieträger), sollte auch Fett bis zu 40% der Energiezufuhr eingesetzt werden.

Wegen ihrer hohen Umsatzkapazität und ihrer ubiquitären Verwertung wird *Glucose* im allgemeinen als Kohlenhydrat der Wahl angesehen. Mit einer Zufuhrrate von bis 0,5 g Glucose pro kg Körpergewicht und Stunde treten bei Indikationen aus dem Bereich der inneren Medizin außer einer gelegentlichen Hyperglykämie keine Komplikationen auf. Im sogenannten Postaggressionsstoffwechsel kommt es zu einer Störung der Glucoseverwertung und deshalb häufiger zu einer Hyperglykämie. Für diese Situationen werden die Zuckeraustauschstoffe, das heißt Fructose, Sorbit und Xylit, empfohlen, da diese mit weniger ausgeprägten Blutzuckerschwankungen einhergehen. Die Verwertung der Zuckeraustauschstoffe ist jedoch entgegen früherer Annahmen nicht vollkommen insulinunabhängig, sondern diese werden nach Umwandlung in Glucose in der Leber zu einem bemerkenswerten Prozentsatz später doch den peripheren Organen als Glucose zur Oxidation angeboten und benötigen dann Insulin. Als Nachteil der Nichtglucose-Kohlenhydrate muß die geringe Umsatzkapazität für Sorbit und Xylit noch besonders erwähnt werden. Die Arzneimittelkommission der Deutschen Ärzteschaft hat bereits 1972 empfohlen, pro Zuckeraustauschstoff nicht mehr als 1,5 g pro kg Körpergewicht und Tag zu infundieren. Unerwünschte Stoffwechselentgleisungen wie Lactazidose oder Leberschäden dürften mehr die Folge einer insgesamt zu hohen oder zu einseitigen Kohlenhydratzufuhr sein. Lebensbedrohlich ist aber der Einsatz von Fructose oder Sorbit bei einer hereditären Fructoseintoleranz (S. 409), die vorher immer ausgeschlossen werden muß.

Mit den heute üblichen *Fettemulsionen* ist es möglich, neben den *essentiellen Fettsäuren* auch große Mengen *Energie* ohne eine übermäßig hohe Flüssigkeitszufuhr und ohne eine Störung des osmotischen Gleichgewichts zu verabreichen. Mittelkettige Triglyceride werden bevorzugt oxidiert und schonen essentielle Fettsäuren für den Einbau in Zellmembranen und Eicosanoide. Im Gegensatz zu Glucose oder zu Aminosäuren treten bei Fettemulsionen keine renalen Verluste auf. Verwertungsstörungen oder gefährliche Nebenwirkungen sind bei Beachtung der Dosierungsrichtlinien (1–2 g pro kg Körpergewicht und Tag, bzw. 20–40% der Energie als Fett) nicht zu befürchten. Bei Malabsorption oder Morbus Crohn wurden wiederholt biochemische Zeichen eines Mangels an essentiellen Fettsäuren festgestellt. Mit der oben genannten Fettzufuhr kann der Bedarf an essentiellen Fettsäuren gedeckt werden.

Die *Flüssigkeitszufuhr* mit der parenteralen Ernährung sollte bei 30–50 ml pro kg Körpergewicht und Tag liegen. Auf eine ausreichende Versorgung mit Vitaminen, Elektrolyten und Spurenelementen ist besonders bei länger andauernder kompletter parenteraler Ernährung zu achten. Diese Empfehlungen haben für die meisten Indikationen im Bereich der inneren Medizin Gültigkeit (Tab. 1.**28**). Die parenterale Ernährung von Patienten nach großen Operationen, schweren Unfällen oder Verbrennungen bringt wegen der Veränderung im Stoffwechsel spezielle Probleme, auf die hier nicht näher eingegangen werden kann.

Tabelle 1.**28** Therapieplan für die vollständige parenterale Ernährung eines Patienten mit mittlerem Bedarf

Nährstoff	Konzentration	ml	g	kcal	Energie %
L-Aminosäuren	10%	1000	100	400	19
Glucose	10%	2000	200	800	38
Fettemulsion	20%	500	100	900	43
		3500		2100	100

Die *Sondenernährung* stellt besondere Anforderungen an das Volumen, die Osmolalität und die Häufigkeit der Nährstoffzufuhr. Im Magen-Darm-Trakt des Menschen herrscht normalerweise eine Osmolalität von etwa 300 mOsm/l. Sondennahrungen werden bis zu 400 mOsm/l ohne ungünstige Reaktionen wie erhöhte Peristaltik und vermehrtem Wassereinstrom mit Durchfällen toleriert. Krankheitsbedingt kann es jedoch bei einer geringeren Osmolalität bereits zu Unverträglichkeitserscheinungen kommen. Der pH-Wert sollte bei 7,5–5,0 liegen. Die Viskosität muß dem Lumen der Sonde angepaßt sein. Das mit einer Mahlzeit verabreichte Volumen hängt von der Lage der Sondenspitze ab. Im Magen werden Portionen bis zu 400 ml, im Dünndarm allerdings nur 50–100 ml auf einmal toleriert. Neuerdings werden Sondennahrungen auch über Pumpen kontinuierlich zugeführt. Sondennahrungen sind auch trinkbar, wenn ihr Geschmack akzeptabel ist, und zwar auch für längere Zeit. Elementardiäten mit Aminosäuren sind oral nicht zumutbar.

Der Energiegehalt und die Verteilung der Nährstoffe sind von den Richtlinien zur parenteralen Ernährung nicht grundsätzlich verschieden. Die Darreichungsformen der Nährstoffe reichen von der aus konventionellen Lebensmitteln *selbst hergestellten Sondenkost* über die *bilanzierte Sondenkost* aus hochwertigen Eiweißarten, z. B. Milcheiweiß, bis zur *chemisch definierten Diät* aus Peptiden, reinen L-Aminosäuren und einfachen Kohlenhydraten, wie sie in der parenteralen Ernährung eingesetzt werden. Sondennahrungen aus konventionellen Lebensmitteln, die industriell hergestellt werden, haben den Vorteil, daß sie auch Ballaststoffe enthalten und somit einen vergleichsweise physiologischen Ablauf von Verdauung und Resorption gewährleisten. Chemisch definierte Diäten, früher „Astronautenkost“ genannt, enthalten keine Ballaststoffe und bestehen aus einfachen, sehr gut resorbierbaren „Bausteinen“ (kein hochmolekulares Eiweiß, sondern Oligopeptide oder L-Aminosäuren, keine Stärke, sondern niedermolekulare Kohlenhydrate in standardisierter Form, auch mittelkettige Triglyceride). Da diese Diäten bereits in den oberen Darmabschnitten praktisch vollständig resorbiert werden, eignen sie sich speziell zur Ernährung bei Darmfisteln oder nach Darmresektionen. Für Einzelheiten wird auf die Literatur am Ende dieses Kapitels verwiesen.

Literatur

Bässler, K., K. Lang: Vitamine. Steinkopff, Darmstadt 1981

Cremer, H.-D., L. Heilmeyer, H. J. Holtmeier, D. Hötzel, H. A. Kühn, J. Kühnau, N. Zöllner: Ernährungslehre und Diätetik, Bd. I–IV. Thieme, Stuttgart 1980

Davidson, St., R. Passmore, J. F. Brock, A. S. Truswell: Human Nutrition and Dietetics. Churchill Livingstone, Edinburgh 1979

Deutsche Gesellschaft für Ernährung e. V.: Ernährungsbericht 1988

Deutsche Gesellschaft für Ernährung e. V.: Empfehlungen für die Nährstoffzufuhr. Umschau, Frankfurt 1986

Editorial: Rationelle Diätetik. Akt. Ernähr.-Med. 3 (1978) 1

Grassmann, E., M. Kirchgeßner: Spurenelementbedarf und -mangel. Bibl. „Nutr. et Dieta“ 28 (1979) 184

Karlson, P.: Kurzes Lehrbuch der Biochemie, 13. Aufl. Thieme, Stuttgart 1988

Karlson, P., W. Gerok, W. Groß: Pathobiochemie, 2. Aufl. Thieme, Stuttgart 1982

Ketz, H.-A.: Grundriß der Ernährungslehre, VEB Fischer, Jena 1990

Kleinberger, G., R. Dölp: Basis der parenteralen und enteralen Ernährung. Klinische Ernährung, Bd. 10. Zuckschwerdt, München 1982

Kraut, H.: Der Nahrungsbedarf des Menschen. Steinkopff, Darmstadt 1981

Lang, F., P. Deetjen, H. Reissigl: Wasser- und Elektrolythaushalt – Physiologie und Pathophysiologie. In H. Reissigl: Handbuch der Infusionstherapie und klinischen Ernährung, Bd. I. Karger, Basel 1984

Löffler, G., P. E. Petrides: Physiologische Chemie, 4. Aufl. Springer, Berlin 1988

Schneider, H. A., C. E. Anderson, D. B. Coursin: Nutritional Support of Medical Practice. Harper & Row, New York 1977

Wolfram, G.: Parenterale Ernährung bei Patienten mit Leber-, Pankreas- und Niereninsuffizienz. Intensivbehandlung 9 (1984) 6–11

Wolfram, G., N. Zöllner: Ernährung bei inneren Krankheiten. In R. Gross, P. Schölmerich: Lehrbuch der Inneren Medizin, 7. Aufl. Schattauer, Stuttgart 1987

2. Fettsucht

G. Wolfram

Einleitung

Der Mensch ist durch das Hungergefühl vor einem unbemerkten Mangel an Nahrung geschützt. Eine zu große Nahrungsaufnahme wird zwar akut durch das Gefühl der Sättigung gemeldet, dieses Signal hält jedoch nicht lange an und ist bis zur nächsten Mahlzeit wieder vergessen. Phylogenetisch ist diese Art der Regulation durchaus sinnvoll, galt es doch für den Urmenschen, Gelegenheiten zur Nahrungsaufnahme voll auszuschöpfen, da Perioden des Mangels regelmäßig wiederkehrten. Energiespeicher waren eine wesentliche Voraussetzung für das Überleben. Der heutige Mensch erlebt in den Industrieländern keine erzwungenen Perioden des Hungerns, und da seine langfristige Regulation der Energiebilanz offensichtlich schlecht funktioniert, ist er dem Nahrungsüberfluß in seiner Umwelt gleichsam hilflos ausgeliefert, wenn er nicht seinen Verstand zu Hilfe nimmt. Die Häufigkeit der Fettsucht in den Industrieländern läßt die daraus erwachsenden negativen Folgen für die Gesundheit des Menschen zu einem vordringlichen Problem werden.

Definition

Unter Adipositas oder Fettsucht versteht man eine über das normale Maß hinausgehende Anhäufung von Fettgewebe, welche mit einer Beeinträchtigung optimaler Körperfunktionen und mit dem Risiko einer verringerten Lebenserwartung einhergeht. Es handelt sich also eindeutig um eine Vermehrung des Fettgewebes, welche den Körper in einen krankhaften Zustand versetzt. Bei massiver Fettsucht kann neben dem Fettgewebe auch die fettfreie Körpermasse vermehrt sein.

„Übergewicht" ist ein übergeordneter Begriff und bezeichnet eigentlich nur eine Vermehrung der Körpermasse. Diese Vermehrung des Körpergewichts kann zum Beispiel beim Schwerathleten durch Muskel, beim herzkranken Patienten durch Wassereinlagerung zustande kommen. Das Skelett wird, außer bei extremen Mißbildungen, kaum zu einer Vermehrung des Körpergewichts beitragen, da sein Anteil von etwa 10% des Sollgewichts nur geringen Schwankungen unterworfen ist. Eine Vermehrung des Körpergewichts geht allerdings mit einer Verdickung der Knochenkortikalis einher und erhöht das Knochengewicht, allerdings nur um etwa 10%.

Aus wissenschaftlichen wie aus praktischen Gründen ist es notwendig, den Fettgehalt des Körpers zu bestimmen. Die exakte Messung des Fettgewebeanteils erfordert aufwendige Methoden. Zur Verfügung stehen die Bestimmung des Gesamtkörperwassers mittels Isotopenverdünnung der Körperzellmasse über ^{40}K-Isotopenmessung oder die Bestimmung des spezifischen Gewichts des Organismus durch Untertauchen des Körpers in Wasser bzw. Massenbestimmung in einem definierten Gasraum. Diese Methoden sind für die praktische Ernährungsberatung und auch für epidemiologische Studien zu aufwendig. Aufgrund von sorgfältigen Messungen mit diesen Methoden an einer begrenzten Zahl von gesunden jungen Personen weiß man, daß der normale Fettgehalt bei Männern ca. 12% und bei Frauen ca. 26% der Körpermasse beträgt. Die entsprechenden Bereiche liegen bei Männern zwischen 5% und 20% und bei Frauen zwischen 15% und 30%.

Als indirekte Methode zur Bestimmung der Körperfettmasse kommt die Messung der Dicke der subkutanen Fettschicht zur Anwendung. 60%–70% der Fettmasse des Körpers liegen in der Subkutis, und deshalb kann durch Messungen der subkutanen Fettschichtdicke an bestimmten repräsentativen Stellen der Körperoberfläche eine enge Beziehung zur Körperfettmasse hergestellt werden. Die Fettschichtdicke wird gemessen über dem M. triceps, über den M. biceps, über der Spitze des Schulterblattes, am Oberschenkel und am Bauch oberhalb des Beckenkammes. Derartige Messungen der Hautfaltendicke mit Meßzirkeln (Caliper) erlauben gute Hochrechnungen des Gesamtkörperfetts. Die Reproduzierbarkeit der Ergebnisse durch den gleichen Untersucher ist befriedigend, die Vergleichbarkeit und Reproduzierbarkeit der Resultate verschiedener Untersucher ist jedoch problematisch. In neuerer Zeit steht mit der bioelektrischen Impedanz-Messung (Widerstandsmessung) ein modernes Verfahren zur Erfassung der

Sollgewicht nach Broca

$$= \text{Körperlänge (cm)} - 100 \quad [\text{kg}]$$

Body Mass Index (Quetelet)

$$= \frac{\text{Körpergewicht (kg)}}{\text{Körperlänge (m)}^2}$$

Sollgewicht nach Bornhardt

$$= \frac{\text{Körperlänge (cm)} \times \text{Thorax (cm)}}{240} \quad [\text{kg}]$$

Abb. 2.1 Einfach ermittelbare Gewichtsindizes zur Bestimmung des Sollgewichts und der Abweichungen davon

Körperzusammensetzung mit guter Reproduzierbarkeit und Genauigkeit zur Verfügung.

Aus praktischen Gründen wird in der klinischen Routine auf direkte und indirekte Verfahren zur Bestimmung der Körperfettmasse verzichtet und ein erhöhtes Körpergewicht durch die Bestimmung leicht erfaßbarer Gewichtsindizes ermittelt. Hierzu sind in der Regel nur einfache anthropometrische Meßgrößen wie Größe und Gewicht notwendig (Abb. 2.**1**). Das auf die Körpergröße bezogene Körpergewicht wird auch als „relatives Körpergewicht“ bezeichnet.

Der älteste und einfachste Index ist das Sollgewicht nach Broca. Diese Formel hat den Vorteil, daß Größe und Gewicht einfach zu ermitteln sind und das Ergebnis in kg für jeden Menschen verständlich ist. Die Broca-Formel hat den Nachteil, daß der Körperbau zu wenig berücksichtigt wird und hochgewachsene Menschen gegenüber untersetzten Menschen günstiger wegkommen.

Der Massen-Index (Quetelet-Index) findet vor allem bei epidemiologischen Untersuchungen Verwendung. Vorteile dieses Index sind, daß Größe und Gewicht ausreichen und durch die Körperlänge im Quadrat im Nenner der Körperbau bei der Berechnung des Sollgewichts stärker berücksichtigt wird. Nachteile dieses Index sind die relativ komplizierte Rechenoperation und das Ergebnis in Form einer einfachen Zahl, eines Index ohne Definition, unter dem sich der Patient nichts Konkretes vorstellen kann.

Am aufwendigsten ist der Bornhardt-Index, welcher einen Mittelwert aus dem Thoraxumfang bei tiefer Inspiration und bei tiefer Exspiration verwendet und dadurch eine sehr gute Berücksichtigung des Körperbaus erreicht. Ein weiterer Vorteil ist die Verständlichkeit des Ergebnisses. Nachteilig sind die umständlichen Meß- und Rechenverfahren.

Die Bestimmung des Sollgewichts von älteren Menschen über Gewichtsindizes, in denen die Größe enthalten ist, erscheint problematisch, da die Körpergröße des Erwachsenen mit dem Alter abnimmt. Für Kinder und Jugendliche sind diese Gewichtsindizes unbrauchbar. Altersgemäßes Wachstum und Gewichtszunahme werden in sogenannten Somatogrammen berücksichtigt.

Das entscheidende Problem bei der Anwendung der verschiedenen Indizes als quantitatives Maß für die Körperfettmasse besteht in der Definition des „Sollgewichts“. Es herrscht heute darüber Einigkeit, daß die Definition des anzustrebenden Gewichts vom Risikocharakter der Fettsucht und ihrem Einfluß auf die Lebenserwartung abhängt. Schon früher war bekannt, daß dicke Menschen kürzer leben als schlanke. Untersuchungen amerikanischer Lebensversicherungsgesellschaften über 3 Jahrzehnte führten in den 50er Jahren zur Definition des „Idealgewichts“. Heute wissen wir, daß der dabei erfaßte Personenkreis für die gesamte Bevölkerung nicht repräsentativ war

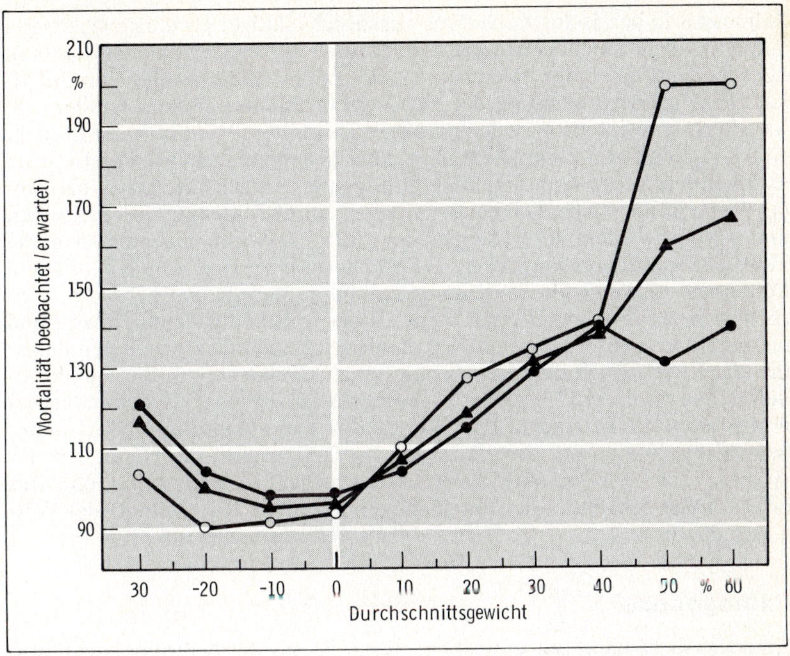

Abb. 2.**2**
▲—▲ = 15–69 Jahre (n = 72417), ○—○ = 15–39 Jahre (n = 20599), ●—● = 40–69 Jahre (n = 51818); Build Study 1979

und Fehler bei der Erfassung der Körpermaße in die Berechnung eingingen. Neuere, umfangreiche epidemiologische Untersuchungen haben nun ergeben, daß ein Körpergewicht, welches etwa dem Sollgewicht nach Broca entspricht, mit der größten Lebenserwartung einhergeht (Abb. 2.**2**). Die Deutsche Gesellschaft für Ernährung hat deshalb das Sollgewicht nach Broca als das vernünftige Maß für Empfehlungen zur Energiezufuhr und Energiebilanz propagiert. Werte über diesem Sollgewicht erfordern die Suche nach eventuell bereits bestehenden Begleitkrankheiten und Komplikationen dieser Fettsucht und eine differenzierte Empfehlung an den Patienten (s. u.).

Epidemiologie

Die Häufigkeit der Fettsucht wird von mehreren Faktoren beeinflußt. Rassenspezifische Unterschiede scheinen nicht zu bestehen. Eine wichtige Voraussetzung ist natürlich das Angebot an Lebensmitteln. Insofern ist die

Adipositas in den Industrieländern wesentlich häufiger als in Entwicklungsländern. Es gibt nicht sehr viele gute Studien mit vergleichbarer Methodik über die Häufigkeit der Fettsucht in den Ländern Europas und Nordamerikas. Eine größere Häufung der Fettsucht in osteuropäischen Ländern im Vergleich zu Westeuropa scheint vorhanden zu sein. Die Fettsucht ist nicht eine Krankheit armer Gesellschaften, aber in den westlichen Ländern ist sie in den unteren sozioökonomischen Gruppen wesentlich häufiger. Unabhängig davon können natürlich bei den Spitzen der Gesellschaft Geschäftsessen und Alkoholkonsum der Fettsucht Vorschub leisten. Im allgemeinen ist die Fettsucht bei Frauen häufiger als bei Männern. Dies wird vor allem mit dem Fettansatz während einer Schwangerschaft in Verbindung gebracht, welcher nach der Schwangerschaft nicht wieder vollständig abgebaut wird und bei mehreren Schwangerschaften kumuliert. Ausnahmen bestätigen natürlich die Regel. Nach dem Ernährungsbericht 1980 leiden in der Bundesrepublik Deutschland 37% der erwachsenen Männer und 34% der erwachsenen Frauen an Fettsucht. Die Menge des Unterhautfettgewebes nimmt beim Erwachsenen mit dem Alter zu. Im Senium geht die Häufigkeit der Adipositas im Durchschnitt jedoch wieder zurück. Es bleibt offen, ob dafür eine erhöhte Mortalität der Fettsüchtigen oder eine Rückbildung der Fettmasse durch Änderung der Energiebilanz verantwortlich ist.

Pathogenese

Eine Fettsucht kann nur entstehen, wenn die mit der Nahrung zugeführte Energie die in Form von Wärme, Arbeit und als Exkremente abgegebene Energie übersteigt. An diesem einfachen, auf physikalischen Gesetzen der Natur beruhenden Zusammenhang werden auch in Zukunft neue Entdeckungen zur Pathogenese der Fettsucht nichts ändern. Die Fettsucht entsteht also durch eine *Störung der Energiebilanz*.

Wenn die tägliche *Energiezufuhr* den Energiebedarf auch nur um einen kleinen Betrag übersteigt, so wird sich dieser Überschuß im Laufe der Zeit als Fettansatz bemerkbar machen. Ein Energieüberschuß von 1% wird im Verlauf eines Jahres eine Gewichtszunahme von etwa 1,5 kg bewirken. Dieser Überschuß muß aber in Form von mehr Nahrung zugeführt werden, da Fettsüchtige keine besseren Futterverwerter im Sinne einer besonders guten Resorption von Nährstoffen sind.

Genaue Untersuchungen der verschiedenen Arten des *Energieverbrauchs* im Körper aus früherer Zeit zeigten, daß sich der Grundumsatz, die spezifisch-dynamische Wirkung der Nährstoffe, der Brennwert der Exkremente und der Wirkungsgrad der Muskelarbeit bei Fettsucht normal verhalten, wenn die richtigen Bezugsgrößen gewählt werden. Neuere Untersuchungen machen es jedoch wahrscheinlich, daß bei Fettsüchtigen die mahlzeiteninduzierte Thermogenese geringer ist als bei schlanken Kontrollpersonen, welche somit mehr Energie in Form von Wärme abgeben können. Diese an einigen wenigen Patienten erhobenen Befunde werden zwar durch biochemische Untersuchungen in vitro an der Natrium-Kalium-ATPase von Erythrozyten und anhand der Wärmeproduktion von Fettgewebszellen gestützt, es bleibt jedoch weiteren ausführlichen Untersuchungen vorbehalten, ob diese Befunde für eine größere Zahl von Fettsüchtigen Gültigkeit haben. In diesem Zusammenhang erhalten theoretische Überlegungen zu Leerlaufzyklen des Stoffwechsels, das sind Stoffwechselreaktionen, die Energie verbrauchen, aber zum Ausgangsprodukt zurückführen (z. B. Lipolyse und Reveresterung von Fettsäuren im Fettgewebe) erneut Aktualität. Die Bedeutung der Wärmebildung ohne Muskelzittern für die Energiebilanz bedarf noch weiterer Forschung.

Im Alltag kann der Energiebedarf von scheinbar vergleichbaren Personen sehr unterschiedlich sein. Einsatzfreude bei der Arbeit, Arbeitsökonomie und die Art der Freizeitbeschäftigung beeinflussen die Energiebilanz. Die Fettsucht jedes einzelnen Patienten hat ihre eigene Vorgeschichte, und was sehr häufig als unerklärliches Phänomen angesehen wird, läßt sich bei genauerer Betrachtung und unter Berücksichtigung des Faktors Zeit (s. o.) sehr einfach durch größere Energiezufuhr mit Essen und Trinken und/oder eine geringere körperliche Aktivität erklären.

Verhaltensstörungen in der Appetitregulation wurden ebenfalls als Ursache der Fettsucht diskutiert. Diese Theorie sieht die Nahrungsaufnahme bei Fettsüchtigen als überwiegend außenreizgesteuert an. Die Frequenz und die Menge der Mahlzeiten würde demnach vorwiegend von äußeren Faktoren wie leichte Erreichbarkeit von Nahrung, verlockende Aufmachung usw. abhängig sein. Da überzeugende Langzeiterfolge der Verhaltenstherapie bisher fehlen und auch zahlreiche normalgewichtige Personen „außenreizgesteuert" sind – von den Verfechtern der Verhaltensstörungshypothese werden sie als „latent fettsüchtig" bezeichnet – wird die Bedeutung eines gestörten Verhaltens für die Entstehung der Fettsucht heute nicht mehr als entscheidend angesehen. Diese nüchterne Einschätzung schließt nicht aus, daß dennoch psychische Faktoren eine Rolle spielen. Reichliches Nahrungsangebot, z. B. von Berufs wegen bei Köchen und Metzgern oder innerhalb einer Familie mit dicken Eltern, verfehlt seine Wirkung nicht. Alkoholische Getränke runden die positive Energiebilanz auf. Neben genußsüchtigen Vielessern gibt es aber auch Fettsüchtige, denen das Essen Ersatz für nicht erreichbare Sehnsüchte sein muß. Der „Kummerspeck" ist das Ergebnis von Ersatzbefriedigungen auch in der heutigen Zeit.

Da die Zahl der Fettsüchtigen gegenüber früher deutlich zugenommen hat, muß man davon ausgehen, daß entweder die Energieaufnahme gestiegen ist oder die körperliche Aktivität abgenommen hat. In unserer mechanisierten Arbeitswelt und von Passivität geprägten Freizeitwelt kam es zwangsläufig zu einer unausgeglichenen Energiebilanz (Abb. 2.**3**).

Erhöhung der Körperfettmasse geht beim Erwachsenen vorwiegend mit einer Vergrößerung der Fettzellen einher, während die *Zahl der Fettzellen*

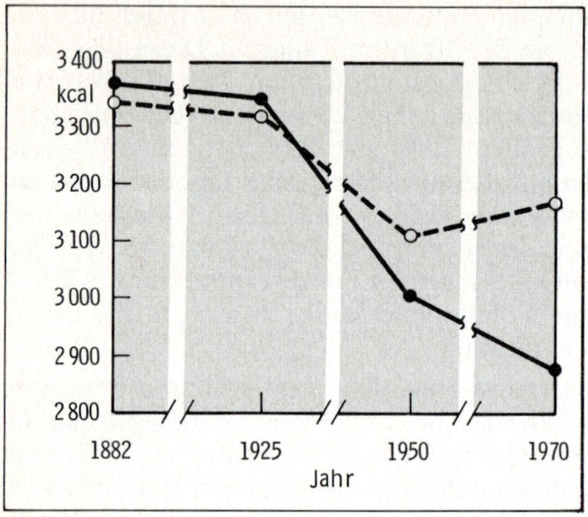

Abb. 2.**3** Entwicklung von Energiezufuhr mit der Nahrung und Energieverbrauch in den letzten 100 Jahren (nach *Wirths*). •— = Energieverbrauch, ○– – = Energiezufuhr

nur wenig vermehrt wird. Dieses Verhalten wurde dahingehend interpretiert, daß Erwachsene auf die Zahl ihrer Fettzellen fixiert sind und daß diese Zahl durch die Ernährung im Kindesalter bestimmt wird. Die Tendenz der einmal gebildeten Fettzellen, sich mit Fett zu füllen, soll zwangsläufig zu Übergewicht führen. Fettsucht im Kindesalter würde also die Fettsucht im Erwachsenenalter programmieren. Dieses Fettzellkonzept hat die Rolle von Fettzellgröße und Fettzellzahl in der Pathogenese der Fettsucht eindeutig überschätzt. In Untersuchungen (Präadipozyten) am Menschen konnte gezeigt werden, daß eine Vermehrung der Fettzellzahl im Gegensatz zu früheren Anschauungen während des ganzen Lebens möglich ist.

Genetische Faktoren spielen bei der Fettsucht des Menschen eine geringe Rolle. Fettsucht kommt zwar in Familien auch gehäuft vor, in der Mehrzahl der Fälle übt jedoch die Erziehung zum „Fresser“ den dominierenden Einfluß aus. Der Beweis für eine monogenetisch vererbte Krankheit steht bisher aus. Tierstämme mit genetisch bedingter Fettsucht sind zwar Objekt intensiver Forschungen, die Ergebnisse brachten jedoch die Suche nach der Ursache der Fettsucht beim Menschen nicht wesentlich weiter.

Endokrine Ursachen für die Fettsucht werden immer wieder vermutet, die Suche danach verläuft jedoch in den meisten Fällen im Sande. Die Tatsache, daß die Fettsucht bei Frauen häufig in der Pubertät, in der Schwangerschaft oder der Menopause beginnt, läßt einen Zusammenhang mit dem Endokrinium vermuten. Die Insulinkonzentration im Serum kann erhöht sein, das Verhalten von Schilddrüsenhormon, Katecholaminen, Glucagon ist unterschiedlich, die Sekretion des Wachstumshormons wurde als vermindert beschrieben und nicht selten wird eine vermehrte Ausscheidung von Steroidhormonen im Urin beobachtet. Vergleichende Untersuchungen an Fettsüchtigen vor und nach Abmagerung sowie sehr sorgfältige Studien mit experimenteller Überernährung von gesunden Menschen, die nachher wieder abmagerten, beweisen, daß Veränderungen des Hormonhaushalts wie auch die weiter unten geschilderten Veränderungen des Stoffwechsels eindeutig nicht die Ursache, sondern die Folge der Fettsucht sind.

Einige seltene endokrine Krankheiten gehen mit einer Fettsucht einher. Die Cushing-Krankheit führt zu einer Stammfettsucht, das Myxödem zeigt selten eine ausgeprägte Fettsucht. Weiterhin sind Hypogonadismus und Hypopituitarismus zu nennen (Tab. 2.**1**).

Tabelle 2.**1** Differentialdiagnose der Adipositas (nach *Gries* u. Mitarb.)

1. *Generalisierte Fettsucht*
Adipositas simplex 95–99,5%
Cushing-Syndrom
Hypothyreose
Gonadale Unterfunktion
Stein-Leventhal-Syndrom
Organischer Hyperinsulinismus
Hypothalamische Adipositas
Spezialformen der Adipositas
Morgagni-Morel-Syndrom
Achard-Thiers-Syndrom
Spezielle Formen kindlicher Adipositas
Dystrophia adiposogenitalis (Babinski-Fröhlich)
Prader-Labhart-Willi-Syndrom
Laurence-Moon-Biedl-Syndrom (Mauriac-Syndrom)
2. *Isolierte Fettanhäufung*
Lipome
Lipomatosis dolorosa (Dercum)
Symmetrische Lipomatose
– Roth-Paillard
– Launois-Bensaude (Madelungscher Fetthals)

Bei der sogenannten *zerebralen Fettsucht* erzeugt die Zerstörung bestimmter Regionen im Hypothalamus (z.B. durch Tumor) eine Steigerung des Eßtriebes (Hyperphagie). Auch ein Hydrocephalus internus kann durch Erhöhung des Druckes im Schädel zu einer Schädigung dieser Zentren führen. Eine Sonderform der zerebralen Fettsucht ist die Lawrence-Moon-Bardet-Biedelsche Krankheit, die mit einer Retinitis pigmentosa, Schwachsinn, Störungen der extrapyramidalen Motorik, Hypogenitalismus und Polydaktylie einhergeht.

Als *Sonderformen* der Fettsucht muß man isolierte oder regionäre Fettgewebsanhäufungen ansehen. Sie reichen von isolierten Lipomen bis zu symmetrischen Lipomatosen, welche vorwiegend bei Frauen an Unterkörper und Beinen, aber auch als flächige Fettablagerungen an Oberarmen und Hals auftreten können. Es handelt sich wahrscheinlich um örtlich begrenzte Störungen des Fettgewebsstoffwechsels, die mit Fettsucht an sich nichts zu tun haben (Tab. 2.**1**).

Veränderungen des Stoffwechsels

Der Grundumsatz des Fettsüchtigen ist normal. Dies wurde in wiederholten Untersuchungen bestätigt. Die weiter oben erwähnte Verringerung der nahrungsinduzierten Thermogenese von Fettsüchtigen muß erst noch an größeren Kollektiven kontrolliert werden.

Fettsucht und positive Energiebilanz gehen im *Fettstoffwechsel* mit einer erhöhten Synthese von Cholesterin und Triglyceriden einher und erhöhen die Lipidkonzentrationen im Blut sowie die Ausscheidung von Cholesterin in der Gallenflüssigkeit. Während die tägliche Cholesterinsynthese des Normalgewichtigen bei etwa 12 mg pro kg Körpergewicht liegt, steigt sie bei Fettsüchtigen auf über 15 mg pro kg Körpergewicht. Die vermehrte Ausscheidung von Cholesterin über die Galle erklärt auch die Häufung von Cholesterin-Gallensteinen bei Fettsüchtigen. Die erhöhte Triglyceridsynthese, vorwiegend in der Leber, führt zu einer Hypertriglyceridämie, welche durch Gewichtsreduktion wieder beseitigt werden kann.

Im *Kohlenhydratstoffwechsel* nimmt die erworbene Resistenz von Fettgewebe und Muskel gegen Insulin eine zentrale Stellung ein. Die Hypertrophie der Fettgewebszellen scheint aber nicht der eigentliche Grund der Insulinresistenz zu sein. Es wird vielmehr eine Verminderung der Zahl oder der Funktionsfähigkeit der Insulinrezeptoren an der Zelloberfläche als Ursache diskutiert. Der Anstieg der Insulinkonzentrationen im Blut ist direkt proportional dem Ausmaß der Fettsucht. Im engen Zusammenhang mit der Insulinresistenz stehen natürlich Änderungen der Glucosetoleranz. Die Häufigkeit des Erwachsenendiabetes (Typ-II-Diabetes) steigt mit dem Ausmaß der Fettsucht (S. 132). Besonders ernst zu nehmen ist die Erfahrung, daß bereits bei übergewichtigen Jugendlichen eine pathologische Glucosetoleranz feststellbar ist, welche sich aber durch Gewichtsreduktion wieder bessert.

Fettsüchtige haben häufiger eine *Hyperurikämie* als normalgewichtige Personen. Die Ursache dieser Korrelation ist noch nicht geklärt. Ungünstige Ernährungsgewohnheiten als gemeinsame Ursachen für Fettsucht und Gicht sind jedoch naheliegend.

Befunde

Der Fettsüchtige fühlt sich, solange noch keine Komplikationen aufgetreten sind, im allgemeinen wohl. Selbst eine unansehnliche Figur bereitet ihm, zumindest nach außen, keine Schwierigkeiten. Die Veränderungen der Hormonkonzentrationen im Blut und des Stoffwechsels als Folgen der Fettsucht wurden weiter oben bereits beschrieben.

Die Verteilung des Fettgewebes am Körper hängt normalerweise vom Geschlecht ab. Der Mann hat Fettablagerungen vorwiegend am Bauch, Rücken und Hals, während die Extremitäten und die Hüften schlank bleiben. Bei der Frau wird Fett an den Hüften, am Gesäß, an den Oberschenkeln und an den Oberarmen abgelagert. Natürlich findet man eine Fettgewebsverteilung vom „männlichen Typ" auch bei der Frau und umgekehrt. Bei übermäßiger Fettsucht sind diese Unterschiede allerdings verwischt. Im Postklimakterium, aber auch im Kindesalter beobachtet man relativ häufig Mischtypen, da die sexuelle Differenzierung noch nicht vorhanden ist oder teilweise wegfällt.

Physiologische Untersuchungen ergeben eine Einschränkung der maximalen körperlichen Leistungsfähigkeit des Fettsüchtigen. Dies wird vor allem durch die vermehrte Belastung von Herz, Kreislauf und Muskulatur durch das größere Körpergewicht verursacht. Die Atemarbeit kann durch die damit verbundene Bewegung der Fettmassen im Bauch besonders erschwert sein.

Komplikationen, Verlauf und Prognose

Der Fettsüchtige hat mit größerer Wahrscheinlichkeit Risikofaktoren für die koronare Herzkrankheit, häufiger Begleitkrankheiten und eine geringere Lebenserwartung. Fettsucht entwickelt darüber hinaus emotionale Probleme, deren Verarbeitung dem Fettsüchtigen nicht immer gelingt. Das Ergebnis sind schließlich Neurosen und andere Störungen der Psyche.

Viele *Begleitkrankheiten* der Fettsucht sind auf mechanische Probleme zurückzuführen. Atemnot bei Belastung ist nicht selten auf die Einschränkung der Leistungsfähigkeit der Atmung (Verringerung des Atemgrenzwertes) zurückzuführen. Gelegentlich beobachtet man bei sehr dicken Menschen eine Atmungsinsuffizienz und Polyglobulie, auch Pickwickier-Syndrom genannt. Die Ursache ist eine periodisch wiederkehrende Kohlendioxidretention durch Hypoventilation. Am Bewegungsapparat werden über Senk- und Spreizfüße, im höheren Alter Knie- und Hüftgelenkarthrosen sowie Rückenschmerzen geklagt. An den Beinen finden sich vermehrt Varizen, Thrombophlebitis, Thrombosen und Ulcus cruris, teils wegen der veränderten Statik, teils wegen des behinderten venösen Rückflusses. An der Haut begünstigen Fettwülste die Entstehung von Ekzemen in nässenden Hautfalten. Weitere Begleitkrankheiten sind die Häufung von Gallensteinen, Hiatushernien und eine höhere Komplikationsrate während Schwangerschaft und Geburt. Die Häufigkeit von Unfällen an sich ist bei Fettsüchtigen erhöht. Nach Unfällen und Operationen kommt es bei Fettsüchtigen häufiger zu Komplikationen. Potenz- und Libidostörungen, aber

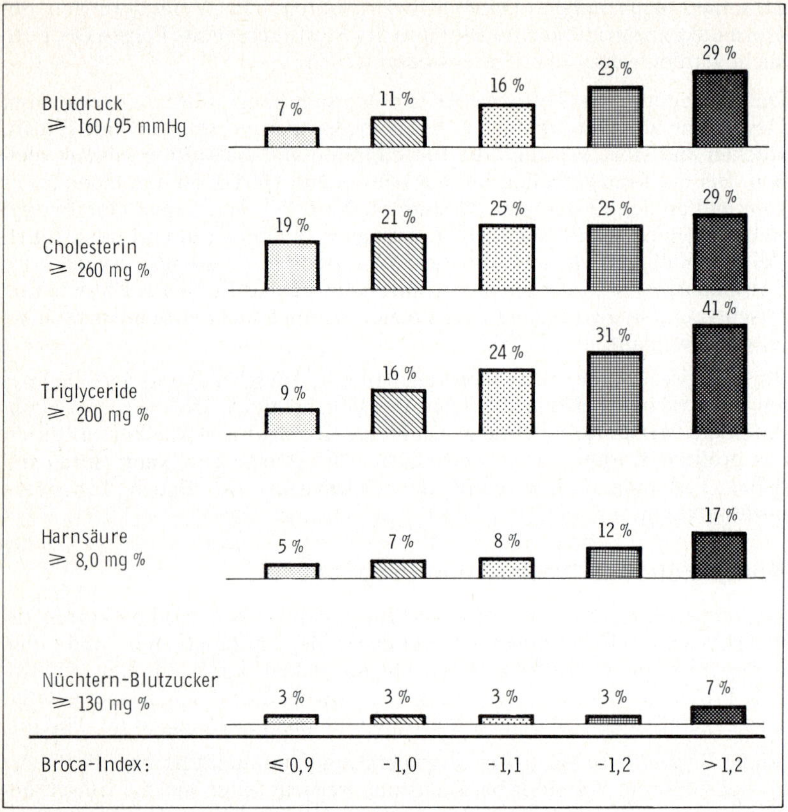

Abb. **2.4** Risikofaktoren in Abhängigkeit vom Körpergewicht 30- bis 60jähriger Männer (nach *Nüssel*)

auch Amenorrhö werden gelegentlich beobachtet. Bei dicken Kindern kann sich die Pubertät verspäten.

Die *Risikofaktoren* für die koronare Herzkrankheit nehmen proportional zum Körpergewicht zu. Fettsüchtige haben häufiger einen Diabetes, häufiger eine Hypercholesterinämie und eine Hypertriglyzeridämie, im Durchschnitt höhere Blutdruckwerte und auch häufiger eine Hyperurikämie (Abb. 2.**4**).

Neuere Ergebnisse aus der Epidemiologie lassen keinen Zweifel daran, daß eine ausgeprägte Fettsucht die *Lebenserwartung* verringert. Dies ist aufgrund der mannigfaltigen Komplikationen der Fettsucht auch nicht verwunderlich. Die Build Study 1979 hat gezeigt (Abb. 2.**2**), daß ein Übergewicht von mehr als 20% zu einer signifikanten Verminderung der Lebenserwartung führt. Dabei verursacht ein massives Übergewicht in der Altersgruppe von 15–39 Jahren eine signifikante Erhöhung der Mortalität, während in der Altersgruppe von 40–69 Jahren die stärkere Fettsucht eine geringere Auswirkung hat. Während diese Zusammenhänge bei Männern weitgehend gesichert sind, muß für Frauen aufgrund geringer Fallzahlen noch mit gewissen Unsicherheiten gerechnet werden.

Männer und Frauen haben verschiedene Formen der Körperfettverteilung. Abweichungen vom typischen Verteilungsmuster sind aber bei beiden Geschlechtern nicht selten. Nach neueren Untersuchungen bedeutet eine androide (männliche) Fettsucht mit bevorzugter Fettansammlung in der Bauchregion im Vergleich zur gynoiden (weiblichen) Fettsucht bei bevorzugter Fettansammlung in der Hüftregion ein höheres Risiko für Diabetes, Fettstoffwechselstörungen und frühzeitige Koronarkrankheit oder Schlaganfall. Als einfacher diagnostischer Parameter hat sich die Bestimmung des Quotienten aus Taillen- und Hüftumfang bewährt. Eine androide Körperfettverteilung liegt bei der Frau bei einem Taillen/Hüft-Quotienten von >0,85, beim Mann von >1,0 vor.

Diagnose und Differentialdiagnose

Die Diagnose einer Fettsucht ergibt sich aus dem Aussehen, der Hautfaltendicke (S. 70) und der Verteilung des Unterhautfettgewebes. Die Bestimmung des relativen Körpergewichts – in der Praxis am besten mit der Formel nach Broca – erlaubt eine quantitative Aussage über das Ausmaß der Fettsucht. Muskelhypertrophie und Wassereinlagerungen als Ursachen des Übergewichts auszuschließen, bereitet keine Schwierigkeiten, auch wenn ein Fettsüchtiger gleichzeitig Ödeme haben kann. Differentialdiagnostisch sind weiterhin die seltenen endokrinen, zerebralen oder anderen Ursachen einer Fettsucht auszuschließen, welche unter Umständen einer kausalen Therapie zugeführt werden könnten (Tab. 2.**1**).

Behandlung

Die *Indikation* für eine *Gewichtsverminderung* ergibt sich aus den Risiken der alimentären Fettsucht. Die Deutsche Gesellschaft für Ernährung hat zu diesem Problem eindeutig Stellung genommen und empfiehlt bei einer Fettsucht von Broca +20% und mehr, auch wenn keine Komplikationen bekannt sind, dringend eine Gewichtsreduktion, da ein derartiges Übergewicht die Lebenserwartung verkürzt und die Entstehung von koronaren Risikofaktoren und Begleitkrankheiten begünstigt (Abb. 2.**4**). Personen mit Übergewicht zwischen Broca ±0 und Broca +20% sollten ihr Gewicht verringern, wenn Stoffwechselveränderungen (Diabetes, Hyperlipidämie, Hochdruck, Gicht) oder Begleitkrankheiten (Gallensteine, Arthrosen) bestehen. Sind diese Komplikationen nicht vorhanden, so ist dennoch das Risiko dafür deutlich erhöht, und diese Personen sollten in jährlichen Abständen untersucht werden, um das Auftreten derartiger durch Fettsucht begünstigter Komplikationen nicht zu übersehen. Gegen die Einleitung einer vernünftigen Abmagerungsdiät gibt es eigentlich keine Kontraindikationen. Man wird den Beginn dieser Behandlung nicht gerade während einer akuten Krankheit ansetzen.

Voraussetzungen für eine wirksame und andauernde Behandlung sind der *feste Wille* oder die *Motivation* des Patienten und eine ausführliche und begründete Instruktion über die Zusammenhänge zwischen Energieaufnahme mit der Nahrung und Energieverbrauch im Alltag. Vor allem Fehlinformationen, Aberglauben und Vorurteile des Patienten müssen zunächst abgebaut werden. Ein erfahrener Arzt sagte einmal: „Zu einer Abmagerungskur gehören ein Patient, eine Diät und ein Therapeut, dabei kommt dem Patienten die größte und der Art der Diät die geringste Bedeutung zu."

Am Beginn der Behandlung sollte ein *Ernährungsprotokoll* über wenigstens 8 Tage geführt werden, in dem der Patient genau festhält, was er üblicherweise zu essen pflegt, die gemeinsame und kritische Analyse durch Therapeut und Patient ergibt wichtige Ansatzpunkte für das zukünftige Eßverhalten. Die Fettsüchtigen essen nicht selten „heimlich, aber unheimlich". Speziell die Nahrungsaufnahme außerhalb der Mahlzeiten einschließlich energiereicher Getränke erfordert ein gezieltes und wiederholtes Nachfragen des Therapeuten.

Das *Prinzip der Behandlung* besteht in einer negativen Energiebilanz über längere Zeit entweder durch Verminderung der Energieaufnahme oder durch Steigerung des Energieverbrauchs. Ein Vergleich des Energiegehalts von Lebensmitteln und des Zeitaufwands für die körperliche Aktivität, um die gleiche Energie zu verbrauchen, zeigt deutlich, daß ein wirksamer Abbau der Fettsucht nur durch Verminderung der Energiezufuhr gelingt (Tab. 2.**2**). Der akute Erfolg der Therapie hängt von dem Ausmaß des täglichen Energiedefizits und der Dauer der Abmagerungskur ab. Aus vielen Untersuchungen weiß man, daß 1 kg Fettgewebe etwa 6000 kcal ent-

Tabelle 2.**2**

1,046 MJ = 250 kcal

enthalten in:	verbraucht durch:
40 g Erdnüssen	150 min Spaziergang (2 km/h)
50 g Mandeln	90 min Fensterputzen
50 g Schokolade	90 min Bügeln
200 g Fruchteis	90 min Radfahren (10 km/h)
0,5 l Bier oder Cola	50 min Tischtennis
0,3 l Wein	50 min Schwimmen (20 m/min)
0,1 l Whisky	25 min Laufen (9 km/h)

spricht. Nach Abklingen der anfänglichen durch die geringe Kochsalzzufuhr verursachten Wasserverluste kann aus dieser Beziehung der zu erwartende Gewichtsverlust ziemlich genau berechnet werden. Bei länger andauernden Abmagerungskuren kommt es nach mehr als 4 Wochen zu einem Sparmechanismus des Organismus und zu einem Absinken des Energiebedarfs (Abb. 2.**5** u. 2.**6**). Dadurch wird die Gewichtsabnahme bei gleichbleibendem Energiedefizit geringer.

Eine Abmagerungskur sollte ärztlich überwacht werden. *Vor dem Beginn* der Abmagerungskur sollten die Funktionen von Herz, Lunge, Leber und Niere überprüft werden, da je nach Intensität der Reduktionsdiät diese Organe vermehrt belastet werden.

Während einer Abmagerungskur sollte das Körpergewicht täglich kontrolliert und schriftlich festgehalten werden, außerdem erfolgt täglich der Nachweis von Aceton im Urin. Das Urinvolumen in 24 Stunden soll über 2 l liegen. Besonderes Augenmerk muß auf das Serumkalium gerichtet werden, Leber- und Nierenfunktionen sollten einmal wöchentlich kontrolliert werden.

Eine negative Energiebilanz durch geringere Energiezufuhr kann mit quantitativ und qualitativ unterschiedlichen Diäten erzielt werden. Die Möglich-

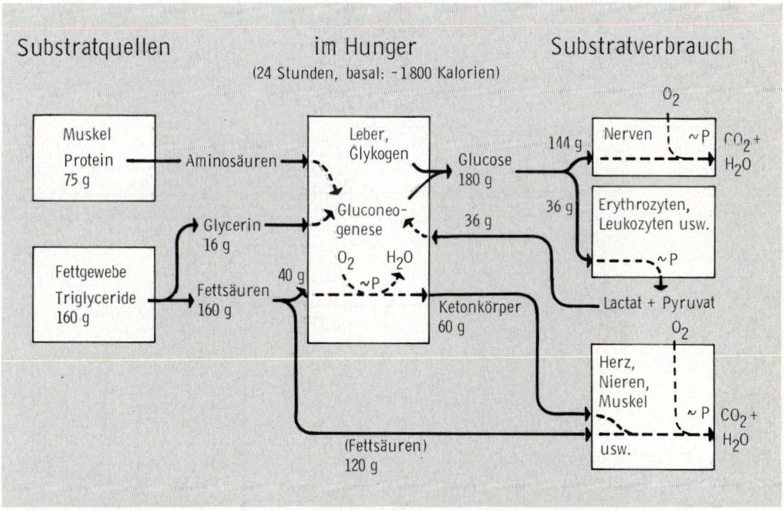

Abb. 2.**5** Schema des Energiestoffwechsels. Es zeigt die beiden Hauptquellen der Substrate – Muskel und Fettgewebe – und die substratverbrauchenden Gewebe – Nervengewebe, glykolysierende Zellen (z. B. rote Blutzellen und weiße Blutzellen) und das Restgewebe (wie Herz, Niere und Skelettmuskel), die Fettsäuren und Ketonköper utilisieren. ~ P zeigt Energiegewinnung an (nach *Cahill* u. Mitarb.)

keiten reichen vom totalen Fasten über das modifizierte Fasten und abgestufte Abmagerungsdiäten bis zu einzelnen Fastentagen.

Das *totale Fasten* – auch Null-Diät genannt – ermöglicht eine besonders rasche Gewichtsabnahme von 350–500 g pro Tag. Bei reichlicher Zufuhr von Wasser und Substitution von Vitaminen und Mineralstoffen ist diese Null-Diät über längere Zeit durchzuführen, der Verlust von körpereigenem Protein, der zu Beginn besonders hoch ist, setzt dieser Behandlung jedoch Grenzen (Abb. 2.**7**).

Das Gehirn und einige andere Gewebe sind auf Glucose als Nährstoff angewiesen. Die Glucosevorräte in Form von Leber-Glykogen sind nach 18 Stunden Fasten erschöpft, dann muß die Gluconeogenese aus Aminosäuren, Lactat und Glycerin für die 120 g Glucose, welche das Gehirn pro Tag benötigt, sorgen (Abb. 2.**5**). Wären die Aminosäuren das einzige Substrat der Gluconeogenese, müßten 200 g Eiweiß pro Tag abgebaut werden. Im Verlauf von mehreren Tagen lernt das Gehirn dann zunehmend Ketonkörper zu verbrennen. Nach 10–14 Tagen bezieht das Gehirn seine Energie zu nahezu 80% aus den Fettsäuren des Fettgewebes auf dem Umweg über die in der Leber gebildeten Ketonkörper. Trotzdem benötigt das Gehirn auch weiterhin etwa 20% seines Energiebedarfs in Form von Glucose,

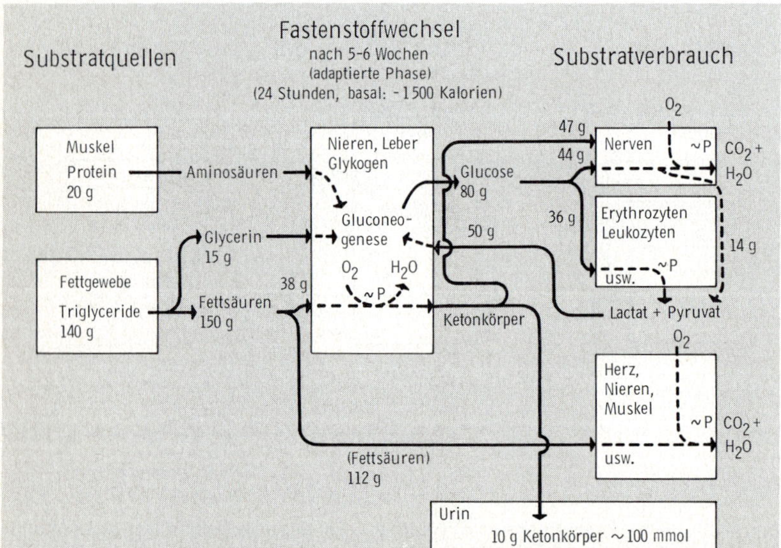

Abb. 2.**6** Energiestoffwechsel nach 5- oder 6wöchiger Fastenperiode. Gezeigt ist die Verminderung der Mobilisation von Muskelprotein (nach *Cahill* u. Mitarb.)

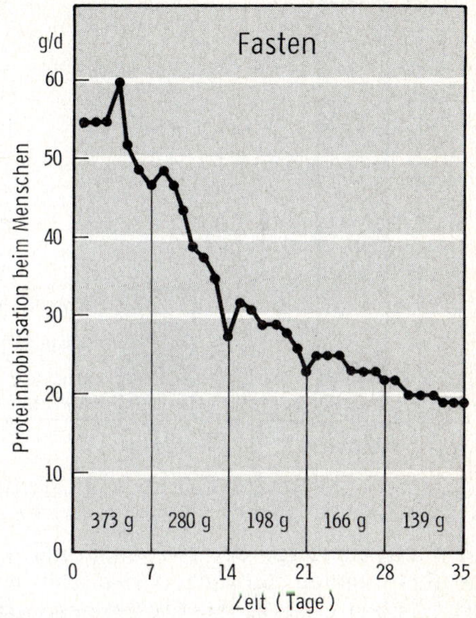

Abb. 2.**7** Abbau der körpereigenen Proteine beim Menschen nach Nahrungsentzug (nach *Owen* u. *Cahill*)

welche nach wie vor durch Gluconeogenese bereitgestellt werden muß (Abb. 2.**6**). In den ersten 2 Wochen einer Null-Diät kommt es also zu einem erheblichen Verlust von fettfreier Körpermasse, das heißt Eiweiß (Abb. 2.**7**). Kurze Fastenperioden von weniger als 2 Wochen Dauer sowie intermittierende Fastenkuren sind deshalb wenig sinnvoll.

Eine wichtige Maßnahme bei Null-Diät ist eine ausreichende Wasserzufuhr, damit die Niere mit mehr als 2 Liter Urin in 24 Stunden ausreichend Ausscheidungskapazität hat für die sauren Valenzen, welche bei einer vorwiegenden Fettverbrennung im Organismus entstehen. Der Beitrag der Niere zur Regulation des Säuren-Basen-Haushalts im Fasten ist am Anstieg des Ammoniakgehalts im Urin zu erkennen (Abb. 2.**8**). Im Plasma kann es zu einem Anstieg von Kreatinin und Transaminasen kommen, außerdem führt die Ketoazidose durch Hemmung der renalen Harnsäureausscheidung zu einer Hyperurikämie. Der Blutdruck fällt wegen der geringen Kochsalzzufuhr ab. Bei Patienten mit vorbestehender Arteriosklerose, speziell Zerebralsklerose, ist Orthostasereaktionen durch Vermeidung rascher Änderungen der Körperlage vorzubeugen. Langfristige Null-Diäten können bei Patienten mit Koronarsklerose zu Herzmuskelschäden und bei Kaliummangel sogar zu tödlichen Herzrhythmusstörungen führen.

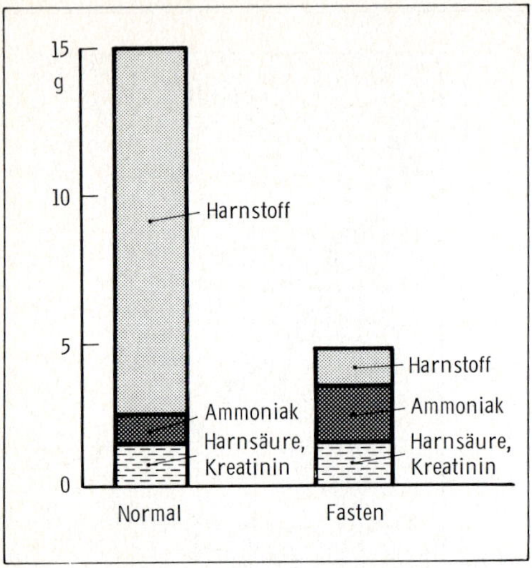

Abb. 2.**8** Stickstoffausscheidung mit dem Urin bei normaler Ernährung und beim Fasten

Die Langzeiterfolge der Null-Diät sind schlechter als die der üblichen Reduktionsdiäten. Möglicherweise fehlt bei totalem Fasten das gleichzeitige Einüben eines neuen Ernährungsverhaltens als Überleitung zu einer dauerhaften Umstellung der Ernährung. Die Indikation zur Behandlung der Fettsucht mit Null-Diät ist nur für wenige kooperative Patienten gegeben, bei denen wegen ausgeprägter Fettsucht eine rasche Gewichtsabnahme unter stationärer Überwachung von vitaler Bedeutung (z. B. zur Senkung eines Operationsrisikos) ist.

Unter *modifiziertem Fasten* versteht man die Zufuhr von etwa 400 kcal als Eiweiß und Glucose in flüssiger Form, um die hohen Eiweißverluste, speziell zu Beginn der Null-Diät auszugleichen. Die Geschwindigkeit des Gewichtsverlusts ist nicht wesentlich geringer als bei totalem Fasten. Diese Art der Reduktionsdiät schont zwar die körpereigenen Eiweißvorräte, ist aber in ihrem Lerneffekt auf Dauer mit der Null-Diät zu vergleichen. Im Energiegehalt vergleichbare Diäten mit 300–500 kcal pro Tag aus konventionellen Lebensmitteln sind schmackhafter und vermitteln dem Patienten mehr Lerninhalte zur vernünftigen Ernährung für die Zukunft. Wasserlösliche Vitamine und bei Bedarf Mineralstoffe müssen auch hier substituiert werden.

Bei Gestaltung einer *Abmagerungsdiät* gilt es, einige allgemeine Gesichtspunkte zu berücksichtigen. Der Energiegehalt sollte deutlich geringer sein als der Energiebedarf, da der Patient diese Ernährung in jedem Fall als eine Beschränkung seiner freien Nahrungswahl ansieht. Bei zu geringem Energiedefizit und einem dementsprechend geringen Erfolg hält er von

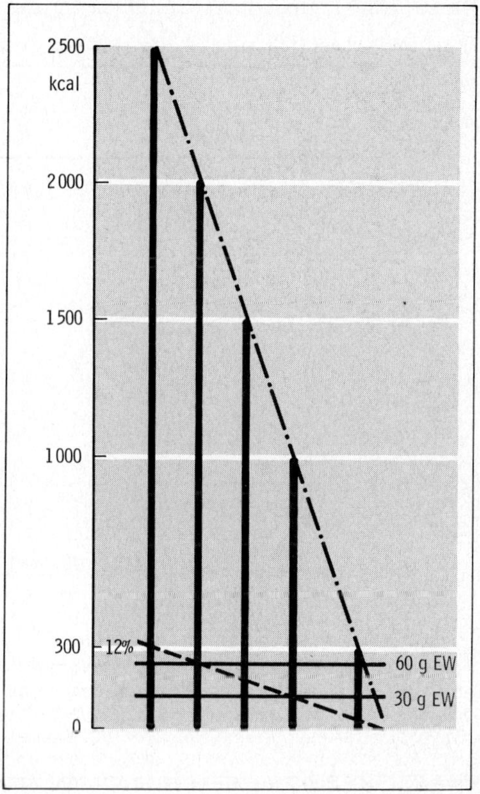

Abb. 2.9 Ein normaler Eiweißanteil von 12 Energie % entspricht in Diäten mit abnehmendem Energiegehalt einer zu geringen absoluten Eiweißmenge. Eine Abmagerungsdiät mit weniger als 1000 kcal muß einen höheren Anteil Eiweiß enthalten

dieser ganzen Maßnahme nicht viel. Es sollten also mindestens 1000 kcal weniger gegeben werden als erforderlich. Die Diät sollte vor allem die „leeren Energieträger“ aus der Nahrung verbannen und Lebensmittel mit einer hohen „Nährstoffdichte“ bevorzugen, um die Basis für die Versorgung mit essentiellen Nährstoffen zu erhalten. Dennoch kann eine gesunde Mischkost ohne Änderung der Zusammensetzung bis zu einer Abmagerungsdiät mit 1200 kcal vermindert werden, ohne daß die Gefahr einer groben Mangelernährung eintritt (Abb. 2.**9**). Erst Diäten unter 1000 kcal pro Tag müssen mit bestimmten Nährstoffen (Eiweiß) angereichert bzw. mit Vitaminen und Mineralstoffen substituiert werden. Bei der Zusammenstellung der Diät sollten die Wünsche des Patienten weitgehend berücksichtigt werden, denn die Reduktionsdiät muß schmackhaft sein und über längere Zeit durchgehalten werden können. Wesentliche Elemente dieser Reduktionskost sollten auch später für die Ernährung im Alltag weiter

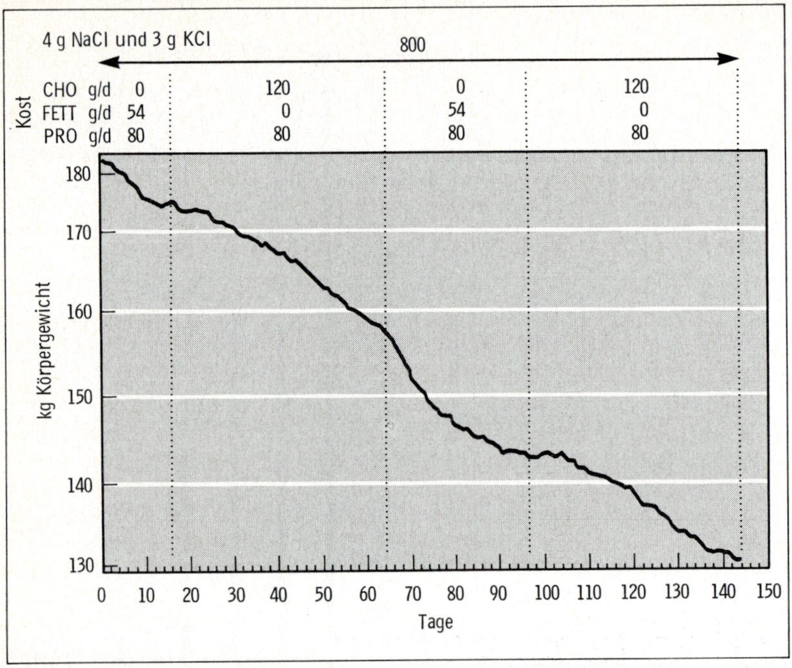

Abb. 2.**10** Einfluß einer kohlenhydratreichen oder einer fettreichen Abmagerungsdiät mit konstanter Eiweißzufuhr auf den Verlauf des Körpergewichts. Kohlenhydratreiche Diät verursacht eine Natrium- und Wasserretention, fettreiche Diät führt zu einer Ausscheidung von Natrium und Wasser. Im Durchschnitt hängt über eine längere Zeit der Substanzverlust nicht von der Art der Energieträger, sondern vom Energiedefizit ab

verwendbar sein, damit der Patient nicht die Zeit der Abmagerungskur als eine unangenehme, aber überstandene Episode ansieht, sondern die daraus gezogenen Lehren für eine vernünftige Ernährung auch später beibehält.

Einseitige Kostformen sind wenig schmackhaft und erleichtern am Anfang den Erfolg mit einer derartigen Diät, da der Patient, wenn er die Diät überhaupt einhält, bald „gesättigt“ ist und damit weniger Energie aufnimmt. Die immer wieder zitierten Erfolge der vielen Modediäten sind so zu erklären. Diese Erfolge sind jedoch selten von Dauer. Wissenschaftliche Untersuchungen haben in den letzten Jahren wiederholt bewiesen, daß die Gewichtsabnahme unabhängig ist von der Zusammensetzung der Abmagerungsdiät und allein das Ausmaß des Energiedefizits und die Dauer der Durchführung zählen (Abb. 2.**10**). Die lautstarke Reklame für Atkins-Diät,

Mayo-Diät usw. kann diesen gesicherten Befund nicht übertönen, man muß jedoch einräumen, daß manche Patienten lieber eine fettreiche, andere lieber eine kohlenhydratreiche Abmagerungskost essen. Diesen subjektiven Wünschen des Patienten kann man natürlich entsprechen, wird aber um diese Diät keinen Mythos aufbauen. Die spezifisch-dynamische Wirkung von Eiweiß wird ebenfalls überschätzt. Auch durch mehrere kleinere Mahlzeiten kann die Thermogenese, also die Energieabgabe durch Wärmeproduktion, nicht erhöht werden. Genau kontrollierte wissenschaftliche Untersuchungen an übergewichtigen Patienten haben gezeigt, daß in der Wirkung auf die Energiebilanz und damit die Gewichtsverminderung zwischen *einer* und *neun* Mahlzeiten am Tag kein Unterschied meßbar ist. Das schließt nicht aus, daß Patienten während einer Abmagerungskur subjektiv mit vielen kleinen Mahlzeiten besser zurechtkommen als mit wenigen großen Mahlzeiten, da das Hungergefühl bei mehreren Mahlzeiten nicht so stark ist.

Für die Durchführung von Abmagerungskuren gibt es viele kleine, aber nützliche unterstützende Maßnahmen (Tab. 2.**3**). Sie garantieren nicht den

Tabelle 2.**3** 10 Regeln zur Gewichtsreduktion

1. Schriftliches Ernährungs- und Gewichtsprotokoll
2. 4–6 kleine Mahlzeiten
3. Essen Sie nur an einem bestimmten Platz der Wohnung und kauen Sie langsam und gründlich
4. Wiegen Sie alle Lebensmittel
5. Bevorzugen Sie eiweißreiche Lebensmittel
6. Meiden Sie zuckerhaltige, stärke- und fettreiche Lebensmittel
7. Wählen Sie ballaststoffreiche Lebensmittel und Obst
8. Benützen Sie moderne Zubereitungsarten wie Römertopf, Aluminiumfolie, Teflonpfanne
9. Trinken Sie energiefreie Getränke
10. Suchen Sie täglich körperliche Bewegung

Erfolg, erleichtern aber die Durchführung der Abmagerungskur. Viele kleine Mahlzeiten sind sicher ein wichtiges, subjektiv als angenehm empfundenes Hilfsmittel, um sich über Hungerphasen hinwegzuhelfen. Körperliche Aktivität steigert den Muskelstoffwechsel und wirkt dem Abbau von Muskeleiweiß in der katabolen Situation der Abmagerungskur entgegen. Außerdem ist der Fettsüchtige während körperlicher Betätigung vom Essen abgelenkt, danach ist er aber den Anfechtungen von Durst und Appetit ausgesetzt. Der Zeitaufwand für körperliche Aktivitäten, um eine bestimmte Energiemenge zu verbrauchen, ist jedoch vergleichsweise hoch (Tab. 2.**2**). Energiereduzierte Lebensmittel können das Volumen der Nahrung und damit das aktuelle Sättigungsgefühl erhöhen, natürliche Lebensmittel mit einer geringen Energiedichte, z. B. Gemüse, Obst, haben aber in der Abmagerungsdiät eine größere Bedeutung als die wenigen von der Ernährungsindustrie angebotenen energiereduzierten Lebensmittel. Natürliche Lebensmittel mit geringem Energiegehalt können auch zwanglos in den späteren Speiseplan zur Prophylaxe eines Rezidivs eingebaut werden (Tab. 2.**4**).

Tabelle 2.**4** Austauschtabelle zum Einsparen von Energie (nach *Schlierf* u. Mitarb.)

g	energiereich	kcal	energiearm	kcal
150	gebundene Suppe	70	klare Suppe	20
150	Schweineschnitzel	250	Kalbsschnitzel	160
30	Salami	165	Lachsschinken	40
30	Mettwurst	160	Corned beef	45
150	Räucheraal	500	Kabeljaufilet	120
150	Sahneeis	350	Joghurt, fettarm	60
200	Erbsen, grün	185	Blumenkohl	55
200	Pommes frites	440	Pellkartoffeln	170
125	Nudeln	490		
120	Sahnetorte	420	Obstkuchen	210
250	Traubensaft	185	Tee mit Zitrone	0
250	Wein	175	Mineralwasser	0
50	Erdnüsse	315	Gewürzgurke	10

Arzneimittel, welche den Appetit hemmen (Appetitzügler), sollten in der Behandlung der Fettsucht nur in Ausnahmefällen verwendet werden. Bei alleiniger Anwendung bringen sie keine zuverlässigen Erfolge, da die Hälfte der Patienten sich nach wenigen Wochen an das Mittel gewöhnt hat und die erwünschte Wirkung ausbleibt. Darüber hinaus ist das Risiko einer Gewöhnung, eventuell sogar einer Suchtentwicklung gegeben. Wegen weiterer ernster, unerwünschter Wirkungen wie Leistungsschwäche, Erregungszustände, Schlafstörungen oder gar Erhöhung des Blutdrucks sollten diese Appetitzügler nur in Ausnahmefällen und nicht länger als maximal 4 Wochen verordnet werden. Sie können während einer Abmagerungskur kurzfristig über eine kritische Situation hinweghelfen – mehr nicht. Andere Arzneimittel, welche als Nebenwirkung die Nahrungsaufnahme beeinträchtigen können, sind abzulehnen. Hormone, welche in den Stoffwechsel eingreifen, sind in dem hier gewünschten Sinne wirkungslos (Choriongonadotropin) oder bauen vorwiegend fettfreies Körpergewebe ab (Thyroxin), ganz abgesehen von ihren sonstigen hier nicht erwünschten Wirkungen.

Die psychologische Führung des Fettsüchtigen durch den betreuenden Therapeuten ist sicher sehr wichtig. Dies gilt für die Motivation, für die Ermunterung zum Durchhalten und für die Prophylaxe eines Rezidivs. Die Psychotherapie und auch die Verhaltenstherapie von Fettsüchtigen haben jedoch bisher die in sie gesetzten Erwartungen nicht erfüllt. Die Rezidivrate bei Fettsüchtigen liegt nach wie vor bei mehr als 50%, unabhängig von der Art der Abmagerungsdiät, und wird wesentlich beeinflußt von der Hilfe aus der Umwelt des Patienten, das heißt inwieweit die Familie, Berufskollegen oder Freunde in der Freizeit das Anliegen des betroffenen Patienten unterstützen oder hintertreiben.

Literatur

Bortz, W. M., P. Howat, W. L. Holmes: Fat, carbohydrate, salt and weight loss – further studies. Amer. J. clin. Nutr. 21 (1968) 1291–1301

Ditschuneit, H., J. G. Wechsler: Das modifizierte Fasten. Witzstrock, Baden-Baden 1981

Ernährungsbericht 1980. Deutsche Gesellschaft für Ernährung e. V., Frankfurt 1980

Gries, F. A., P. Berchtold, M. Berger: Adipositas-Pathophysiologie. Klinik und Therapie. Springer, Berlin 1976

Haslbeck, M.: Übergewicht: Gesundheitliche Folgen und praktische Konsequenzen. Akt. Ernähr.-Med. 7 (1982) 49–54

Hauner, H.: Fettgewebsverteilung und Adipositasrisiko. Dtsch. med. Wschr. 112 (1987) 731–735

Keller, C.: Diät bei Übergewicht. Thienemanns Diätkochbücher, Bd. 8, Thienemann, Stuttgart 1987

Liebermeister, H.: Medikamentöse Therapie der Adipositas. Internist. Welt 9 (1981) 366–374

Newmark, St. R., B. Williamsen: Survey of very-low-calorie weight reduction diets. Part I and II. Arch. intern. Med. 143 (1983) 1195–1198 u. 1423–1427

Wolfram, G.: Was ist Idealgewicht? Ernährungs-Umschau 27 (1980) 351–355

Zöllner, N.: Thannhausers Lehrbuch des Stoffwechsels und der Stoffwechselkrankheiten, 2. Aufl. Thieme, Stuttgart 1957

Zöllner, N., C. Keller: Adipositasbehandlung – Nulldiät oder kalorienreduzierte Diät? Internist 20 (1979) 147–150

3. Magersucht

G. Wolfram

Definition

Untergewichtige Personen sind zwar mager, haben aber nicht unbedingt eine Magersucht. Erst bei andauernden und extremen Formen des Untergewichts (weniger als 75% des Sollgewichts) spricht man von Magersucht, Kachexie oder Marasmus.

Von der Magersucht als Energiemangelkrankheit sind Krankheiten wegen eines Mangels an Vitaminen, Mineralstoffen oder auch Eiweiß abzugrenzen. Eine quantitativ unzureichende Ernährung wird bald auch qualitative Mängel aufweisen, und insofern können bei einer Energie-Mangelernährung auch die Symptome eines Eiweiß- oder Vitaminmangels erwartet werden. Sie sind aber dennoch bei Magersucht in unserem Land relativ selten und spät zu beobachten. In den Entwicklungsländern treten bei Hungersnöten Energie- und Nährstoffmangelkrankheiten häufig gleichzeitig auf.

Pathogenese

Die Magersucht entsteht durch ein Mißverhältnis zwischen Energieaufnahme und Energieverbrauch. Einen gesteigerten Energieverbrauch findet man bei einer Hyperthyreose oder bei einem entgleisten Diabetes mellitus mit Glukosurie. Diese Krankheiten führen auch bei einer Steigerung der Nahrungszufuhr zu einer Gewichtsabnahme. Störungen der Resorption im Darm, z. B. chronische Pankreaskrankheiten und Krankheiten, welche zu einer Atrophie der Darmschleimhaut führen, verursachen in der Regel nur eine geringe Gewichtsabnahme, können aber zu einem Mangel an bestimmten Vitaminen oder Mineralstoffen führen.

Unter den Störungen der Nahrungsaufnahme als Ursachen einer Magersucht sind in den Entwicklungsländern die Hungersnöte dominierend, bei uns sind meist Appetitstörungen die Ursache. Störungen des Appetits können psychische Ursachen haben und werden dann dem Formenkreis der Anorexia nervosa (s. Sonderformen) zugeordnet. Aber auch organische Krankheiten (chronische Infektionen, maligne Erkrankungen, Simmondsche Kachexie) und psychiatrische Krankheiten (schwere Depressionen) können eine Magersucht auslösen.

Die eigentliche Ursache der Magersucht, auch der Appetitstörungen, ist in vielen Fällen von Magersucht als Folge organischer und psychischer Krankheiten nicht bekannt. Die Vielfalt der psychischen Symptomatik bei der Anorexia nervosa führte eher zu einer Unterteilung in verschiedene Untergruppen als zu einer Klärung der psychischen Kausalkette. Manche Patienten mit Malignomen verlieren an Gewicht und sind manchmal schon kachektisch, ehe der Tumor mechanisch oder funktionell den Verdauungstrakt oder andere wichtige Organe beeinträchtigt. Auf dem Gebiet der Geschmacksempfindungen von Tumorpatienten liegen neurophysiologisch objektivierbare Befunde über Veränderungen der Schwellenwerte verschiedener Geschmacksempfindungen vor, z. B. ist der Schwellenwert für „bitter" bei einem Teil der Tumorpatienten erniedrigt. Als Ursachen der Anorexie werden durch den Tumor verursachte Änderungen von Metaboliten (Lactat), Hormonen (Insulin, Katecholamine) oder ein Defizit an bestimmten Nährstoffen, z. B. Thiamin oder Zink, welche eine Anorexie noch verstärken könnten, oder toxische Wirkungen von aus dem Tumor stammenden Peptiden, Oligonucleotiden und anderen niedermolekularen Metaboliten diskutiert. Gesichertes Wissen liegt bisher nicht vor. Im weiteren Verlauf eines derartigen Leidens tritt zu diesen noch unbekannten organischen Ursachen sicher noch eine psychische Komponente hinzu, vor allem, wenn der Patient um seine Situation weiß.

Befunde

Die Patienten klagen über Antriebsarmut, Abgeschlagenheit, Leistungsminderung und frieren leicht.

Am Aussehen der Patienten beeindrucken vor allem die scharfen Konturen des Gesichtsschädels, die tief eingesunkenen Gruben über den Schlüsselbeinen, die eingezogenen Zwischenrippenräume und die hervorstehenden Beckenknochen sowie Dornfortsätze der Wirbelsäule. Die Haut ist blaß und gelb, gelegentlich mit fleckigen Pigmentierungen. Sie fühlt sich trocken und kalt an, die Hautfalten sind dünn. Die Bewegungen des Magersüchtigen sind verlangsamt, seine Körperhaltung ist durch gesenkten Kopf, herabhängende Arme und leicht gebeugte Knie gekennzeichnet.

Der Mangelernährungszustand hat Auswirkungen auf alle Körperfunktionen. Die zentrale Regulation physiologischer Vorgänge ist ebenso beeinträchtigt wie etwa Stimmung und Befindlichkeit des Patienten. Ein Gewichtsverlust von 25% des Sollgewichts wird im allgemeinen ohne unmittelbare Lebensgefahr toleriert. Größere Substanzverluste bedeuten allerdings unmittelbare Gefahr. Der Stoffwechsel ist in vielen Fällen verlangsamt, der Grundumsatz sinkt bis auf 50% des Normalen, die Körpertemperatur ist auf 36 Grad und weniger erniedrigt. Durch Anpassungsmechanismen spart der Körper des Magersüchtigen Energie. Neben der Einschränkung der körperlichen Bewegungen erfordert die geringere Körpermasse auch weniger Energie für diese Bewegungen, und die Verminderung der Zellmasse der aktiv am Stoffwechsel beteiligten Gewebe bietet eine weitere Möglichkeit zum Einsparen von Energie. Zur Anpassung an eine Hungersituation hat der Organismus Anpassungsmechanismen zur Verfügung, die ihm erlauben, Eiweiß zu sparen und Fett in Form von Ketonkörpern auch dem Gehirn zur Verfügung zu stellen (S. 41). Der Blutzucker ist erniedrigt, eine ausgeprägte Hypoglykämie wird jedoch nicht beobachtet. Durch eine verminderte Aktivität des peripheren sympathischen Nervensystems, ausgewiesen durch niedrige Noradrenalinkonzentrationen im Plasma, werden Pulsfrequenz und Blutdruck gesenkt. Das Herzminutenvolumen ist klein. Außerdem findet man erniedrigte Plasmawerte von Insulin, Trijodthyronin, aber erhöhte Werte des Wachstumshormons und des Cortisols. Die Veränderung des Cortisols ist Ausdruck einer vermehrten Sekretion von Cortisol, aber auch einer verlängerten Halbwertszeit des Cortisols, eventuell durch eine Störung der Leberfunktion. Die mäßige Erhöhung der Transaminasen im Plasma spricht ebenfalls dafür. Der Geschlechtstrieb ist fast immer erloschen. Die Amenorrhö ist das am längsten bekannte Symptom der Anorexia nervosa.

Bei einem Gewichtsverlust eines 65 kg schweren Mannes um 25% nehmen der Fettbestand um 74%, die Kohlenhydrate um 40% und der Eiweißbestand um 25%, das intrazelluläre Wasser um 25% und der Bestand an Mineralien um 10% ab. Das Plasmaeiweiß bei Magersucht ist normal, wenn nicht zusätzlich zum Energiemangel ein Eiweißmangel tritt. Ödeme werden bei energetischer Unterernährung nicht beobachtet, sie sind ebenfalls einem Eiweißmangel zuzuordnen. Auch eine milde Anämie ist bei diesem Krankheitsbild geläufig, eine schwere Anämie erfordert jedoch zusätzliche Ursachen. Eine nächtliche Polyurie ist ein häufiges und quälendes Symptom, das auf drohende Hungerödeme hinweist. Entsprechend der Schwerkraft finden sich diese in den tiefsten Körperpartien, als erstes Zeichen findet man tagsüber also Knöchelödeme. Bei bettlägrigen Patienten beobachtet man in diesem Stadium Anasarka. Die Infektresistenz bleibt relativ lange erhalten, die Antikörperbildung ist erst spät in Mitleidenschaft gezogen. Dementsprechend treten erst bei ausgeprägter Kachexie vermehrt Infekte auf.

Die Schärfe des Verstandes ist nicht vermindert, dennoch kann die Persönlichkeit ernsthaft beeinträchtigt sein. Das Interesse ist nie längere Zeit auf ein bestimmtes Objekt gerichtet, es sei denn bei Hunger auf die Beschaffung von Nahrung. Die Interesselosigkeit an der übrigen Umgebung kann von Mangel an Hygiene begleitet sein.

Diagnose und Differentialdiagnose

Die Diagnose ergibt sich aus der Inspektion und aus der Anamnese. Die Differentialdiagnose muß zwischen den organischen, psychischen und psychiatrischen Ursachen unterscheiden.

Sonderformen

In der Gruppe der psychogenen Magersuchtformen müssen die Pubertätsmagersucht (Anorexia nervosa) und die Bulimie (Bulimia nervosa) abgegrenzt werden.

Die *Anorexia nervosa* ist charakterisiert durch eine intensive Angst, dick zu werden, durch Körperschemastörungen (sich auch bei Untergewicht noch zu dick fühlen), durch einen Gewichtsverlust von mindestens 25 % des früheren Gewichts und durch die Weigerung, das Körpergewicht auf dem Sollgewicht zu halten. Das Fehlen somatischer Krankheiten, welche den Gewichtsverlust erklären könnten, wird hierbei vorausgesetzt. Diese Krankheit betrifft überwiegend junge Frauen zwischen 15 und 25 Jahren (Frauen : Männern wie 12 : 1) und tritt in dieser Altersgruppe in einer Häufigkeit (gemessen an der Behandlungsinzidenzrate) von 15 pro 100000 Einwohner auf. Neuere Zahlen weisen darauf hin, daß die Häufigkeit im Zunehmen begriffen ist. Die Dunkelziffer ist jedoch sehr hoch.

Daneben wurde mit der *Bulimia nervosa* in den letzten Jahren ein eigenständiges Krankheitsbild beobachtet. Es ist charakterisiert durch wiederholte Attacken von Hyperphagie (Verschlingen größerer Nahrungsmengen innerhalb von ein bis 3 Stunden). Diese Bulimieattacke endet mit Bauchbeschwerden, Schläfrigkeit und selbstinduziertem Erbrechen. Das Vorliegen von Eßstörungen ist den Patientinnen bewußt, und es besteht bei ihnen die Angst, die Willenskontrolle über das Essen zu verlieren. Dementsprechend herrscht eine depressive Stimmung vor mit Selbstvorwürfen nach Bulimieattacken. Wiederholte Versuche einer Gewichtsabnahme durch strenge Diät, selbstinduziertes Erbrechen, Laxanzienabusus und Saluretikaabusus werden immer wieder berichtet. Starke Gewichtsschwankungen sind charakteristisch für die Anamnese. Die Bulimia tritt ebenfalls überwiegend bei jungen Frauen auf; die Häufigkeit ist nicht bekannt, sie nimmt aber zu.

Für die Eigenständigkeit der Bulimie sprechen die Unterschiede im Gewicht. Bei der Bulimie findet man in der Vorgeschichte in einem höheren Prozentsatz Adipositas; die Anorexien erreichen ein signifikant niedrigeres Minimalgewicht in ihrer Krankheitsgeschichte. Die Patientinnen mit Anorexie sind im Durchschnitt jünger. Ein noch deutlicherer Unterschied ergibt sich in den Merkmalen der Impulskontrolle, das heißt bei den Bulimien sind Drogen- und Alkoholmißbrauch, Diebstahlshandlungen, Suizidversuche und Stimmungslabilität stärker ausgeprägt. Das Erbrechen ist auch wesentlich charakteristischer für die Bulimia als für die Anorexia nervosa. Bei der Anorexie vermißt man in aller Regel ein Krankheitsbewußtsein; kennzeichnend ist die Beschwerde- und scheinbare Problemfreiheit. Bei der Bulimia nervosa besteht dagegen ein Krankheitsbewußtsein und ein ausgeprägter Leidensdruck.

Bei den Formen psychisch bedingter Magersucht muß man mit dem Zusammenwirken mehrerer prädisponierender Faktoren und auslösender

Ereignisse an der Krankheitsentstehung rechnen. An prädisponierenden Faktoren lassen sich genetische, individuelle, familiäre und soziokulturelle Faktoren unterscheiden. Für die Bedeutung der letzteren spricht eindeutig die Häufung beim weiblichen Geschlecht, das Auftreten in einem bestimmten Lebensabschnitt und die Häufigkeitszunahme der Magersucht und der Bulimie in den vergangenen Jahrzehnten. In den westlichen Industrienationen ist die psychogene Magersucht wesentlich häufiger als in den Ländern der Dritten Welt.

Die Prognose ist bei der symptomatologisch schweren Bulimia nervosa mit hoher Depressivität und häufigem Alkohol- und Drogenmißbrauch ungünstiger. 50% der Anorexiefälle erreichen eine partielle Heilung, bleiben aber zeitlebens dünn; 5% sterben innerhalb von 5 Jahren an Infektionen, an Entkräftung oder durch Selbstmord. Nur ein Teil findet ins normale Leben zurück.

Unter *Lipodystrophie* versteht man eine regionale oder totale Magersucht mit Schwund des subkutanen Fettgewebes. Bei der Lipodystrophia progressiva der erwachsenen Frau ist das Gesicht zuerst betroffen, der Befund dehnt sich dann auf den Oberkörper aus. Beim lipatrophischen Diabetes von Jugendlichen fehlt das subkutane Fettgewebe, es bestehen gleichzeitig eine Hyperlipidämie, Fettleber bzw. Leberzirrhose und eine Insulinresistenz ohne Ketoazidose. Heute weiß man, daß es sich um einen Defekt am Insulinrezeptor handelt.

Auch bei anderen endokrinologischen Krankheiten kann es zu einer Magersucht kommen (z. B. Addison-Kachexie, Sheehan-Syndrom).

Verlauf und Prognose

Verlauf und Prognose einer Magersucht hängen von der Pathogenese und der Möglichkeit einer kausalen Therapie ab. Nur wenn kein progressives Grundleiden (z. B. Malignom) vorliegt, kann die Magersucht an sich prognostische Bedeutung erlangen. In solchen Fällen verursacht manchmal die Hypokaliämie bedrohliche Komplikationen oder ein zu starker Eiweißverlust (>40% des Eiweißbestandes) führt zum Tod an Entkräftung. Häufig ist aber die Infektgefährdung entscheidend. In der Zeit der Antibiotika führen eben die „Problem-Keime" zum Tod. Kachektische Patienten können in nicht vorhersehbarer Weise zu stark oder zu schwach auf Arzneimittel reagieren. Bei sehr lange verlaufenden Fällen werden die letzten Reserven an Eiweiß und auch die Zellen des ZNS abgebaut. Als Zeichen der diffusen Hirnschädigung treten Verwirrtheitszustände, Somnolenz mit Cheyne-Stokesschem Atmen und schließlich Koma auf.

Therapie

Die Behandlung der Magersucht sollte möglichst kausal, wenigstens aber symptomatisch sein. Gute Erfolgschancen haben die Behandlung einer Hyperthyreose oder eines dekompensierten Diabetes mellitus. Magersüchtige Geisteskranke wird man einer psychiatrischen, Patientinnen mit einer Anorexia oder Bulimia nervosa einer psychotherapeutischen Behandlung zuführen. Die Magersucht krebskranker Patienten ist meist keiner Behandlung zugänglich. Dennoch sollte man die Abneigung dieser Patienten gegen das Essen zu überwinden versuchen, da ein rascher Verfall der Kräfte des Patienten die Erfolgsaussichten operativer oder chemotherapeutischer Maßnahmen verringert.

Die medikamentöse Behandlung des Appetitsverlustes kann mit Cyproheptadin (Nuran), mit Cortison oder mit Thyroxin versucht werden. Die Erfolge sind vor allem bei Krebskranken nicht sehr groß. Gutes Zureden, Geduld und Rücksicht auf die Wünsche oder Abneigungen des Patienten mit Geschick für eine Motivation des Patienten zur Nahrungsaufnahme sind leider häufig die einzigen Möglichkeiten.

Die Ernährungstherapie eines magersüchtigen Patienten, bei dem eine Therapie des Grundleidens möglich war, beginnt man langsam. Die Energiemenge soll den Bedarf bei Sollgewicht nur gering übersteigen. Eine optimale Versorgung mit Eiweiß und Kohlenhydraten als vorwiegende Energieträger leiten die Wende ein. Die Fettmenge soll zunächst nur langsam gesteigert werden, da hier am ehesten Unverträglichkeiten zu erwarten sind. Vorsichtiger Beginn mit körperlicher Betätigung sorgt für den Muskelansatz. Das Sollgewicht soll nicht in kurzer Zeit durch Fettansatz, sondern über Wochen und Monate durch eine vernünftige Wiederauffütterung erreicht werden.

In vielen Fällen muß eine Ernährung durch die Sonde eingeleitet werden, manchmal wird zunächst eine komplette oder eine zusätzliche intravenöse Ernährung notwendig (S. 65).

Literatur

Davidson, St., R. Passmore, J. F. Brock, A. S. Truswell: Human Nutrition and Dietetics. Churchill Livingstone, Edinburgh 1979

Fichter, M. M.: Epidemiologie der Anorexia nervosa und Bulimia. Akt. Ernähr.-Med. 9 (1984) 6–11

Pirke, K. M., J. Pahl: Somatische Befunde bei der Anorexia nervosa. Akt. Ernähr.-Med. 9 (1984) 12–17

Zöllner, N.: Fettsucht und Magersucht. In: R. Gross, P. Schölmerich: Lehrbuch der Inneren Medizin, 7. Aufl. Schattauer, Stuttgart 1987

4. Hypovitaminosen und Hypervitaminosen

G. Wolfram

Einführung

Vitamine sind lebensnotwendige Bestandteile der Nahrung des Menschen. Sie wirken als Katalysatoren oder Regulatoren und dienen selbst nicht direkt zur Deckung des Energiebedarfs und zur Bildung von Strukturen des Organismus. Der Bedarf an Vitaminen ist von Person zu Person unterschiedlich und hängt von der biologischen Situation, aber auch von der Umwelt des Individuums ab. Auch wenn die Nährstoffversorgung in Mittel-

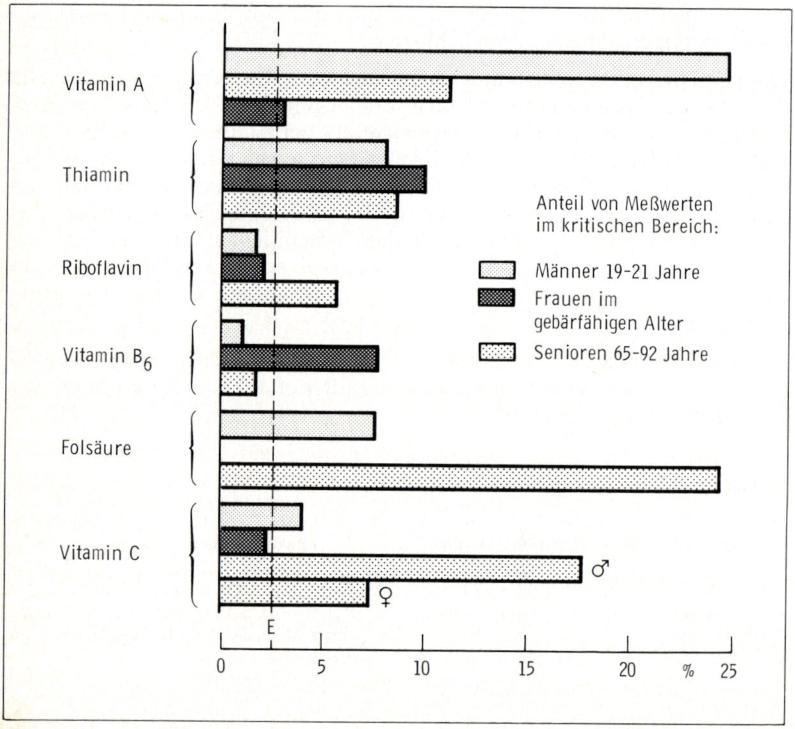

Abb. 4.1 Häufigkeit biochemischer Befunde, welche für eine unsichere Bedarfsdeckung bei Vitaminen sprechen (nach *Kübler*)

europa als ausreichend gesichert erscheint, muß man dennoch in Risikogruppen unserer Bevölkerung wie bei Heranwachsenden, Schwangeren und bei alten Menschen mit latenten Vitaminmangelsituationen rechnen (Abb. 4.**1**). Vitamine galten lange Zeit in Hinsicht auf die Gefahr der Überdosierung als problemlos. Heute wissen wir, daß bei einzelnen Vitaminen, speziell den fettlöslichen Vitaminen A und D, nicht nur der Mangel, sondern auch das Überangebot Krankheitswert erreichen kann.

Hypo- und Avitaminosen

Eine unzureichende Versorgung mit Vitaminen führt zunächst zur Entleerung der Speicher im Organismus, dann zu einer Einschränkung der Leistungsbreite und schließlich über Ausfälle von Funktionen zu anatomischen Veränderungen (Abb. 4.**2**). Je nachdem, welches Kriterium als Parameter herangezogen wird, wird man von Hypo- oder von Avitaminose sprechen.

Die Ursachen eines Vitaminmangels können auf verschiedenen Ebenen zu suchen sein. Durch die Zubereitung von Speisen kann es zu Vitaminverlusten kommen (Tab. 4.**1**). Eine vitaminarme Kost spielt in den Entwicklungsländern eine sehr große Rolle, aber auch in unserer Wohlstandsgesellschaft kann die allgemein verbreitete Fehlernährung, die vor allem „leere" Energieträger wie Alkohol, Zucker und Fett bevorzugt, zu einer Verarmung an Vitaminen und latenten, aber biochemisch faßbaren Mangelzuständen führen (Abb. 4.**1**). Im klinischen Bereich sind Vitaminmangelzustände als Folge von Resorptionsstörungen, Krankheiten der Leber und der Niere sowie bei Anwendung bestimmter Arzneimittel bekannt.

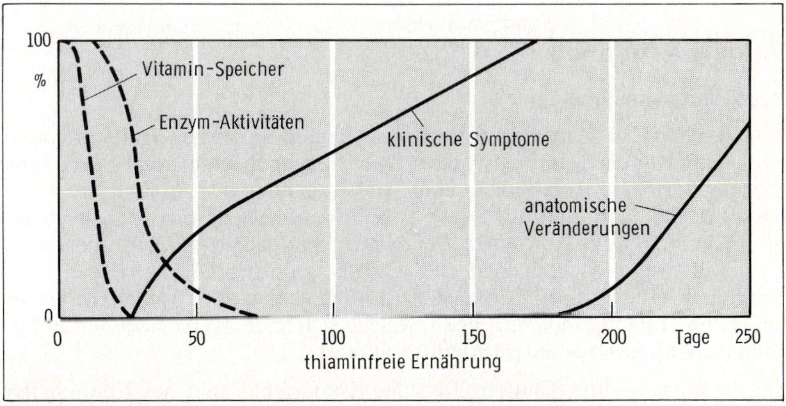

Abb. 4.**2** Schema der zeitlichen Entwicklung von Mangelzeichen unter thiaminfreier Ernährung bei freiwilligen Versuchspersonen (nach *Marks*)

Tabelle 4.1 Vitaminverluste (in %) durch die Zubereitung von Speisen (nach *Somogyi*)

Zubereitung	Druckkochtopf		siedendes Wasser		Dünsten	
Vitamin	C	B_1	C	B_1	C	B_1
Spinat	35	33	66	59	18	18
Blumenkohl	23	26	35	46	7	19
Rosenkohl	22	18	34	30	15	13

Hypervitaminosen

Die meisten Vitamine verursachen bei einer überhöhten Zufuhr, d. h. bei einer Verwendung des Vielfachen des täglichen Bedarfs, keine pathologischen Veränderungen. Dennoch muß man in der heutigen Zeit, in der Vitamine als „gesund" gelten und auch ohne Rezept in großen Mengen in reiner Form von Laien käuflich erworben werden können, mit Krankheitserscheinungen durch Überdosierungen rechnen. Dieses Risiko ist natürlich bei den fettlöslichen Vitaminen A und D besonders hoch.

Im folgenden sollen Hypovitaminosen, aber auch Hypervitaminosen bei speziellen Vitaminen abgehandelt werden. Besonderheiten in Biochemie, Funktion und Wirkung werden ebenfalls angeführt. Vorkommen, Wirkungen und Empfehlungen für die Zufuhr von Vitaminen wurden bereits im Kapitel Ernährung und Stoffwechsel (S. 50) abgehandelt.

Fettlösliche Vitamine

Vitamin A (Retinol)

Hypo- und Avitaminosen

Die Zeichen des Mangels an Vitamin A treten an Auge, Schleimhäuten, Haut und Knochen auf. Als erstes Symptom beobachtet man durch eine Störung der Rhodopsinbildung eine Verlangsamung der Adaptation an das Sehen in der Dämmerung. Diese „Nachtblindheit" ist das früheste Symptom beim Vitamin-A-Mangel. Bei einem Abfall der Retinolkonzentration im Serum treten Störungen des Wachstums und der Differenzierung von Epithelien auf. Eine abnorme Verhornung und eine Verminderung der Sekretionsleistung sind die Folgen, welche sich in den verschiedenen Bereichen des Organismus unterschiedlich äußern.

Die Verhornung der Epithelzellen der Konjunktiva und des Epithels der Tränendrüsen führen zu einer Verdickung und Austrocknung des konjunktivalen Epithels und der Hornhaut (Xerophthalmie). Dies beginnt mit weißen, trockenen, glanzlosen Stellen (Bitotsche Flecken) im Lidspaltenbereich der Bindehaut. Die Verhornung der Korneazellen verursacht eine Eintrübung der Hornhaut und Erblindung. Das Fehlen der reinigenden Wirkung der Tränenflüssigkeit kann aber zur Infektion führen, die verantwortlich für Geschwürsbildung (Keratomalazie) und Perforationen der Kornea sein und den Verlust des gesamten Auges bedeuten kann.

Auch die übrigen Schleimhäute atrophieren und zeigen Keratosen und Leukoplakie. Im Verdauungstrakt treten Entzündungen der Mundschleimhaut, eine Verminderung der Speichel- und Magensaftsekretion, Darmulzera, Verdauungs- und Resorptionsstörungen mit Durchfällen auf. In den Gallenwegen und den ableitenden Harnwegen besteht als Folge vermehrt abgeschilferter Epithelzellen eine Neigung zur Steinbildung. Die Schädigung von Haut und Schleimhaut vermindert die Widerstandskraft gegen Mikroorganismen und begünstigt Infektionen. Im Respirationstrakt führt die Keratinisierung zur Häufung von Bronchitiden und Bronchopneumonien infolge der Zerstörung des Flimmerepithels. Durch Schädigung des Sinnesepithels geht auch das Riechvermögen zurück.

Die Körperhaut ist infolge verminderter Sekretion von Schweiß- und Talgdrüsen trocken, schlaff und gefältelt. Darüber hinaus beobachtet man follikuläre Hyperkeratose, Hyperpigmentierungen, Haarausfall und verstärkt Längsrillen der Nägel. Ausgeprägte Fälle sind als Krötenhaut durch follikuläre Papeln mit umgebender Depigmentierung gekennzeichnet.

Vitamin-A-Mangel verursacht auch Atrophien der Ovarien und der Testes. In der Schwangerschaft kann es bei Vitamin-A-Mangel zum Absterben oder zu Mißbildungen des Fetus kommen.

Bei Jugendlichen können Störungen der Knochenbildung mit übermäßigem Dickenwachstum und Defekten in der organischen Matrix auftreten.

Die wichtigsten Ursachen für einen Mangel an Vitamin A bei uns sind Störungen der Fettresorption, z. B. Cholestase, oder Pankreaskrankheiten bzw. eine generelle Malabsorption, z. B. Zöliakie oder Sprue.

Die therapeutische Dosis bei einem Mangel an Vitamin A liegt bei täglich 15 mg per os für 2–3 Wochen.

Hypervitaminosen

Bei einer Überdosierung treten zunächst Kopfschmerzen, Inappetenz, Übelkeit und Brechreiz auf. Haut- und Schleimhäute werden trocken, die Nägel werden brüchig, und die Haare fallen aus. Mundwinkelrhagaden, Schleimhautblutungen und Ulcera cruris können hinzutreten. Knochenschmerzen, Gelenkschmerzen und bei ausgeprägter Hypervitaminose auch Spontanfrakturen wurden beobachtet. Eine Splenomegalie mit Abdominalschmerzen und eine hypoplastische Anämie mit Leukopenie können hinzutreten. Abduzensparese und Nystagmus, Somnolenz, Stauungspapille und

Anstieg des intrakraniellen Drucks sind Ausdruck zentralnervöser Störungen. Eine übermäßige Zufuhr von Vitamin A in der Schwangerschaft kann teratogene Schäden verursachen.

Bei einer Überdosierung von Karotinen ist keine Hypervitaminose zu befürchten, weil Resorption von Karotinen und ihre Umwandlung in Retinol begrenzt sind. Es kommt dabei nur zu Ablagerungen von Karotinen, z. B. in der Haut mit gelblicher Verfärbung.

Lebensgefährliche Einzeldosen sind beim Säugling mehr als 50 mg und beim Erwachsenen mehr al 500 mg Vitamin A. Bei langfristiger hochdosierter Gabe von Vitamin A (>50 mg/Tag) oder nach Einnahme von besonders Vitamin-A-reicher Fischleber (z. B. Dorschlebertran) wurden Hypervitaminosen beobachtet. Vor hochdosierten therapeutischen Anwendungen (z. B. bei Hautkrankheiten) ohne ärztliche Kontrolle muß gewarnt werden. Erscheinungen der Überdosierung verschwinden im allgemeinen nach Beendigung der Vitamin-A-Zufuhr.

Vitamin A wird seit längerer Zeit zur Behandlung von Hautkrankheiten wie juveniler Akne oder Psoriasis eingesetzt, allerdings sind dazu Dosen von 30–60 mg pro Tag und mehr über Wochen notwendig. Dabei treten dann Überdosierungserscheinungen auf. Neuerdings werden deshalb für diese Indikationen Retinoide, z. B. Etretinat und Isoretonoin, eingesetzt. Allerdings ist auch bei den Retinoiden mit Vitamin-A-ähnlichen Überdosierungserscheinungen zu rechnen.

Vitamin D

Die Vitamin-D-Gruppe besteht aus mehreren biologischen Wirkstoffen, die man als Calciferole bezeichnet. Provitamin der Calciferole ist das 7-Dehydrocholesterin, welches in der Leber aus Cholesterin entsteht. In der Haut wird unter Einwirkung des UV-Lichts Cholecalciferol gebildet, das in der Leber zu 25-Hydroxycholecalciferol und im Anschluß daran in der Niere zu 1,25-Dihydroxycholecalciferol (= Calcitriol) oxidiert wird, der Substanz mit der höchsten Vitamin-D-Wirksamkeit. Da die wirksamen Stoffe bei ausreichender Einwirkung von UV-Licht im Körper gebildet werden, handelt es sich eigentlich nicht um Vitamine, sondern um Hormone. Der Bedarf an exogenem Cholecalciferol ist von der geographischen Breite abhängig. In unseren Breiten kommen Säuglinge und Kleinkinder nicht ohne zusätzliche Zufuhr aus.

Hypo- und Avitaminosen

Beim wachsenden Organismus ist das klassische Bild der Vitamin-D-Avitaminose die Rachitis. Beim Erwachsenen bezeichnet man die Mangelkrankheit als Osteomalazie. Der Vitamin-D-Mangel im Wachstumsalter führt zu einer unzureichenden Mineralisierung des Knochens. Statische Belastungen des Skeletts verursachen Deformierungen. Prinzipiell ist das gesamte Skelett betroffen, aber die am schnellsten wachsenden Knochen sind am schwersten befallen. Es kommt zu einer Störung der Verkalkung im Bereich der Verkalkungszone und zu einer Wucherung des Säulenknorpels. Die Begrenzung der Knorpelzone wird unscharf, unzureichend verkalktes osteoides Gewebe wird gebildet. Die verbreiterten und unscharf begrenzten Epiphysenlinien sind im Röntgenbild zu sehen. Beim Erwachsenen weisen Auftreibungen der Rippen an der Knorpelknochengrenze (Rosenkranz), Deformierungen des Schädels, des Thorax oder auch des Beckenskeletts, Verbiegungen der langen Röhrenknochen der Beine und Fehlstellungen der Zähne und Schmelzdefekte auf eine frühere Rachitis hin. Eine kritische Komplikation des Vitamin-D-Mangels mit niedrigen Konzentrationen des ionisierten Calciums im Blut sind anhaltende Krämpfe bei Kindern. Typisch sind außerdem verminderter Muskeltonus und herabgesetzte Muskelkraft.

Die Osteomalazie ist histologisch gekennzeichnet durch eine Verbreiterung des osteoiden Gewebes im Spongiosa- und Kompaktabereich. Röntgenologisch lassen sich quer zur Längsachse der Knochen verlaufende bandförmige Aufhellungen (Bezirke unverkalkter Grundsubstanz), sogenannte Loosersche Umbauzonen, an typischen Stellen des Skeletts nachweisen. Man findet aber auch diffus erhöhte Strahlentransparenz und strähnige Zeichnung des Knochens. Klinisch steht eine diffuse Schmerzhaftigkeit der Knochen mit Verbiegungen belasteter Knochen im Vordergrund.

Mangelerscheinungen sind bei Naturvölkern unbekannt. In den Industrieländern kommen für einen Mangel an Vitamin D mehrere Ursachen in Frage. Bei Luftverschmutzung in Industriegebieten (Smog), bei Elendswohnungen ohne Sonneneinstrahlung (Slums) und bei Nachtarbeitern wird die Entstehung eines Vitamin-D-Mangels wegen mangelhafter Einstrahlung von UV-Licht besonders begünstigt. Weitere Ursachen eines Vitamin-D-Mangels sind eine ungenügende enterale Resorption bei Maldigestion (Cholestase, Pankreasinsuffizienz) oder bei Malabsorption (Zöliakie), eine unzureichende Bildung aktiver Metabolite in der Leber (Leberzirrhose, Antiepileptika) oder in der Niere (Niereninsuffizienz) oder ein Defekt am Zielorgan (Enteritis, Dünndarmresektion).

Die therapeutische Dosis bei einem Vitaminmangel im Erwachsenenalter liegt bei 5 mg Cholecalciferol an 3 Tagen mit einer Wiederholung nach 6 Wochen. Calcitriol (z. B. bei Pseudo-Vitamin-D-Mangelrachitis) muß individuell dosiert werden (0,5–1 μg/Tag). Zur Rachitisprophylaxe werden je 5 mg Cholecalciferol nach 1, 4, 12 und 20 Lebenswochen verabreicht.

Hypervitaminosen

Der Abstand zwischen erwünschter und schädlicher Dosis ist beim Vitamin D relativ gering. Leitsymptom der Überdosierung ist die Hyperkalzämie, die meistens von einer Hyperkalziurie und einer Polyurie begleitet ist. Bei zu geringer Flüssigkeitszufuhr kommt es zur Exsikkose, Oligurie und auch zur Urämie. Häufige Begleitsymptome sind Inappetenz, Übelkeit und Erbrechen. Als Ausdruck neuromuskulärer Störungen werden eine Hypotonie der Muskulatur, eine Adynamie, eine Obstipation und QT-Verkürzungen im EKG beobachtet. Depressive Verstimmungen bis hin zur Psychose werden nicht immer gleich als Symptome einer Überdosierung erkannt. Schwere Überdosierungen führen zu Ablagerungen von Calciumphosphat vor allem in der Intima von Gefäßen und in den Nierentubuli (Nephrokalzinose) mit den Folgen der Urämie. Diese Veränderungen sind meist irreversibel.

Die Behandlung der Überdosierung versucht durch reichliche Flüssigkeitszufuhr die Calciumkonzentration im Plasma zu senken. Diese Maßnahme wird durch Glucocorticoide, Calcitonininfusionen und eventuell durch Hämodialyse unterstützt.

Ursachen der Hypervitaminose sind in der Regel therapeutische Anwendungen von Verbindungen der Vitamin-D-Gruppe. Eine unterschiedlich hohe Vitamin-D-Empfindlichkeit bei verschiedenen Altersgruppen und bei Krankheiten (z. B. erhöht bei Sarkoidose) sowie wegen jahreszeitlicher Schwankungen des Vitaminbedarfs und Neigung zu Kumulierungen erschweren die richtige Dosierung. Eine regelmäßige Kontrolle der Calciumkonzentration im Plasma und eine Beendigung der Vitamintherapie bei Calciumwerten über 11,5 mg/dl sind ratsam.

Vitamin E (Tocopherole)

Hypo- und Avitaminosen

Ein Mangel an Vitamin E verursacht Symptome, die bei verschiedenen Spezies recht unterschiedlich sein können. Im Tierversuch reichen sie von der Resorptionssterilität bis zur Muskeldystrophie.

Beim Menschen wurden bisher keine so dramatischen Mangelerscheinungen beobachtet. Bei Frühgeborenen wurde eine hämolytische Anämie mit verkürzter Lebensdauer der Erythrozyten mit einem Tocopherolmangel in Verbindung gebracht. Mangelzustände beim Erwachsenen sind angesichts des Gehalts von Tocopherolen in vielen Lebensmitteln unwahrscheinlich. Bei Patienten mit einer Störung der Fettresorption (z. B. biliäre Zirrhose), zystische Pankreasfibrose, Sprue) wurden niedrige Tocopherolkonzentrationen im Plasma, eine verkürzte Lebensdauer der Erythrozyten, histologische Veränderungen an der Muskulatur, erhöhte CPK im Plasma und eine Kreatinurie beobachtet. Die Gabe von 100 mg bis 200 mg Vitamin E/Tag bewirkt eine Rückbildung dieser Veränderungen. Bei der sehr seltenen A-Beta-Lipoproteinämie wird eine Zufuhr von 100 mg Vitamin E pro kg Körpergewicht und Tag empfohlen.

Hypervitaminosen

Vitamin E galt bis vor kurzer Zeit als untoxisch. Megadosen von über 800 mg α-Tocopherol pro Tag führten in Einzelfällen zu Muskelschwäche und einem Anstieg der Serumkreatininkinase. Außerdem wurde über Kreatinurie, Hyperaminoazidurie, vermehrte Ausscheidung von Sexualhormonen und Oligospermie berichtet. Durch Interferenz mit Vitamin K soll es auch zu Koagulopathien kommen.

Vitamin K (Phyllochinone)

Hypo- und Avitaminosen

Das beim Menschen wirksame K-Vitamin ist das Menachinon (= Vitamin K_2). Phytomenadion (Vitamin K_1) wird mit pflanzlichen Lebensmitteln aufgenommen und ersetzt zum Teil Menachinon.

Kardinalsymptom des Mangels ist eine hämorrhagische Diathese, die sich zuerst durch Zahnfleischblutungen und eine Mikrohämaturie äußert. Ein alimentärer Vitamin-K-Mangel tritt beim Menschen nicht auf, da der Vitaminbedarf zum Teil durch das im Darm von Bakterien gebildete Vitamin gedeckt wird. Neugeborene haben in den ersten Lebenstagen noch einen sterilen Darm und weisen deshalb häufig niedrige Prothrombinkonzentrationen im Blut auf und neigen auch zu Hämorrhagien.

Die häufigste Ursache einer Hypovitaminose ist die Zerstörung der Darmflora durch Antibiotika oder die Behinderung der Resorption von Chylomikronen durch eine Cholostase. Durch Antivitamine, z. B. Cumarine, können ebenfalls Vitamin-K-Mangelzustände hervorgerufen werden. Bei einem Leberparenchymschaden kann die Prothrombinsynthese gestört sein. Eine Unterscheidung des Vitamin-K-Mangels bei Störungen der Resorption und bei Störungen der Prothrombinsynthese wäre durch das Verhalten des Prothrombins im Plasma nach parenteraler Zufuhr von Vitamin K (Koller-Test) möglich. Die langsame intravenöse Gabe ist jedoch wegen der Gefahr von Zwischenfällen (Schock durch Emulgator?) nur bei Überdosierung von Cumarinen indiziert. Allerdings dauert es wenigstens 12 Stunden, bis von der Leber wirksame Mengen Prothrombin gebildet sind.

Die Behandlung des Vitamin-K-Mangels erfolgt bei den seltenen ernsten Zwischenfällen durch die langsame intravenöse Gabe von 10–30 mg/Tag. Die hämorrhagische Diathese des Neugeborenen wird mit 1 mg Vitamin K_1 intramuskulär behandelt. Dabei sollte eine Dosis von 5 mg pro Tag nicht überschritten werden.

Hypervitaminosen

Eine Hypervitaminose K_1 im eigentlichen Sinn ist nicht bekannt.

Wasserlösliche Vitamine

Vitamin B_1 (Thiamin)

Hypo- und Avitaminosen

Thiaminpyrophosphat dient als Coenzym bei der oxidativen Decarboxilierung von α-Ketosäuren und ist außerdem für den Pentosephosphatzyklus von Bedeutung. Aus der biochemischen Funktion ist verständlich, daß Thiaminmangel zu Störungen im Kohlenhydratstoffwechsel führt. Noch vor dem Auftreten klinischer Symptome ist ein Thiaminmangel durch die Abnahme der Transketolaseaktivität in den Erythrozyten nachweisbar. Klinische Symptome treten an Nervensystem, Muskulatur, Herz und Verdauungstrakt auf.

Die klassische Avitaminose ist die Beriberi-Krankheit. Der Verlauf ist sehr variabel. Man unterscheidet eine trockene Form, die durch eine periphere Neuritis charakterisiert ist, und eine feuchte Form, bei der Ödeme im Vordergrund stehen. Frühe Zeichen der Neuritis sind Schweregefühl in den Beinen und Parästhesien, dann folgen Reflexausfälle und Krämpfe. Schlaffe Muskellähmungen sind Ausdruck von Degenerationen im zentralen und peripheren Nervensystem. Hinzu treten auch psychische Labilitäten in Form von Konzentrationsschwäche, Reizbarkeit und Depressionen.

Muskelschmerzen und Muskelschwäche sind Ausdruck von Muskelatrophien und steigen von peripher nach zentral auf. Es folgen Tonusverluste und Lähmungen. Die Erniedrigung der Körpertemperatur ist wahrscheinlich Folge der Störungen im Muskelstoffwechsel.

Störungen am Herzen entwickeln sich in unterschiedlichen Stadien der Beriberi. Pulsbeschleunigung mit kalten Extremitäten und Ausbildung von Ödemen, in ausgeprägten Stadien auch Zyanose, sind zu beobachten. Das Herz ist vorwiegend rechts-verbreitert, eine Herzinsuffizienz kann schließlich zu Ergüssen in den Körperhöhlen führen. Die allgemeine Ödematose wird von Oligurie begleitet.

Störungen am Magen-Darm-Trakt in Form von Inappetenz, Übelkeit und Erbrechen sowie Verstopfung gelten als unspezifische Begleiterscheinungen des Thiaminmangels. Neben der Beriberi-Krankheit werden bei Alkoholikern auch als Ausdruck eines akuten Thiaminmangels eine Wernicke-Enzephalopathie und ein Korsakow-Syndrom beschrieben.

Als Ursache für die klassische Beriberi-Krankheit ist die überwiegende Ernährung mit poliertem Reis wohlbekannt; dabei wirken ein niedriger Vitamingehalt und ein hoher Kohlenhydratgehalt in diesem Lebensmittel additiv. In Europa ist vor allem bei Alkoholikern als Folge einer gestörten Resorption von Thiamin mit Mangelzuständen zu rechnen. Bei Alkoholabusus, bei Azidose (z. B. diabetisches Koma) und bei Muskelarbeit ist der Vitaminbedarf erhöht. Durch die heute üblichen Verfeinerungen von Lebensmitteln (weißes Mehl, lebensmitteltechnologische Bearbeitung von Obst und Gemüse) sowie durch langes Lagern und Kochen ist mit einer Verarmung der Nahrung an Thiamin zu rechnen. Eine geringe Versorgung mit Thiamin kommt auch bei Krankheiten des Dünndarms und Resorptionsstörungen vor. Viele Fische enthalten das Enzym Thiaminase, welches bei sehr langem und einseitigem Genuß von Fischen eine Unterversorgung mit Thiamin verursachen soll.

Die therapeutische Dosis liegt bei 100 mg Thiamin pro Tag per os. Bei Beriberi-Syndrom werden 50–100 mg intravenös über eine Woche verabreicht. Danach wird die Behandlung oral weitergeführt. Bei diabetischer Azidose und gestörter Leberfunktion wird wegen der gestörten Phosphorylierung des Thiamins Thiaminpyrophosphat intravenös gegeben.

Hypervitaminose

Eine Hypervitaminose im eigentlichen Sinn ist nicht bekannt. Hohe Konzentrationen von Vitamin B_1 können Vitamin B_{12} in Lebensmitteln zerstören.

Unverträglichkeitsreaktionen nach intravenöser Zufuhr von Thiamin sind nicht Ausdruck einer Hypervitaminose, sondern einer anaphylaktischen Reaktion. Juckreiz, Schwellungen von Zunge, Lippen und Augenlidern, Schweißausbruch, Atemnot, Zyanose, Blutdruckabfall sind die typischen Zeichen der Anaphylaxie. Intravenöse Injektionen von Thiamin sollten deshalb stets langsam und unter sorgfältiger Kontrolle des Patienten erfolgen.

Vitamin B_2 (Riboflavin)

Hypo- und Avitaminosen

Die zentrale Stellung der Flavinenzyme im Stoffwechsel (S. 54) führt bei einem Mangel zu schweren Störungen in verschiedenen Geweben. Frühe Zeichen eines Mangels sind Empfindlichkeit und Brennen von Lippen, Zunge und Mundschleimhaut sowie manchmal auch Brennen der Augen. Die Lippen sind glatt, glänzend und hochrot, später treten Risse und Fissuren auf (Cheilosis). Schmerzhafte Rhagaden an den Mundwinkeln werden als Stomatitis angularis bezeichnet. Weitere auffällige Schleimhautveränderungen sind eine blaurote Verfärbung der Zunge mit Vergröberung der Papillen und Atrophie; des weiteren eine Trockenheit der Rachenschleimhaut mit Dysphagie. An der Haut findet man eine seborrhoische Dermatitis mit Rötung und Schuppenbildung der Haut, beginnend an den Nasolabialfalten, Ohrmuscheln, Augenwinkeln und am Skrotum. Die Fingernägel werden dystrophisch, glanzlos und brüchig (Choilonychie). Am Auge selbst sind ein Nachlassen der Sehschärfe, Lichtscheu, Blepharospasmus, Vaskularisierung der Kornea mit Fremdkörpergefühl, Katarakt und Zeichen einer retrobulbären Neuritis zu beobachten. An den peripheren Nerven kommt es zu degenerativen Veränderungen. Bei schwerem Riboflavinmangel findet man eine allgemeine Wachstumsstörung, eine hypochrome Anämie und Störungen des Sexualzyklus. Bei Mangel während der Schwangerschaft wurden auch Störungen der Embryonalentwicklung mit Mißbildungen (Hasenscharten, Gaumenspalten) berichtet. Keines der Symptome ist pathognomonisch.

Ein isolierter Riboflavinmangel wird beim Menschen kaum beobachtet. Meist handelt es sich um einen Mangel an mehreren B-Vitaminen. Mangelzustände werden seltener durch eine zu geringe Zufuhr als durch mangelhafte Resorption wegen Störungen im Magen-Darm-Trakt verursacht. Bei Anazidität des Magensaftes oder Pankreasinsuffizienz wird Riboflavin aus der Nahrung vermindert freigesetzt. Auch Leberkrankheiten können Riboflavinmangelsymptome verursachen. Phenothiacinderivate hemmen die Coenzymsynthese, orale Kontrazeptiva und Alkoholismus erhöhen den Riboflavinbedarf.

Die therapeutische Dosis liegt bei 10 mg Riboflavin pro Tag oral.

Hypervitaminosen

Unerwünschte Wirkungen hoher Dosen von Riboflavin sind nicht bekannt.

Nicotinsäureamid

Hypo- und Avitaminosen

Nicotinsäureamid ist als Bestandteil der Coenzyme NAD und NADP an vielen Stoffwechselvorgängen beteiligt. Die vielfältige Symptomatik beim Vitaminmangel betrifft vor allem Haut, Verdauungstrakt und Nervensystem.

Die klassische Avitaminose ist die Pellagra (= rauhe Haut). Bevorzugt an belichteten Körperpartien treten scharf begrenzte Erytheme auf, die sich später braun verfärben oder unter Ausbildung feiner Abschilferungen wieder heller werden. Hyperkeratose, Fissuren und Ausbildung von Blasen können folgen. Handinnenflächen und Fußsohlen zeigen nur eine gelbe Verfärbung. Im Bereich von Mund und Rachen beobachtet man eine Stomatitis mit Hypertrophie und Erosionen der hochroten Zungenschleimhaut, welcher eine Atrophie folgt. Auffällig ist auch die Schwellung der Speicheldrüsen und ein vermehrter Speichelfluß.

Im Bereich des Verdauungstraktes findet man relativ früh eine Anazidie des Magensaftes, der dann Übelkeit und Brechreiz, aber auch Durchfälle folgen können.

Auf seiten des Nervensystems reicht die Symptomatik von Neuritiden mit Parästhesien und Paresen mit Gangstörungen bis zu psychischen Veränderungen wie Verwirrungszustände, Halluzinationen, Depressionen und Somnolenz mit Veränderungen im EEG.

In den Industrieländern tritt ein Mangel an Nicotinsäureamid nahezu ausschließlich in Verbindung mit chronischem Alkoholismus, mit Leberzirrhose oder chronischen Durchfällen auf. In den Entwicklungsländern ist die Pellagra vor allem im Zusammenhang mit einer einseitigen Maiskost bekannt. An der Entstehung sind mit dem geringen Nicotinsäureamidgehalt des Maises, der festen Bindung des Vitamins im Mais, aus der es nur schwer freigesetzt werden kann, und dem geringen Gehalt an Tryptophan, das als Provitamin wirkt, mehrere Faktoren beteiligt. Der geringe Gehalt von Vitamin B_2 und Vitamin B_6, welche für die Bildung von Nicotinsäureamid aus Tryptophan notwendig sind, wirkt noch unterstützend. Die Anwendung oraler Kontrazeptiva oder die Behandlung mit Isonicotinsäurehydracid erhöhen den Bedarf an Nicotinsäureamid.

Die therapeutische Dosis liegt bei täglich 300–500 mg Nicotinamid oral.

Hypervitaminose

In hohen Dosen von mehr als 3 g/Tag senkt Nicotinsäureamid die Konzentration von Cholesterin im Plasma und bewirkt eine Erweiterung peripherer Gefäße. Eine Hypervitaminose im engeren Sinn ist nicht bekannt. Die für die Behandlung von Fettstoffwechselstörungen notwendigen hohen Dosen können jedoch zu unerwünschten Nebenwirkungen führen. Sehr häufig tritt eine starke Rötung von Gesicht, Nacken und Oberkörper auf mit Hautjucken. Kopfschmerzen, Übelkeit, Magenschmerzen und Durchfall wurden beschrieben. Bei Fortsetzung der Medikation kann es zu peptischen Geschwüren kommen. Mit Störungen der Kohlenhydrattoleranz und einer Hyperurikämie muß gerechnet werden. Ein Anstieg der Transaminasen und der alkalischen Phosphatase kann auch von einer Gelbsucht begleitet sein. Die Veränderungen bilden sich nach Absetzen der Substanz wieder zurück.

Vitamin B_6 (Pyridoxin) (s. auch Kap. 9, S. 463)

Pyridoxal-Phosphat ist Coenzym von Transaminasen und von Aminosäuredecarboxylasen.

Hypo- und Avitaminosen

Ein Pyridoxinmangel im Kindesalter ist charakterisiert durch Erregbarkeit und konvulsive Krämpfe mit Veränderungen im EEG. Außerdem wurde eine makrozytäre hypochrome Anämie beobachtet.

Beim Erwachsenen verursacht ein Pyridoxinmangel allgemeine Symptome wie Anorexie, Erbrechen und Schwindel. Ähnlich den Veränderungen bei Riboflavinmangel findet man an Mund, Nasolabialfalten und Augen, gelegentlich auch Ohren, eine juckende Rötung mit Hyperpigmentierung und Schuppung als seborrhoische Dermatitis. Glossitis, Cheilosis und angulare Stomatitis sind Läsionen, die von der Symptomatik des Nicotinsäureamid- oder Riboflavinmangels nicht zu unterscheiden sind. Die Patienten können auch eine periphere Neuritis entwickeln mit brennenden Schmerzen, speziell an Füßen und Unterschenkeln, mit Steigerung der Symptomatik bis zu tonisch-klonischen Krämpfen. Gewichtsverlust tritt regelmäßig auf, eine Neigung zu Infektionen, speziell der ableitenden Harnwege wurde ebenfalls beobachtet. Es gibt mehrere Berichte, daß bestimmte Formen der sideroachrestischen Anämie durch Pyridoxin gebessert werden.

Alimentär bedingte Hypovitaminosen treten beim Erwachsenen praktisch nicht auf. Ein erhöhter Bedarf besteht in der Schwangerschaft und bei eiweißreicher Ernährung. Isonicotinsäurehydracid führt zu einer Inaktivierung von Pyridoxal. Orale Kontrazeptiva können den Tryptophanstoffwechsel stören, Pyridoxingaben normalisieren diese Veränderung.

Die therapeutische Dosis liegt bei 300 mg pro Tag oral.

Hypervitaminose

Nachteilige Reaktionen durch erhöhte Dosen von Pyridoxin in Form von schweren sensorischen Dysfunktionen der Extremitäten mit Ataxie wurden in neuerer Zeit nicht beobachtet.

Pantothensäure

Pantothensäure kommt in unserer Nahrung weit verbreitet vor, mit einem alimentären Mangel an diesem Vitamin ist praktisch nicht zu rechnen.

Hypo- und Avitaminosen

Ein Mangel an Pantothensäure wurde beim Menschen bisher nur durch Verabreichung des Pantothensäureantagonisten ω-Methylpantothensäure und in einem anderen Experiment durch Verabreichung einer halbsynthetischen Diät erzeugt. Als Symptome traten Müdigkeit, Kofschmerz und Schwäche auf. Inappetenz, Übelkeit, Bauchkrämpfe und Erbrechen, Kreislaufstörungen und Infektneigung wurden ebenfalls beobachtet. Parästhesien der Extremitäten und Muskelschwäche sowie Schlafstörungen und Änderung der Persönlichkeit im Sinne einer erhöhten Erregbarkeit, Rastlosigkeit und Streitsucht wurden protokolliert.

Therapeutische Dosen sind nicht notwendig. Sonst gelten die Empfehlungen für die Nährstoffzufuhr (S. 57).

Hypervitaminose

Hypervitaminosen sind bisher nicht bekannt.

Biotin

Hypo- und Avitaminosen

Es ist unwahrscheinlich, daß beim Menschen spontan ein Biotinmangel auftritt, da auch die Darmflora zur Versorgung beiträgt. Bisher sind beim Menschen nur bei extrem einseitiger Ernährung mit rohem Hühnereiweiß, das ein das Biotin bindendes und inaktivierendes Protein (Avidin) enthält, Mangelerscheinungen beobachtet worden. Neben den Allgemeinsymptomen Inappetenz, Übelkeit, Muskelschmerzen, Parästhesien, Müdigkeit und Depressionen treten Veränderungen an Haut- und Schleimhäuten im Sinne einer schuppenden Dermatitis und einer Atrophie der Zungenpapillen auf. Weitere Beobachtungen betreffen Hypercholesterinämie, Anämie und Änderungen im EKG.

Therapeutische Dosen orientieren sich an den Empfehlungen (S. 57).

Hypervitaminosen

Eine Hypervitaminose ist bisher nicht bekannt.

Folsäure (s. auch Kap. 9, S. 463)

Hypo- und Avitaminosen

Unter den Mangelerscheinungen steht die Störung bei der Bildung der Blutzellen im Vordergrund. Ein typischer hämatologischer Befund ist die makrozytäre, hyperchrome Anämie mit Megaloblasten im Knochenmark. In der Regel besteht gleichzeitig eine Verminderung der Granulozyten, Lymphozyten und Thrombozyten. Das lymphatische System bietet Zeichen einer Atrophie. An den Schleimhäuten treten Entzündungen und Ulzerationen auf, die im Bereich des Magen-Darm-Traktes mit Durchfällen und Resorptionsstörungen einhergehen. Am Skelettsystem äußert sich ein Mangel durch vermindertes Wachstum bzw. im Erwachsenenalter auftretende Osteolysen.

Im Organismus wird Folsäure unter Mitwirkung von Vitamin B_{12} in eine aktive Form übergeführt. Die Reifung der Erythrozyten im Knochenmark erfordert sowohl Folsäure als auch Vitamin B_{12}. Ein Mangel an einem dieser Vitamine verursacht eine megaloblastäre Anämie. Die Behandlung einer Anämie bei Folsäuremangel mit Folsäure allein verbraucht auch sehr viel Vitamin B_{12}. Sind die Reserven an Vitamin B_{12} verbraucht, nützt auch die alleinige Folsäuretherapie nicht mehr. Sie kann sogar zu einer Verschlimmerung der neurologischen Symptome führen. Bei einer makrozytären, hyperchromen Anämie empfiehlt sich deshalb eine gleichzeitige Behandlung mit Folsäure und Vitamin B_{12}.

Der Bedarf an Folsäure ist bei Schwangerschaft, Laktation und bei Krankheiten mit beschleunigter Zellproliferation erhöht. In den Entwicklungsländern wird eine größere Verbreitung des Folsäuremangels angenommen. In den Industrienationen ist immerhin auch mit Folsäuremangelzuständen bei älteren Personen und bei jungen Frauen während der Schwangerschaft zu rechnen (Abb. 4.**1**). Bei Resorptionsstörungen (z. B. Sprue) kann ebenfalls eine Mangelsituation entstehen. Chronische Leberkrankheiten gehen mit einem geringen Folsäuregehalt der Leber als Speicherorgan einher. Zwischen Folsäure und den zur Behandlung der Epilepsie benützten Phenytoinpräparaten ist ein Antagonismus bekannt.

Die therapeutische Dosis bei makrozytärer Anämie liegt bei 5–20 mg Folsäure pro Tag oral oder parenteral, aber immer kombiniert mit Vitamin B_{12}.

Hypervitaminosen

Hohe Dosen von Folsäure können zu Anorexie, Flatulenz und Bauchbeschwerden führen. Calciumfolinat wird zur Neutralisierung von Folsäureantagonisten benutzt. Es kann bei parenteraler Anwendung Fieber hervorrufen.

Vitamin B_{12} (Cobalamin)

Hypo- und Avitaminosen

Ein Mangel an Vitamin B_{12} verursacht eine perniziöse Anämie. Im Vordergrund steht die Störung der Bildung von Erythrozyten, es kommt jedoch auch zu einer Störung der Leuko- und Thrombozytopoese. Im Knochenmark findet man Megaloblasten.

Darüber hinaus entwickeln sich Degenerationsherde in der weißen Substanz der langen Rückenmarksbahnen, speziell der Seiten- und Hinterstränge (funikuläre Myelose). Die Folgen sind Parästhesien, Störungen der Tiefensensibilität, hyperaktive Reflexe oder Reflexverluste und Ataxie. Die neurologischen Ausfälle sind irreversibel.

Am Beginn der Krankheit steht häufig Zungenbrennen als Ausdruck einer Glossitis (Huntersche Glossitis) mit Rötung und Bläschenbildung. Später wird die Zunge atrophisch glatt. Die Magenschleimhaut wird ebenfalls atrophisch, und es entsteht eine histamin-refraktäre Achylie.

Die Ursache der Hypovitaminose ist selten ein B_{12}-Mangel in der Nahrung, z. B. bei strengem Vegetarismus,. Sehr viel häufiger ist ein Mangel an Intrinsicfactor, der die Resorption von Vitamin B_{12} ermöglicht, Ursache der perniziösen Anämie. Nach heutiger Auffassung handelt es sich vorwiegend um eine organspezifische Autoimmunkrankheit, welche zur Magenschleimhautatrophie und zur Einstellung der Produktion von Intrinsicfactor führt. Nach totalen oder subtotalen Magenresektionen mit Entfernung des den Intrinsicfactor produzierenden Anteils der Magenschleimhaut beobachtet man ebenfalls eine perniziöse Anämie. Den gleichen Effekt haben Resektionen des unteren Ileums, wo Vitamin B_{12} resorbiert wird. Der Fischbandwurm kann als Parasit durch gesteigerten Cobalaminverbrauch einen Vitamin-B_{12}-Mangel hervorrufen.

Die therapeutische Dosis liegt bei 100 μg Hydroxocobalamin pro Tag parenteral für 2 Wochen, dann 2mal pro Woche und nach Normalisierung des Blutbildes einmal im Monat. Für die Dauertherapie 500 μg eines Depotpräparates alle 2 Monate.

Hypervitaminosen

Cobalamine können, wenn auch selten, zu anaphylaktischen Reaktionen führen.

Vitamin C (Ascorbinsäure)

Hypo- und Avitaminosen

Die klassische Mangelkrankheit ist der Skorbut. Frühsymptom ist eine follikuläre Keratose, der dann follikuläre, seltener flächenhafte Blutungen (Petechien) folgen. Das Ausmaß dieser Blutungen kann bis zu hämorrhagischen Ergüssen in serösen Höhlen oder Gelenken und zu Blutungen in die Muskulatur reichen. In schweren Fällen beobachtet man auch Hämaturie. Bei Kindern sind subperiostale Blutungen häufig. Kopf, Handteller und Fußsohlen bleiben gewöhnlich von Petechien frei.

Im Mund findet man Schwellungen der Interdentalpapillen, Gingivitis, Blutungen, Schleimhautulzera, Lockerung und Ausfallen von Zähnen. Als Folge einer Störung der Kollagenbildung beobachtet man beim Skorbut eine verzögerte Wundheilung, durch die Störung der Knochenbildung kommt es zu einer schlechteren Kallusbildung bei der Heilung von Frakturen. Die Resistenz gegen Infektionen läßt stark nach. Da bei Vitamin-C-Mangel Folsäure nur ungenügend zur aktiven Form reduziert werden kann, beobachtet man gelegentlich auch eine Folsäuremangelanämie bei Skorbut.

Skorbut war die klassische Mangelkrankheit von Schiffsbesatzungen früherer Zeiten. Heute wird eine unzureichende Versorgung nur noch bei langzeitiger einseitiger Kost beobachtet. Ein erhöhter Bedarf besteht bei Rauchern. Bei anazider Gastritis ist mit Resorptionsstörungen von Ascorbinsäure zu rechnen.

Die therapeutische Dosis liegt bei 200–400 mg pro Tag oral. Die Schutzwirkung hoher Vitamin-C-Gaben vor Erkältungskrankheiten oder gar vor malignen Krankheiten ist nicht gesichert.

Hypervitaminose

Im Überschuß zugeführtes Vitamin C wird mit dem Urin ausgeschieden. Es besteht Übereinstimmung darüber, daß die Hypervitaminose bei normalem Stoffwechsel unschädlich ist. Bei Zystinurie, Oxalose und Hyperurikämie kann jedoch eine Steinbildung begünstigt werden. Mehr als 4 g Ascorbinsäure pro Tag erhöhen die Ausscheidung von Oxalat und Harnsäure im Urin. Darüber hinaus kann es zu Übelkeit, Erbrechen und Durchfall kommen. Auch angioneurotische Ödeme und Ausschläge wurden beobachtet. Bei Glucose-6-phosphat-Dehydrogenase-Mangel kann die Hämolyse verstärkt werden. Vitamin C kann gelegentlich die Wirkung von Antikoagulanzien hemmen. Bei Schwangeren unter Vitamin-C-Behandlung kann es unmittelbar nach der Entbindung zu einem „Rebound“-Skorbut beim Kind kommen. Hohe Dosen von Vitamin C können schließlich die Eisenresorption verstärken und auch die Konzentrationen von Salicylaten im Plasma erhöhen.

Schlußfolgerungen: Vitamine gehören zu den Biokatalysatoren und sind in üblicher Dosierung unschädliche Substanzen. In übermäßigen Dosen können sie aber durchaus unerwünschte Nebenwirkungen haben. Vitamine sollten deshalb nur zum Ausgleich eines nachgewiesenen oder zu erwartenden Mangelzustandes benützt werden oder, z. B. die Vitamin-A-ähnlichen Substanzen, zur Behandlung bestimmter Hautkrankheiten. Eine Überempfindlichkeit gegen Vitamine ist selten, aber auch nicht vorhersehbar.

Literatur

Bässler, K. H.: Vitamine. Steinkopff, Darmstadt 1981

Isler, O., G. Brubacher: Vitamine I. Thieme, Stuttgart 1982

Forth, W., W. Rummel: Therapie des Vitaminmangels. In W. Forth: Allgemeine und spezielle Pharmakologie und Toxikologie, 5. Aufl. Bibliographisches Institut, Mannheim 1987

Marks, J.: A Guide to the Vitamins. MTP Publishing, Lancaster England 1975

Schneider, H. A., C. E. Anderson, D. B. Coursin: Nutritional Support of Medical Practice. Harper & Row, New York 1977

5. Diabetes mellitus

H. Mehnert

Der Diabetes mellitus ist eine erbliche chronische Stoffwechselerkrankung, die auf einem absoluten oder relativen Mangel an Insulin beruht. Die Diagnose wird durch die Feststellung einer pathologischen Erhöhung der Blutglucosekonzentration gesichert. Der Name Diabetes mellitus beschreibt den nicht obligaten Befund der Glukosurie und besagt, daß eine Harnvermehrung mit süßem Geschmack des Urins beobachtet wird (diabainein = durchfließen, mellitus = honigsüß). Der deutsche Name der Krankheit ist „Zuckerharnruhr" oder besser: Zuckerkrankheit. Je nach Schweregrad des Diabetes mellitus ist eine bestimmte Behandlung erforderlich: entweder mit Diät allein oder zusätzlich mit oralen Antidiabetika bzw. mit Insulin. Die Prognose wird bestimmt durch Zweiterkrankungen oder Komplikationen, die ihrerseits zu einem wesentlichen Teil von der Qualität der Diabetesbehandlung beeinflußt werden.

Insulin. Sekretion und Wirkungsmechanismus

Im Mittelpunkt aller Betrachtungen über die Zuckerkrankheit steht das Hormon Insulin. 1889 konnten v. Mering und Minkowski durch Pankreatektomie bei Hunden einen Diabetes mellitus hervorrufen. Bald darauf wurden die B-Zellen der Langerhansschen Inseln als Bildungsort des blutzukkersenkenden Prinzips der Bauchspeicheldrüse erkannt. Banting und Best gelang es dann im Jahr 1921, Insulin zu isolieren. Man darf sagen, daß sich nur wenige Entdeckungen in der Medizingeschichte so segensreich ausgewirkt haben wie die experimentellen Arbeiten dieser beiden kanadischen Forscher. Erst im Jahre 1955 wurde von Sanger die chemische Struktur des Rinderinsulins aufgeklärt. 1963 wurde Insulin gleichzeitig und unabhängig voneinander von amerikanischen, chinesischen und deutschen Forschern synthetisiert. Seit 1982 stehen neben den aus Bauchspeicheldrüsen von Tieren gewonnenen Insulinen auch Humaninsuline in verschiedenen Präparationen zur Verfügung, die entweder durch Abwandlungen des Moleküls aus Schweineinsulin oder durch bakterielle Insulinsynthese gewonnen werden.

Chemie des Insulins

Die molekularen Strukturen von Insulin und Proinsulin, wie sie aus Rinderbauchspeicheldrüsen gewonnen werden, sind der Abb. 5.**1** zu entnehmen. Es zeigt sich, daß das Insulinmolekül aus einer A- und B-Kette besteht, die durch zwei Disulfidbrücken miteinander verknüpft sind. Die Aminosäuren Threonin, Serin und Isoleucin in bestimmten Positionen der A-Kette sowie das Threonin in einer Position der B-Kette sind bei Mensch, Rind und Schwein unterschiedlich (Tab. 5.**1**). Das Molekulargewicht des Rinderinsulins beträgt 5734. Das Molekül bildet je nach Temperatur, pH-Wert und Konzentration Aggregate mit Molekulargewichten bis zu 48000. Wahrscheinlich stellt das monomere Insulin die aktive Form im Plasma dar. Die biologische Aktivität der Insuline liegt zwischen 22 und 27 IE/mg (Internationale Einheiten pro Milligramm). Speziesunterschiede werden allerdings beobachtet.

Tabelle 5.**1** Unterschiede in der Aminosäurensequenz einiger Insuline verschiedener Spezies

Spezies	A-Kette			B-Kette
	8-Stellung	9-Stellung	10-Stellung	30-Stellung
Mensch	Threonin	Serin	Isoleucin	Threonin
Rind	Alanin	Serin	Valin	Alanin
Schwein	Threonin	Serin	Isoleucin	Alanin
Schaf	Alanin	Glycin	Valin	Alanin
Pferd	Threonin	Glycin	Valin	Alanin
Wal	Threonin	Serin	Isoleucin	Alanin

Biosynthese und Sekretion

Wie aus der Abb. 5.**1** zu erkennen ist und oben erwähnt wurde, gibt es einen Vorläufer des Insulins, das sogenannte Proinsulin. Außerdem ist eine weitere kurzlebige Vorstufe, das sogenannte Präproinsulin bekannt. In der Biosynthese, die in der B-Zelle der Langerhansschen Inseln stattfindet, wird zunächst in Bereichen des sogenannten rauhen endoplasmatischen Retikulums Präproinsulin gebildet (Abb. 5.**2**). Es handelt sich dabei um ein einkettiges Peptid von etwa 100 Aminosäuren mit dem Molekulargewicht von ca. 12000. Nach Abspaltung von Aminosäuren entsteht das Proinsulin, das über die sogenannten Mikrovehikel in den Golgi-Apparat gelangt. Dort schnüren sich frische Granula ab, in denen das Proinsulin gespeichert wird. Wichtig ist der Prozeß der Abspaltung des C-Peptids, das im Verlaufe der weiteren Reifung der Granula erfolgt. Das C-Peptid kann als Maß zur Feststellung der endogenen Insulinproduktion benutzt werden und wird nicht in seiner Messung – wie es bei der Bestimmung von Insulin im Serum insulinspritzender Patienten der Fall wäre – durch die Injektion von Insulin gestört. Aus dem Proinsulin wird Insulin proteolytisch abgespalten, wobei C-Peptid in äquimolaren Konzentrationen übrigbleibt und in die Blutbahn

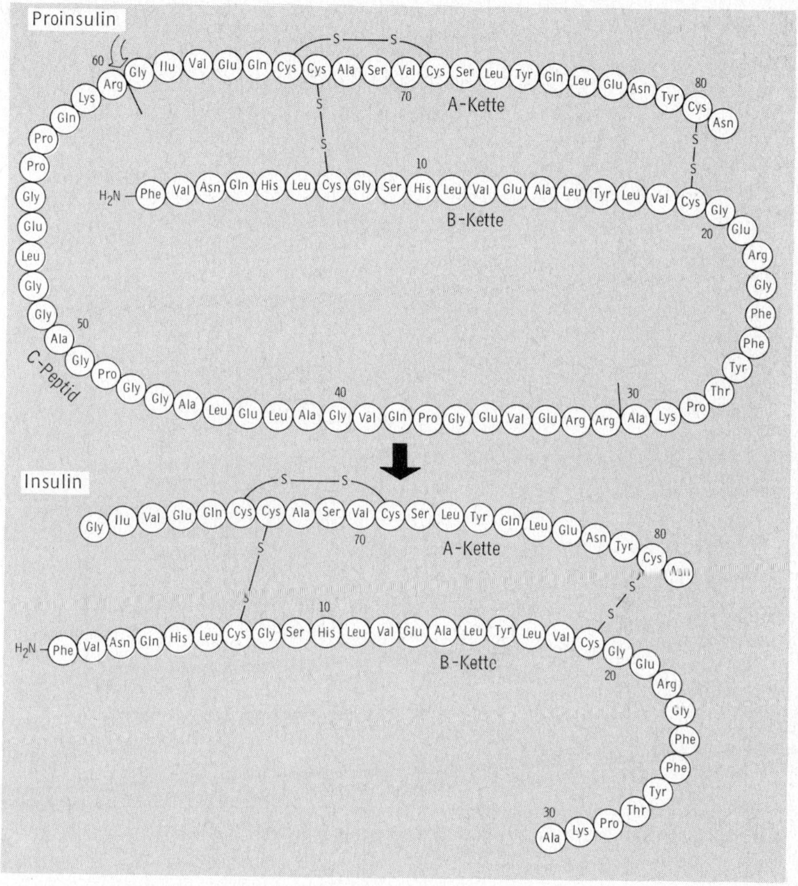

Abb. 5.1 Primärstruktur von Proinsulin und Insulin (Rind). Proinsulin wird zunächst in Form dieser einen Peptidkette synthetisiert, woraus dann durch proteolytische Spaltung das doppelkettige Insulinmolekül entsteht. Insulin wie auch das entstandene C-Peptid werden in äquimolaren Mengen ins Blut abgegeben (nach *Nolan* u. Mitarb.)

abgegeben wird. Proinsulin verhält sich immunologisch etwa wie Insulin, hat jedoch nur einen Bruchteil der biologischen Aktivität von Insulin. Wenn die reifen Granula (Abb. 5.**2**) entlang dem mikrotubulären System zur B-Zellen-Membran gewandert sind, führt ein Sekretionsreiz zur sogenannten Emiozytose, wodurch es zur Ausschüttung von Insulin in den Extrazellulärraum kommt.

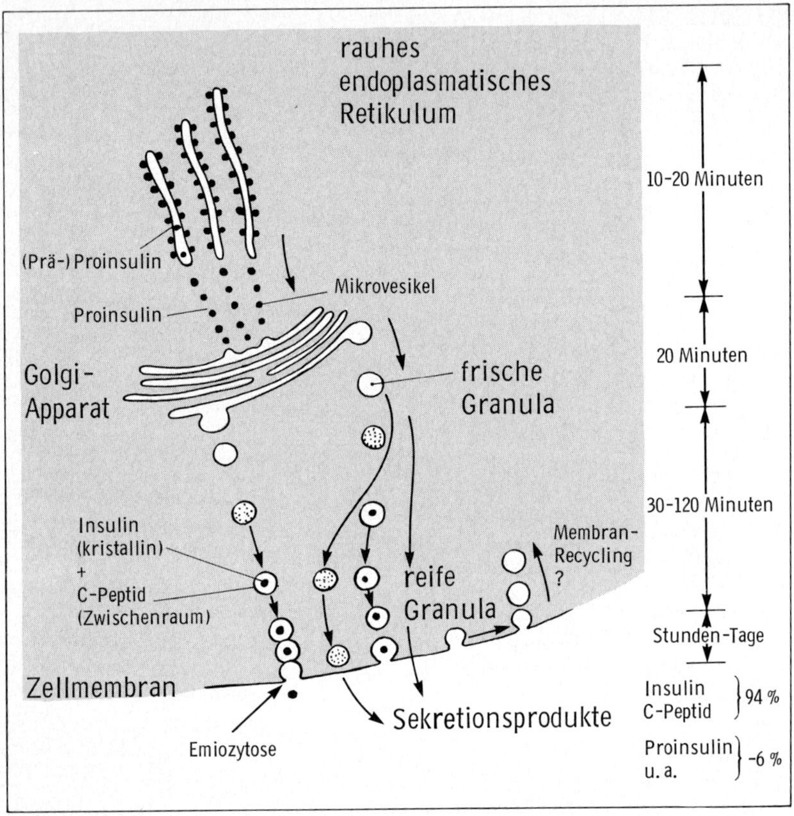

Abb. 5.**2** Insulinbiosynthese in der B-Zelle (nach *Steiner* u. Mitarb.)

Es gibt zahlreiche Substanzen, deren stimulierender Effekt auf die Insulinsekretion nachgewiesen wurde. Wichtigstes Stimulans ist die Glucose, auf deren Anstieg in der extrazellulären Flüssigkeit die B-Zellen mit einer Insulinsekretion reagieren. Möglicherweise spielt das Vorhandensein eines „Glucoserezeptors" in der Membran der B-Zelle für den Sekretionsreiz die entscheidende Rolle. Vielleicht bedarf es aber zur Stimulation auch erst der Metabolisierung des Glucosemoleküls. Von Interesse sind natürlich auch andere Substanzen, die die Insulinsekretion fördern. Hierbei kommen Zucker wie Fructose, Mannose, Ribose, ferner Hormone, wie das Wachstumshormon, ACTH, Glucagon, Sekretin und Pankreozymin, die Aminosäuren Leucin, Arginin, Produkte des Fettstoffwechsels, Xylit, zyklisches 3,5-AMP sowie die für die Therapie besonders interessierenden Sulfonylharnstoffe in Betracht. Dagegen hemmt das in den D-Zellen der Langerhansschen Inseln nachgewiesene Somatostatin die Sekretion von Insulin und auch von Glucagon. Eine solche Hemmung ist auch für 2-Desoxyglucose, Mannoheptulose, Diazoxid, Streptozotocin, Adrenalin und Insulin selbst beschrieben. Durch α-Rezeptorenblocker kann die hemmende Wirkung von Noradrenalin und besonders Adrenalin auf die Insulinsekretion aufgehoben werden, während ß-adrenerge Substanzen die Insulinsekretion stimulieren.

Auch in Ruhe und sogar im Hungerzustand erfolgt eine basale Insulinsekretion, die beim Menschen etwa ein Viertel bis die Hälfte der am Tag produzierten annähernd 40 IE ausmachen soll. Die Basalsekretion läßt sich z. B. durch Injektion von Insulinantikörpern nachweisen. Dadurch wird das im Blut zirkulierende Insulin abgefangen, und der Blutzucker steigt allmählich an. Bei völliger Bindung des injizierten Antikörpers an Insulin sinkt der Blutglucosespiegel allmählich wieder ab, woraus man schließen kann, daß konstant und mit Anstieg des Blutzuckers weiterhin Insulin sezerniert wird.

Da die Insuline der verschiedenen Spezies sich – wie oben erwähnt – in einigen Aminosäuresequenzen voneinander unterscheiden, muß das dem Menschen injizierte tierische Insulin als ein – wenn auch schwaches – Antigen gelten. Eine Insulinbehandlung mit Rinder- oder Schweineinsulin führt also regelmäßig zur Bildung von Insulinantikörpern. Interessanterweise gilt dies aber auch für Humaninsulin (S. 182), wenn auch in wesentlich geringerem Maße. Das antikörpergebundene Insulin wandert elektrophoretisch mit der γ-Fraktion der Globuline, das Insulin selbst mit der Albumin/α_1-Globulin-Fraktion.

Wirkungsmechanismus

Der Tab. 5.**2** ist die Wirkung des Insulins auf verschiedene Stoffwechselprozesse zu entnehmen. Am wichtigsten und bekanntesten ist sicherlich die Beeinflussung des Glucosetransports und die Hemmung der Lipolyse. Demzufolge wird bei Ausfall der Insulinwirkung – also im diabetischen Koma – sofort eine Hyperglykämie und eine überstürzte Lipolyse mit Ketonkörperbildung beobachtet. Aber auch die anderen in der Tabelle aufgeführten Insulineffekte sind von großer Bedeutung und weisen auf die Schlüsselfunktion dieses Hormons hin. Wirkungen des Insulins werden an einer Reihe von Organen, wie Gehirn, Aorta, Knorpel, Knochen, Haut und Milchdrüse, beschrieben. Von besonderer Bedeutung ist aber der Effekt auf Leber, Muskulatur und Fettgewebe. Es hat sich eingebürgert, am intakten Organismus die Wirkungen des Insulins als „anabol" und „antikatabol" zu umschreiben. Man darf annehmen, daß die koordinierte Wirkung auf die anabolen Vorgänge der Synthese von Fett, Protein und Glykogen und die gleichzeitige Hemmung von katabolen Prozessen, wie Proteo-

Tabelle 5.**2** Insulinwirkung auf Stoffwechselprozesse (nach *Hepp*)

Prozeß	Organ
1. *Stimulation des Membrantransportes von:*	
Zuckern	Fettgewebe, Muskel
Aminosäuren	Fettgewebe, Muskel
Ionen	Leber, Fettgewebe, Muskel
2. *Anabole Wirkung durch:*	
Stimulation der Proteinsynthese	Fettgewebe, Muskel
Stimulation der Glykogensynthese	Fettgewebe, Muskel, Leber
Stimulation der Triglycerid- und Fettsäuresynthese	Fettgewebe, Leber
3. *Antikatabole Wirkung durch:*	
Hemmung der Lipolyse	Fettgewebe (Leber)
Hemmung der Proteolyse	Muskel, Leber
Hemmung der Gluconeogenese*	Leber

* Strenggenommen gehört die Gluconeogenese als Syntheseweg nicht zu den katabolen Stoffwechselprozessen, sie ist aber unter katabolen Bedingungen gesteigert und mit katabolen Prozessen (z. B. Proteolyse) verknüpft

lyse und Lipolyse, durch eine gezielte Steuerung der Aktivität von Schlüsselenzymen zustande kommt.

Bei der Insulinwirkung an der Zelle sind verschiedene Schritte zu unterscheiden (Abb. 5.**3**). Zunächst wird das Hormon an einen spezifischen Rezeptor in der Plasmamembran gebunden. Dieser Insulinrezeptor ist ein Protein, das durch die Plasmamembran in das Zellinnere ragt und am zytoplasmatischen Ende eine Tyrosinkinase trägt. Die Übertragung eines Insulinsignals über die Plasmamembran erfolgt durch Aktivierung dieser Rezeptorkinase. Die Weiterleitung des Insulinsignals von der Rezeptorkinase auf die Effektorsysteme der Insulinwirkung, d.h. Transportproteine und Enzyme, ist nicht geklärt. Einerseits gibt es Anhaltspunkte für eine Signalleitung durch Proteinphosphorylierung, andererseits wird eine Signalüberträgerfunktion von G-Proteinen (Guaninnukleotid-Bindungsproteine) und Phospholipasen diskutiert. Durch Phospholipaseaktivierung entstehen möglicherweise „Second-messenger"-Substanzen aus Phospholipiden und Glykolipiden der Plasmamembran, die das Insulinsignal weiterleiten. Die Frage, ob Insulin nur vom Rezeptor her in der Plasmamembran seine Effekte entfaltet oder zumindestens zu einem Teil durch Aufnahme von Insulin und Rezeptor in der Zelle wirksam wird, ist noch nicht gelöst. Sichere Hinweise für eine intrazelluläre Wirkung gibt es im Augenblick noch nicht.

Auf die Pathobiochemie des Diabetes, d. h. auf die Auswirkungen des Insulinmangels, wird auf S. 123ff. eingegangen werden.

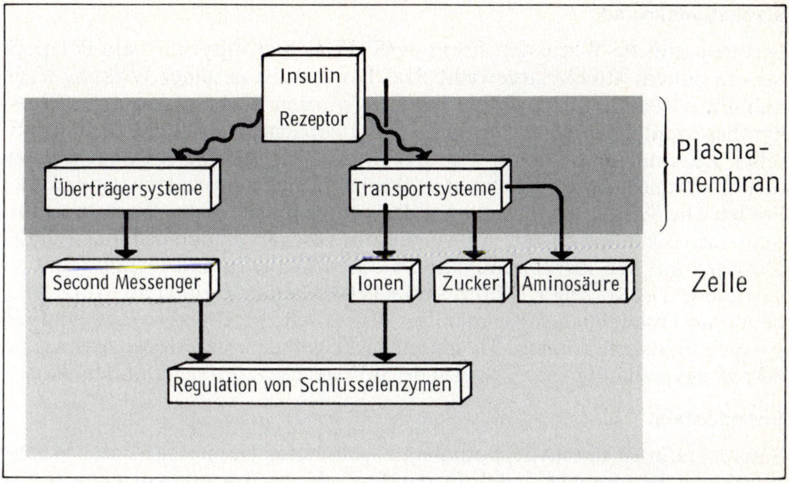

Abb. 5.3 Allgemeines Schema der Insulinwirkung auf die Plasmamembran (nach *Hepp*)

Gegenspieler des Insulins

Glucagon

Das einkettige Polypeptid wird in den A-Zellen der Langerhansschen Inseln gebildet. Es wird bevorzugt sezerniert bei Abfall des Glucosespiegels, um die normalen, für das Leben erforderlichen Glucosekonzentrationen aufrechtzuerhalten. Glucagon wirkt vor allem auf die Glykogenolyse und Gluconeogenese der Leber. Hier stimuliert es auch die Proteolyse. Andere Effekte sind von geringerer Bedeutung.

Catecholamine

Adrenalin wirkt ebenso wie Glucagon blutzuckersteigernd, indem die Glykogenolyse und Gluconeogenese in der Leber stimuliert werden. Hinzu kommt eine Wirkung auf die Glykogenolyse der Muskulatur sowie auf die Lipolyse und Proteolyse. Man darf Adrenalin und Noradrenalin als direkte Antagonisten des Insulins im Stoffwechsel betrachten. So hemmen sie im Gegensatz zum Insulin die Glucoseaufnahme in bestimmten Geweben. Ihre Wirkung an Muskel, Leber und Fettgewebe wird über das Adenylatzyklasesystem und einen Anstieg des zyklischen 3,5-AMP vermittelt. Beide Catecholamine inhibieren die Insulinsekretion, was einen Teil der diabetischen Stoffwechsellage bei Patienten mit Phäochromozytom erklärt.

Wachstumshormon

Das menschliche Wachstumshormon (STH, Somatotropin) ist ein Polypeptid von hohem Molekulargewicht. Das Hormon ist in seiner Wirkung träge und übt unterschiedliche Effekte aus. So wurden Wirkungen auf die RNA-Synthese und den Aminosäuretransport beobachtet, was einem synergistischen Zusammenwirken mit dem Insulin entspricht. Ganz im Gegensatz zu dem Pankreashormon besitzt das Wachstumshormon jedoch eine starke lipolytische Wirkung, worauf wohl der ketogene Effekt des Wachstumshormons zurückzuführen ist. In seinen klassischen Untersuchungen hatte Houssay auf den Zusammenhang zwischen Diabetes und Hypophyse hingewiesen. Young zeigte später, daß STH-Gaben eine zunächst vorübergehende und schließlich sogar manifest diabetische Stoffwechsellage im Tierversuch erzeugen können. Es nimmt nicht wunder, daß deswegen bei der Akromegalie häufig eine diabetische Stoffwechselstörung gefunden wird.

Somatostatin

Somatostatin ist ein im Hypothalamus gebildeter Hemmfaktor des Wachstumshormons, der aber auch in der D-Zelle der Langerhansschen Inseln synthetisiert wird (s. o.). Man schreibt dem Hormon eine regulierende Wirkung auf die Sekretion von Insulin und Glucagon zu.

Glucocorticoide

In der Nebennierenrinde ist eine große Zahl von unterschiedlichen Steroiden enthalten, von denen ein Teil spezifische Effekte auf den Stoffwechsel von Eiweiß, Kohlenhydraten und Fett sowie auf den Wasser- und Elektrolythaushalt ausübt. Die Stoffwechselwirkungen der Steroide betreffen besonders die Schlüsselenzyme der Gluconeogenese, worauf die Steigerung der Glucoseneubildung zurückzuführen ist. Dieser blutzuckersteigernde Effekt überwiegt den Effekt der Steigerung der Glykogensynthese, der durch die Corticoide zustande kommt. Durch synergistische Wirkungen mit lipolytischen Hormonen fördern die Glucocorticoide die Freisetzung von Glycerin und Fettsäuren aus dem Fettgewebe. Insgesamt bewirken diese Substanzen eine katabole Stoffwechsellage, wie sie in klassischer Form beim Steroiddiabetes und beim Cushing-Syndrom beobachtet werden kann.

Andere Hormone

Insbesondere Schilddrüsenhormone, aber auch ACTH (nicht nur über die Glucocorticoidproduktion) und Östrogene können insulinantagonistische Wirkungen entfalten. Von den Schilddrüsenhormonen weiß man, daß durch sie Enzyme der Gluconeogenese in der Leber induziert werden, was zu einer vermehrten Glucoseneubildung beiträgt. Auch am Fettgewebe wurden ähnliche Effekte wie bei den Glucocorticoiden beobachtet. Die Förderung der Resorption von Glucose und Galactose aus dem Darm dürfte bei dem leichten hyperglykämisierenden Effekt der Schilddrüsenhormone nur eine geringe Rolle spielen. Neben dem wichtigsten Effekt des ACTH – Beeinflussung von Synthese und Sekretion der Nebennierenrindenhormone – wird ein direkter lipolytischer Effekt beobachtet. Kontrainsulinäre Wirkungen der Östrogene sind schwer erklärbar. In der Klinik beobachtet man mitunter eine Verschlechterung der Glucosetoleranz bei Frauen, die mit Ovalutionshemmern behandelt werden. Die östrogene Komponente scheint hierfür von besonderer Bedeutung zu sein. HPL (= human placental lactogen) s. S. 135.

Entwicklung und Verlauf des Diabetes mellitus

Pathobiochemie

Bei wenigen Krankheiten ist es möglich, die klinischen Symptome und klinisch-chemischen Laborbefunde so zwingend aus den endokrinen und biochemischen Abweichungen abzuleiten, wie es beim Diabetes mellitus der Fall ist. Auch im Lichte moderner Forschungsergebnisse muß der Diabetes nach wie vor als eine Stoffwechselerkrankung definiert werden, die auf einem absoluten oder relativen Mangel an Insulin beruht. Die Möglichkeiten, auf die sich die pathophysiologischen Mechanismen dieses Insulindefizits stützen, sind der Tab. 5.**3** zu entnehmen. Es ist zu erkennen, daß

Tabelle 5.**3** Insulin: Pathophysiologische Mechanismen bei der diabetischen Stoffwechselstörung (nach *Hepp*)

1. Störung der Insulinsynthese und/oder der Insulinsekretion
2. Fehlerhafte Primärstruktur des körpereigenen Insulins
3. Verlust von Rezeptorkapazität an den Zielorganen
4. Störung der zellulären Insulinwirkung (hormoneller Antagonismus, „Postrezeptordefekt")

entweder durch eine gestörte Insulinsynthese oder Insulinsekretion zu wenig Insulin sezerniert wird oder daß das sezernierte Insulin fehlerhaft aufgebaut ist und damit Wirkungsverluste erleidet. Ferner ist denkbar, daß sich die Rezeptorkapazität an den Zellen der Zielorgane verändert, d.h. vermindert hat, oder daß es zu einer Störung der Insulinwirkung innerhalb der Zelle kommt (s. auch S. 120).

Die bei Insulinmangel auftretenden abweichenden biochemischen Befunde sind in vereinfachter Form Abb. 5.**4** zu entnehmen. Sie betreffen vorwiegend die Stoffwechsellage in Fettgewebe, Muskulatur und Leber. Wenigstens diese Zusammenhänge sollten jedem Arzt geläufig sein, der Diabetiker behandelt und der auf der Basis angewandter Biochemie Diagnostik und Therapie betreiben will. Später wird im Abschnitt „Symptomatologie" (S. 140ff.) noch einmal auf die von den biochemischen Änderungen abhängigen klinischen Erscheinungen eingegangen werden.

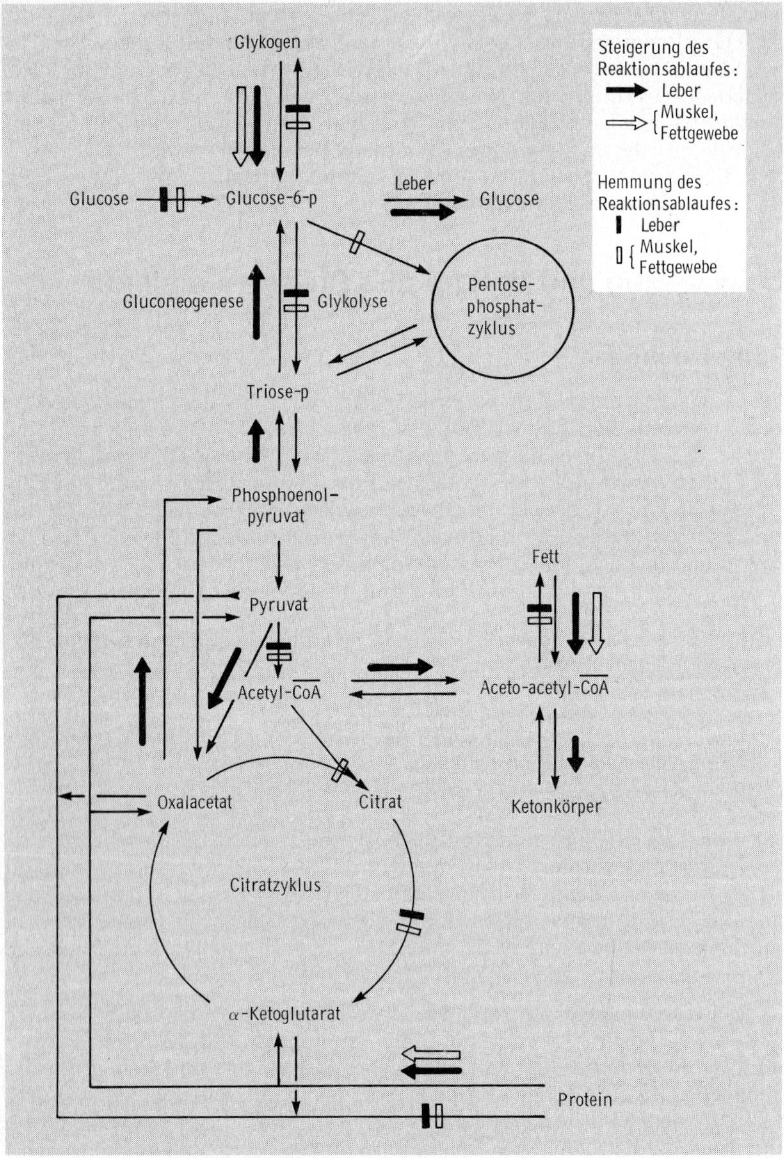

Abb. 5.4 Schema des intermediären Stoffwechsels bei Insulinmangel

Das grob vereinfachte Schema des Intermediärstoffwechsels bei Insulinmangel (Abb. 5.**4**) besagt, daß sich die Hyperglykämie aus der mangelhaften peripheren Glucoseverwertung und aus der gesteigerten Glucoseneubildung erklärt. Der alte Streit, ob der pathologische Anstieg der Blutglucose aus einer Glucoseverwertungsstörung oder aus einer vermehrten Neubildung von Glucose resultiert, ist gegenstandslos geworden. Beide Faktoren spielen hierfür eine Rolle. Die verstärkte Gluconeogenese, wie sie unter ähnlichen Bedingungen im Stadium des Fastens besteht, ist – wie oben erwähnt – mit der fehlenden Hemmung der Induktion von gluconeogenetischen Schlüsselenzymen zu erklären. Außerdem fehlt in der Leber die induzierende Wirkung des Insulins auf die glykolytischen Schlüsselenzyme. Teleologisch betrachtet werden im diabetischen Organismus – wie auch im Hungerzustand – Substanzen wie glucoplastische Aminosäuren, Glycerin, Lactat und Pyruvat für die Glucoseneubildung zur Verfügung gestellt, um damit einer Glucoseverwertungsstörung entgegenzuwirken: Der gleichsam höhere „Glucosedruck" auf der Seite des Zuckerangebotes soll gewissermaßen die bei Insulinmangel bestehenden Transportschwierigkeiten für den Eintritt der Glucose in die Körperzellen überspielen. Die Gluconeogenese verläuft im diabetischen Zustand wie im Hungerzustand etwa nach dem gleichen Prinzip. Nur spielt sich dieser Vorgang bei Insulinmangel unter der oben beschriebenen Hyperglykämie ab, während im Hungerzustand des nichtdiabetischen Individuums die Gluconeogenese bei normo- oder leicht hypoglykämischen Werten stattfindet und vor allem der Versorgung des Gehirns mit Glucose dient. Infolge des Insulinmangels kommt es bei Zukkerkranken zu einer besonders gesteigerten Lipolyse und damit zu einem Anstieg der freien Fettsäuren im Serum. Außerdem ist die Triglyceridsynthese im Fettgewebe durch das Fehlen von α-Glycerophosphat beeinträchtigt; sie vollzieht sich jedoch verstärkt in der Leber und läßt das Bild der Fettleber entstehen. Das Überangebot an freien Fettsäuren und eine verminderte Verwertung von Acetyl-CoA führt zu einer vermehrten Bildung von Ketonkörpern. Diese sauren Zwischenprodukte des Fettstoffwechsels (β-Hydroxybuttersäure, Acetessigsäure, Aceton) können nur z. T. verwertet oder ausgeschieden werden und erfordern zu ihrer Neutralisation Kationen, vorwiegend Natrium und Kalium. Die vermehrte Produktion und Ausscheidung von Ketonkörpern führt deshalb zum Natrium- und Kaliumverlust und zur metabolischen Azidose. Auch der Eiweißstoffwechsel wird bei Insulinmangel infolge der gesteigerten Gluconeogenese aus Protein in Mitleidenschaft gezogen.

Aus diesen biochemischen Überlegungen ergeben sich die wichtigsten klinischen Befunde und Symptome des Diabetes mellitus: Die Hyperglykämie führt zur Glukosurie und zugleich zur Polyurie. Damit findet auch das Leitsymptom Polydipsie (Durst) seine Erklärung. Die allgemeine Schwäche und vorübergehende Gewichtsabnahme des Diabetikers beruhen auf der gestörten Eiweißsynthese und der Einschmelzung von körpereigenem Protein (Muskelschwund, negative Stickstoffbilanz), auf den Glucose-, Elektrolyt- und Wasserverlusten im Harn (Exsikkose) sowie auf dem Abbau des Fettgewebes und seinen Folgen (Ketoazidose). Weitere Einzelheiten sind Tab. 5.**9** auf S. 141 zu entnehmen.

Formen des Diabetes

Forschungsergebnisse der letzten Jahre brachten neue Erkenntnisse über die verschiedenen Formen der Zuckerkrankheit und führten zu neuen Einteilungsversuchen. In einem WHO-Bericht des Diabetes-Experten-Kommitees wurde 1980 eine Klassifikation vorgeschlagen, die sich weitgehend durchgesetzt hat (Tab. 5.**4**). Wichtig ist dabei die Trennung des Typ-I-

Tabelle 5.**4** Klassifikation des Diabetes mellitus und verwandter Stoffwechselstörungen

A. Diabetes mellitus	
Typ I	insulinabhängig
Typ II	insulinunabhängig
	Typ II a ohne Adipositas
	Typ II b mit Adipositas
B. Schwangerschaftsdiabetes	
C. Pathologische Glucosetoleranz	
	Typ II a ohne Adipositas
	Typ II b mit Adipositas
D. Diabetes mellitus oder pathologische Glucosetoleranz bei	
a) Pankreaserkrankungen	
b) Erkrankungen des endokrinen Systems	
c) medikamentös oder chemisch ausgelösten Störungen	
d) Störungen des Insulinrezeptors	
e) genetischen oder chromosomalen Syndromen	

Diabetes vom Typ-II-Diabetes auf der Basis der Insulinabhängigkeit. Verzichtet wird also auf die Bezeichnung des Diabetestyps nach dem Lebensalter (früher Jugendlichen-Diabetes bzw. Erwachsenen-Diabetes oder Altersdiabetes). Diese Einteilung war insofern berechtigt, weil der Typ-I-Diabetes zwar überwiegend im jüngeren Lebensalter auftritt, gelegentlich aber doch auch erst im höheren Lebensalter manifest wird. Umgekehrt kann der Typ-II-Diabetes, der nicht insulinabhängig ist, selten auch bei sehr jungen Patienten auftreten. Eine Sonderform gibt es hierbei noch beim sog. MODY-Diabetes (matury onset diabetes of young people), auf den noch kurz eingegangen werden wird (S. 128). Eine neuere WHO-Klassifikation, in der die Begriffe Typ-I-Diabetes und Typ-II-Diabetes durch die völlig impraktikablen Abkürzungen IDDM (= insulin dependent diabetes mellitus) und NIDDM (= non insulin dependent diabetes mellitus) abgelöst werden sollten, hat sich nicht bewährt und wird hier und im folgenden nicht berücksichtigt.

Beim Typ-I-Diabetes ist Insulin zur Vermeidung der Ketoazidose erforderlich. Allerdings muß im Verlaufe seines Lebens mancher Typ-II-Diabetiker auch mit Insulin behandelt werden, so daß die Insulinabhängigkeit allein nicht das Charakteristikum für den Typ-I- und Typ-II-Diabetes sein kann. Deswegen wurden weitere Merkmale beschrieben, mit deren Hilfe Typ-I- und Typ-II-Diabetes unterschieden werden können (Tab. 5.**5**). Das WHO-

Tabelle 5.**5** Unterscheidungsmerkmale des Typ-I- und Typ-II-Diabetes mellitus (nach *Schöffling*)

Merkmale	Diabetes mellitus	
	Typ I	Typ II
Alter bei Beginn der Erkrankung	meist < 20 Jahre (juveniler Diabetes)	meist > 40 Jahre (Altersdiabetes)
Anteil der Gesamtheit der Diabetiker	5%	95%
Abhängigkeit von der Jahreszeit	Herbst, Winter	nein
Auftreten der Symptome	akut	langsam
Ketoazidose	häufig	selten
Fettleibigkeit	selten	fast immer
Anzahl der Betazellen	verringert	verschieden
Insulinabhängigkeit	ja	nein
Rundzellinfiltrate in Langerhansschen Inseln	ja	nein
familiäre Belastung	selten	fast immer
Antikörper gegen Inselzellen und eigenes Insulin	ja	nein
Assoziation mit HLA Komplex	ja	nein

Komitee trennt von der Klasse A, dem eigentlichen genuinen Diabetes, den Schwangerschaftsdiabetes und die pathologische oder gestörte Glucosetoleranz ab. Letztere wird unter dem Abschnitt „Stadien des Diabetes“ abgehandelt (S. 135). In Klasse D sind Sonderformen zusammengefaßt, die bisher zum großen Teil als sekundärer Diabetes bezeichnet wurden (Tab. 5.**4**).

Typ-I-Diabetes

Der Typ-I-Diabetes, auch als insulinabhängiger Diabetes bezeichnet, ist seltener als der Typ-II-Diabetes. Auf etwa 20 Typ-II-Diabetiker trifft ein Diabetiker vom jugendlichen Typ. Die Disposition zum Diabetes mellitus ist genetisch bedingt, wie aus Familien- und Zwillingsuntersuchungen eindeutig hervorgeht. Frühere genetische Untersuchungen gingen von dem entscheidenden Denkfehler aus, daß es nur „eine“ Zuckerkrankheit gäbe und daß daher auch ein einheitlicher Vererbungsmodus vorliegen müsse. Heute weiß man, daß dem nicht so ist und daß z.B. Typ-I- und Typ-II-Diabetes – von den seltenen Diabetessyndromen (Tab. 5.**4**) ganz zu schweigen – unterschiedlich vererbt werden. Interessant und eher unerwartet ist dabei die Tatsache, daß der Diabetestyp mit der sehr viel rasanteren Manifestation und dem schwierigeren Verlauf, nämlich der Typ-I-Diabetes, weniger stark vererbt wird als der Typ-II-Diabetes. Pyke u. Nelson untersuchten 185 eineiige Zwillingspaare in Großbritannien mit mindestens einem diabetischen Partner und konnten zeigen, daß bei einem Auftreten des Diabetes in höherem Lebensalter praktisch eine Konkordanz besteht, d. h., daß dann stets beide Partner erkrankt waren. Bei 132 Paaren mit Typ-I-Diabetes bestand nur 73mal eine Konkordanz und 59mal eine Diskordanz. Der Typ-I-Diabetes ist also weniger stark genetisch determiniert als der Typ-II-Diabetes. Völlig anders liegen die Verhältnisse bei dem oben erwähnten MODY-Diabetes: Die von Tattersall untersuchten Patienten hatten zu 85% diabetische Eltern; außerdem waren 53% der untersuchten Verwandten zuckerkrank. 46% der Familien zeigten eine direkte Übertragung über drei Generationen des gleichartigen Diabetestyps. Die MODY-Diabetiker folgen somit als einzige Zuckerkranke den Mendelschen Regeln, d.h. der Erbgang kann eindeutig als autosomal dominant definiert werden; das Risiko für Nachkommen beträgt 50%.

In den letzten Jahren sind zunehmend die Faktoren „Virusinfektion“ und „Autoimmunerkrankung“ als wirksam bei der Pathogenese des Typ-I-Diabetes erkannt und diskutiert worden. Die möglichen Zusammenhänge sind grobschematisch Abb. 5.**5** zu entnehmen. Schon früh wurde bei jugendlichen Diabetikern mit eben erfolgter Manifestation der Erkrankung eine sog. „Insulitis“ beobachtet, d.h. eine lymphozytäre Infiltration der Langer-

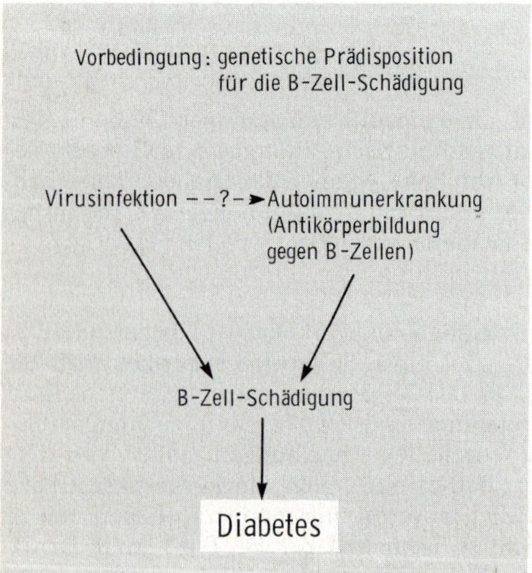

Abb. 5.**5** Wirksame Faktoren bei der Pathogenese des Typ-I-Diabetes (Jugendlichen-Diabetes)

hansschen Inseln, die auf einen entzündlichen Prozeß hinwies. Immerhin waren 70% der juvenilen Diabetiker, die kurz nach Krankheitsausbruch verstarben, davon betroffen. Diese Veränderungen können jedoch nur im ersten Jahr nach der Diabetesmanifestation nachgewiesen werden. Im weiteren Verlauf dominieren Fibrose und Inselzellatrophie. Deswegen wird in kurzer Zeit ein Zustand erreicht, in dem die Zahl der B-Zellen auf ein Zehntel reduziert ist, bis sie schließlich ganz verschwinden.

Zu dieser Zerstörung der B-Zellen führt offenbar nicht selten eine Virusinfektion. Die Erreger von Mumps, Röteln, Masern und Coxsackie-Virus-Erkrankungen spielen die dominierende Rolle. Auch Zytomegalie und Influenzaviren können von Bedeutung sein. Die epidemiologische Koinzidenz zwischen viralen Infekten und dem Auftreten des Typ-I-Diabetes konnte u.a. auch anhand der Erkrankungsgipfel für Diabetes in den Herbst- und Wintermonaten mit ihren vermehrten Erkältungsinfekten gezeigt werden (Abb. 5.**6**). In einem Fall ist es sogar gelungen, bei einem an Diabetes erkrankten 10jährigen Mädchen mit einer Coxsackie-B_4-Infektion, das aus dem Pankreas isolierte Virus auf Mäuse zu übertragen, bei

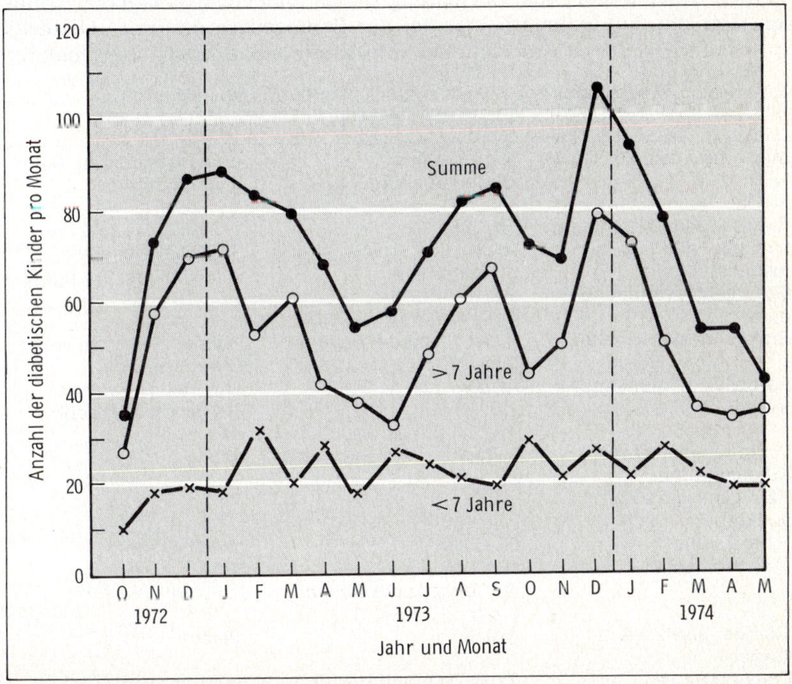

Abb. 5.**6** Herbst- und Wintergipfel der Diabetesmanifestation bei Jugendlichen in Großbritannien (aus *Schöffling, K.:* Verh. dtsch. Ges. inn. Med. 87 [1981] 12)

denen es zu einer Insulitis und zu einem Diabetes kam. Andererseits muß man aber auch feststellen, daß die oben aufgezählten, als Diabetesmanifestationsfaktoren in Betracht kommenden Viren weit verbreitet sind und doch alles in allem wenige Menschen an Typ-I-Diabetes erkranken. Offensichtlich bedarf es – im Sinne des Schemas der Abb. 5.**5** – einer genetischen Prädisposition für die B-Zell-Schädigung oder des alleinigen oder zusätzlichen Einwirkens einer Autoimmunerkrankung.

Botazzo u. Mitarb. gelang es erstmals, Inselzellantikörper (ICA) bei Typ-I-Diabetikern nachzuweisen. Diese Antikörper treten vor der Manifestation der Erkrankung, also in der Phase eines „Prädiabetes" auf, fallen später in der Regel langsam ab und verschwinden im Verlaufe der Erkrankung völlig, wie andere Untersuchungen gezeigt haben. Beim Typ-II-Diabetiker sind sie nicht häufiger nachzuweisen als beim Stoffwechselgesunden, es sei denn, es handle sich um solche Zuckerkranke, die später Insulin spritzen müssen und schon vorher einen geringfügig erhöhten Inselzellantikörpertiter aufweisen. Aus Tab. 5.**6** sind mögliche Untergruppen des Typ-I-Diabetes erkennbar, wie sie sich unter Berücksichtigung der in Abb. 5.**5** dargestellten unterschiedlichen Entstehung dieses Diabetestyps ergeben könnten. Für die Autoimmuntheorie bei der Pathogenese des Typ-I-Diabetes spricht auch, daß sich Assoziationen mit Autoimmunerkrankungen anderer

Tabelle 5.**6** Untergruppen des Typ-I-Diabetes (nach *Bottazzo* u. Mitarb.)

	Typ Ia	Typ Ib
mögliche Ätiologie	Virusinsulitis (B-Zell-Schädigung)	primäre endokrine Autoimmunopathie
%-Anteil aller Diabetes-mellitus-Fälle	10–20%	1–2% (10 bis 20% der Typ-I-Diabetes-Fälle)
Insulinabhängig	obligatorisch	ja, manchmal verzögert
Geschlechtsverteilung m./w.	1,2/1	1/5
Erstmanifestationsalter	meist 10. bis 14. Lebensjahr	in jedem Alter, meistens Erwachsene
Assoziierte Autoimmunleiden	keine	Adrenalitis, Gastritis, Thyreoiditis, Hypophysitis
Vorkommen anderer Autoantikörper	selten	häufig
Häufigkeit von Inselzellantikörpern		
bei Beginn	85–90%	nicht bekannt
nach 5 Jahren	10–20% mit Tendenz der Rückbildung	38% konstant über Jahre
Titer der Inselzellantikörper	gleich	gleich
Erstauftreten von Inselzellantikörpern	? zum Zeitpunkt der Virusinfektion	Jahre vor dem Diabetes mellitus

endokriner Drüsen ergeben und daß sich Inselzellantikörper auch bei solchen Kranken finden. Schon lange war bekannt, daß Diabetiker häufiger als nichtdiabetische Personen organspezifische Antikörper, z. B. gegen Nebennieren- und Schilddrüsengewebe oder Magenschleimhaut aufweisen und daß bei polyendokrinen Krankheitsbildern neben organspezifischen Antikörpern auch solche gegen Insulin gefunden wurden. Auch das oben geschilderte Phänomen der „Insulitis" weist nicht nur auf eine mögliche Virusinfektion, sondern auch auf ein womöglich vorhandenes autoimmunologisches Geschehen hin. Im übrigen werden auch Insulinautoantikörper (IAA) bei immerhin einem Drittel aller Typ-I-Diabetiker – besonders bei zuckerkranken Kindern – gefunden.

Man hat auch Zusammenhänge zwischen den genetisch determinierten Histokompatibilitätsantigenen des HLA-Systems und dem jugendlichen Diabetes entdecken können. Man spricht deswegen von „genetischen Markern des Typ-I-Diabetes". Tab. 5.**7** ist zu entnehmen, daß insbesondere die

Tabelle 5.**7** HLA-DR-Assoziationen und Typ-I-Diabetes mellitus

HLA	Positiv/ Alle Patienten	Prozent
DR 2	3/54	6
DR 3	24/54	44
DR 4	33/54	61
DR 3 + DR 4	9/54	17
DR 3 und/oder DR 4	48/54	88
weder DR 3 noch DR 4	6/54	12

Konstellationen DR3 und DR4 eine enge Assoziation zum Vorhandensein eines Typ-I-Diabetes aufweisen. So ist das relative Krankheitsrisiko einer HLA-DR3-positiven Person auf das drei- bis vierfache, das eines HLA-DR4-positiven Probanden auf das sechs- bis siebenfache des Normalen erhöht. Heterozygote der Kombination HLA-DR3/HLA-DR4 haben in manchen Bevölkerungsgruppen sogar ein zwanzig- bis vierzigmal höheres Risiko, an einem Typ-I-Diabetes mellitus zu erkranken. Es spricht manches dafür, daß der in Tab. 5.**6** unterschiedene Typ Ia, dem die Virusinsulitis zueigen ist, mit HLA-DR4 gekoppelt ist, während die offenbar vorwiegend autoimmun entstehende Form vom Typ Ib mit HLA-DR3 assoziiert ist. Abschließend darf man feststellen, daß die erwähnten HLA-Konstellationen und mehr noch das Vorhandensein von Insulinantikörpern eine gewisse Voraussagemöglichkeit eröffnen, daß der Betroffene an einem Typ-I-Diabetes erkrankt.

Typ-II-Diabetes

Auf die wesentlich stärkere Erblichkeit des Typ-II-Diabetes im Vergleich zum Typ-I-Diabetes wurde oben hingewiesen. Interessant ist dabei, daß genetische Marker, wie sie für den Typ-I-Diabetes unter Berücksichtigung

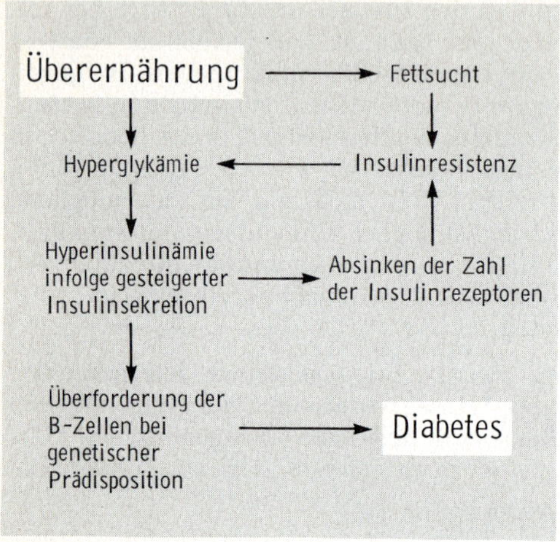

Abb. 5.**7** Wirksame Faktoren bei der Pathogenese des Typ-II-Diabetes (Erwachsenen-Diabetes)

des HLA-Systems bestehen, für den Typ-II-Diabetes nicht existieren. Hingegen scheint das Verhalten der Insulinrezeptoren bei der Pathogenese des Typ-II-Diabetes eine wesentliche Rolle zu spielen (Abb. 5.**7**). Offenkundig liegt bei der Mehrzahl der Typ-II-Diabetiker (im engeren Sinne Typ-IIb-Diabetiker) eine durch Überernährung induzierte Fettsucht vor, die ihrerseits eine Insulinresistenz begünstigt. Durch die gleichzeitige Hyperglykämie kommt es zur andauernden Hyperinsulinämie und damit zu einer „down regulation" der Insulinrezeptoren, die also in ihrer Zahl absinken. Dies begünstigt nun wieder die Insulinresistenz, die ihrerseits die Hyperglykämie verstärkt. Wenn dieser „innere Circulus vitiosus" des Schemas der Abb. 5.**7** länger wirksam wird, kommt es bei vorhandener genetischer Prädisposition früher oder später zur Überforderung der B-Zellen und zur Manifestation eines Typ-II-Diabetes.

Natürlich ist die Wahrscheinlichkeit, daß es zum Auftreten eines Diabetes kommt, um so größer, je älter der Patient ist. Das alte Wort von Levine „Wer genügend alt und dick wird, wird auch diabetisch" ist tendenziell sicherlich zutreffend. Die Hauptmanifestationsursache des Typ-II-Diabetes ist also die Übergewichtigkeit infolge Fehlernährung (Abb. 5.**8**). Es nimmt demzufolge nicht wunder, daß in Perioden einer schlechten Ernährung wesentlich weniger Diabetiker beobachtet wurden, als dies in anderen Phasen der Fall gewesen ist. Dies geht aus einer bekannten Abbildung über die Diabetesmortalität in England und Wales in der ersten Hälfte des 20. Jahrhunderts (Abb. 5.**9**) klar hervor. Streßsituationen, Schwangerschaften, bakterielle Infektionen, adenotrope Virusinfekte u. ä. können ebenfalls auslösend auf die Manifestation eines Diabetes mellitus wirken, stehen aber in ihrer Bedeutung weit hinter dem Manifestationsfaktor Fettsucht zurück.

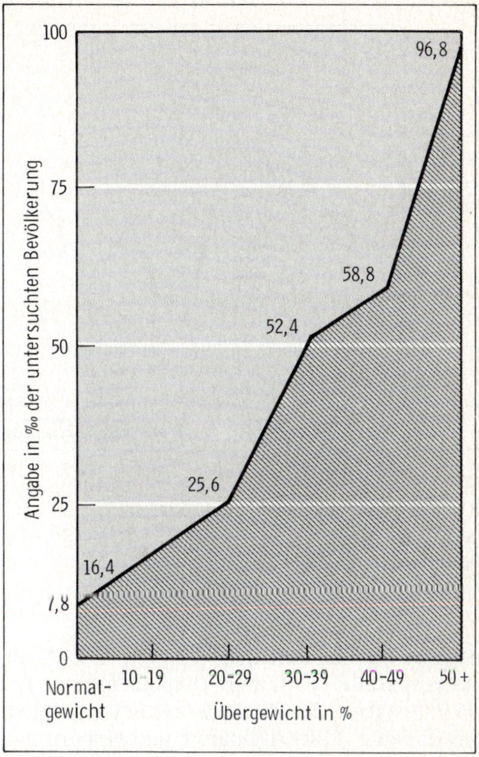

Abb. 5.**8** Diabeteshäufigkeit in Abhängigkeit vom Körpergewicht

Äußerst zurückhaltend muß man mit der gutachterlichen Anerkennung eines Diabetes infolge psychischer Einflüsse sein (S. 246). Mangelnde körperliche Tätigkeit wirkt sich hingegen ungünstig aus, da Muskelarbeit zur zusätzlichen Verbrennung von Glucose und zur Einsparung von Insulin führt.

Beim Typ-II-Diabetes geht häufiger ein längeres latentes Stadium der Manifestation um Jahre voraus. Auch der manifeste Diabetes selbst bleibt häufig lange Zeit unentdeckt, wie das Ergebnis von Diabetesfrüherfassungsaktionen immer wieder zeigt. Charakteristisch sind Veränderungen der Insulinsekretion. Beim Gesunden wird der maximale Insulinanstieg im Serum wenige Minuten nach Glucosezufuhr beobachtet. Bei Typ-II-Diabetikern im Frühstadium sowie bei pathologischer Glucosetoleranz (subklinischer Diabetes) ist dieser Anstieg jedoch verzögert. Die Insulinwerte liegen bei fettsüchtigen Diabetikern regelmäßig oberhalb der Norm, was aber – wie erwähnt – kein Charakteristikum des Diabetes, sondern einen typischen

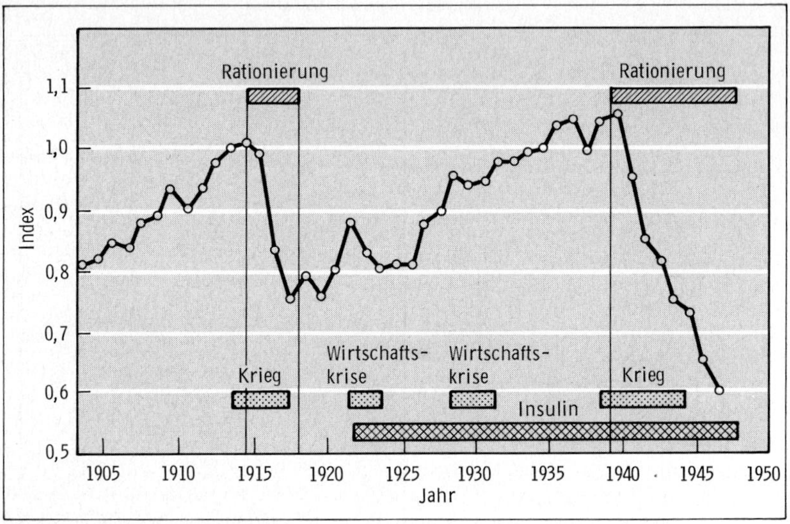

Abb. 5.**9** Die Diabetesmortalität in England und Wales in der 1. Hälfte des 20. Jahrhunderts (nach *Himsworth*)

Befund bei der Fettsucht darstellt. Die Arteriosklerose kann mit dem Diabetes parallel verlaufen (begünstigt durch Übergewicht) bzw. kann der Manifestation der Zuckerkrankheit infolge der vorher bestehenden Hyperinsulinämie, Hyperlipidämie und Hypertonie sogar vorausgehen.

Schwangerschaft und Diabetes

Verlauf und Therapie der manifesten Zuckerkrankheit können durch eine Schwangerschaft entscheidend beeinflußt werden, wie später in einem eigenen Kapitel besprochen werden wird (S. 216). Andererseits stellt aber die Gravidität zweifellos einen Faktor dar, der für die Manifestation der Zuckerkrankheit von Bedeutung ist. Die Gravidität führt manchen „Prädiabetes“ aus einem stummen Vorstadium in die Phase des Gestationsdiabetes über, der dann – nach der Entbindung – wieder in die Vorphase zurückfallen kann. Das vermehrte Auftreten von Toxikosen, Hydramnion, Riesenkind und Abort sowie eine größere perinatale Mortalität und eine höhere Zahl von Mißbildungen sollte bei der betreffenden Frau immer darauf hinweisen, nach einem womöglich übersehenen manifesten Diabetes zu fahnden. Charakteristisch ist auch die Inselzellhyperplasie des Kindes. Außerordentlich interessant und wichtig ist die Feststellung, daß diese Befunde, ganz besonders aber die Übergewichtigkeit bei Neugeborenen (mehr als 4,5 kg),

bereits in der „prädiabetischen“ Phase von solchen Frauen auftreten können, die später im Verlauf ihres Lebens eine Zuckerkrankheit entwickeln.
Ein weiteres differentialdiagnostisches Problem stellt sich durch das Absinken der Nierenschwelle für Glucose während der Schwangerschaft. Hier muß mit Hilfe eines oralen Glucosetoleranztests (S. 146) unterschieden werden, ob wirklich nur eine harmlose renale Schwangerschaftsglukosurie vorliegt oder ob sich ein Gestationsdiabetes eingestellt hat. Der wichtigste diabetesbegünstigende oder einen Diabetes verschlechternde Faktor während der Gravidität scheint die allmählich vermehrte Sekretion des plazentaren Lactogens (HPL = human placental lactogen) zu sein. Dieses Hormon ist dem Wachstumshormon chemisch und immunologisch nahe verwandt und übt einen ähnlichen nachteiligen Einfluß auf den Stoffwechsel aus. Die Wahrscheinlichkeit für eine Frau, an einem Diabetes zu erkranken, nimmt mit der Zahl der Schwangerschaften zu. Gerade vielgebärende Frauen sollten das Hinzutreten des wichtigen Manifestationsfaktors „Übergewicht“ vermeiden und prophylaktisch eine kaloriengerechte Diät einhalten. Daß im übrigen der Gestationsdiabetes nicht nur ein vorübergehendes Geschehen ist, das allenfalls Nachteile im oben erwähnten Sinne auf den Schwangerschaftsverlauf hat, geht aus der Tatsache hervor, daß im Verlaufe von Jahren bis Jahrzehnten bei 30–60% dieser Frauen ein Diabetes mellitus bleibend manifest wird.

Andere Diabetessyndrome

Pankreaserkrankungen aller Art können – je nach Untergang von Inselzellgewebe – ebenso zu einem Diabetes führen wie die Pankreatektomie als chirurgische Behandlungsmethode von bösartigen Tumoren oder von schmerzhaften Pankreatitiden. Ein großes Pankreastrauma gehört sicherlich zu den extrem seltenen Vorkommnissen, kann aber in dieser Situation natürlich ebenfalls einen Diabetes verursachen. Gleiches gilt für die Hämochromatose und ausgedehnte Pankreatitiden, insbesondere bei vorhandener genetischer Diabetesveranlagung. Auf die möglichen Erkrankungen des endokrinen Systems, die einen Diabetes im Gefolge haben, wurde auf S. 121ff. bei der Besprechung der hormonellen Gegenspieler des Insulins eingegangen. Darüber hinaus gibt es noch ca. 30 seltene genetisch bedingte Leiden, zu denen eine diabetische Stoffwechselstörung hinzukommt.

Stadien des Diabetes

Es gibt verschiedene Möglichkeiten, eine Einteilung des Diabetes in einzelne Stadien vorzunehmen. Dazu bieten die Entwicklung und der wechselhafte Verlauf der Erkrankung die Grundlage. Die Fülle von früheren und jetzigen Definitionen ist wenig geeignet, Klarheit in die Verhältnisse der Stadieneinteilung zu bringen (Tab. 5.**8**). Die WHO und zahlreiche andere Gruppen vermeiden die Kennzeichnung von „Frühstadien“ der Zuckerkrankheit, zumal sich aus der Phase eines „subklinischen Diabetes“ im

Tabelle 5.8 Vor- und Frühstadien des Diabetes mellitus

Bisherige Defintion	Neue Klassifikation (WHO 1980)	
Potentieller Diabetes, Prädiabetes	„potential abnormality of glucose tolerance“	statistische Risikogruppen für Diabetes
Latenter (latent-chemischer, suspekter) Diabetes	„previous abnormality of glucose tolerance“	
Subklinischer (asymptomatischer, chemischer) Diabetes	„impaired glucose tolerance“ (IGT) oder pathologische Glucosetoleranz a) ohne Übergewicht b) mit Übergewicht c) bei bestimmten Bedingungen und Syndromen	

früheren Sinne innerhalb von 10 Jahren in der Regel höchstens 50% manifester Diabetesfälle ergeben. Andere Autoren betonen aber, daß diese Zahl für einen Voraussagetest doch sehr hoch ist und daß man deswegen nicht verharmlosend von einer „gestörten Glucosetoleranz“, sondern bei entsprechendem Ausfall des oralen Glucosetoleranztests zumindest von einer „pathologischen Glucosetoleranz“ sprechen sollte. Auf die Durchführung des Tests wird weiter unten eingegangen werden (S. 148).

Wie schon ausgeführt, ist es im Augenblick noch nicht möglich, Träger einer diabetischen Erbanlage festzustellen. Auch kann man nicht voraussagen, welche Personen im Laufe ihres Lebens einen manifesten Diabetes mellitus entwickeln werden. Ob einige genetische Sonderfälle – noch nicht diabetische Zwillingspartner eines bereits zuckerkranken eineiigen Zwillings – hier eine Ausnahme bilden, ist je nach Diabetestyp unterschiedlich (s.o.). Da die Krankheit „Diabetes mellitus“ ihren Namen nach einem Symptom trägt, das verhältnismäßig spät und durchaus nicht immer auftritt, verwundert es nicht, daß die Vorstadien außerhalb des mit Glukosurie einhergehenden manifesten Diabetes mellitus häufig wenig Interesse fanden. Immerhin wußte man, daß der Diabetes bevorzugt in höherem Lebensalter, durch Gewichtszunahme und durch besondere Streßsituationen (Infektionen, Schwangerschaften usw.) zur Manifestation gelangt (s.o.). Damit mußte man aber bei einem Erbleiden annehmen, daß vor der manifesten Stoffwechselstörung eine längere Phase der Latenz besteht. Im genetischen Sinne korrekt kann also nur die Definition sein, daß der Diabetes eines Individuums bereits mit der Konzeption beginnt. Man hat deswegen früher diesem ersten Stadium, das von der Konzeption bis zur ersten wie auch immer faßbaren Störung des Kohlenhydratstoffwechsels reicht, den Namen „Prädiabetes“ gegeben. Obwohl sich die offizielle Nomenklatur hiervon vorübergehend getrennt hatte, ist dieser Begriff für Überlegungen zur Pathogenese der Zuckerkrankheit doch wieder recht fruchtbar geworden. Da von den erwähnten seltenen genetischen Ausnahmen abgesehen die Diagnose „Prädiabetes“ aber nur epikritisch nach Manifestation der Zuckerkrankheit für den vorherigen Zeitraum im Leben des Diabetikers zu stellen war, wurde häufig am Wert dieses Begriffs gezweifelt. Vor allem deswegen bürgerte sich dann der Begriff des „potentiellen Diabetes“ ein, der mitunter dem Prädiabetes gleichgesetzt wird. Unter potentiellen Diabetikern verstand man Menschen, von denen angenommen werden kann, daß sie aufgrund einer familiären Diabetesbelastung oder wegen anderer auffälliger Befunde (bei Frauen z. B. die Geburt eines übergewichtigen Kindes, s. o.) vielleicht später einen Diabetes entwickeln. Streng genommen sind Prädiabetes und potentieller Diabetes nicht das gleiche. Prädiabetes ist eine Diagnose, die nur selten mit Sicherheit gestellt werden kann; potentieller Diabetes hingegen ist eine Vermutung, die mitunter, aber durchaus nicht immer richtig ist. Gerade die obigen Betrachtungen über die prädiabetische Phase beim Typ-I-Diabetes haben aber erkennen lassen, welche wissenschaftliche und in Bälde vielleicht auch praktische Bedeutung (Frühdiagnostik!) dem Begriff „Prädiabetes“ zukommt.

Alle Menschen in der erkennbaren, vermutbaren oder nicht diagnostizierbaren Frühphase eines Diabetes werden bei genügend langer Lebensdauer unter dem Einfluß von diabetesauslösenden Faktoren eine sich allmählich verschlechternde Glucosetoleranz (d. h. erhöhte Blutzuckerwerte nach Belastung mit Kohlenhydraten) bekommen, die oft zunächst nur mit besonderen Provokationstests nachweisbar ist. Wenn man solche Personen mit Glucose belastet, werden sie höhere Blutzuckerwerte erreichen bzw. einen langsameren Abfall des Blutzuckers aufweisen als stoffwechselgesunde Personen. Wie aus Tab. 5.**8** zu erkennen ist, wurde diese Phase der ersten Störung der Kohlenhydrattoleranz mit verschiedenen Namen belegt: subklinischer, asymptomatischer, chemischer, latenter Diabetes mellitus. Bestrebungen, weitere Unterteilungen vorzunehmen und dazu eine Provokation mit einem kombinierten Cortison-Glucose-Tolaranztest durchzuführen, hatten keine praktischen Erfolge.

Lediglich im Hinblick auf die Definition des manifesten Diabetes mellitus gibt es keine Schwierigkeiten, da sich dieses Krankheitsbild bereits unter Alltagsbedingungen durch eine pathologische Hyperglykämie und zumeist durch eine Glukosurie auszeichnet.

Epidemiologie

Zu den beiden wichtigsten epidemiologischen Problemen der Zuckerkrankheit, nämlich zur Morbidität und Mortalität ist eine exakte Aussage aus zwei Gründen außerordentlich schwierig: einerseits ist der Diabetes mellitus nicht meldepflichtig, so daß man mit Angaben über seine Häufigkeit

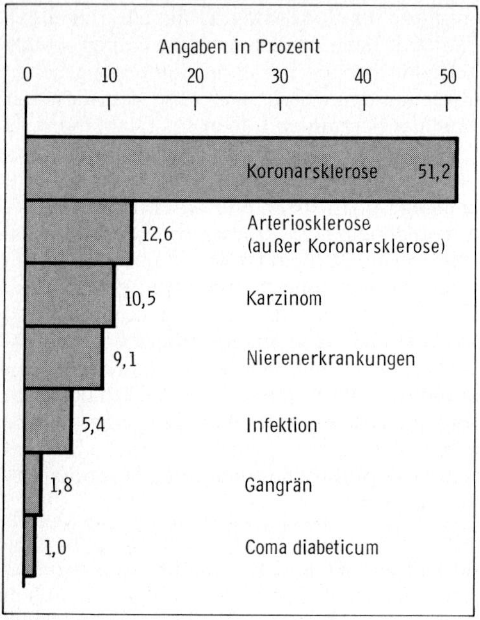

Abb. 5.**10** Todesursachen von Diabetikern (Joslin Clinic 1956–1962)

weitgehend auf die mehr oder weniger repräsentativen Ergebnisse von Reihenuntersuchungen angewiesen ist. Zum anderen ist eine Beurteilung der Mortalität unergiebig, weil an der diabetischen Stoffwechselstörung selbst heute eigentlich niemand mehr sterben dürfte. Im engeren Sinne ist ein „Tod infolge Diabetes" nur ein solcher, der im Coma diabeticum erfolgt. Wer könnte jedoch bezweifeln, daß die zahlreichen, mit der Zuckerkrankheit einhergehenden Zweiterkrankungen und Komplikationen, insbesondere die Gefäßerkrankungen, die Sterblichkeit von Zuckerkranken entscheidend beeinflussen, auch wenn sie in entsprechenden Statistiken unter „Arteriosklerose" o.ä. geführt werden? Wer also z.B. aus einer Statistik, wie sie in Abb. 5.**10** wiedergegeben worden ist, herausliest, daß Zuckerkranke heutzutage nur noch in 1% der Fälle an Diabetes, nämlich im diabetischen Koma, versterben, hat eine irrige Ansicht über die Bedeutung des Diabetes hinsichtlich der Lebensgefährdung. Nicht nur die vaskulären Komplikationen, sondern auch die Häufung von Infektionen bei schlecht eingestellten Diabetikern können vorzeitig zur Invalidität und zum Tode führen.

Morbiditätsziffern sind für den Diabetes besonders schwer zu erheben. Allein die Tatsache, daß verschiedene Untersucher sich verschiedener Methoden bedienen und daß bei Reihenuntersuchungen unterschiedliche

Kollektive beurteilt wurden, macht es praktisch unmöglich, einen exakten Versuch vorzunehmen. Wenn angenommen wird, daß ca. 1% der Weltbevölkerung an Diabetes leidet, dann ist dies eine Zahl, die nur mit großem Vorbehalt zu akzeptieren ist. Es ist zu erwarten, daß für zivilisierte Länder mit ausreichender Ernährung bzw. mit Überernährung höhere Ziffern gelten. Allein für den manifesten Diabetes konnten bei einer 1967 in München durchgeführten Diabetesfrüherfassungsaktion Zahlen gewonnen werden, die auf einen ungefähren Anteil von 3% manifester Diabetiker in der Gesamtbevölkerung hinweisen. Dieser Prozentsatz ergibt sich als Summe von 2% bekannten Diabetikern und 1% neu entdeckten Diabetikern, bei denen die Diagnose durch Nachuntersuchungen verifiziert wurde. Nach SCHÖFFLING kann für Nordamerika eine Häufigkeit des manifesten Diabetes von 1,5–2% in ländlich besiedelten Gebieten und von 2–3% in städtischen Wohngebieten angenommen werden, was eine gute Übereinstimmung mit dem Ergebnis der Münchner Früherfassungsaktion zeigt. Nach neueren, in der DDR gewonnenen und offenbar für zivilisierte Länder repräsentativen Untersuchungen beträgt die Diabeteshäufigkeit (Prävalenz) sogar 4%. Für andere Erdteile liegen nur wenige brauchbare Studien vor, deren Zahlen stark voneinander abweichen. Die Inzidenz des Diabetes, d.h. die jährliche Zuwachsrate, ist nur schwer abzuschätzen. Gerade bei einem chronischen Krankheitsbild ist der Beginn des Leidens, in diesem Falle die Diabetesmanifestation, oft nicht sicher festzulegen, da sich die Symptome schleichend einstellen können und deshalb lange übersehen werden. Dies knüpft an das an, was zur Bedeutung der Vorstadien der Erkrankung oben gesagt wurde.

Die Häufigkeit des Diabetes steigt, wie schon erwähnt, mit zunehmendem Alter bei beiden Geschlechtern an. 80% der männlichen und 85% der weiblichen Zuckerkranken sind älter als 45 Jahre. Bis zu einem Lebensalter von 40 Jahren tritt der Diabetes bei beiden Geschlechtern gleich häufig auf. In den darauf folgenden Jahren liegt die Morbidität der Frauen über der von Männern. Insgesamt gibt man ein Verhältnis von 3:2 (Frauen zu Männer) an. Ein Maximum der Diabeteshäufigkeit findet sich hinsichtlich des Manifestationsalters zwischen dem 50. und 65. Lebensjahr. Bei der Münchener Studie ergab sich, daß 10% der Bevölkerung oberhalb des 65. Lebensjahres an einem manifesten Diabetes mellitus litten.

Als alles in allem wichtigster Manifestationsfaktor der Zuckerkrankheit – insbesondere beim Typ-II-Diabetes – hat die Übergewichtigkeit infolge vermehrter Nahrungszufuhr zu gelten. Der Abb. 5.**8** ist zu entnehmen, daß bei Übergewichtigen wesentlich häufiger ein Diabetes diagnostiziert wird als bei Normal- oder gar Untergewichtigen. Es ist noch unentschieden, ob die Qualität der zugeführten Nahrungsmittel dabei eine Rolle spielt. Es gibt verschiedene Hinweise darauf, daß entweder eine sehr fettreiche Ernährung oder aber eine Kost, die viel reine Kohlenhydrate, d.h. Zucker, enthält, pathogenetisch bedeutsam sein kann. Ähnliches wird auch für die Arteriosklerose behauptet. Man muß aber bei solchen Überlegungen insofern sehr zurückhaltend sein, als es keine vergleichbare Menschengruppe gibt, bei der nicht mit Erhöhung des Fettverzehrs bzw. mit Erhöhung des Luxuskonsums von Zucker und Zuckerwaren gleichzeitig die Gesamtkalorienmenge pro die gestiegen ist. Sicherlich ist es im Augenblick am wenigsten spekulativ, wenn man die durch die gesamten Exzeßkalorien bedingte Fettsucht als entscheidenden Faktor für die Manifestation der Zuckerkrankheit ansieht und nicht einzelne Nährstoffe hierfür verantwortlich macht. Interessanterweise steht die Diabeteshäufigkeit in Industrienationen nicht mehr in direktem Verhältnis zum Einkommen, wie man es früher oft festgestellt hat. Der Grund hierfür ist darin zu suchen, daß auch ärmere Bevölkerungsschichten so viel verdienen, daß sie sich satt essen können, unerfreulicherweise aber dabei des Guten oft zuviel tun. Gerade durch solche Statistiken ist klar geworden, wie sehr sich der Diabetes mellitus zur Volkskrankheit entwickelt hat. Daß körperliche Tätigkeit mit vermehrter Glucoseverbrennung nicht nur im Hinblick auf die Verhinderung des Diabetes mellitus von prophylaktischer Bedeutung ist, sondern auch einen wichtigen Faktor in der Therapie der bereits manifesten Zuckerkrankheit darstellt, ist ärztliches Allgemeingut.

Symptomatologie, Diagnostik und Kontrolle

Klinisches Bild

(Tab. 5.**9** u. 5.**10**)

Die Diagnose eines Diabetes mellitus ist nicht zu verfehlen, wenn ein Patient in die Sprechstunde oder Klinik kommt und über große Urinmengen, starken Durst, Gewichtsabnahme und allgemeine Mattigkeit und Abgeschlagenheit klagt. Differentialdiagnostische Irrtümer sind hier kaum möglich, es sei denn, es handle sich um einen polyurischen Nierenkranken, der ähnliche Symptome – wenn auch nicht so ausgeprägt – aufweisen kann oder um einen Patienten mit Diabetes insipidus. Noch vor den alles beweisenden Laboruntersuchungen (s. u.) können aber Fragen zur Anamnese sowie zu den derzeitigen Beschwerden das Krankheitsbild weiter abklären.

Natürlich wird ein Patient mit zahlreichen diabetischen Familienangehörigen verdächtig sein, ebenfalls zuckerkrank zu sein oder zu werden. Man darf sich nicht dadurch täuschen lassen, daß annähernd zwei Drittel aller befragten Diabetiker eine „stumme“ Familienanamnese aufweisen. Dies liegt an dem besonderen Erbgang der verschiedenen Formen der Zuckerkrankheit, die zwar noch nicht genau erforscht sind, von denen man aber mit Sicherheit weiß, daß die hereditäre Penetranz relativ gering ist. Wie oben erwähnt, ist sie beim Typ-II-Diabetes höher als beim Typ-I-Diabetes. Viele Patienten meinen, Anlaß zu haben, ein „Erbleiden“ entrüstet abzulehnen. Man muß diesen Menschen klarmachen, daß ein Diabetes weder ansteckend ist, noch eine Schande gegenüber der Mitwelt bedeutet.

Tab. 5.**9** Erklärung von Symptomen und Befunden bei Diabetes mellitus*

	Auswirkungen des Insulinmangels auf		
	Kohlenhydrat- stoffwechsel	Fettstoffwechsel	Eiweißstoffwechsel
Biochemische Stoffwechselabweichungen	Störungen der Glucoseverwertung gesteigerte Gluconeogenese gesteigerte Glykogenolyse	Hemmung der Lipidsynthese gesteigerte Lipolyse gesteigerte Ketogenese	gesteigerter Eiweißabbau gesteigerte Gluconeogenese Einschränkung der Eiweißsynthese
Klinisch-chemische Laborbefunde	Hyperglykämie Glukosurie mit verstärkter Elektrolyturie	Hyperlipämie Hyperketonämie Ketonurie Ketoazidose	Hyperglykämie Glukosurie Aminoazidurie Azotämie
Beschwerden des Patienten	Polyurie Polydipsie Abgeschlagenheit Pruritus genitalis Sehstörungen neuritische Beschwerden (?)	Übelkeit Brechreiz	Adynamie
Durch den Arzt erhobene Befunde	Exsikkose Gewichtsabnahme Hautinfektionen (?)	Gewichtsabnahme Acetongeruch der Ausatmungsluft erweiterte Hautgefäße	Muskelschwund Gewichtsabnahme

* Befunde, die ausschließlich im Coma diabeticum erhoben werden, wurden nicht berücksichtigt (S. 204 ff.)

Tab. 5.**10** Anamnestische Angaben und Symptome bei Diabetes mellitus

Polydipsie, Polyurie Gewichtsabnahme Müdigkeit, Leistungsschwäche Heißhunger, Polyphagie Übelkeit, Erbrechen, abdominelle Schmerzen Muskelkrämpfe Transitorische Refraktionsanomalien	allgemeine Infektanfälligkeit (Hautinfektionen, Harnweginfekt) Pruritus neurologische Symptome (Sensibilitätsstörungen) Nachlassen der Libido Kopfschmerzen, Schwindel vorzeitige Arteriosklerose (Claudicatio, Angina pectoris)

Bei einer so großen Zahl von Trägern einer diabetischen Anlage innerhalb der Bevölkerung – neben der großen Zahl der manifesten Diabetiker und der Menschen mit einer pathologischen Glucosetoleranz – kann das Auftreten einer Zuckerkrankheit kein seltenes Ereignis sein. Sicherlich werden positive Familienanamnesen in den nächsten Jahren und Jahrzehnten häufiger werden, wenn die Bevölkerung besser durchuntersucht ist und wenn mehr Menschen über die Krankheitsgeschichte ihrer Familienangehörigen Bescheid wissen. Darüber hinaus muß auch mit einer weiteren Zunahme des Diabetes gerechnet werden, da ja der Diabetes eine Erbkrankheit ist und heutzutage auch jugendliche Diabetiker Familien gründen und ihr diabetisches Erbgut weitergeben können. Der wichtigste, die Diabetesmorbidität beeinflussende Faktor ist – wie bereits mehrfach erwähnt – die Übergewichtigkeit, die bei anhaltendem Wohlstand ein ständig wirksamer Manifestationsfaktor sein wird. Ein fettsüchtiger älterer Patient ist also auch ohne positive Familienanamnese bereits verdächtig auf das Vorliegen eines Diabetes mellitus (Abb. 5.**8** u. 5.**11**). Dabei ist zu bedenken, daß die aus den sechziger Jahren stammenden nordamerikanischen Zahlen in quantitativer Hinsicht durch neuere Befunde (S. 139) überholt sind.
Oft wird ein Diabetes diagnostiziert, wenn der Patient wegen einer Infektion zum Arzt kommt. Hierbei muß man unterscheiden zwischen typischen Infektionen, die bevorzugt bei einem Diabetes mellitus beobachtet werden, und solchen Infektionen, die als Streßfaktor einen bis dahin im Vorstadium befindlichen Diabetes zur Manifestation bringen. Zur ersten Gruppe sind Entzündungen an der Genitalregion bei Mann und Frau zu zählen. Eine Balanitis oder ein unstillbarer Pruritus vaginalis mit Begleitentzündung sind ein wichtiger Hinweis, nach einem Diabetes mellitus zu fahnden. Nach eigenen Beobachtungen wird das Symptom des Juckreizes an der Scheide nur etwa in der Hälfte der frisch entdeckten manifesten Diabetikerinnen vermißt. Ferner leiden nicht behandelte manifeste Zuckerkranke häufig an Hautinfektionen, wie Furunkulose und Pilzerkrankungen. Ob klassische Infektionskrankheiten durch das Vorhandensein eines Diabetes gefördert

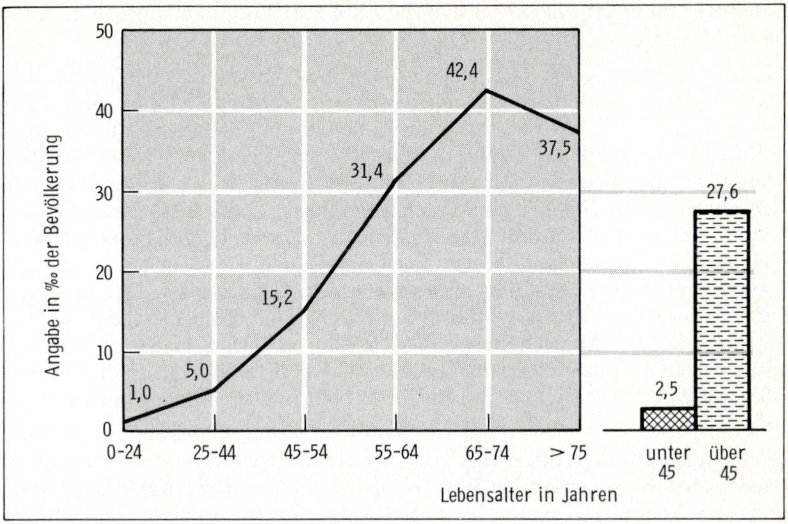

Abb. 5.**11** Diabeteshäufigkeit und Lebensalter

werden, ist zweifelhaft. Man muß dies wohl ablehnen, wenn der Diabetes mellitus richtig eingestellt wird, darf aber annehmen, daß ein unbehandelter Diabetes infolge der Schwächung der Resistenz das Angehen auf solche Infekte fördert. Dies hatte früher bei der häufigen Kombination zwischen Diabetes und Tuberkulose besondere Bedeutung. Umgekehrt vermögen fieberhafte Infekte aller Art einen Diabetes aus seinem Latenzstadium zur Manifestation zu bringen. Man muß bei einem gemeinsamen Auftreten von Infektionskrankheiten und Diabetes allerdings auch daran denken, daß auf 1–2 bekannte Diabetiker ein weiterer Zuckerkranker kommt, der noch nichts von der Existenz seiner Krankheit weiß. Natürlich ist die Wahrscheinlichkeit, diese Diagnose im Krankenhaus sozusagen nebenbei zu stellen, wesentlich größer als ohne Hospitalisierung. Über die Rolle einer Pankreatitis als Ursache für einen Diabetes mellitus gehen die Meinungen auseinander. Sicherlich bedarf es – wie oben erwähnt – einer besonders schweren Form der Pankreasnekrose, um einen permanenten Diabetes mellitus hervorzurufen. Auch in diesen Fällen muß man aber zurückhaltend sein und sich die Frage vorlegen, ob nicht der Diabetes aus dem latenten Stadium durch die weitere Einschränkung der infolge der Pankreatitis reduzierten Inselzellkapazität zur Manifestation gekommen ist. Ähnliches gilt für die Pankreaskarzinome, die überraschend oft mit einem Diabetes mellitus als Frühsymptom einhergehen. Die vielfältigen Möglichkeiten eines endokrin ausgelösten Diabetes wurden auf S. 121ff. diskutiert. Auch

Lebererkrankungen, insbesondere die Leberzirrhose, haben einen manifestationsfördernden Einfluß.

Manche Autoren legen Wert auf die im frühen Vorstadium des manifesten Diabetes auftretenden Störungen am Nervensystem als wichtigen diagnostischen Hinweis. Es soll Fälle geben, bei denen eine diabetische Polyneuropathie bereits in dieser Phase beobachtet werden kann. Häufiger aber kommt es zu stärkeren neurologischen Beschwerden, wenn der Diabetes sich mit einer erheblichen Stoffwechselentgleisung und Ketoazidose manifestiert. Diese Frühbefunde müssen jedoch unterschieden werden von der eigentlichen diabetischen Polyneuropathie, die oft, wenn auch nicht immer, nach längerer Diabetesdauer zu beobachten ist (S. 233ff.). Der in vielen Lehrbüchern als wichtiges Symptom aufgeführte Heißhunger ist relativ selten. Man muß sich vor Augen halten, daß Menschen mit ausgetrockneten Schleimhäuten viel eher Durst leiden und weniger das Bedürfnis haben, die verlorenen Nährstoffe durch vermehrte Zufuhr fester Nahrung zu sich zu nehmen.

Während andere Beschwerden, wie Kopfschmerzen, Übelkeit und Schwindel, selten und nicht spezifisch sind, ist ein weiteres Symptom besonders interessant: die sogenannten Refraktionsanomalien. Bei sorgfältiger Erhebung der Anamnese erkennt man, daß ein großer Prozentsatz von Diabetikern (nach eigenen Erfahrungen 25%) über zunehmende Kurzsichtigkeit zu Beginn des Diabetes, d.h. in der unbehandelten Phase, klagen. Später bemerken viele Patienten bei erfolgreicher, rasch einsetzender Therapie das Gegenteil: Sie stellen fest, daß sie die Zeitung nicht mehr lesen können, sie werden weitsichtig. Man nimmt an, daß in der Phase der Dehydratation beim nicht eingestellten Diabetes die Linse vermehrt Glucose und Elektrolyte aufnimmt und deswegen aus osmotischen Gründen – unter gleichzeitiger Bildung von Fructose und Sorbit via Sorbitstoffwechselweg – ihren Wassergehalt erhöht. Dies bedingt eine eher kugelige Linsenform, die zur Kurzsichtigkeit führt. Das Gegenteil ist der Fall bei einer Normalisierung des Stoffwechsels, die dann oft zu einer vorübergehenden oder dauernden Refraktionsanomalie im Sinne der Hyperopie führt. Diese Phänomene sind völlig harmlos; man muß sie aber kennen, um den Patienten zu beruhigen, der wegen des verschlechterten Sehvermögens besorgt sein kann.

Angaben über die Häufigkeit der verschiedenen Diabetessymptome sind von problematischem Wert. Wie Früherkennungsaktionen gezeigt haben, weisen 30–50% der manifest Zuckerkranken offenbar überhaupt keine oder nur unbedeutende klinische Symptome auf, die diese Patienten jedenfalls nicht zum Arzt geführt hatten. Bei jenen manifesten Diabetikern, die wegen ihrer Beschwerden von selbst den Arzt aufsuchten, sind wieder die juvenilen Typ-I-Diabetiker und die älteren Typ-II-Diabetiker zu unterscheiden. In aller Regel werden jugendliche Diabetiker stürmischere Symptome aufweisen, wobei Durst, Polyurie, Exsikkose und rapide Gewichtsabnahme bei allgemeinem Kräfteverfall dominieren. Auch bei älteren Diabetikern sind diese Symptome vorhanden, sind aber im allgemeinen weniger ausgeprägt. Eine zusammengefaßte Erklärung von Symptomen und Befunden bei Diabetes mellitus, soweit sie biochemische Stoffwechselabweichungen, klinisch-chemische Laborbefunde, Beschwerden des Patienten und durch den Arzt erhobene Befunde angehen, finden sich in Tab. 5.**9**. Trotz der charakteristischen anamnestischen Angaben und typischen Symptome darf ein Diabetes erst dann als gesichert angesehen werden, wenn eine pathologische Hyperglykämie besteht. Das häufig geübte Vorgehen, sich bei typischen Diabetesbefunden auf eine Harnzuckeruntersuchung zu beschränken und bei negativem Ausfall einen Diabetes auszuschließen, ist wegen der Möglichkeit einer erhöhten Nierenschwelle für Glucose abzulehnen. So wichtig die Untersuchung des Harns auf Zucker für eine Vororientierung bei Reihenuntersuchungen ist, so wenig Bedeutung hat sie für die definitive Diagnose der Zuckerkrankheit, die allein aufgrund von pathologisch erhöhten Blutzuckerwerten gestellt werden darf. Von besonderer Bedeutung ist die Harnzuckeruntersuchung allerdings dann wieder, wenn es gilt, einen diagnostizierten Diabetes unter der entsprechenden Therapie zu kontrollieren.

Laboruntersuchungen und Selbstkontrolle

Die Sicherung der Diabetesdiagnose oder seiner Frühstadien ist nur durch pathologisch erhöhte Blutglucosewerte möglich. Andere Parameter wie das Seruminsulin und das ebenfalls im Serum meßbare C-Peptid (S. 116ff.) sind im Hinblick auf die Diabetesdiagnostik ohne praktische Bedeutung. Dies gilt im wesentlichen auch für den Nachweis nichtenzymatisch glykosylierter Proteine im Blut (HbA_1 bzw. HbA_{1c}, glykosyliertes Albumin, Fructosamin), die hingegen eine integrale Aussage über die Höhe der Blutglucosekonzentrationen in einem bestimmten Zeitraum erlauben und damit wichtige Aussagen bei Stoffwechselkontrollen manifester Diabetiker ermöglichen. Da mikroangiopathische Veränderungen am Augenhintergrund oder an der Muskulatur offenbar von der Dauer des manifesten Diabetes abhängen, erlauben – im Gegensatz zu früheren Vermutungen – weder ophthalmologische noch elektronenoptische Untersuchungsmethoden eine Aussage über das Vor- oder Frühstadium des Diabetes mellitus.

Teststreifen auf enzymatischer Grundlage werden neben der Notfalldiagnostik und der Selbstkontrolle des Patienten heute insbesondere auch in Kombination mit sogenannten Reflektormetersystemen (z.B. Reflocheck, Reflolux II, Glukometer, Glucosemeter, Hypocount II) zur Blutzuckerbestimmung verwandt. Die photometrische Auswertung der Teststreifen erbrachte zwar eine Erleichterung der Schnelldiagnostik im Hinblick auf die Betreuung bereits erkannter Diabetiker, kann jedoch nach wie vor nicht die für die Diagnostik gebräuchlichen Laboratoriumsmethoden der enzymatischen Blutglucosebestimmungen ersetzen. Dies gilt besonders auch im Hinblick auf die präzise Diagnostik frühdiabetischer Zustände mit Hilfe der Provokationstests.

Die Diagnose des manifesten Diabetes mellitus mit Hyperglykämie und Glukosurie bietet keine Schwierigkeit. Es erweist sich als zweckmäßig, auf die noch viel geübte Bestimmung des Nüchternblutzuckers zu verzichten. Besser sollte die Bestimmung eines Blutglucosewertes eine Stunde nach einer relativ kohlenhydratreichen Mahlzeit (z. B. zwei Brötchen) vorgenommen werden. Wenn der Blutzuckerwert (enzymatisch bestimmt) dabei 180 mg/dl überschreitet, kann ein Diabetes mellitus diagnostiziert werden. Postprandiale Werte im Verdachtsbereich zwischen 130–180 mg/dl (stets für Kapillarblut gedacht) müssen weiter durch einen Glucosetoleranztest abgeklärt werden (s. u.). Die Normalbereiche des – wie gesagt – unzuverlässigen Nüchternblutzuckerwertes liegen zwischen 60 und 120–130 mg/dl. Höhere Werte sind beweisend für einen manifesten Diabetes. Grundsätzlich gilt, daß bei einem niedrigen Blutzuckerwert, aber genügend vorhandenen Verdachtsmomenten (z. B. Glukosurie, Bericht über eine früher festgestellte Hyperglykämie, familiäre Diabetesbelastung, Geburt übergewichtiger Kinder) sicherheitshalber ein oraler Glucosetoleranztest durchgeführt werden sollte, auch wenn verschiedene Autoren den Wert dieses Tests wegen der häufig nicht optimalen Reproduzierbarkeit in Zweifel stellen.

Die Indikationen zur Durchführung des oralen Glucosetoleranztests sind zusammengefaßt Tab. 5.**11** zu entnehmen.

Im Hinblick auf die Kriterien zur diagnostischen Bewertung des oralen Glucosetoleranztests bestehen nach wie vor sehr unterschiedliche Ansichten (Tab. 5.**12**). An dieser Stelle kann das Für und Wider nicht eingehend

Tab. 5.**11** Indikationen zur Durchführung des oralen Glucosetoleranztests

Abnormitäten des Kohlenhydratstoffwechsels
1. Konstante oder intermittierende Glukosurie ohne entsprechend erhöhte Blutglucosewerte (z. B. Schwangerschaftsglukosurie)
2. Eine oder mehrere Blutzuckerbestimmungen im Verdachtsbereich (als Stichprobe ein Tagesverlauf oder 1–2 Std. postprandial: 130–180 mg/dl [Kapillarblut]; nüchtern: zwischen 100 mg/dl und 120–130 mg/dl [Kapillarblut])
3. Diagnostik der reaktiven Hyperglykämie

Anamnestische Verdachtsmomente, Risikofaktoren und klinische Untersuchungsbefunde
1. Familiäre Belastung
2. Adipositas
3. Pathologische Schwangerschaft (Aborte, Hydramnion, Totgeburten, kongenitale Mißbildungen, Geburtsgewicht $>$4,5 kg)
4. Kardiovaskuläre Erkrankungen (arterielle Gefäßerkrankungen, Hypertonie)
5. Infektionen, besonders im dermatologischen Bereich
6. Hyperlipidämie (besonders Hypertriglyzeridämie), Hyperurikämie
7. Unklare Fälle von Neuropathie, Retinopathie und Niereninsuffizienz

Tabelle 5.**12** Kriterien zur diagnostischen Bewertung des oralen Glucosetoleranztests (Kapillarblut)

	Belastungsdosis (Glucose in g)	Zeitpunkt der Bewertung (Min)	Normalbereich (mg/dl)	Subklinischer Diabetes (gestörte Glucosetoleranz) (mg/dl)	Manifester Diabetes
WHO 1965	100 (oder 50)	120	< 120	≧	–
Europäische epidemiologische Studiengruppe	100 (oder 50)	120	≦ 120	≧ 150	–
		60	≦ 160	≧ 220	
WHO 1965 u. *Fajans* u. *Conn* modifiziert nach *Mehnert* u. *Schöffling*	100	120	≦ 120	≧ 140	–
		30, 60, 90	≦ 160	≧ 180	
WHO 1980	75	120	< 140 (≈ 8 mmol/l)	≧ 140, < 200 (≈ 8 mmol/l bis ≈ 11 mmol/l)	≧ 200 mg/dl (≈ 11mmol/l)
für Praxis und Klinik empfohlene Bewertung	100	120	< 140	≧ 140	–
		60 (evtl. auch 30 u. 90)	< 200	≧ 200	

* nach Vorschlag der WHO auf- oder abgerundet

diskutiert werden. Die eigenen für Praxis und Klinik empfohlenen Daten finden sich am Ende der Tabelle. Danach soll der nüchterne Proband, der mindestens 3 Tage lang kohlenhydratreich ernährt worden ist und während des Test nicht liegen oder körperliche Arbeit verrichten soll, 100 g Glucose in 400 ml Flüssigkeit (Wasser oder Tee) gelöst oder eine adäquate Menge eines standardisierten Oligosaccharidgemisches, das neben Glucose Oligosaccharide enthält und besonders gut verträglich ist (Dextro-OGT), bekommen. Blutzuckerbestimmungen werden nüchtern, nach 30, 60, 90 und 120 Minuten durchgeführt. Im allgemeinen wird das Blut für die Blutglucosebestimmungen aus der Fingerbeere entnommen. Kein Verdacht auf eine diabetische Stoffwechselstörung besteht, wenn der Blut-Glucose-Maximalwert unter 200 mg/dl bzw. der wichtigere 2-Stunden-Wert weniger als 140 mg/dl beträgt. Darüber liegende Werte sind verdächtig auf das Vorliegen einer pathologischen oder gestörten Glucosetoleranz (subklinischer Diabetes mellitus). Ein manifester Diabetes sollte definitionsgemäß eigentlich unter Alltagsbedingungen und nicht mit Hilfe eines oralen Glucosetoleranztests diagnostiziert werden. Die Blutzuckerwerte sind bei gesunden Versuchspersonen von der oral verabreichten Glucosemenge weitgehend unabhängig. Dies ist der Ausdruck einer intakten Insulinsekretion bei solchen Probanden. Zur Feststellung einer gestörten Inselzellfunktion sind aber mindestens 100 g Glucose als Provokationsdosis erforderlich. Eine Unterdosierung wäre bei Verabreichung von nur 50 g Glucose oder auch von der von der WHO empfohlenen Dosis von 75 g Glucose nicht auszuschließen. Insbesondere würde die Aussagekraft des so wichtigen 2-Stunden-Wertes dadurch abgeschwächt.

Beim intravenösen Glucosetoleranztest, der nur noch selten angewendet wird, werden 25 g Glucose bzw. 0,5–0,8 g Glucose/kg Sollgewicht dem nüchternen Probanden intravenös verabreicht (Injektion innerhalb von 4–8 Minuten). Blutglucosebestimmungen werden meist aus dem Venenblut nach der Injektion über längere Zeit alle 4 Minuten oder auch alle 8 Minuten oder seltener durchgeführt. Die Abnahmezeit muß im Gegensatz zur oralen Glucosebelastung ganz genau beobachtet werden, da es sich in diesem Fall um eine Messung der voneinander abhängigen „Blutglucosemomentanwerte“ handelt; der Blutglucoseabfall ist eine strenge Funktion der Zeit. Bei der oralen Belastung ist eine so strenge Zeitbezogenheit nicht gegeben. Beim intravenösen Tolbutamidtest werden 1 g Tolbutamid innerhalb von 3 Minuten intravenös injiziert. Blutglucoseentnahmen erfolgen vor Beginn der Injektion sowie 20 und 30 Minuten nach Injektion von Tolbutamid. Gemessen wird der prozentuale Blutglucoseabfall. Als Kriterien gelten: Blutglucoseabfall nach 20 Minuten weniger als 20% und nach 30 Minuten weniger als 23% ist verdächtig auf diabetische Stoffwechsellage. Zahlreiche Modifikationen und Auswertungen wurden beschrieben, insbesondere auch bei der Frühdiagnostik des „Prä-Typ-I-Diabetes“ (S. 127 ff.). Der Tolbutamidtest und die intravenöse Glucosebelastungsprobe kommen vor allem dann in Betracht, wenn infolge Störungen der Magen-Darm-Funktion – bevorzugt bei Zuständen nach Magenresektion – die orale Glucosebelastungsprobe keine verläßlichen Resultate liefert.

Abschließend darf gesagt werden, daß für die Kontrolle des Diabetikers primär Bestimmungen von Glucose in Blut und Harn, von Ketonkörpern im Harn, glykosyliertem Hämoglobin im Blut sowie im Bedarfsfall von Cholesterin, Triglyceriden, Kreatinin im Serum und womöglich Lebertests zur Verfügung stehen. Bei der Entnahme des Blutes für Blutzuckerbestimmungen wird der Einfachheit halber die Entnahme aus der Fingerbeere oder dem Ohrläppchen bevorzugt. Dabei erhält man Kapillarblut, also arteriovenöses Mischblut. Bei venöser Blutabnahme werden Blutglucosewerte erhalten, die 5–20 mg/dl tiefer liegen. Dies ist besonders bei Glucosebelastungsproben wichtig, da wegen der Verwertung von Glucose im peripheren Gewebe größere Differenzen auftreten können.

Bei der Blutzuckerkontrolle von Diabetikern soll die Blutabnahme in der Regel 1–2 Stunden nach einer Mahlzeit erfolgen. Im allgemeinen sind die Blutzuckerwerte eine Stunde nach dem ersten Frühstück bei Diabetikern am höchsten.

Während eine solche Blutzuckerbestimmung eine Art Momentaufnahme des Stoffwechsels darstellt, ist man in der Lage, mit der Ermittlung des Wertes des glykosylierten Hämoglobins eine Einschätzung des Stoffwechsels über mehrere Wochen – rückwärts gerichtet – vorzunehmen. Da die Überlebenszeit der Erythrozyten 120 Tage beträgt, ist es sinnlos, einen HbA_1-Wert allwöchentlich zu ermitteln. Im Abstand von 4 oder besser 6 Wochen sind aber Trends im Sinne einer verbesserten oder verschlechterten Stoffwechselsituation – je nach wirksamer niedriger oder hoher Blutzuckerkonzentration – auch am Werte des glykosylierten Hämoglobins erkennbar.

Bei der Untersuchung des Harns hat sich in der Klinik und auch für ambulante Kontrollen die Beurteilung des – womöglich fraktioniert gesammelten – 24-Stunden-Harns gut bewährt. Auf diese Weise kann man eine Bilanz aufmachen und feststellen, wieviel Gramm Glucose der Patient innerhalb eines bestimmten Zeitraums verloren hat. Bei der alleinigen Feststellung der Prozentangaben – ohne Berücksichtigung der Harnmenge – ist dies nicht möglich. Hingegen genügt es für die Harnzuckerselbstkontrolle des Patienten, die zweckmäßigerweise mit enzymatischen Teststreifen durchgeführt wird, den prozentualen Anteil der Zuckerausscheidung zu ermitteln. Insbesondere der insulinspritzende Patient wird angehalten, bis zu dreimal täglich Kontrollen durchzuführen: Bei besonders labilen Diabetikern, bei Patienten, die Insulinpumpen tragen, und auch bei Schwangeren sind Blutzuckerselbstkontrollen – ebenfalls mit Teststreifen durchgeführt – unerläßlich.

Es zeigt sich also, daß ein ganzes „Netz" von Kontrollmaßnahmen zur Verfügung steht, um mit Laborparametern die Stoffwechseleinstellung des Diabetikers einzuschätzen. Man soll nicht glauben, daß man aufgrund von vierwöchigen Blut- und Harnzuckerkontrollen, die man z.B. bei Patienten mit einem instabilen Insulinmangeldiabetes durchführt, eine auch nur annähernd genaue Aussage über die Qualität der Diabeteseinstellung machen kann. Dies gelingt nur mit Unterstützung durch den einsichtigen Patienten. Der Typ-II-Diabetiker sollte zumindest Harnzuckerselbstkontrollen durchführen, der Typ-I-Diabetiker aber auf alle Fälle den Blutzucker mit Hilfe von Teststreifen (gegebenenfalls mit Reflektometer) messen. Die gewonnenen Resultate müssen sorgfältig dokumentiert und bei nächster Gelegenheit dem Arzt zur Beurteilung vorgelegt werden. Die Selbstkontrolle des Patienten ist als eine besonders wichtige Maßnahme für die Sicherstellung des Therapieerfolges anzusehen. Sie ist für die optimale Einstellung des Zuckerkranken, die zur Vermeidung von Komplikationen anzustreben ist, unentbehrlich geworden.

Therapie

Wenn ein Diabetes mellitus diagnostiziert worden ist, stellt sich zunächst die Frage, wer diesen Patienten behandeln soll und wo die Behandlung durchzuführen ist. Mit anderen Worten: Es muß entschieden werden, ob eine ambulante Einstellung in der Praxis verantwortbar ist oder ob eine stationäre Behandlung im Krankenhaus erfolgen muß.

Wenn es sich um einen Diabetiker vom Insulinmangeltyp handelt, ist die Beantwortung der Frage leicht. Patienten, die einer Ersteinstellung mit Insulin zugeführt werden müssen, sollen unter allen Umständen im Krankenhaus behandelt werden. Das gleiche gilt selbstverständlich für Notfälle mit Azidose, Präkoma und Coma diabeticum. Wie sieht es aber mit jener weitaus überwiegenden Zahl von zumeist älteren Patienten aus, deren Diabetes in der Sprechstunde oder anläßlich von Reihenuntersuchungen diagnostiziert wird? Hier hängt es weitgehend von der persönlichen Erfahrung des behandelnden Arztes ab, ob er selbst die Ersteinstellung des Zuckerkranken vornimmt oder ob er eine Überweisung zu einem erfahrenen Kollegen bzw. in das Krankenhaus für richtig hält. Im Prinzip ist es durchaus möglich, alle Patienten, die nicht oder nicht sofort eine Insulinbehandlung benötigen, ambulant in der Sprechstunde zu behandeln. Man darf sich diese Entscheidung aber nicht zu leicht machen. Wer nicht die Möglichkeit für eine eingehende Diätberatung hat, nicht über ein leistungsfähiges Labor verfügt und nicht mit den zahlreichen Fragen und Problemen eines frisch entdeckten Diabetes vertraut ist, sollte einen Zuckerkranken nicht einstellen. Es ist – auch bei geringerer Diabeteserfahrung – eher möglich, die späteren Stoffwechselkontrollen des Patienten durchzuführen, als eine

Ersteinstellung vorzunehmen. Man kann gar nicht eindringlich genug vor den Gefahren warnen, die den Patienten bedrohen, wenn die Erstbehandlung unzureichend war. Diese Gefahren beziehen sich weniger darauf, daß der Patient in ein diabetisches Koma geraten könnte. Auch das kommt vor, ist aber verhältnismäßig selten. Die wesentlich größere Gefahr ist in der Entwicklung von anderen Komplikationen und Zweiterkrankungen zu suchen, weil der Patient ungenügend über die Probleme seiner Erkrankung aufgeklärt, in diätetischer Hinsicht mangelhaft beraten und mit den falschen Medikamenten behandelt wurde.

Bei bereits gestellter Diabetesdiagnose ist es auch in der Sprechstunde möglich, Stoffwechseldekompensationen insulinspritzender Diabetiker durch entsprechende Korrekturen der Insulindosis und der Nahrungszufuhr zu behandeln. Als Ausnahmen haben selbstverständlich wieder das Präkoma oder Coma diabeticum zu gelten. Eine ausreichende Erfahrung des Arztes in der Diabetesbehandlung vorausgesetzt, ist es sogar eine besonders dankbare Aufgabe, durch Änderungen der Insulindosis sowie durch Überprüfung und eventuelle Korrekturen der Nahrungszufuhr und der Lebensgewohnheiten eine rasche Besserung der Stoffwechselsituation zu erreichen, ohne daß der Patient ins Krankenhaus eingewiesen werden muß. Eine Krankenhausbehandlung wird allerdings dann erforderlich sein, wenn Zweiterkrankungen oder Diabeteskomplikationen vorliegen. Patienten, die wegen einer schweren Infektionskrankheit Gefahr laufen, eine Stoffwechseldekompensation zu erleiden, müssen hospitalisiert werden. Das gleiche gilt, wenn der Patient an diabetischen Blutgefäßkomplikationen (z. B. Retinopathie, Glomerulosklerose) leidet und der Verdacht nicht ausgeschlossen werden kann, daß diese Veränderungen auf einer schlechten Stoffwechselführung beruhen. Natürlich wird man auch bei diabetischen Schwangeren zu Beginn und am Ende der Gravidität mitunter eine Neueinstellung vornehmen müssen. Auch Patienten, die sich einem schweren operativen Eingriff unterziehen wollen, sollten vorher neu eingestellt werden. Bei Vorliegen eines Diabetes von längerer Dauer wird empfohlen, alljährlich oder alle zwei Jahre eine stationäre Neueinstellung vorzunehmen. Dies sollte aber nicht verallgemeinert werden. Patienten, die ihren Diabetes exakt kontrollieren, die Diät einhalten, keine Komplikationen aufweisen und ein ausgeglichenes Blut- und Harnzuckerniveau haben, brauchen auch nach 10 Jahren Diabetesdauer nicht stationär aufgenommen zu werden.

Die Diabetesbehandlung läßt sich unterteilen in die Diätbehandlung, in die Therapie mit oralen Antidiabetika und in die Behandlung mit Insulin. Eine Diabetesbehandlung würde unvollkommen bleiben, wenn sie nicht eine Ergänzung fände durch eine regelmäßige körperliche Betätigung, zu der die Zuckerkranken angehalten werden sollen. Von entscheidender Bedeutung für den Erfolg der Therapie ist die gründliche Beratung des Patienten gleich zu Beginn der Erkrankung. Dies bezieht sich nicht allein auf Fragen der Diät und der Einnahme oder Verabreichung von Medikamenten, sondern sollte auch die Aufklärung über Ursache, Wesen, Komplikationen und Behandlung des Diabetes mellitus einschließen. Außerdem ist größter Wert auf die Durchführung von Glucose- und evtl. Acetonkontrollen des Harns und gegebenenfalls Blutzuckerbestimmungen durch den Patienten selbst zu legen (s. o.). Aufgabe der Schulung und der Behandlung des Diabetikers soll sein, ihn so weit wie möglich von seinem Leiden unabhängig, ihn „bedingt gesund" zu machen. Diese Forderung ist nur zu erfüllen, wenn der Patient mit den Eigentümlichkeiten seiner Stoffwechselstörung vertraut ist und ihnen zu begegnen weiß. Das Ziel, den Patienten seine Krankheit beherrschen zu lassen und ihn vom Arzt weitgehend unabhängig zu machen, ist nicht identisch damit, daß der Diabetiker später der ärztlichen Fürsorge nicht mehr bedarf. Je besser aber der Patient sich selbst in Situationen der Not (Hypoglykämie, Stoffwechselentgleisung im Urlaub usw.) zu helfen weiß, um so weniger wird ihm der Diabetes etwas anhaben können.

Die Wege und Ziele der Diabetestherapie lassen sich so beschreiben, wie sie in Tab. 5.**13** zusammengestellt sind. Die Schulung des Patienten ist die

Tabelle 5.**13** Wege und Ziele der Diabetesbehandlung

1. Schulung des Patienten
2. Therapie der Stoffwechselstörung (Diät, Muskelarbeit, Insulin, orale Antidiabetika)
3. Sicherstellung des Therapieerfolgs durch Selbstkontrolle des Patienten (Körpergewicht, Blutzucker, Harnzucker, Harnaceton) neben der Kontrolle beim Arzt

Voraussetzung für alle weiteren Maßnahmen und dient dazu, den Diabetiker zum kooperativen Partner für die Behandlung der Zuckerkrankheit zu gewinnen. Wenn man in der derzeitigen Situation der Diabetesbehandlung Akzente setzen will, womit sich bei entsprechendem Zeit- und Personalaufwand noch Verbesserungen erzielen lassen, dann trifft dies in erster Linie auf die Patientenschulung zu, die von Ärzten, Diätassistentinnen und Diabetesberater(inne)n durchgeführt werden sollte. Wenn auch alle Behandlungsformen noch nicht das Optimum erreicht haben, so existiert doch für jede Methode ein guter Standard. Dies gilt für die Diät, deren Grundlagen als erarbeitet gelten können, ebenso wie für die zur Verfügung stehenden wirksamen und gut verträglichen oralen Antidiabetika und für das seit mehr als 60 Jahren bekannte Insulin in seinen verschiedenen Präparationen. Die Situation der Diabetesbehandlung könnte jedoch insbesondere dadurch verbessert werden, daß das Wissen um die Vorzüge einer modernen Therapie dem Patienten in geeigneter Form vermittelt wird. Dies ist von Bedeutung für die medikamentöse Behandlung, die Handhabung der Insulinspritze und Variierung der Insulindosis, ganz besonders aber für die Kooperation des Patienten bei der Diättherapie, bei der Fußpflege (besonders Typ-II-Diabetiker!) und der häuslichen Selbstkontrolle. Als Beispiele für die Bedeutung der Schulung seien die Ergebnisse von Jörgens und

Berger sowie von Davidson u. Mitarb. erwähnt. Die erstgenannten Autoren konnten anhand der signifikant verbesserten Werte des glykosylierten Hämoglobins ihrer Patienten den Nutzen eines gründlichen Diabetesunterrichts beweisen, während die Gruppe um Davidson nach Einführung der Patientenschulung einen drastischen Rückgang der Komata und der Fälle von diabetischer Gangrän bzw. der Amputationen registrierte.

Diätbehandlung

Die Behandlung des Diabetes mellitus mit Diät ist die am längsten bekannte Therapieform in der Geschichte der Zuckerkrankheit. Ende des vorigen und Anfang dieses Jahrhunderts, also noch vor der Entdeckung des Insulins, erkannten bedeutende Kliniker den nachteiligen Einfluß einer übermäßigen Nahrungszufuhr und der daraus resultierenden Fettsucht auf die Manifestation und den Verlauf des Diabetes mellitus (s. auch Abb. 5.**8**). Allein durch eine quantitative Beschränkung der Kost war es möglich, in vielen Fällen eine Besserung der Stoffwechsellage, d.h. eine Senkung des Blutzuckers und eine Verringerung der Harnzuckerausscheidung, zu erreichen. Dieses Vorgehen hatte jedoch nur bei jenen Typ-II-Diabetikern gewisse Erfolge, die noch über körpereigene Insulinreserven verfügten. Schwere Fälle von Diabetes mellitus, insbesondere jugendliche Typ I Zukkerkranke, waren damals hingegen früher oder später zum Tode im Coma diabeticum verurteilt. Nach der Entdeckung des Insulins waren bedeutsame Änderungen hinsichtlich Quantität und Qualität der Diabetesdiät möglich. Einmal versuchte man nunmehr, durch zusätzliche Insulingaben auch Patienten mit hochgradigem Insulinmangel bei ausreichender Kost am Leben zu erhalten und zum anderen zeigte sich, daß die früher bevorzugte, extrem fettreiche sowie kohlenhydrat- und eiweißarme Kost weder notwendig noch günstig sein konnte.

Die unter Insulinmangel zu beobachtenden biochemischen Abweichungen (S. 124) werden sich in unterschiedlicher Weise bemerkbar machen, je nachdem, ob ein leichter, mittlerer oder schwerer Insulinmangel Anlaß für die diabetische Stoffwechselstörung ist. Es ist verständlich, daß es bei nur gering beeinträchtigter körpereigener Insulinproduktion häufig genügt, die übermäßige Nahrungszufuhr zu drosseln und den fettsüchtigen Patienten mit Diät allein zu behandeln. Zweifellos ist bei mehr als der Hälfte aller manifesten Diabetiker die Behandlung mit Diät allein ausreichend. Zugleich stellt sie die optimale Behandlungsmethode dar. Bei einem etwas stärker ausgeprägten Insulindefizit besteht die Möglichkeit, mit Hilfe oraler Antidiabetika vom Typ der Sulfonamidderivate die körpereigene Insulinproduktion zu stimulieren und auf diese Weise die Stoffwechselführung zu verbessern. Auch Biguanide und in Bälde α-Glucosidase-Hemmer vom Typ der Acarbose (s.u.) können hier gelegentlich sinnvoll eingesetzt werden. Patienten mit noch stärkerem Insulinmangel hingegen werden in jedem

Falle nach wie vor der ein- oder mehrmaligen Injektion von Fremdinsulin täglich bedürfen. Wie schon erwähnt, kann keine medikamentöse Behandlungsform dabei auf die Diabetesdiät verzichten. Bei den mit Tabletten behandelten Patienten ist nämlich die körpereigene Insulinproduktion trotz der zusätzlichen Stimulierung immer noch so gering, daß sie schweren und gehäuften Diätfehlern und den daraus resultierenden Blutzuckererhöhungen nicht gewachsen wäre. Bei den insulinspritzenden Patienten dagegen muß bedacht werden, daß man mit der Injektion des Fremdinsulins nur auf unvollkommene Weise den Mechanismus der körpereigenen Insulinsekretion nachahmen kann. Während die Bauchspeicheldrüse des Stoffwechselgesunden stets dann vermehrt Insulin ausschüttet, wenn der Blutzucker ansteigt, liegen die Verhältnisse nach der Injektion von Fremdinsulin gänzlich anders. Hier muß man sich mit der Diabetesdiät dem Wirkungsablauf des in die Blutbahn aufgenommenen Insulins anpassen, d. h. es müssen zum richtigen Zeitpunkt die richtigen Nahrungsmittel in der richtigen Menge aufgenommen werden. Je intensivierter allerdings eine solche Insulintherapie durchgeführt wird, desto weniger muß man sich mit der Nahrungszufuhr nach dem Wirkungsablauf des Insulins richten (Abb. 5.**12**).

Die Ziele und Wege einer modernen Diabetesdiät sind Tab. 5.**14a** und 5.**14b** zu entnehmen.

Tabelle 5.**14a** Ziele der Diabetesdiät

1. Qualitativ vollwertige Ernährung
   (Deckung physiologischer Bedürfnisse, insbesondere infolge Wachstum, Gravidität, Arbeitsleistung)
2. Bedarfsgerechte Energiezufuhr
   (Erreichen und Erhalten des wünschenswerten Körpergewichts, insbesondere Gewichtsreduktion bei adipösen Diabetikern)
3. „Geregelte“ Ernährung zur Stabilisierung des Stoffwechsels
   (Vermeidung von Hyper- und Hypoglykämien, Abstimmung der Faktoren Insulin, Arbeit, Nahrungsaufnahme)
4. Reduktion des Risikos chronischer Spätschäden
   (insbesondere Mikro- und Makroangiopathie, Neuropathie, Katarakt)
5. Berücksichtigung individueller Ernährungsgewohnheiten im Rahmen der Diätverordnung

Tabelle 5.**14b** Wege der Diabetesdiät

1. Aufteilung der Nährstoffe
2. Deckung des Energiebedarfs
3. Vermeidung von Hyper- und Hypoglykämien (Adjustierung der medikamentösen Therapie und der körperlichen Arbeit an die Diät, Verabreichung vieler kleiner Mahlzeiten, Vermeidung von Zuckern vom Glucose-Typ, Beachtung der unterschiedlichen Digestion und Resorption von Kohlenhydraten, Einsatz von Ballaststoffen, Berücksichtigung der blutzuckersenkenden Wirkung von Alkohol)
4. Einsatz von diätetischen Lebensmitteln
5. Vermittlung des diätetischen Wissens an den Patienten
6. Berechnung der Kost und Einhaltung der Diät durch den Patienten

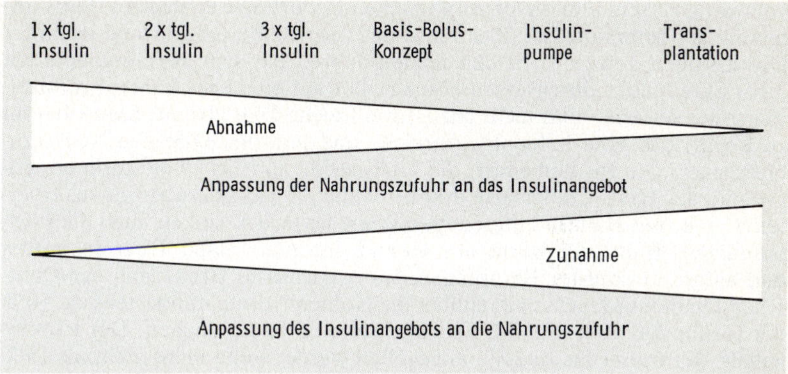

Abb. 5.**12** Anpassung der Nahrungszufuhr an das Insulinangebot (und umgekehrt): Abhängigkeit vom jeweiligen Therapieregime beim insulinspritzenden Diabetiker

NB.: Je intensivierter die Insulintherapie durchgeführt wird, desto weniger ist eine Anpassung der Nahrungszufuhr an das Insulinangebot erforderlich; vielmehr richtet sich dann das Insulinangebot nach dem gewünschten Zeitpunkt und nach dem Ausmaß der Nahrungszufuhr

Das Ziel der heutigen Diabetesbehandlung ist nicht allein, daß der Patient mit Hilfe der zur Verfügung stehenden Behandlungsformen die akuten Gefahren beim Auftreten des Diabetes mellitus überwindet. Man sollte vielmehr bestrebt sein, den Zuckerkranken für sein ganzes Leben so gut wie möglich „einzustellen", d. h. seine Stoffwechselverhältnisse ohne größere Schwankungen des Blutzuckerniveaus der Stoffwechsellage gesunder Personen anzunähern, die Blutfettwerte zu normalisieren und ein eventuell vorhandenes Übergewicht zu reduzieren. Auch dem Laien kann man verständlich machen, daß dies nur möglich ist, wenn eine geregelte, mengenmäßig beschränkte und nach bestimmten Gesichtspunkten ausgewählte Kostform verordnet wird.

Im folgenden sollen Ziele und Wege der Diabetesdiät aufgezeigt werden. Dabei ist zu beachten, daß weniger durch den Diabetestyp (Typ-I-Diabetes oder Typ-II-Diabetes), als durch die Art der Behandlung (medikamentös oder Diät allein) in einigen wesentlichen Punkten unterschiedliche Richtlinien bestehen. Dennoch lassen sich sowohl die Ziele der Diabetesdiät (Tab. **14a**) als auch die Wege der Diabetesdiät (Tab. **14b**) allgemeinverbindlich formulieren. Die behandlungsspezifischen Besonderheiten ergeben sich bei der Besprechung der einzelnen Forderungen.

Ziele der Diabetesdiät

Qualitativ vollwertige Ernährung. Selbstverständlich hat auch und gerade die Ernährung bei der Stoffwechselkrankheit Diabetes mellitus qualitativ vollwertig zu sein und die physiologischen Bedürfnisse zu decken. Die Aufteilung der Nährstoffe ist über Jahre und Jahrzehnte Gegenstand lebhafter Diskussionen gewesen. In den letzten Jahren hat sich aber immer mehr jener Standpunkt durchsetzen können, der auf eine eher kohlenhydratreiche sowie fettarme und nicht allzu eiweißreiche Diät abzielt. Sauer betont zu Recht, daß eine kohlenhydratreiche und fettarme Diät den Nüchternblutzucker, den Insulinbedarf, die Triglyceride und das Cholesterin erniedrigt und das HDL-Cholesterin erhöht. Wenn die Kost darüber hinaus faserreich, d. h. mit Ballaststoffen angereichert ist (s. u.), sinken auch die postprandialen Blutzuckerwerte ab. Gemäß internationalen Übereinkünften und aufgrund jüngster Beratungen des Ausschusses Ernährung der Deutschen Diabetes-Gesellschaft sollten die Kohlenhydrate mindestens ca. 50% der Gesamtkalorien und das Fett höchstens 35% ausmachen. Der Eiweißgehalt, der früher bis zu 20% angegeben wurde, sollte nicht mehr als 15% betragen und im übrigen besser als obere Grenze mit 0,8g/kg Körpergewicht angegeben werden.

Bei der Forderung nach einer fettarmen Diät gelten ähnliche Wünsche, wie sie an den Stoffwechselgesunden gestellt werden. Nur ist beim Diabetiker zu bedenken, daß die Vermeidung von Gefäßkomplikationen – hier besonders im Sinne der Makroangiopathie – großes Gewicht hat, da Diabetiker diesem Risiko in höherem Maße ausgesetzt sind als Stoffwechselgesunde.

Wegen der Katabolie der Stoffwechsellage bei instabilem oder schlecht eingestelltem Diabetes, aber auch wegen des Wachstums und der Gravidität sowie bei vermehrter körperlicher Arbeit hatte man früher den Eiweißbedarf des Organismus sehr hoch angesetzt. Wie erwähnt, ist man in jüngster Zeit damit zurückhaltender geworden, auch wenn man annehmen muß, daß immer wieder ein Teil des Körpereiweißes in Phasen der verstärkten Gluconeogenese gleichsam eingeschmolzen wird. Neuere Untersuchungen haben nämlich erkennen lassen, daß möglicherweise eine allzu eiweißreiche Kost sich als ungünstig im Hinblick auf die Entwicklung renaler diabetischer Gefäßschäden erweist. Auch wenn hieraus noch keine entscheidenden Änderungen des gesamten Diätkonzepts abgeleitet werden sollten, ist eine Beschränkung der Eiweißzufuhr im obigen Sinne jedoch bereits jetzt wünschenswert.

Während der Phasen des Wachstums ist insbesondere die Energiezufuhr (s. u.) erhöht. Hier muß man bedenken, daß wegen der mitunter exzessiven Kohlenhydratmengen bei der obigen Nährstoffrelation u. U. stärkere Fettzulagen nicht zu vermeiden sind. Das gleiche gilt für die vermehrte Arbeitsleistung. In der Gravidität liegt der Schwerpunkt weniger auf einer vermehrten Energie- und damit Fettzufuhr, als in der Beachtung der Tatsache, daß überhaupt genügend Kalorien (trotz Komplikationen wie Schwangerschaftserbrechen, Gestose usw.) zugeführt werden. Ein Energie- und Nährstoffmangel, der durch solche Komplikationen auftreten kann, bedarf u. U. der Korrektur durch parenterale Ernährung.

Zur qualitativ vollwertigen Ernährung zählt zweifellos auch die Erfüllung der Forderung nach einem ausreichenden Angebot an Vitaminen, Mineralien, Spurenelementen und Wasser. Auch hier sollten besondere Situationen wie die Schwangerschaft beachtet werden. Weitere Ausführungen zur Problematik der qualitativ vollwertigen Ernährung werden bei den „Wegen der Diabetesdiät" (s. u.) gemacht.

Bedarfsgerechte Energiezufuhr. Wenn man eine „kaloriengerechte" Diät verordnet, dann erfüllt man die Forderung nach einer bedarfsgerechten Energiezufuhr mit Erreichen und Erhalten des wünschenswerten Körpergewichts. Selbstverständlich ist die Reduzierung des Körpergewichts das Hauptanliegen bei mehr als 90% aller Typ-II-Diabetiker, während die Typ-I-Diabetiker häufig Normalgewicht haben. Andererseits muß man aber bedenken, daß es eben nicht nur um das Erreichen, sondern auch um das Erhalten des wünschenswerten Körpergewichts geht und daß Typ-I-Diabetiker in dieser Hinsicht, d. h. im Hinblick auf eine etwaige stärkere Gewichtszunahme, mindestens genauso gefährdet sind wie normalgewichtige stoffwechselgesunde Personen im jugendlichen Alter. Man darf sogar behaupten, daß insulinspritzende Diabetiker wegen der häufigen Nahrungszufuhr zur Vermeidung von Hypoglykämien und auch wegen des Insulins selbst als potentiellem Faktor für die Mastfettsucht gefährdeter sind, übergewichtig zu werden als stoffwechselgesunde Personen. Aus diesem Grunde bedarf es also auch bei Typ-I-Diabetikern der rechtzeitigen und richtigen Schulung im Hinblick auf die Energiezufuhr.

Wegen des wünschenswerten Körpergewichts hat es gerade in den letzten Jahren viele Kontroversen gegeben. Es hat sich gezeigt, daß das unter dem Broca-Gewicht liegende, früher als Idealgewicht bezeichnete Gewicht im Hinblick auf die Lebenserwartung eher etwas ungünstiger ist als das reine Broca-Gewicht (S. 71).

Man muß jedoch auf die Problematik der neueren Empfehlungen hinweisen und betonen, daß Personen mit dem „alten" Idealgewicht zur Verhütung einer Fettsucht ermuntert werden sollen, ihr Gewicht zu halten, da Risikofaktoren in diesem Gewichtsbereich am seltensten anzutreffen sind. Umgekehrt wird man aber bei erheblich übergewichtigen Patienten nicht unbedingt das ehemalige Idealgewicht (Broca-Gewicht minus 10% bei Männern bzw. minus 15–20% bei Frauen) anstreben, sondern zufrieden sein können, wenn sich der Patient einem Bereich von „Broca plus 10%" nähert.

Die Vermeidung bzw. der Abbau von Übergewicht ist im Grunde, pauschal gesehen, die wichtigste Behandlungsmethode bei Diabetes mellitus. Man muß bedenken, daß z. B. in der Bundesrepublik Deutschland mehr als 2 Millionen Typ-II-Diabetiker leben, die fast alle übergewichtig sind (s. o.). Demgegenüber gibt es nur etwa 80000–100000 Typ-I-Diabetiker, die häufig (noch) normalgewichtig sind und dieses Gewicht halten sollten. Wenn es gelänge, einen großen Teil der übergewichtigen Typ-II-Patienten zur

Gewichtsabnahme zu bewegen, wäre Entscheidendes im Hinblick auf die Verminderung der Morbidität und der Spätkomplikationen der Diabetiker getan. Es soll daran erinnert werden, daß vor 1948, also vor der Währungsreform und damit vor der Verbesserung der Ernährung, nur etwa ein Zehntel der Zahl an Diabetikern bekannt war, wie wir sie heute registrieren. Dies geht natürlich ganz zu Lasten der Typ-II-Diabetiker, die als damals normal- oder untergewichtige Personen gleichsam „Prädiabetiker" waren und von der Manifestation der Erkrankung und der Ausbildung vaskulärer Komplikationen verschont blieben. Die Lehre hieraus kann nicht sein, einer Mangelernährung das Wort zu reden, wohl aber einer solchen Ernährungsform, die nach Möglichkeit für weite Bevölkerungskreise ein normales Körpergewicht garantiert. Wie sehr im übrigen die Gewichtsabnahme von Typ-II-Diabetikern die Art der Behandlung beeinflussen kann, geht aus Abb. 5.**13** hervor: Es zeigt sich, daß viele Diabetiker, die zunächst Insulin oder Tabletten benötigten, nach der Gewichtsabnahme von mitunter nur wenigen Kilogramm mit Diät allein eingestellt werden konnten.

„Geregelte" Ernährung zur Stabilisierung des Stoffwechsels. Die verschiedenen Wege zu einer geregelten Ernährung, die Hyper- und Hypoglykämien vermeiden kann, werden später besprochen. Natürlich steht die

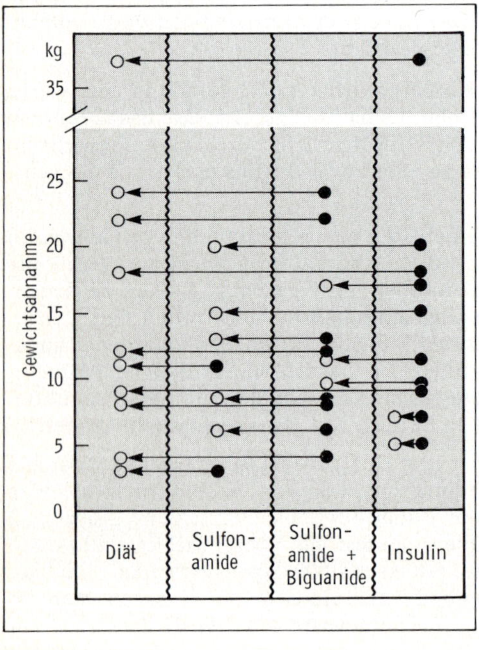

Abb. 5.**13** Medikamentöse bzw. diätetische Behandlung von 20 übergewichtigen Diabetikern (14 Frauen und 6 Männer, Lebensalter 38–69 Jahre) in Abhängigkeit von der innerhalb eines Jahres erreichten Gewichtsreduktion. Übergewicht davor: 25–86%.
• Patienten vor der Gewichtsreduktion,
○ Patienten nach der Gewichtsreduktion

Abstimmung der Faktoren Insulin, Arbeit und Nahrungsaufnahme im Vordergrund der Bemühungen, ist aber nicht der alleinige Weg zu diesem Therapieziel.

Nachdem man in den letzten Jahren zunehmend die Bedeutung einer normnahen Blutzuckereinstellung für die Prognose des Diabetes erkannt hat, besteht kein Zweifel mehr daran, daß alle Maßnahmen, die den Stoffwechsel in diesem Sinne stabilisieren können, in den Therapieplan eingebaut werden sollen. Keinesfalls dürfen diese Maßnahmen aber mit dem Therapieziel der bedarfsgerechten Energiezufuhr kollidieren, wie es bei alleiniger Berücksichtigung der unterschiedlichen Digestion und Resorption von Kohlenhydraten der Fall ist und auf Austauschtabellen, die sich nur nach diesem Gesichtspunkt richten, zutrifft.

Reduktion des Risikos chronischer Spätschäden. In einer Verlautbarung des Ernährungsausschusses der British Diabetic Association wird als Therapieziel zu Recht auf die Beeinflussung von Gefäßschäden hingewiesen. Wie bereits oben erwähnt, hilft hierfür sicherlich eine eher kohlenhydratreiche und fettarme Kost mit der in besonderer Weise modifizierten Fettzufuhr (s. u.). Wichtig ist der Hinweis, daß Diabetiker – so nach den Zahlen der von Janka durchgeführten Schwabinger Studie – zu 50% an Hypertonie leiden, und daß deswegen eine Kochsalzrestriktion ins Auge gefaßt werden muß. Die englischen Autoren weisen darauf hin, daß eine Kostform mit einem niedrigen Kohlenhydratanteil, dafür aber mit mehr Eiweiß (Käse, Räucherwaren, Fleisch), wesentlich mehr Kochsalz enthält und auch aus diesem Grunde für das Gros der Diabetiker unerwünscht ist.

Die Erzielung von nahezu normoglykämischen Blutzuckerwerten im Sinne der oben erwähnten Stabilisierung des Stoffwechsels dient zur Vermeidung der Mikroangiopathie und in Grenzen – via Sorbitol-Pathway (S. 222) – auch zur Vermeidung der Makroangiopathie, der Neuropathie und der diabetischen Katarakt (S. 242).

Berücksichtigung individueller Ernährungsgewohnheiten im Rahmen der Diätversorgung. Die Berücksichtigung individueller Ernährungsgewohnheiten bei der Diätverordnung ist ein wichtiges Ziel der Ernährungsbehandlung. Eine gute Mitarbeit (Compliance) des Patienten wird sich sicherlich nur dann erreichen lassen, wenn der Patient entsprechend motiviert wird. Petzoldt weist zu Recht darauf hin, daß Verhaltensweisen, Gewohnheiten, Vorlieben oder äußere Bedingungen die erfolgreiche Durchführung der Diabetesdiät beeinträchtigen können. Es muß deswegen neben der Beachtung wichtiger ernährungsphysiologischer Grundsätze auch auf die individuelle Situation des Diabetikers eingegangen werden. „Diät für den Diabetiker muß flexibel sein, sie muß wie ein ‚Maßanzug' angepaßt werden" (Petzoldt).

Wege der Diabetesdiät

Aufteilung der Nährstoffe. Bei den Zielen der Diabetesdiät wurde die Aufteilung der Nährstoffe mit 50% Kohlenhydraten, 35% Fett und 15% Eiweiß skizziert. Eine solche Diät wird sich praktisch nur dann durchführen lassen, wenn stark fetthaltige Lebensmittel wie Schlagsahne, Fischkonserven, Aal, Hering, Mayonnaise, Nüsse und Mandeln ganz weggelassen werden. Die Verteilung der Fette zu je einem Drittel auf solche mit gesättigten Fettsäuren, einfach-ungesättigten und hoch-ungesättigten Fettsäuren ist wünschenswert.

Die Aufteilung der Nährstoffe im obigen Sinne ist durchaus „nichts besonderes", sondern entspricht einer Ernährungsform, die auch jedem gesunden Menschen anzuraten wäre. Das Problem liegt lediglich darin, daß bei der derzeitigen Art der Ernährung der Gesamtbevölkerung eben ein Großteil der Menschen sich nicht nur überkalorisch, sondern vor allem auch zu fettreich ernährt und dadurch nach Verordnung einer Diabetesdiät doch umlernen muß. Bei der für fast alle Diabetiker notwendigen Verteilung der Mahlzeiten auf viele kleine Portionen sollte man an ein bestimmtes „Kohlenhydratgerüst" denken, d.h. das Angebot dieses den Blutzuckeranstieg unmittelbar tangierenden Nährstoffs über den Tag verteilen. Die Tatsache, daß die gleichzeitige Verabreichung von Fett und Eiweiß die Kohlenhydratresorption verzögert, soll man sich in geeigneter Weise zunutze machen (s. u.).

Deckung des Energiebedarfs. Das wichtigste Gebot in der Diabetesdiät ist die Forderung, daß die Kostform kaloriengerecht, d.h. zumeist kalorienknapp, zu sein hat. Je nach Lebensalter, Körpergewicht, Geschlecht und beruflicher Tätigkeit des Patienten wird die zuzubilligende Kalorienmenge etwa zwischen 20 und 45 kcal/kg Sollgewicht des Patienten liegen. Natürlich ist die Gewichtsreduktion – wie oben erwähnt – bei den meisten Typ-II-Diabetikern die Therapie der Wahl. Kaloriengerechte Ernährung bedeutet aber auch, daß Typ-I-Diabetiker, die jetzt noch normalgewichtig sind, nicht übergewichtig werden. Deswegen ist die bedarfsgerechte Kalorienmenge der nach Broteinheiten, Gramm Fett und ggf. Gramm Eiweiß zu berechnenden Diät auch für den Typ-I-Diabetiker wichtig.

Für die Verordnung einer geeigneten Reduktionsdiät muß zunächst unter Berücksichtigung der obigen Ausführungen das Sollgewicht ermittelt werden. Im Grunde hat sich die Broca-Formel (s. o.) dafür gut bewährt. Sie gilt allerdings eher für Menschen mittleren Lebensalters, während jüngere Personen mit diesem Gewicht (z. B. ein 18jähriges Mädchen von 170 cm Körpergröße und 70 kg Gewicht) als durchaus übergewichtig anzusehen sind. Für die ohne Medikamente behandelten übergewichtigen Diabetiker bringt die Diätverordnung keine zusätzlichen Probleme im Vergleich zu Adipösen ohne Diabetes mellitus mit sich. Bei Diabetikern hingegen, die mit Tabletten oder Insulin behandelt werden, muß parallel zur Gewichtsabnahme eine häufige Stoffwechselkontrolle erweisen, inwieweit die verabreichten Medikamente zur Vermeidung von Unterzuckerreaktionen reduziert werden müssen. Auf die z. T. dramatischen Erfolge einer Gewichtsreduktion im Hinblick auf die erforderliche medikamentöse Behandlung wurde bereits hingewiesen (Abb. 5.**13**).

Zunächst muß sich der Arzt darüber im klaren sein, welche Kalorieneinschränkung erforderlich ist, um den gewünschten Erfolg zu erzielen. Grundsätzlich nimmt natürlich jeder Patient bei einer beschränkten Kalorienzufuhr von z. B. 1000 kcal/Tag an Gewicht ab. Der Arzt muß Lebensalter, Geschlecht, berufliche Tätigkeit und bestehendes Übergewicht berücksichtigen, um eine adäquate Kalorienmenge zu verordnen (Tab. 1–3, Anhang). Auf den zweiten ebenso wichtigen Faktor – die gewünschte fortwährende Compliance der Patienten – wird weiter unten eingegangen werden. Noch einmal sei betont, daß bei Diabetikern höheren Alters und mit hohem Ausgangsgewicht es in der Regel nicht möglich und auch nicht nötig ist, das Broca-Gewicht oder gar das sog. Idealgewicht zu erreichen. Es ist stets zu bedenken, daß die Reduktionsdiät nicht in eine Mangelernährung ausarten darf und daß eine ausreichende Zufuhr essentieller Nährstoffe gesichert sein muß.

Vermeidung von Hyper- und Hypoglykämien. Eine Fülle von Maßnahmen steht zur Verfügung, um die so wichtige Stabilisierung des Stoffwechsels im Sinne der Vermeidung von Hyper- und Hypoglykämien zu erreichen. Von Interesse ist, daß in Bälde orale Antidiabetika vom Typ der α-Glucosidasehemmer (Acarbose) in den Handel kommen (s. o.), die durch eine Inhibition der Disaccharidspaltung die Resorption der Kohlenhydrate verzögern und zur Vermeidung von Hyperglykämien beitragen. Ähnliche Überlegungen gelten auch für die Behandlung mit Biguaniden, die die intestinale Resorption verlangsamen, sowie für den Einsatz von Ballaststoffen und Zuckeraustauschstoffen (s. u.). In Abbildung 5.**14** sind diese Therapieprinzipien schematisch dargestellt. Dennoch sind die im folgenden zu besprechenden zusätzlichen Maßnahmen unentbehrlich oder zumindest kritisch zu würdigen.

Adjustierung der medikamentösen Therapie und der körperlichen Arbeit an die Diät. Sicherlich die wichtigste Maßnahme zur Stoffwechselstabilisierung ist in der Anpassung von Medikamenten und körperlicher Tätigkeit an die Nahrungsaufnahme zu sehen. Eine noch so gut zusammengestellte Diät wird dann nicht zur Stoffwechselstabilisierung beitragen, wenn beispielsweise die gewählte Insulintherapie falsch durchgeführt wird. Der häufigste Fehler liegt in der zu seltenen Applikation des Insulins (z. B. nur einmal täglich) und in der Verwendung von zu lang wirkenden Insulinen, die nicht in der Lage sind, die Stoffwechselschwankungen gerade bei Typ-I-Diabetikern zu beherrschen. Die ideale Adjustierung des Insulins an die Nahrungszufuhr besteht darin, daß viele kleine Mahlzeiten durch viele kleine Insulin-

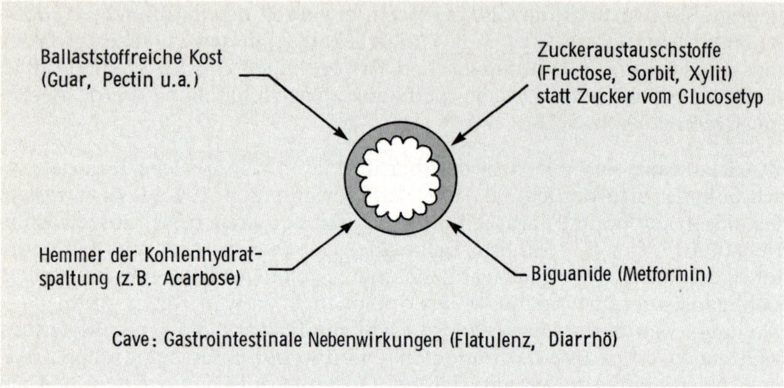

Abb. 5.**14** Einfluß diätetischer und medikamentöser Maßnahmen auf den Gastrointestinaltrakt: Abschwächung des Blutzuckeranstiegs durch verzögerte Resorption der angebotenen Kohlenhydrate

injektionen abgedeckt werden und für die Nacht ein länger wirkendes Insulin verabreicht wird. Bei körperlicher Arbeit, insbesondere bei Leistungssport, soll der Diabetiker dem physiologischen Bedürfnis nach vermehrtem Energiebedarf Rechnung tragen und einige Broteinheiten – je nach Intensität und Dauer des ausgeübten Sportes – zusätzlich zu sich nehmen. Wegen des erheblich insulineinsparenden, blutzuckersenkenden Effekts der Muskelarbeit wird er aber in den meisten Fällen auch gleichzeitig die Insulindosis zu reduzieren haben. Das Gebot, daß der Diabetiker sich mit der Nahrungszufuhr dem Wirkungsablauf des gespritzten Insulins anpassen soll, läßt sich lockern oder ganz aufheben, je mehr der Patient auf die Nahrungszufuhr mit einer akuten Insulinzufuhr reagieren kann (Abb. 5.**12**). Zwar wird man auch bei intensivierter konventioneller Therapie mit 4–5 Insulininjektionen und auch bei der Insulinpumpentherapie (basale Insulinrate plus kleine abgerufene Alt-Insulin-Mengen) noch bei einigen Diätprinzipien, wie sie vorher und im folgenden skizziert werden, bleiben müssen. Aber z. B. der Zeitpunkt der eingenommenen Mahlzeiten kann sicher eher differieren als bei einer starren Behandlung mit nur einer oder mit zwei Insulininjektionen. Der extrem seltene Idealfall ist natürlich beim erfolgreich transplantierten Diabetiker zu erreichen, dessen neue Bauchspeicheldrüse die Funktion der Insulinproduktion voll übernommen hat und wie beim Gesunden zeit- und bedarfsgerecht das Hormon in die Blutbahn absondert. Nur solche Diabetiker brauchen keine eigentliche Diabetesdiät zu halten, sondern „nur“ eine vernünftige Ernährung beachten, um nicht übergewichtig zu werden und um andere Risikofaktoren zu vermeiden.

Verabreichung vieler kleiner Mahlzeiten. Ein wichtiger Grundsatz der Diabetesdiät ist das Gebot vieler kleiner anstelle weniger großer Mahlzeiten.

Man soll die Patienten auffordern, nicht weniger als 6–7 Mahlzeiten täglich einzuhalten (1. Frühstück, 2. Frühstück, Mittagessen, Kaffeetrinken, Vesper, Abendessen, Spätmahlzeit). Natürlich handelt es sich dabei nicht immer um „Mahlzeiten“, bei denen die Patienten sich an den gedeckten Tisch setzen müssen, sondern häufig genug besteht eine solche „Mahlzeit“ aus einem Apfel, einer Semmel o. ä. Der Sinn dieser häufigen Mahlzeiten ist leicht verständlich. Patienten, die noch über eine gewisse körpereigene Insulinproduktion verfügen, sollen ihre Bauchspeicheldrüse schonen, indem sie die erlaubten Nahrungsmittelmengen dem Organismus in kleinen Portionen zuführen und somit die Insulinproduktion nicht überfordern. Diabetiker, die Insulin spritzen, haben ihre Nahrungszufuhr in der Regel der Wirkungsweise des Insulins anzupassen (Ausnahmen s. o.). Sie müssen häufig etwas essen, damit parallel zu dem langsam in die Blutbahn aufgenommenen Fremdinsulin auch ausreichende Nahrungsmittelmengen zur Verfügung stehen. Wenige große Mahlzeiten führen bei solchen Patienten infolge zu geringer Wirkung des Fremdinsulins zu Blutzuckerspitzen, während das Auslassen der Mahlzeiten das Gegenteil, nämlich die ebenfalls gefährlichen Unterzuckerreaktionen, hervorrufen kann.

Interessant sind Beobachtungen, die im Tierexperiment und am stoffwechselgesunden Menschen gemacht wurden. Sowohl das Körpergewicht als auch die Serumcholesterinspiegel sanken ab, wenn bei isokalorischer Ernährung häufiger kleine Nahrungsportionen zugeführt wurden im Vergleich zur vorangegangenen Ernährung mit wenigen großen Mahlzeiten. Eine befriedigende Erklärung für dieses von verschiedenen Autoren beobachtete Phänomen gibt es noch nicht. Für den zumeist übergewichtigen und häufig hyperlipidämischen Diabetiker sind diese Befunde aber ein weiterer Grund, seine Kost auf viele kleine Mahlzeiten zu verteilen. Gerade diese Forderung wurde in letzter Zeit kontrovers diskutiert. So wurde in Zweifel gestellt, ob für Typ-II-Diabetiker überhaupt die Notwendigkeit für viele kleine Zwischenmahlzeiten besteht, zumal diese Patienten fast immer übergewichtig sind und dann womöglich lieber dreimal „richtig“ als sechsmal allzu wenig essen wollen. Hierzu ist anzumerken, daß es in der Bundesrepublik Deutschland 400000 insulinspritzende Typ-II-Diabetiker gibt, die allein schon wegen dieser Behandlungsform und um sich dem Wirkungsablauf des gespritzten Hormons anzupassen, öfters essen sollen. Ferner ist zu bedenken, daß ein in wünschenswerter Weise scharf auf Tabletten eingestellter Typ-II-Diabetiker die gleichen Probleme hat wie ein insulinspritzender Patient: Auch er soll möglichen Hypoglykämien durch häufige kleine Mahlzeiten begegnen. Aber selbst für den mit Diät eingestellten Typ-II-Diabetiker kann man durchaus das Prinzip der vielen kleinen Mahlzeiten gelten lassen, da ja die günstigere Einwirkung auf das Körpergewicht (s. o.) zumindest in der Diskussion steht. Auch das Schonprinzip der kleinen Nahrungsmengen für die partiell insuffiziente Insulinproduktion der Bauchspeicheldrüse bei Typ-II-Diabetikern bleibt hier gültig. Es gibt überdies Patienten, deren Hungergefühl bei sechs Mahlzeiten geringer ist als bei drei Mahlzeiten und die deswegen leichter an Gewicht abnehmen. Allerdings muß man zugeben, daß auch das Gegenteil der Fall sein kann, daß nämlich Patienten durch Einnahme kleiner Mahlzeiten erst recht Hunger bekommen.

Die erforderliche individuelle Betrachtungsweise für die Notwendigkeit vieler kleiner oder weniger großer Mahlzeiten ergibt sich vollends aus der Tatsache, daß Pumpenträger unter den Insulinpatienten – und das sind praktisch nur Typ-I-Diabetiker – bei entsprechender Kooperation durchaus nur wenige große Mahlzeiten zu sich nehmen können (s. o.), also gerade das Prinzip nicht zu beachten brauchen, das als so zwingend für alle Typ-I-Diabetiker sonst beschrieben wurde. Wenn umgekehrt ältere, mit Diät allein sehr gut einstellbare Diabetiker ebenfalls lieber weniger größere Mahlzeiten zu sich nehmen wollen und dies keinen stärkeren Blutzuckeranstieg im Gefolge hat, sollte man diesen Wunsch ohne weiteres erfüllen. Man kann also davon ausgehen, daß das Prinzip der vielen kleinen Mahlzeiten zwar im Prinzip für die meisten Diabetiker gilt, daß es aber einige Ausnahmen von dieser Regel gibt.

Vermeidung von Zuckern vom Glucosetyp. Weder in quantitativer noch in qualitativer Hinsicht darf der Diabetiker „alles" essen. Dies gilt sowohl für den Typ-I- als auch für den Typ-II-Diabetes. Zucker vom Glucosetyp (Glucose, Maltose, Saccharose) sollten von allen Diabetikern gemieden werden. Auch wenn in nicht unwidersprochen gebliebenen Versuchen keine statistisch gesicherten Unterschiede im Blutzucker zwischen Gruppen von Diabetikern, die mit oder ohne Saccharose ernährt wurden, gezeigt werden konnten, ist doch das Konzept der Freigabe gewöhnlichen Zuckers abzulehnen. Abgesehen davon, daß überzeugende Langzeituntersuchungen noch ausstehen, wäre die Aufhebung des Verbotes reiner Zuckerwaren in der Diabetesdiät nicht praktikabel. So müßte man den Patienten zwar nach wie vor Zucker in reiner Lösung (z. B. Kaffee und Tee) verbieten, hingegen bei Einbindung in bestimmte (welche?) andere Lebensmittel zum Teil (bis zu welchem Teil?) gestatten. Dieser Irrweg wird evident, wenn in entsprechenden Diättabellen z. B. Buttercremetorte offeriert wird, da es dann wegen des erheblichen Fettanteils und der dadurch bedingten verzögerten Magenentleerung und verzögerten Zuckerresorption zu weniger starken Blutzuckererhöhungen kommt. Natürlich ist bei der viel wichtigeren Forderung nach einer fettarmen Diät eine solche „Ernährungshilfe" indiskutabel. Im Hinblick auf die Freigabe von Zucker hat Gries zu Recht von den „Risiken eines Dammbruchs" gesprochen, die dann für die Überschreitung aller Diätgebote bestehen. Im übrigen gibt es unter den diätetischen Lebensmitteln genügend Möglichkeiten, dem Süßungsbedürfnis des Patienten zu entsprechen (s. u.).

Beachtung der unterschiedlichen Digestion und Resorption von Kohlenhydraten. Nicht nur die chemischen Eigenschaften bestimmen die Aufschließbarkeit der in einem Nahrungsmittel enthaltenen Kohlenhydrate, sondern auch die Verarbeitung und Zubereitung durch Mahlen, Kochen und Backen. Ebenso wichtig ist aber – wie schon oben beschrieben – die Kombination von Kohlenhydraten und Fetten oder Ballaststoffen in einem Nahrungsgemisch oder in einer Mahlzeit im Hinblick auf die nach der Digestion erfolgende Resorption der Glucose. Wie erwähnt, bedingen Fette ebenso wie Ballaststoffe eine Beeinflussung der Magenentleerung und eine Verzögerung der Kohlenhydratresorption. Es unterliegt keinem Zweifel, daß jenen Kohlenhydraten und jenen Nahrungsgemischen, die zu einer verlangsamten Resorption von Glucose führen, im Prinzip der Vorzug zu geben ist. Zwei Einschränkungen sind dabei aber zu machen: Einmal darf man nicht – wie oben skizziert – das Prinzip der fettarmen Diät zugunsten des resorptionsverzögernden Effekts der Fettbeigabe vernachlässigen, und zum anderen darf man die Möglichkeiten, mit einem „glykämischen Index" zu arbeiten, nicht überschätzen. Der glykämische Index macht bekanntlich eine Aussage über den relativen Anstieg der Blutglucose nach der akuten Gabe eines kohlenhydrathaltigen Nahrungsmittels im Vergleich zu der Gabe von Glucose, die einen Index von 100% hat. Coulston u. Mitarb. lehnen aufgrund ihrer überzeugenden Nachuntersuchungen die Einbeziehung eines glykämischen Index' in die Diätverordnung ab. Sie fanden völlig abweichende Werte im Vergleich zu anderen Autoren, was im Grunde auch nicht verwundert. So konnte z. B. schon bei den Untersuchungen von Jenkins der von Otto für Kartoffeln und Reis gefundene gleiche glykämische Index nicht bestätigt werden. Qualität der geprüften Lebensmittel, Zeitpunkt der Ernte, Einbindung in verschiedene zusammengesetzte Mahlzeiten, akute Stoffwechselsituation des Probanden – all dies bringt so viele Unsicherheitsfaktoren mit sich, daß mit einheitlichen Werten für einen glykämischen Index eines Lebensmittels nicht gerechnet werden kann. Im übrigen wird die Handhabung durch den Patienten, der schon mit der üblichen Berechnung der Kohlenhydrate und des Fettes Schwierigkeiten hat, durch die für den Laien schwer vorstellbare Größe eines Index' um ein Vielfaches erschwert. Wir stimmen also Coulston zu, daß ein glykämischer Index, basierend auf der Untersuchung isoliert verabreichter Kohlenhydrate, von minimalem klinischen Nutzen ist und die Diätetik nicht bereichern kann. Diese strikte Aussage soll aber keineswegs besagen, daß die unterschiedliche Digestion und Resorption der Kohlenhydrate unbeachtet bleiben sollte. Im Gegenteil: Man sollte versuchen, nur bestimmte Nahrungsmittelgruppen gegeneinander auszutauschen, wie sie in den Kohlenhydrataustauschtabellen der Deutschen Diabetes-Gesellschaft geordnet sind. Dies gilt auch trotz des Einwandes, daß starke Schwankungen hinsichtlich der Aufschließbarkeit und Resorption innerhalb der Gruppen bestehen. Im Moment steht aber kein besserer Weg zur Verfügung. Im übrigen sollte man in erster Linie grundsätzliche Fehler vermeiden, wie z. B. die alleinige Gabe von Kohlenhydraten (womöglich in Form von rasch resorbierbaren Fruchtsäften) zum ersten Frühstück, in dessen Gefolge der Diabetiker sowieso den höchsten Blutzuckerwert aufweist. Gerade hier ist also die Verabreichung von Brot aus grob geschrotetem Korn oder einem entsprechenden Müsli mit Fett bzw. Milch durchaus erwünscht, um die postprandialen Hyperglykämien abzuschwächen. Ob der oben erwähnte Einsatz von α-Glucosidasehemmern medikamentös zur Korrektur beitragen kann, wird sich noch erweisen müssen.

Einsatz von Ballaststoffen. Der Einsatz von Ballaststoffen ist im Hinblick auf die Vermeidung von Hyperglykämien sicherlich sinnvoll. Es konnte gezeigt werden, daß nicht resorbierbare Nahrungsbestandteile (dietary fiber) den postprandialen Blutzuckerwert, den HbA_I-Wert und die Urinzuckerausscheidung bei Diabetikern verringern. Kombinationen von Kostformen mit hohen Kohlenhydrat- und Ballaststoffgehalten verbessern die Diabeteseinstellung und senken die Blutlipide.

Ballaststoffe stellen eine Mischung verschiedener, chemisch sehr unterschiedlicher Substanzen (Zellulose, Lignin sowie Hexosen, Pentosen und Uronsäuen) dar. Nach Rottka sollte man sie besser als Pflanzenfaser-Ballaststoffe bezeichnen. Der Ballaststoffgehalt der Nahrung ist ungefähr viermal größer als der Rohfasergehalt, kann aber auch ein Mehrfaches dieser Relation betragen.

Im Vergleich zu früheren Jahrzehnten ist der Ballaststoffverzehr in den zivilisierten Ländern ständig zurückgegangen. Die Ballaststoffaufnahme in der Bundesrepublik Deutschland beträgt z. Z. etwa 25 g pro Person täglich. Zur Erzielung der erwähnten günstigen Effekte auf den Kohlenhydrat- und Fettstoffwechsel sind jedoch größere Mengen (mehr als 40 g täglich) notwendig. Matzkies hat berechnet, daß enorm große Mengen von Gemüsen und Salaten benötigt werden, um eine adäquate Ballaststoffzufuhr zu garantieren. Wegen der dabei unvermeidbaren gastrointestinalen Nebenwirkungen hat man pflanzliche Füll- und Quellstoffe anstelle von naturbelassenen Lebensmitteln eingesetzt. Hier bieten sich in erster Linie Weizenkleie, Guaran und Pectin an. Insbesondere für das natürliche Polysaccharid Guar liegen zahlreiche Untersuchungen vor, bei denen Blutzuckersenkungen beobachtet wurden.

Für die praktische Diätetik ist bedeutsam, daß bei den Brot- und Backwaren Vollkornbrot, Schwarzbrot, Grahambrot, Leinsamenbrot, Kleiebrötschen, Roggen-, Knäcke- und Haferkekse einen relativ hohen Ballaststoffanteil haben. Das gleiche gilt für die Getreideerzeugnisse Weizenkleie, Weizenflocken, Leinsamenkörner, grobe Haferflocken, Cornflakes und Müsli. Beim Frischobst sollte man Brombeeren, Himbeeren, Stachelbeeren, Pfirsiche, Pflaumen, Äpfel, Apfelsinen, rote und schwarze Johannisbeeren und Preiselbeeren berücksichtigen. Bei den Gemüsen enthalten Sellerieknollen, Zuckermais, Rosenkohl, Broccoli, grüne Bohnen, Porree, Rote Bete, Rotkohl, Wirsing und Weißkohl viele Ballaststoffe. Bei den Hülsenfrüchten sind grüne und gelbe Erbsen, weiße, dunkle und bunte

Bohnen sowie Linsen zu bevorzugen. Als diätetisch besonders wertvoll werden Ballaststoffe mit hohen Quelleigenschaften angesehen. Hier dominiert die Kleie; aber auch Mohrrüben, Äpfel, Hafer, Mehl und Mais zeigen eine hohe Wasserbindung durch ihre Rohfasern. Natürlich bestehen im Hinblick auf die Vorteile der Ballaststoffapplikation enge Verbindungen zu dem vorangegangenen Postulat der Beachtung der unterschiedlichen Digestion und Resorption von Kohlenhydraten. Ballaststoffe kann man auch zusätzlich (z. B. in Form von Guar [Glucotard]) verabreichen. Hier sind jeweils 5 g mit 250 ml Wasser zu den Mahlzeiten zu geben. Die Bereitwilligkeit der Patienten, eine solche Behandlung durchzuführen und beizubehalten, limitiert die Ballaststoffeinnahme und damit den Therapieerfolg.

Berücksichtigung der blutzuckersenkenden Wirkung von Alkohol. Alkohol – besonders in höheren Konzentrationen und bei Fehlen gleichzeitiger Kohlenhydratzufuhr – wirkt blutzuckersenkend. Zu Unrecht hat man deswegen dem Alkohol früher eine bevorzugte Stellung in der Diabetesdiät eingeräumt, die im Grunde noch von Zeiten herrührt, in denen man jede Möglichkeit, ohne Blutzucker- und Ketonkörpererhöhung dem diabetischen Organismus Energie zuzuführen, ausnützte. Im Lichte moderner medizinischer Erkenntnisse muß das Problem Alkohol anders gesehen werden. In erster Linie ist an seinen hohen energetischen Wert, an seine hepato- und neurotoxische Wirkung, an die mitunter zu beobachtende nachteilige Beeinflussung der Blutfettspiegel und an die Gefahr des Alkoholismus zu denken. Eine kritiklose Empfehlung von Alkohol ist also irreführend und gefährlich. Auch Diätbier, dem das rasch resorbierbare Kohlenhydrat Maltose praktisch entzogen ist, muß im Kalorienplan bei Übergewichtigen berücksichtigt werden.

Es wird empfohlen, am ehesten einen Austausch von Alkohol gegen Fettkalorien herbeizuführen, damit nicht der Alkohol bei reduzierter Kohlenhydratzufuhr zu Hypoglykämien führt. Dieses Problem ist von unterschiedlicher Relevanz und besonders bei jüngeren, insulinspritzenden Langzeitdiabetikern zu beachten. Gerade diese Patienten verlieren oft die Eigenschaft, Hypoglykämien rechtzeitig zu bemerken, und können durch die Alkoholhypoglykämie ohne ausreichende Kohlenhydratzufuhr schwerste Schäden, ja sogar den Tod erleiden.

Einsatz von diätetischen Lebensmitteln. Gewisse Zucker oder Zuckeralkohole werden nicht nur bedeutend langsamer als Glucose, Saccharose und Maltose resorbiert, sondern weisen auch noch einen weitgehend vom Insulin unabhängigen Stoffwechsel auf. So wird der Fruchtzucker (Fructose), in kleinen Portionen über den Tag verteilt, auch von Zuckerkranken im allgemeinen gut toleriert und kann in geeigneten Fällen in Mengen bis zu 60 g täglich verabreicht werden. Ähnliches gilt für Xylit und auch für Sorbit, der im Organismus durch Sorbitdehydrogenase der Leber in Fructose umgewandelt wird und den diabetischen Organismus bei vorsichtiger Dosierung ebenfalls nicht belastet. Hier entsteht im Sinne des vorangegangenen Punktes eine weitere Möglichkeit, durch diätetische Lebensmittel zur Vermeidung von Hyperglykämien beizutragen.

Aber auch im Hinblick auf Hypoglykämien sind diese Zuckeraustauschstoffe von Nutzen, da sie bei Bedarf – also bei einer drohenden Hypoglykämie – sinnvollerweise in die Gluconeogenese einbezogen werden. Es ist demnach nicht erforderlich, daß insulinspritzende Diabetiker bei Austausch eines anderen Kohlenhydrats gegen Fructose oder Sorbit weniger Insulin spritzen. Wichtig ist vielmehr, daß der Diabetiker die Zuckeraustauschstoffe voll in die Kohlenhydratberechnung einbezieht. Dies wurde durch eine Änderung der Diätverordnung berücksichtigt, wonach auch Zuckeraustauschstoffe nach Broteinheiten (S. 170) berechnet werden müssen.

Die besonders langsame Resorption der Zuckeralkohole Sorbit und Xylit wäre an sich ein Vorteil. Leider geht die Resorption aber so langsam vor sich, daß man z. B. schon bei Verabreichung von täglich 40 g Sorbit mit Durchfällen rechnen müßte. Aufgrund älterer und neuerer Untersuchungen besteht kein Zweifel, daß die Zuckeraustauschstoffe, insbesondere die am meisten gebrauchte und am besten verträgliche Fructose, sich vorteilhaft gegenüber Zuckern vom Glucosetyp – z. B. Saccharose – unterscheiden. Eigene Untersuchungen konnten dies sogar für den Einsatz der Zukker in gemischten Mahlzeiten, bei denen die Zuckerresorption sowieso schon verzögert wird, beweisen.

Neben Zuckeraustauschstoffen sind Süßstoffe (Saccharin, Cyclamat, Aspartame, Acesulfam) wichtig, um dem Süßungsbedürfnis des Diabetikers entgegenzukommen. Gerade bei übergewichtigen Patienten sind diese fast kalorienfreien Süßstoffe von großem Vorteil und können praktisch unbegrenzt eingesetzt werden. Die von der WHO und der Food-and-Drug-Administration angegebenen Sicherheitsgrenzen liegen so hoch, daß ein Diabetiker sie bei normaler Einnahme von Süßstoffen in Getränken und Kompotten nicht überschreitet. Abgesehen davon ist sich die Mehrzahl der Autoren darüber einig, daß auch eine leichte Überschreitung der sog. Sicherheitsgrenzen nicht zu Schäden für die Patienten führen würde.

Sog. Diabetikerbrot, Diabetikermehl und Diabetikernährmittel werden seit Jahr und Tag von allen Diabeteskennern als unnötig erachtet und abgelehnt. Eine Anreicherung bestimmter Brot- und Nährmittelsorten mit Eiweiß ist nicht erforderlich, weil der Diabetiker auch auf andere Weise Eiweiß zuführen kann und weil aus den o. g. Gründen die Kohlenhydrate durchaus nicht mehr als gefährliche und möglichst zu vermeidende Nahrungsmittel anzusehen sind. Daß im Gegenteil eine gewisse Tendenz sich anbahnt, die Eiweißmengen zu reduzieren, wurde erwähnt. Da im übrigen für jeden Diabetiker gemäß Lebensalter, Körpergewicht und beruflicher Tätigkeit ein bestimmter Kaloriengehalt der Kost als ideal anzusehen ist, ist ärztlicherseits abzuraten, auf irgendwelche Weise durch Beimengungen zu Grundnahrungsmitteln den Zuckerkranken mehr Kalorien zuzuführen.

Dies gilt natürlich auch für die Verwendung der oben erwähnten Diabetikerzucker, die bei fettsüchtigen Zuckerkranken ebenso wie Alkohol auf die Gesamtkalorienmenge angerechnet werden müssen.

Ein Schwerpunkt in der Herstellung diätetischer Lebensmittel für Diabetiker liegt bei Getränken und in der Konservennahrung. Erfreulicherweise gehen größere Firmen der Lebensmittelindustrie allmählich dazu über, den Nährstoffgehalt ihrer Produkte auszuzeichnen. Damit wird der Diabetiker in die Lage versetzt, die Kohlenhydrate in BE (Broteinheiten) oder in Gramm zu berechnen. Außerdem werden der Fettanteil und die Gesamtkalorienmenge angegeben. Die ausdrücklich für Diabetiker und Fettsüchtige deklarierten Konserven bedeuten eine Bereicherung und Erleichterung der Diät. Es sei nur an die Schwierigkeiten einer zweckmäßigen Ernährung während des Urlaubs bzw. an die Verpflegung von Junggesellen und anderen alleinstehenden Personen erinnert. Diabetikerkonserven ermöglichen es, daß Zuckerkranke sich schnell eine genau in ihrem Nährstoffgehalt definierte Mahlzeit zubereiten können. Die Mahlzeiten sind schmackhaft. Fehler in der Berechnung können nicht gemacht werden. Die Bedeutung von Getränken, in denen Zucker durch Zuckeraustauschstoffe oder Süßstoffe ersetzt wird, wurde schon besprochen. Man sollte insbesondere die Wichtigkeit solcher Zubereitungen für diabetische Kinder nicht unterschätzen, die, wie jedes Kind, gern eine süße Limonade trinken möchten.

Vermittlung des diätetischen Wissens an den Patienten. Die Einhaltung der verordneten Diabetesdiät ist ganz wesentlich von Zeit und Mühen bestimmt, die die behandelnden Ärzte und Diätassistentinnen darauf verwenden. Je mehr Mühe man sich mit der Diätberatung für Diabetiker gibt, desto größere therapeutische Erfolge kann man erzielen. Dies erweist sich besonders an der Reduzierung von Medikamenten bei Patienten, die den Diätanweisungen Folge geleistet haben (Abb. 5.**13**). Die Diätberatung der Patienten steht am Beginn der Behandlung und muß durch ergänzenden Unterricht immer wieder erweitert werden. Zunächst soll man eine kaloriengerechte Kost zusammenstellen, wobei man mit einer Basisdiät (z. B. 1700 Kalorien für einen annähernd normalgewichtigen Typ-II-Diabetiker) beginnt. Man füllt dann ein Diätschema für den Patienten aus und berücksichtigt dabei die Ernährungsgewohnheiten des Patienten. PETZOLDT betont, daß Wissen und Verständnis des Diabetikers, verständliche Information und Übung sowie ständige Motivation durch den Beratenden, Ernährungsgewohnheiten, traditionelles Eßverhalten, besondere Vorlieben oder Abneigung gegen Speisen und Getränke, die medikamentöse Therapie sowie die Muskelarbeit, evtl. vorliegende Begleiterkrankungen, finanzielle Situationen und die sozialen Bedingungen des Patienten eine Rolle spielen. Es liegt auf der Hand, daß nur in einem ausführlichen Gespräch die Voraussetzungen für die Diätverordnung erkannt werden können. Als zweckmäßig erweist es sich, wenn der Patient für die erste Diätberatung eine Aufzeichnung über die in den letzten drei Tagen zugeführten Speisen und Getränke mitbringt. Schon auf diese Weise kann man versuchen, sich bei der Gestaltung des Diätschemas an die Gewohnheiten des Patienten zu adaptieren. Man wird dem Patienten neben einem Diätschema auch eine Diätbroschüre aushändigen oder empfehlen können und insbesondere den Unterricht über allgemeines Diabeteswissen unter besonderer Berücksichtigung der Ernährungslehre und der Kostberechnung (s. u.) einbeziehen. Häufige Kontrollen („Prüffragen“) in der Sprechstunde sind erforderlich, u. U. auch ein wiederholter Unterricht (evtl. Einzelunterricht) für Patienten, die diätetisch nicht kooperieren. Ein Diabetiker, der nicht über die Grundnährstoffe Kohlenhydrat, Fett und Eiweiß, über die Verteilung der Nahrungsmittel und die anderen oben skizzierten Grundsätze informiert ist, kann nicht erfolgreich behandelt werden.

Berechnung der Kost und Einhaltung der Diät durch den Patienten. Das Erlernen der Kostberechnung erfordert im allgemeinen den meisten Zeitaufwand. Lebensmittelattrappen für Demonstrationszwecke haben sich hier aus verschiedenen Gründen bewährt. Einmal beleben diese täuschend ähnlichen Nachbildungen den Unterricht und geben dem Patienten einen ersten nachhaltigen Eindruck hinsichtlich der erlaubten Lebensmittelmenge. Der Patient erkennt selbst, daß von einer Hungerkost bei der modernen Diabetesdiät keine Rede sein kann. Ein weiterer Vorteil der Attrappen ist, daß diese Nachbildungen genormt sind, wie z. B. die kohlenhydrathaltigen Lebensmittel nach Broteinheiten. Der Patient befühlt und betastet diese Lebensmittel und begreift auf diese Weise viel rascher, wie groß ein Apfel oder eine Scheibe Brot oder eine Apfelsine im Wert von einer Broteinheit ist. Schließlich ermöglichen es die künstlichen Lebensmittel, am Ende der Diätberatung eine Art „Examen“ mit dem Patienten durchzuführen. Man soll den Diabetiker die erlaubten von den verbotenen Lebensmitteln trennen lassen und ihn auffordern, gemäß dem ihm übergebenen Diätschema sich eine Tageskost zusammenzustellen. Auf diese Weise hat man die Gewähr, daß die Beratung auch wirklich verstanden worden ist.

Für die Berechnung der Kohlenhydrate hat sich die Hilfsrechengröße der BE (=12 g Kohlenhydrate) gut bewährt. Die erlaubte Fettmenge liegt zwischen 30 und 120 g und nur in Ausnahmefällen höher. Dabei ist zu berücksichtigen, daß nur jeweils knapp ein Drittel der erlaubten Fettmenge als Streichfett bzw. als Kochfett zur Verfügung steht. Der Rest ist als kaschiertes Fett auch in mageren Fleisch-, Wurst- und Fischwaren sowie ebenso in Molkereiprodukten enthalten. Fett wird nach Gramm berechnet. An Eiweiß sind im allgemeinen 0,8 g/kg Körpergewicht zuzubilligen (s. o.). Anhand von Lebensmittelaustauschtabellen soll der Patient mit der Nährstoffberechnung vertraut gemacht werden. Die Anschaffung eines der zahlreichen Leitfäden für den Diabetiker ist dem Patienten anzuempfehlen. Die Möglichkeiten der Diätberatung sind begrenzt, wie Untersuchungen über die Effektivität des Unterrichts gezeigt haben. So wurden in Düsseldorf und

München mit Hilfe von Ernährungsanamnesen die Möglichkeiten der Diätberatung erforscht. Dabei zeigte sich, daß das Wissen um die Diät nur in einem kleineren Teil der Fälle als befriedigend anzusehen war. Hinzu kommt, daß viele Patienten an sich über ein gutes diätetisches Wissen verfügen, jedoch die Diät nicht einhalten. Wenn sich auch nach entsprechender Schulung bei Wiederholung der Fragen, z. B. in dem Münchner Patientenkollektiv, ein guter Wissensstand bei den meisten der befragten Patienten feststellen ließ, ist damit nicht erwiesen, ob die Mehrzahl dieser gründlich geschulten Patienten die Diät auch wirklich einhielt. Trotzdem darf kein Arzt angesichts der zweifellos großen Mühen, die eine Diätberatung mit sich bringt, resignieren. Jeder Zuckerkranke muß die Chance erhalten, die wichtigste Grundlage der Diabetestherapie – die Diät – für sich zu nutzen. Bedeutsam sind in diesem Zusammenhang die von Jahnke mitgeteilten Erfahrungen. Danach ist eine einmalige mündliche Diätberatung selten effektiv. Von dem gebotenen Lehrstoff bleiben durch alleiniges Hören etwa 20%, durch Sehen etwa 30%, durch Hören und Sehen etwa 50%, durch Selbstsagen etwa 70% und durch Selbsttun etwa 90% haften.

Angesichts der großen Fortschritte, die in den vergangenen Jahren auf dem Gebiet der Diabetestherapie gemacht wurden, mag es verwunderlich erscheinen, daß seitens der Diabetologen immer wieder die Forderung nach einer Verbesserung der Diabetesdiät erhoben wird. Unter Verbesserung ist dabei aber nicht eine qualitative oder quantitative Änderung der Kostform anzusehen, deren Grundsätze nunmehr im wesentlichen geklärt sind, sondern vielmehr eine Intensivierung der Diätberatung und eine Förderung der Kooperation der Patienten. Der Engpaß in der Diätetik ist für Ärzte und Diätassistentinnen nicht im mangelnden Wissen um die erwünschte Art oder Menge der Diätkost zu suchen, sondern vielmehr in der Schwierigkeit, dieses Wissen dem Patienten zu übermitteln und ihn zur dauernden Mitarbeit zu bewegen. Gemessen an der betrüblichen Tatsache, daß ein großer, ja der überwiegende Teil der Zuckerkranken in Deutschland noch niemals ausreichend diätetisch beraten worden ist, haben alle kleinlichen Streitereien um die Zweckmäßigkeit dieser oder jener Berechnungsweise oder um kleine Abweichungen im Prozentgehalt eines Grundnährstoffes an der Gesamtkalorienmenge zurückzutreten. Es liegt auf der Hand, daß der Diätassistentin eine überragende Rolle zukommt. Nur wenn es gelingt, die Zahl der Diätassistentinnen und der Diabetesberaterinnen zu vergrößern und diese Lehrkräfte durch ärztliche Unterstützung und entsprechende berufliche Förderung für ihre Aufgabe zu begeistern, wird eine entscheidende Besserung der derzeitigen diätetischen Verhältnisse in Deutschland möglich sein. Kein Arzt darf angesichts der zweifellos großen Mühen, die diese Schulungsaufgaben mit sich bringen, resignieren. Jeder zuckerkranke Patient sollte – u. a. durch eine gründliche Diätberatung – die Chance erhalten, ein bedingt gesundes Leben zu führen.

Behandlung mit oralen Antidiabetika

Die Behandlung mit oralen Antidiabetika nimmt eine Art Mittelstellung zwischen der diätetischen Therapie und der Insulinbehandlung ein. Gemäß der obigen Definition, daß es sich beim Diabetes mellitus stets um einen absoluten oder relativen Mangel an Insulin handelt, kommen für die orale Therapie Patienten in Betracht, die noch über eine gewisse körpereigene Insulinsekretion verfügen, aber einen relativen Insulinmangel aufweisen. Die endogenen Insulinreserven sind nicht mehr so groß, daß eine Behandlung mit Diät allein ausreichend wäre, sind aber andererseits auch nicht so gering, daß bereits eine Substitutionstherapie in Form von Insulininjektionen einsetzen müßte.

Chemische Formeln, Bezeichnungen und Dosierung der wichtigsten Präparate sind der Tab. 5.**15** zu entnehmen. Für beide Gruppen von oralen Antidiabetika – Sulfonamide und Guanidinderivate – existiert ein begrenzter Indikationsbereich, dessen Beachtung für den Therapieerfolg ausschlaggebend ist.

Kurz vor der Ausbietung im Handel befinden sich Hemmer der Kohlenhydratverdauung – so z. B. der Disaccharidasehemmer Acarbose –, die auf andere Weise als die Sulfonamid- bzw. Guanidinderivate stoffwechselwirksam werden können. Da dieses Prinzip der Resorptionsverzögerung auch bei anderen Diätetika und Medikamenten zu beobachten ist, wurde es in Abb. 5.**14** schematisch dargestellt.

Wirkungsmechanismus der Sulfonamide und Guanidinderivate

Sulfonamidderivate. Bereits im Jahr 1942 gelang dem französischen Physiologen Loubatières der Nachweis, daß für den blutzuckersenkenden Effekt bestimmter Sulfonamidderivate gewisse Reserven an körpereigenem Insulin Voraussetzung sind. Diese im Tierexperiment erhobenen Befunde haben bis heute ihre volle Gültigkeit behalten. Mit den modernen Methoden der Insulinbestimmung ist im Tierexperiment und beim Menschen ein stimulierender Effekt der Sulfonamide auf die Insulinsekretion nachgewiesen worden. Hierdurch sind der blutzuckersenkende Effekt und andere dem Insulin entsprechende Wirkungen vorwiegend zu erklären. Auch weitere, im Experiment erhobene Befunde, wie die Degranulierung und Kernvergrößerung der insulinproduzierenden B-Zellen der Langerhansschen Inseln, bestätigen den Mechanismus der Freisetzung von Insulin unter der Einwirkung von Sulfonamiden, die im engeren Sinne auch als Sulfonylharnstoffe bezeichnet werden. Auch extrapankreatische Einflüsse der Sulfonamide sind bekannt. Insbesondere wird eine Beeinflussung der Rezeptorzahl am Erfolgsorgan oder ein sog. „Postrezeptoreffekt" diskutiert. Im Vergleich zu der β-zytotropen Wirkung dürften die extrapankreatischen Einflüsse aber doch eher untergeordnet sein.

Die wichtigste Bestätigung des sogenannten β-zytotropen Effekts (d. h. die stimulierende Wirkung auf die Insulinsekretion in den B-Zellen) lieferte aber die Klinik selbst. Die praktische Erfahrung hat nämlich gelehrt, daß nur Typ-II-Diabetiker mit Sulfonamidderivaten behandelt werden können. Patienten vom Typ des Insulinmangeldiabetes (Typ-I-Diabetiker) – im Extremfall pankreatektomierte Menschen – reagieren nicht auf blutzuckersenkende Sulfonamide, da ihnen das Substrat der Sulfonamidwirkung, eine noch relativ intakte körpereigene Insulinproduktion, fehlt. Es muß allerdings darauf hingewiesen werden, daß scheinbare Ausnahmen von dieser Regel insofern bestehen, als viele „klassische" Typ-II-Diabetiker dennoch nicht mit oralen Antidiabetika einstellbar sind (weil sie eben doch nicht über genügend körpereigenes Insulin verfügen) und gelegentlich Patienten, die vom Aspekt her als Typ-I-Diabetiker imponieren, dennoch – wenn auch nur vorübergehend – auf orale Antidiabetika einzustellen sind (eben weil ihre Insulinproduktion noch nicht völlig zusammengebrochen ist). Der β-zytotrope Effekt der Sulfonamide hat auch bei längerer Anwendung dieser Substanzen erfreulicherweise nicht zu einer Erschöpfung der Insulinsekretion der Bauchspeicheldrüse geführt. Jedenfalls überschreitet die Zahl der sich unter dieser Therapieform in ihrer Einstellung allmählich verschlechternden Diabetesfälle nicht die Quote, die ohnedies im Verlaufe der Erkrankung eine Verschlechterung erkennen läßt. Man muß allerdings bedenken, daß aus anderen Gründen Versager der Therapie nicht selten sind. Hierzu zählen Diabetiker, die eigentlich von vornherein nicht auf Sulfonamide einstellbar waren und besser von Anfang an mit Insulin behandelt worden wären. Besonders wichtig ist jene Gruppe von Patienten, bei denen die orale Diabetestherapie wegen ständiger Mißachtung der Diätvorschriften letztlich versagt. Hier erweist sich die Ansicht, daß die Einnahme von Tabletten die Beachtung der Diät unnötig mache, als besonders nachteilig und findet schließlich in der dann erforderlich werdenden Insulinbehandlung ihre Konsequenz.

Die Frage, ob zur optimalen Stimulierung der Insulinsekretion ein oder mehrere Sulfonamidgaben täglich erforderlich sind, ist umstritten. Eine für alle Fälle befriedigende Antwort kann es nicht geben, da dies sowohl von der Art des verabreichten Sulfonamids als auch vom Ausmaß des vorliegenden Diabetes abhängig ist. Im allgemeinen darf gesagt werden, daß leichtere Fälle häufig mit einer einzigen Sulfonamidgabe am Morgen behandelt werden können. Hingegen soll man nicht zögern, bei unbefriedigender Stoffwechselführung und besonders beim Auftreten nächtlicher Glukosurien dem Patienten zusätzlich abends orale Antidiabetika zu verabreichen.

Biguanidderivate. Biguanide wirken nur beim Diabetiker blutzuckersenkend, während sie – im Gegensatz zu Sulfonamidderivaten – im normoglykämischen Zustand kein wesentliches Absinken des Blutzuckers bewirken. Wenn auch die Biguanide einen extrapankreatischen Effekt entfalten, also hinsichtlich ihrer blutzuckersenkenden Wirkung nicht direkt auf eine kör-

Tabelle 5.15 Chemische Formeln und Bezeichnungen wichtiger oraler Antidiabetika. Bei den derzeit in der Klinik gebräuchlichen Substanzen werden die durchschnittliche tägliche Erhaltungsdosis sowie einige Synonyma angegeben

	Durchschnittliche Erhaltungsdosis
Sulfonamidabkömmlinge	
Carbutamid (Syn. Invenol, Nadisan)	
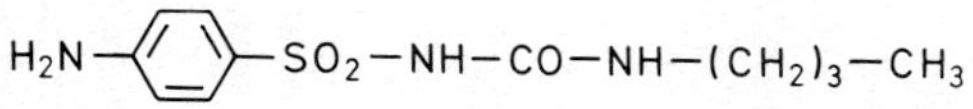	0,5–1,0 g
Tolbutamid (Syn. Rastinon, Artosin, Orinase, Dolipol)	
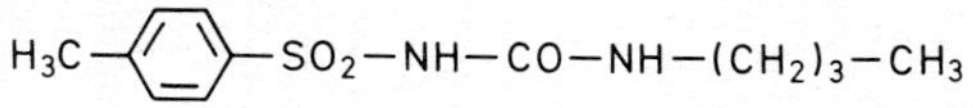	0,5–1,5 g
Glykodiazin (Syn. Redul)	
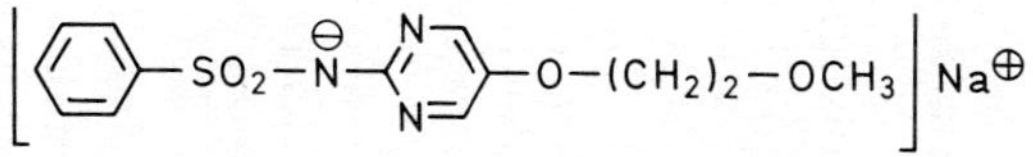	0,5–1,5 g
Chlorpropamid (Syn. Chloronase, Diabetoral)	
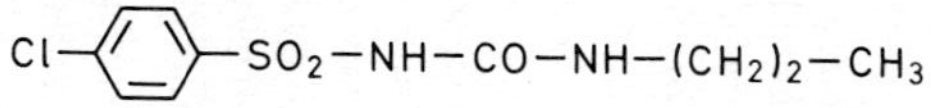	0,25–0,5 g
Glibornurid (Syn. Ro 6-4563, Glutril)	
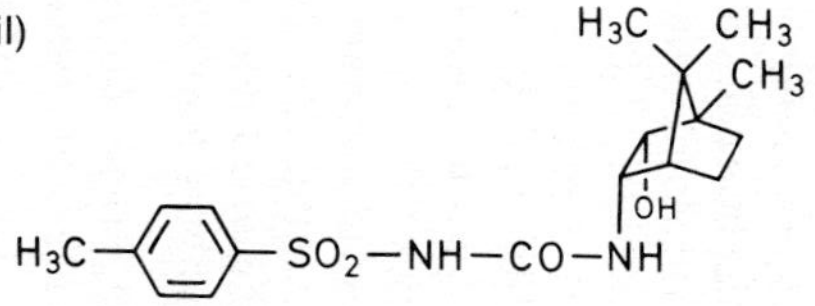	0,0125–0,05 g

Glibenclamid (Syn. HB 419, Daonil, Euglucon N und viele andere Namen)

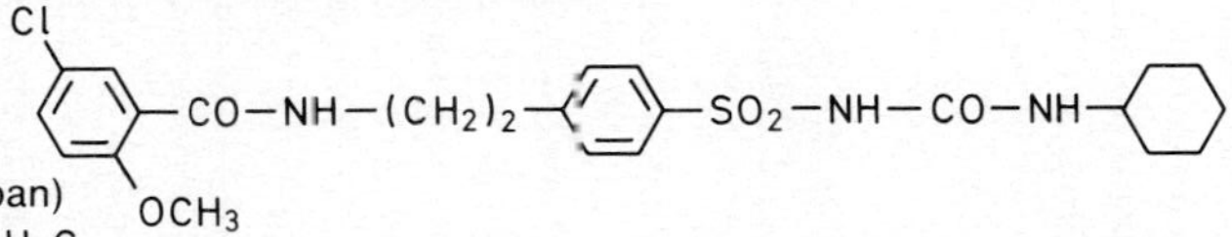

0,00175–0,015 g

Glisoxepid (Syn. BS 4231, Pro-Diaban)

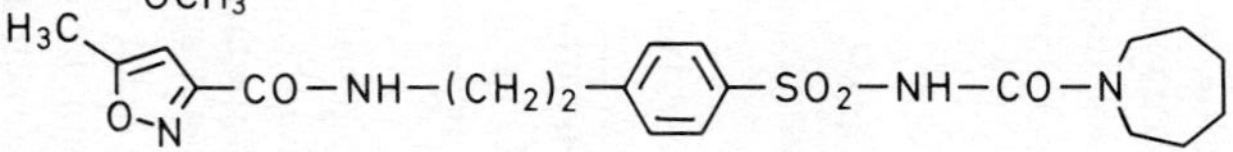

0,002–0,012 g

Gliquidon (Syn. AR DF26, Glurenorm)

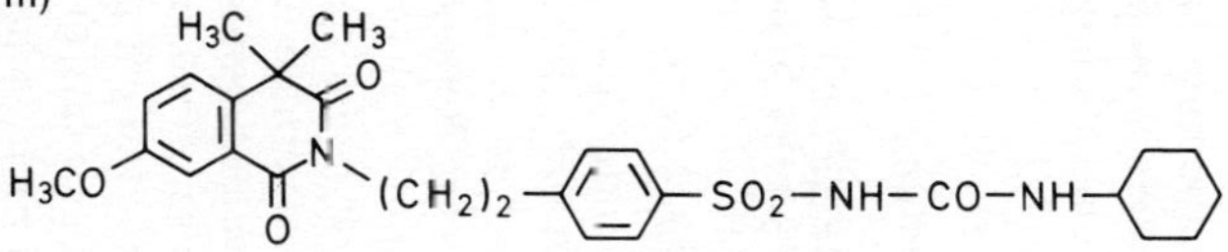

0,015–0,12 g

Guanidinderivate

Phenyläthylbiguanid (Syn. DBI, Phenformin, DB retard, Glucopostin, Dipar)*

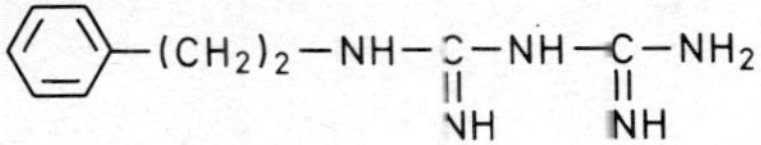

0,1–0,2 g

Butylbiguanid (Syn. Buformin, Sindiatil, Silubin retard)*

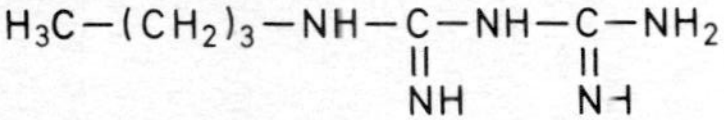

0,2–0,3 g

Dimethylbiguanid (Syn. Metformin, Glucophage retard)

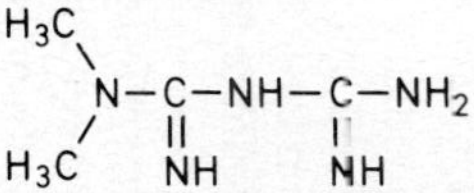

0,85–1,7 g

*seit 1. 7. 1978 in der Bundesrepublik Deutschland nicht mehr im Handel

pereigene Insulinproduktion angewiesen sind, benötigen sie dennoch gewisse Mengen endogenen oder exogenen Insulins, um therapeutisch wirksam werden zu können. Beim jetzigen Stand der Forschung kann über den noch nicht völlig geklärten Wirkungsmechanismus der Biguanide nur folgendes gesagt werden: Biguanide senken den Blutzucker bei Diabetikern ohne Erhöhung der körpereigenen Insulinsekretion und ohne Einschaltung von Stoffwechselmechanismen, die eine chronische Toxizität bedingen. Dies gilt auch trotz der Feststellung, daß Biguanide die Zellatmung inhibieren und die anaerobe Glykolyse steigern (Lactatanstieg). Im Vordergrund der Blutzuckersenkung scheinen eine vermehrte periphere Glucoseutilisation, eine Herabsetzung der Glucoseneubildung und eine Behinderung der Nährstoffresorption (Abb. 5.**14**) zu stehen. Am pankreaslosen Menschen oder beim Insulinmangeldiabetiker ist eine alleinige Behandlung mit Biguaniden dennoch nicht möglich.

Vorgehen bei der oralen Diabetesbehandlung

Theoretisch bieten sich fünf Möglichkeiten des Einsatzes für die derzeit bekannten oralen Antidiabetika vom Typ der Sulfonamide und Biguanide an:

a) Behandlung mit Diät und Sulfonamidderivaten: Diese Behandlungsform ist sicherlich die am häufigsten angewandte und deswegen wichtigste. Es kommen hierfür nur Patienten in Betracht, die noch über eine gewisse körpereigene Insulinsekretion verfügen und die auf Diät allein nicht einstellbar sind. Sowohl für die diätetische Behandlung als auch für die Behandlung mit oralen Antidiabetika sollte man eine harnzuckerfreie Einstellung mit Blutzuckerwerten unter 160 mg/dl im Tagesprofil anstreben. Wenn Patienten unter der Behandlung mit oralen Antidiabetika und besonders unter Sulfonamiden wie gewünscht an Gewicht abnehmen, muß man sich wegen der dadurch bedingten weiteren Besserung der Glucosetoleranz immer wieder die Frage vorlegen, ob der Patient nun nicht mit Diät allein behandelt werden kann. Dies ist nicht nur aus prinzipiellen Erwägungen bedeutsam, sondern hat auch zwei praktisch wichtige Gründe: Einmal soll man vermeiden, daß solche Patienten durch die ständige Anregung der körpereigenen Insulinsekretion und wegen der daraus resultierenden leichten Hypoglykämien womöglich Schwierigkeiten haben, ihre Reduktionskost einzuhalten. Zum anderen können insbesonders die stark wirksamen Sulfonamide vom Typ des Chlorpropamid und Glibenclamid stärkere Hypoglykämien bewirken, wenn keine zusätzliche Tablettenbehandlung mehr angezeigt ist. Im allgemeinen gilt die Regel, daß der Patient entweder rasch und dauernd oder von vornherein nur ungenügend auf Sulfonamidderivate anspricht. Durch stärkere Änderungen des Körpergewichts kann diese Regel aber entscheidend modifiziert werden: bei einer Gewichtsabnahme zugunsten, bei einer Gewichtszunahme zuungunsten der Patienten (Abb. 5.**17**). Da sich die Sulfonamide zur Blutzuckersenkung des noch vorhandenen körpereigenen Insulins bedienen und die feinen Regulationsmechanismen des Organismus noch annähernd intakt sind, gewährleisten sie in geeigneten Fällen eine beinahe normoglykämische, harnzuckerfreie und zugleich schockfreie Einstellung, wie sie bei der Injektion von Fremdinsulin kaum zu erreichen ist.

b) Behandlung mit Diät und Biguaniden: Eine alleinige Behandlung mit Biguaniden kommt nur bei Patienten vom Typ-II-Diabetes in Betracht, da juvenile Diabetiker ohne zusätzliche Insulininjektionen nicht erfolgreich eingestellt werden können. Die Frage, welche Substanzen für die Initialbehandlung bevorzugt werden sollen, ist umstritten. Für die Sulfonamide spricht von vornherein die Tatsache, daß gastrointestinale Unverträglichkeitserscheinungen im Gegensatz zur Biguanidtherapie nicht beobachtet werden. Ob die durch Sulfonamide induzierte erhöhte Insulinsekretion bei alten und womöglich fettsüchtigen Diabetikern einen Vorteil bedeutet, muß man aufgrund der obigen Ausführungen allerdings bezweifeln. Eine Biguanidmonotherapie (wie übrigens auch die alleinige Behandlung mit Acarbose) weist gegenüber der Sulfonylharnstofftherapie mindestens zwei Vorteile auf: einerseits wird die bei den vielen adipösen Typ-II-Diabetikern bestehende Hypertriglyceridämie günstig beeinflußt, und zum anderen kommt es nicht zu einer zusätzlichen Hyperinsulinämie, die einen Risikofaktor für die Entstehung der Makroangiopathie darstellt. Die von manchen Autoren beobachtete vorübergehende Gewichtsreduzierung biguanidbehandelter Patienten kann am ehesten mit einem unterschwelligen appetithemmenden Effekt dieser Substanzen und der daraus resultierenden verringerten Nahrungszufuhr erklärt werden. Das wichtigste Argument gegen eine Monotherapie mit Biguaniden lag in der prinzipiellen Forderung, der mit weniger Risiken (Laktazidose!) behafteten Sulfonamidbehandlung den Vorzug zu geben. Deswegen wurde in Deutschland und Österreich – im Gegensatz zu anderen Ländern – eine Biguanidmonotherapie bisher nicht zugelassen. Bei sorgfältiger Abwägung kann aber auch diese These nicht aufrechterhalten werden, da unter der Behandlung mit Metformin bei richtiger Indikationsstellung praktisch keine Laktazidosen beobachtet wurden, während die hypoglykämieinduzierten Todesfälle unter Sulfonylharnstofftherapie noch immer ein Problem darstellen.

c) Behandlung mit Diät, Sulfonamiden und Biguaniden: Aufgrund des unterschiedlichen Wirkungsmechanismus der Sulfonamide und der Biguanide ist eine kombinierte orale Diabetestherapie mit beiden Substanzen mitunter sinnvoll. Es zeigt sich, daß dabei ein additiver Effekt auf die Blutzuckersenkung zu erzielen ist. Patienten, die diätetisch nicht ausreichend einzustellen sind, reagieren auch nach Sulfonamidgaben häufig nicht mit einer befriedigenden Blutzuckersenkung und einer Aglukosurie. Wenn man anstelle von Sulfonamiden Biguanide bis zur Verträglichkeitsgrenze gibt, sieht man in diesen Fällen häufig das gleiche Resultat. Erst bei Verabreichung beider Substanzen gelingt es dann, eine befriedigende Stoffwechsellage zu erreichen. Man sollte die maximale Dosis der Sulfonamide bei diesen Patienten beibehalten und die Sulfonamide morgens und abends verabreichen. Die Biguaniddosis (2 bis höchstens 3 Tabletten Metformin täglich) kann nach Bedarf variiert werden, je nachdem welche Blut- und Harnzuckerwerte sich ergeben. Unter allen Umständen sind bei den Biguaniden die Kontraindikationen zu beachten (Tab. 5.**17**).

d) Behandlung mit Diät, Insulin und Sulfonamidderivaten: Diese Kombinationsbehandlung hat sich in jüngster Zeit, mehr als es in den vergangenen Jahren abzusehen war, durchgesetzt. Sie kommt bei Sekundärversagern der Sulfonylharnstofftherapie in Betracht, also nur bei Typ-II-Diabetikern, die noch über eine körpereigene Insulinproduktion verfügen. Das bestechende Konzept, daß Sulfonamide die Zahl der Rezeptoren erhöhen, die Insulinresistenz älterer Diabetiker damit durchbrechen und auf diese Weise mit nur geringen Dosen exogenen Insulins eine optimale Einstellung ermöglichen, ist in dieser Form nicht haltbar. Allein die Feststellung, daß die gleiche zusätzliche Gabe von Sulfonylharnstoffen bei insulinbehandelten Typ-I-Diabetikern ausnahmslos ohne jeden verwertbaren Effekt bleibt, läßt erkennen, daß die Voraussetzungen für den Erfolg dieser kombinierten Therapie nicht mit der Rezeptortheorie, sondern mit dem β-zytotropen Effekt, erklärbar sind. Es wurde gezeigt, daß nach einem vorübergehenden Weglassen der Sulfonylharnstoffe der Insulinbedarf dieser Patienten parallel zur sich verschlechternden Stoffwechselsituation wieder anstieg, daß – mit anderen Worten – die zusätzliche Sulfonylharnstoffgabe durchaus sinnvoll ist. Im Augenblick darf gesagt werden, daß bei den meisten älteren insulinpflichtig gewordenen und zugleich insulinresistenten Patienten der fast immer erfolgreiche Therapieversuch mit dieser Kombinationsbehandlung gemacht werden kann. Die Vorteile dieser Kombinationstherapie gegenüber der alleinigen Verabreichung von Insulin sind folgende: a) geringere Hyperinsulinämie und damit weniger Risiken im Hinblick auf die Makroangiopathie, b) geringere Hyperinsulinämie, die zu einer geringeren Suppression der körpereigenen Insulinproduktion und zu einer geringeren „Herunterregulierung“ (down regulation) der Insulinrezeptoren an den Erfolgsorganen führt, c) der Patient benötigt fast stets nur eine einmalige Insulininjektion täglich, d) der insulininduzierten Mastfettsucht wird womöglich entgegengewirkt und e) es besteht eine geringe Hypoglykämiegefahr.

e) Behandlung mit Diät, Insulin und Biguaniden: Der Versuch einer kombinierten Behandlung mit Insulin und Biguaniden schien berechtigt, wenn eine befriedigende Einstellung der insulinbedürftigen Patienten trotz entsprechender diätetischer Maßnahmen und trotz mehrfacher täglicher Insulininjektionen nicht gelang. In der Tat ließ sich in manchen Fällen die Stoffwechselsituation durch zusätzliche Biguanidgaben verbessern. Mitunter konnte in solchen Fällen die Insulindosis erheblich gesenkt werden, ohne aber die Zahl der Insulininjektionen zu verringern. Entscheidend für die Indikationsstellung war aber die durch Biguanide erzielte Stabilisierung der Stoffwechsellage, d.h. die Glättung des Blutzuckerniveaus mit verringerter Hypoglykämieneigung und mit Rückgang der Harnzuckerausscheidung. Gerade zur initialen Durchbrechung einer instabilen Stoffwechselsituation oder auch einer Insulinresistenz waren die Biguanide, wenn sie ausreichend hoch dosiert wurden, oft ausgezeichnet geeignet. Dennoch hat sich diese Indikation nie recht durchsetzen können.

Nebenwirkungen oraler Antidiabetika

Die Nebenwirkungen der in Deutschland gebräuchlichen oralen Antidiabetika sind der Tab. 5.**16** zu entnehmen. Bei dieser Aufstellung wurde das Sulfonamidderivat Chlorpropamid nicht berücksichtigt, das – wie seltener auch Carbutamid – zu Störungen der Blutbildung (Agranulozytose) führen

Tabelle 5.**16** Nebenwirkungen bei verschiedenen Behandlungsformen des Diabetes mellitus

	Insulin	Sulfonamide	Biguanide	Acarbose	Diät allein
Leukopenie	∅	+	∅	∅	∅
Agranulozytose	∅	(+)	∅	∅	∅
Thrombopenie	∅	+	(+)	∅	∅
Hautallergien	(+)	+	(+)	∅	∅
Antikörperbildung	(+)	∅	∅	∅	∅
Gastrointestinale Beschwerden	∅	(+)	++	++	∅
Leberschäden	∅	∅	∅	∅	∅
Förderung vaskulärer Komplikationen	∅	∅	∅	∅	∅
Teratogener Effekt	∅	(+)	?	?	∅
Refraktionsänderungen	+	(+)	(+)	?	(+)
Hyperinsulinämie	+++	++	∅	∅	∅
Hypoglykämie	+++	(+)	∅	∅	∅
Sonstige Nebenerscheinungen	Insulinödeme	bei einigen Präparaten bakteriostatischer Effekt	Gefahr der Laktazidose bei falscher Indikationsstellung		mitunter Arztwechsel

∅ = nicht bekannt bzw. nicht bewiesen
? = fraglich
(+) = äußerst selten
\+ = gelegentlich
++ = häufig
+++ = meistens

und auch zu cholestatischen Hepatosen Anlaß geben kann. Der bei den Sulfonamiden mitunter zu beobachtende Effekt störender Hypoglykämien wird häufig als Argument gegen die stärker wirkenden Substanzen vom Typ des Glibenclamid und Chlorpropamid verwendet. Man muß sich darüber im klaren sein, daß diese „Nebenwirkungen" der Ausdruck der gewünschten eigentlichen Wirkung, nämlich der Blutzuckersenkung, ist und daß naturgemäß bei einem stärker wirkenden Präparat diese Nebenwirkungen auch stärker und häufiger zur Beobachtung kommen können. Dem kann und muß dadurch begegnet werden, daß man bei der Indikationsstellung und bei der Überwachung solcher Patienten besonders sorgfältig vorgeht. Im übrigen liegt das Schwergewicht der Nebenwirkungen der Sulfonamide, wie aus der Tabelle ersichtlich ist, vorwiegend bei den Allergien, die für die neueren Präparate erfreulicherweise kaum von Bedeutung sind. Im Gegensatz zu den beinahe stets gut verträglichen Sulfonamidderivaten können sich bei der Einnahme von Biguaniden gastrointestinale Nebenerscheinungen bemerkbar machen. Magendruck, Appetitlosigkeit, Übelkeit, Durchfall, Erbrechen und metallischer Geschmack im Mund können auftreten. Diese Nebenwirkungen verschwinden sofort nach Absetzen der Therapie und hinterlassen keine Schäden. Natürlich verbietet sich aber dann eine Verabreichung von Biguaniden, wenn sie im Einzelfall nur bei einer Dosis, die zu Nebenerscheinungen führt, eine Blutzuckersenkung bewirken würde. Die Laktazidosen – eine prognostisch sehr ungünstige Komplikation – haben dazu geführt, daß die früher viel verwendeten Biguanidderivate Phenformin und Buformin 1978 aus dem Handel gezogen wurden. Lediglich das weniger zur Hyperlaktatämie führende Metformin, unter dem seit dem partiellen Biguanidverbot in der Bundesrepublik Deutschland in therapeutischen Dosen keine Laktazidosen beobachtet wurden, ist im Handel. Die Tatsache, daß die Laktazidosen buchstäblich mit einem Schlag aufhörten, ist neben der besseren Verträglichkeit des Metformins sicherlich auch auf die gewünschte drastische Verschärfung der Indikationsstellung für den Einsatz von Biguaniden zurückzuführen (Tab. 5.**17**).

Die α-Glucosidasehemmer vom Typ der Acarbose wirken – ihrem Wirkungsmechanismus entsprechend – weniger blutzuckersenkend als durch Glättung von Blutzuckerspitzen. Als einzige, allerdings im Einzelfall, störende Nebenwirkung sind gastrointestinale Erscheinungen wie Flatulenz oder sogar Diarrhoe anzugeben.

In einer umfangreichen prospektiven Studie amerikanischer Autoren (UGDP-Studie) ergab sich im Vergleich mit anderen Zuckerkranken ein gehäuftes Auftreten koronarer Todesfälle bei den mit oralen Antidiabetika (Tolbutamid bzw. Phenformin) behandelten Diabetikern, die einen Herzinfarkt erlitten hatten. Aus verschiedenen Gründen, die mit der unbefriedigenden Planung und der wenig überzeugenden Statistik der Studie sowie mit den völlig anders lautenden Ergebnissen anderer Untersuchungen zusammenhängen, hat sich aber die Empfehlung, generell an Stelle von

Tabelle 5.**17** Kontraindikationen einer Behandlung mit Biguaniden

Hohes Alter (in der Regel ab 65. bis 70. Lebensjahr)
Niereninsuffizienz (Grenzwert des Serumkreatinins: 1,2 mg/100 ml)
Neigung zu Herzinsuffizienz
Intermittierend auftretende Nierenerkrankungen
Hepatitiden und Zirrhosen
Infektiöse fieberhafte Erkrankungen
Pankreatitiden
Konsumierende Erkrankungen
Neigung zu respiratorischer Insuffizienz
Zustand vor, während und nach Operationen
Alkoholismus
Starke Einschränkungen der Nahrungszufuhr (weniger als 1000 Kalorien täglich)

oralen Antidiabetika Insulin zu verabreichen, nicht durchsetzen können. Feststellen muß man aber leider, daß orale Antidiabetika – insbesondere Sulfonamide – viel zu häufig und als falscher „Diätersatz“ verordnet werden. Schöffling hat in diesem Zusammenhang zu Recht von der „Therapie der Bequemlichkeit“ gesprochen.

Insulinbehandlung

Auch heute hat die Behandlung des Diabetikers mit Insulin nichts von ihrer Bedeutung verloren. Man braucht nur daran zu erinnern, daß vor der Entdeckung des Insulins im Jahre 1921 über die Hälfte aller Diabetiker im diabetischen Koma starb. Das Koma ist jedoch dadurch, daß Insulin zur Verfügung steht, äußerst selten geworden.

Bei rechtzeitiger und sachgemäßer Behandlung braucht heutzutage kein Diabetiker mehr in diesem Zustand zu sterben. Insulin ist nach wie vor das wichtigste Medikament zur Behandlung der Zuckerkrankheit, weil es als einziges in bestimmten Fällen lebensrettend wirkt. Viele Diabetiker sind auf die tägliche Injektion angewiesen. Es sind dies vor allem jene Zuckerkranke, die in Tab. 5.**5** als Typ-I-Diabetiker charakterisiert wurden. Allerdings müssen auch viele Patienten, die ursprünglich mit Diät allein oder mit Diät und blutzuckersenkenden Tabletten ausreichend behandelt waren, später auf Insulin umgestellt werden, weil sie sich entweder spontan oder durch gehäufte Diätfehler oder durch eine zusätzliche Erkrankung in ihrer Stoffwechselsituation verschlechtert hatten. Die menschlich verständliche, letztlich aber unberechtigte Angst der Patienten vor der täglichen, womöglich mehrfachen Selbstinjektion kann der Arzt durch eine entsprechende Beratung nehmen. Keinesfalls sollten die Injektionen einem Familienangehörigen oder einer Gemeindeschwester überlassen werden, wenn nicht außergewöhnliche Umstände es erfordern. Als solche sind verminderte Sehkraft, hochgradiger Tremor und andere Alterserscheinungen anzusehen. Jeder insulinbedürftige Diabetiker sollte sich von fremder Hilfe unabhängig machen und sich selbst das Hormon injizieren können. Daß dies gut möglich ist, zeigt das Beispiel vieler diabetischer Kinder.

Eine vorübergehende Insulintherapie kommt mitunter in Betracht bei Diabetikern, die sich einer längeren Operation in Narkose unterziehen müssen, bei zuckerkranken Schwangeren, bei hochfieberhaften Erkrankungen und stets dann, wenn infolge mangelhafter Resorption orale Antidiabetika nicht aufgenommen werden. Die verschiedenen Insulinpräparationen, wie sie derzeit zur Verfügung stehen, sind den Tab. 5.**18** und 5.**19** zu entnehmen. Dabei kann unterschieden werden zwischen den für die Injektion üblichen Insulinen (Tab. 5.**18**) und den speziellen Zubereitungen für besondere Zwecke (Tab. 5.**19**). Humaninsuline werden derzeit auf zweierlei Weise gewonnen: einmal durch die chemische Abänderung von Schweineinsulin in die Aminosäurensequenz des menschlichen Insulins und zum anderen durch die Übertragung einer genetischen Information auf Hefezellen bzw. auf einen nicht pathogenen Escherischia-coli-Stamm, wodurch diese Mikroorganismen zur Synthese von Humaninsulin programmiert werden. Der mit diesen Herstellungsmethoden erzielte Fortschritt ist aber zu relativieren und nicht zu messen an anderen, wesentlich größeren Fortschritten in der Insulintherapie, deren Ausmaß einer schematischen Darstellung zu entnehmen ist (Abb. 5.**15**). Patienten, die bisher gut auf Insulinpräparate vom Rind oder vom Schwein eingestellt waren, sollten nicht auf Humaninsulin umgestellt werden. Eine solche Änderung der Therapie kommt praktisch nur bei jenen seltenen Fällen in Betracht, die sich gegenüber den tierischen Insulinen als allergisch erwiesen haben. Aus prinzipiellen Erwägungen sollte man allerdings jede Ersteinstellung auf Insulin mit einem Humaninsulin versuchen. Immunologische Insulinresistenzen – bedingt durch Antikörper – waren schon in den letzten Jahren bei Verwendung hochgereinigter tierischer Insuline selten und werden in Zukunft noch weniger auftreten. Das gleiche gilt für echte Insulinallergien (s. u.).

Injektion und Insulinbedarf

Insulin ist in Fläschchen mit durchstechbarem Gummistopfen abgefüllt. Auf der Packung ist das Verfallsdatum aufgedruckt. Es zeigt an, wie lange die volle Insulinwirkung garantiert werden kann, wenn die Fläschchen vorschriftsmäßig aufbewahrt werden. Sie sollen kühl bei einer Temperatur von nicht über 15 °C, aber vor Frost geschützt lagern, z. B. im Keller oder im „Gemüsefach“ des Kühlschrankes. Die Ampulle für den laufenden Bedarf kann aber durchaus bei Zimmertemperatur gelagert werden. Der Arzt wird heute in der Regel nur noch Einmalspritzen oder Injektionshilfen vom Typ des sog. „Pen“ verschreiben, wodurch die lästige Prozedur der Sterilisation

Tabelle 5.18 Synopsis häufig gebrauchter Insulinpräparate

Kurzwirksame Insuline (Normalinsuline)

Insulinpräparat	Spezies	Reinig.	Lsg./ Susp.	pH	Konservierungs-mittel/ml	Spritz-Eß-Abstand	(Nach Angaben des Herstellers) Wirkungs-eintritt nach	Wirkdauer	Hersteller
Insulin Hoechst	R	C	Lsg.	3,5	1 mg Solbrol	15–30 min	30 min	5–8 Std.	Hoechst
Insulin S Hoechst	S	C	Lsg.	3,5	1 mg Solbrol	15–30 min	30 min	5–8 Std.	Hoechst
Insulin Velasulin Nordisk	S	IAC	Lsg.	7,3	3 mg m-Cresol	15–30 min	30 min	bis 8 Std.	Nordisk
Insulin Actrapid HM (ge)	BHI	IAC + HPLC	Lsg.	7,0	3 mg m-Cresol	15–30 min	30 min	bis 8 Std.	Novo
H-Insulin Hoechst	SHI	IAC	Lsg.	7,0	2,7 mg m-Cresol	15–30 min	30 min	5–8 Std.	Hoechst
Insulin Velasulin Human	SHI	IAC	Lsg.	7,3	3 mg m-Cresol	15–30 min	30 min	bis 8 Std.	Nordisk
Huminsulin Normal 40	BHI	IAC	Lsg.	7,0	2,5 mg m-Cresol	15–30 min	30 min	6–8 Std.	Lilly

Intermediärwirksame Insuline (NPH-Insuline)

Insulinpräparat	Spezies	Reinig.	Lsg./ Susp.	pH	% NI-Anteil	Depot-träger/ml	Konservierungs-mittel/ml	Spritz-Eß-Abstand	(Nach Angaben des Herstellers) Wirkungs-eintritt nach	Wirkdauer	Hersteller
Basal-H-Insulin Hoechst	SHI	IAC	Susp.	7,0	–	0,132 mg Protamin	0,6 mg Phenol 1,5 mg m-Cresol	30–60 min	60 min	11–20 Std.	Hoechst
Depot-H 15-Insulin Hoechst	SHI	IC	Susp.	7,0	15	0,112 mg Protamin	1,5 mg m-Cresol 0,6 mg Phenol	30–45 min	30–45 min	11–20 Std.	Hoechst
Depot-H-Insulin Hoechst	SHI	IAC	Susp.	7,0	25	0,099 mg Protamin	0,6 mg Phenol 1,5 mg m-Cresol	30–45 min	60 min	12–18 Std.	Hoechst

Zeichenerklärung: NI: Normalinsulin, R: Rinderinsulin, S: Schweineinsulin, SHI: Semisynthetisches Humaninsulin, BHI: Biosynthetisches Humaninsulin, C: Chromatographisch gereinigt, IAC: Ionenaustauschchromatographisch gereinigt, HPLC: Hochdruckliquidchromatographische Reinigung

Fortsetzung Tab. 5.**18**: **Intermediärwirksame Insuline (NPH-Insuline)**

Insulinpräparat	Spezies	Reinig.	Lsg./ Susp.	pH	% NI-Anteil	Depotträger/ml	Konservierungsmittel/ml	Spritz-Eß-Abstand	(Nach Angaben des Herstellers) Wirkungseintritt nach	Wirkdauer	Hersteller
Komb-H-Insulin Hoechst	SHI	IAC	Susp.	7,0	50	0,066 mg Protamin	0,6 mg Phenol 1,5 mg m-Cresol	20–30 min	30 min	10–16 Std.	Hoechst
Huminsulin Basal 40	BHI	IAC	Susp.	7,0	–	0,144 mg Protamin	0,65 mg Phenol 1,6 mg m-Cresol	30–60 min	30–60 min	18–20 Std.	Lilly
Huminsulin Profil I 40	BHI	IAC	Susp.	7,0	10	0,130 mg Protamin	0,65 mg Phenol 1,6 mg m-Cresol	30 min	30 min	bis 18 Std.	Lilly
Huminsulin Profil II 40	BHI	IAC	Susp.	7,0	20	0,115 mg Protamin	0,65 mg Phenol 1,6 mg m-Cresol	30 min	30 min	bis 16 Std.	Lilly
Huminsulin Profil III 40	BHI	IAC	Susp.	7,0	30	0,101 mg Protamin	0,65 mg Phenol 1,6 mg m-Cresol	30 min	30 min	bis 15 Std.	Lilly
Huminsulin Profil IV 40	BHI	IAC	Susp.	7,0	40	0,086 mg Protamin	0,65 mg Phenol 1,6 mg m-Cresol	30 min	30 min	bis 14 Std.	Lilly
Insulin Insulatard	S	IAC	Susp.	7,3	–	0,130 mg Protamin	0,7 mg Phenol 1,5 mg m-Cresol	45–60 min	90 min	bis 24 Std.	Nordisk
Insulin Insulatard Human	SHI	IAC	Susp.	7,3	–	0,130 mg Protamin	0,7 mg Phenol 1,5 mg m-Cresol	45–60 min	90 min	bis 24 Std.	Nordisk

Zeichenerklärung: NI: Normalinsulin, R: Rinderinsulin, S: Schweineinsulin, SHI: Semisynthetisches Humaninsulin, BHI: Biosynthetisches Humaninsulin, C: Chromatographisch gereinigt, IAC: Ionenaustauschchromatographisch gereinigt, HPLC: Hochdruckliquidchromatographische Reinigung

Fortsetzung Tab. 5.18: **Intermediärwirksame Insuline (NPH-Insuline)**

Insulinpräparat	Spezies	Reinig.	Lsg./Susp.	pH	% NI-Anteil	Depotträger/m	Konservierungsmittel/ml	Spritz-Eß-Abstand	(Nach Angaben des Herstellers) Wirkungseintritt nach	Wirkdauer	Hersteller
Mixtard 30/70	S	IAC	Susp.	7,3	30	0,090 mg Protamin	0,7 mg Phenol 1,5 mg m-Cresol	30–45 min	30 min	bis 24 Std.	Nordisk
Mixtard human 30/70	SHI	IAC	Susp.	7,3	30	0,090 mg Protamin	0,7 mg Phenol 1,5 mg m-Cresol	30–45 min	30 min	bis 24 Std.	Nordisk
Mixtard 50/50 (Initard)	S	IAC	Susp.	7,3	50	0,070 mg Protamin	0,7 mg Phenol 1,5 mg m-Cresol	30 min	30 min	bis 24 Std.	Nordisk
Mixtard human 50/50 (Initard)	SHI	IAC	Susp.	7,3	50	0,070 mg Protamin	0,7 mg Phenol 1,5 mg m-Cresol	30 min	30 min	bis 24 Std.	Nordisk
Insulin Protaphan HM (ge)	BHI	IAC + HPLC	Susp.	7,0	–	0,140 mg Protamin	0,65 mg Phenol 1,5 mg m-Cresol	30–45 min	90 min	bis 24 Std.	Novo
Insulin Actraphane HM 30/70 (ge)	BHI	IAC + HPLC	Susp.	7,0	30	0,100 mg Protamin	0,65 mg Phenol 1,5 mg m-Cresol	15–30 min	30 min	bis 24 Std.	Novo

Zeichenerklärung: NI: Normalinsulin, R: Rinderinsulin, S: Schweineinsulin, SHI: Semisynthetisches Humaninsulin, BHI: Biosynthetisches Humaninsulin, C: Chromatographisch gereinigt, IAC: Ionenaustauschchromatographisch gereinigt, HPLC: Hochdruckliquidchromatographische Reinigung

Fortsetzung Tab. 5.**18**: **Intermediärwirksame Insuline (Insulin-Zink-Suspensionen)**

Insulinpräparat	Spezies	Reinig.	Lsg./ Susp.	pH	% amorph	Depotträger/ml	Konservierungsmittel/ml	Spritz-Eß-Abstand	(Nach Angaben des Herstellers) Wirkungseintritt nach	Wirkdauer	Hersteller
Insulin Novo Semilente	S	IAC	Susp.	7,0	100	0,26 mg Zn-Acetat	1 mg Methyl-4-hydroxybenzoat	60 min	ca. 90 min	12–16 Std.	Novo
Insulin Monotard HM	BHI	IAC + HPLC	Susp.	7,0	30%	0,11 mg $ZnCl_2$ 0,09 mg $ZnAc_2$	1 mg Methyl-4-hydroxybenzoat	30–45 min	ca. 150 min	bis 24 Std.	Novo

Intermediärwirksame Insuline (Surfen-Insuline)

Insulinpräparat	Spezies	Reinig.	Lsg./ Susp.	pH	% NI-Anteil	Depotträger/ml	Konservierungsmittel/ml	Spritz-Eß-Abstand	(Nach Angaben des Herstellers) Wirkungseintritt nach	Wirkdauer	Hersteller
Depot-Insulin Hoechst	R	C	Lsg.	3,5	–	0,167 mg Surfen	1 mg Solbrol	30–45 min	60 min	10–16 Std.	Hoechst
Depot-Insulin S Hoechst	S	C	Lsg.	3,5	–	0,167 mg Surfen	1 mg Solbrol	30–45 min	60 min	10–16 Std.	Hoechst
Komb.-Insulin	R	C	Lsg.	3,5	33	0,111 mg Surfen	1 mg Solbrol	20–30 min	60 min	9–14 Std.	Hoechst
Komb.-Insulin S	S	C	Lsg.	3,5	33	0,111 mg Surfen	1 mg Solbrol	20–30 min	60 min	9–14 Std.	Hoechst

Zeichenerklärung: NI: Normalinsulin, R: Rinderinsulin, S: Schweineinsulin, SHI: Semisynthetisches Humaninsulin, BHI: Biosynthetisches Humaninsulin, C: Chromatographisch gereinigt, IAC: Ionenaustauschchromatographisch gereinigt, HPLC: Hochdruckliquidchromatographische Reinigung

Fortsetzung Tab. 5.**18**: **Intermediärwirksame Insuline (weitere Präparate)**

Insulinpräparat	Spezies	Reinig.	Lsg./ Susp.	pH	% NI-Anteil	Depot-träger/ml	Konservierungs-mittel/ml	Spritz-Eß-Abstand	(Nach Angaben des Herstellers) Wirkungs-eintritt nach	Wirkdauer	Hersteller
Insulin Novo Rapitard	S + R	IAC	Susp.	7,0	25 (S)	0,03 mg $ZnCl_2$	1 mg Methyl-4-hydroxybenzoat	30 min	15–30 min	14–18 Std.	Novo
Depot-Insulin Horm	R	C	Lsg.	3,4	–	0,18765 mg ZnCl 0,33 mg Protamin-sulfat	3 mg Solbrol	30 min	60 min	12–14 Std.	Hormon-Chemie

Langwirksame Insuline (Insulin-Zink-Suspensionen)

Insulinpräparat	Spezies	Reinig.	Lsg./ Susp.	pH	% amorph	Depot-träger/ml	Konservierungs-mittel/ml	Spritz-Eß-Abstand	(Nach Angaben des Herstellers) Wirkungs-eintritt nach	Wirkdauer	Hersteller
Insulin Novo Lente	S + R	IAC	Susp.	7,0	30%	0,11 mg $ZnCl_2$ 0,09 mg Zn-Acetat	1 mg Methyl-4-hydroxybenzoat	60 min	ca. 1,5 Std.	über 24 Std.	Novo
Insulin Novo Ultralente	R	IAC	Susp.	7,0	–	0,17 mg $ZnCl_2$	1 mg Methyl-4-hydroxybenzoat	*	ca. 4 Std.	bis 34 Std.	Novo
Insulin Ultratard HM (ge)	BHI	IAC + HPLC	Susp.	7,0	–	0,16 mg $ZnCl_2$	1 mg Methyl-4-hydroxybenzoat	*	ca. 4 Std.	bis 28 Std.	Novo

* Ein Spritz-Eß-Abstand ist bei der langsamen Insulinfreisetzung der bis ca. 30 Std. wirksamen Präparate irrelevant. Ein solcher ist lediglich für das meist gleichzeitig injizierte Normalinsulin zu beachten.

Zeichenerklärung: NI: Normalinsulin, R: Rinderinsulin, S: Schweineinsulin, SHI: Semisynthetisches Humaninsulin, BHI: Biosynthetisches Humaninsulin, C: Chromatographisch gereinigt, IAC: Ionenaustauschchromatographisch gereinigt, HPLC: Hochdruckliquidchromatographische Reinigung

Tabelle 5.**19** Synopsis besonderer Insulinpräparationen
U 100-Insuline

Insulinpräparat	Spezies	Reinig.	Lsg./ Susp.	pH	% NI-Anteil	Depotträger/ml	Konservierungsmittel/ml	Spritz-Eß-Abstand	(Nach Angaben des Herstellers) Wirkungseintritt nach	Wirkdauer	Hersteller
Huminsulin Normal 100	BHI	IAC	Lsg.	7,0	100	–	2,5 mg m-Cresol	15–30 min	30 min	6–8 Std.	Lilly
Huminsulin Basal 100	BHI	IAC	Susp.	7,0	–	0,36 mg Protamin	1,6 mg m-Cresol 0,65 mg Phenol	30–60 min	30–60 min 30–60 min	18–20 Std.	Lilly
Huminsulin Profil I 100	BHI	IAC	Susp.	7,0	10	0,324 mg Protamin	1,6 mg m-Cresol 0,65 mg Phenol	30 min	30 min 30 min	bis 18 Std.	Lilly
Huminsulin Profil II 100	BHI	IAC	Susp.	7,0	20	0,288 mg Protamin	1,6 mg m-Cresol 0,65 mg Phenol	30 min	30 min	bis 16 Std.	Lilly
Huminsulin Profil III 100	BHI	IAC	Susp.	7,0	30	0,252 mg Protamin	1,6 mg m-Cresol 0,65 mg Phenol	30 min	30 min	bis 15 Std.	Lilly
Huminsulin Profil IV 100	BHI	IAC	Susp.	7,0	40	0,216 mg Protamin	1,6 mg m-Cresol 0,65 mg Phenol	30 min	30 min	bis 14 Std.	Lilly

Zeichenerklärung: NI: Normalinsulin, R: Rinderinsulin, S: Schweineinsulin, SHI: Semisynthetisches Humaninsulin, BHI: Biosynthetisches Humaninsulin, C: Chromatographisch gereinigt, IAC: Ionenaustauschchromatographisch gereinigt

Fortsetzung Tab. 5.19: Insuline für Injektoren
U 100-Insuline für OptiPen

Insulinpräparat	Spezies	Reinig.	Lsg./Susp.	pH	% NI-Anteil	Depotträger/ml	Konservierungsmittel/ml	Spritz-Eß-Abstand	Wirkungsprofil (Nach Angaben des Herstellers) Wirkungseintritt	maximale Wirkung	Wirkdauer	Hersteller
Basal-H-Insulin 100 Hoechst für OptiPen	SHI	IAC	Susp.	7,0	–	0,318 mg Protamin	0,6 mg Phenol 1,5 mg m-Cresol	30–60 min	langsam, innerhalb der ersten 60 Minuten	zwischen 3–4 Std.	über 11–20 Std.	Hoechst
Depot-H 15-Insulin 100 Hoechst für OptiPen	SHI	IAC	Susp.	7,0	15	0,270 mg Protamin	1,5 mg m-Cresol 0,6 mg Phenol	30–45 min	mittelschnell, innerhalb d. ersten 30–45 Minuten	zwischen 2–4 Std.	über 11–20 Std.	Hoechst
Depot-H-Insulin 100 Hoechst für OptiPen	SHI	IAC	Susp.	7,0	25	0,238 mg Protamin	0,6 mg Phenol 1,5 mg m-Cresol	30–45 min	mittelschnell, innerhalb d. ersten 60 Minuten	zwischen 1½–3 Std.	12–18 Std.	Hoechst
Komb-H-Insulin 100 Hoechst für OptiPen	SHI	IAC	Susp.	7,0	50	0,159 mg Protamin	0,6 mg Phenol 1,5 mg m-Cresol	20–30 min	schnell, innerhalb d. ersten 30 Minuten	zwischen 1½–2 Std.	10–16 Std.	Hoechst
H-Insulin 100 Hoechst für OptiPen	SHI	IAC	Lsg.	7,0	100	–	2,7 mg m-Cresol	15–20 min	schnell, innerhalb d. ersten 30 Minuten	zwischen 1–2 Std.	5–8 Std.	Hoechst

Zeichenerklärung: NI: Normalinsulin, R: Rinderinsulin, S: Schweineinsulin, SHI: Semisynthetisches Humaninsulin, BHI: Biosynthetisches Humaninsulin, C: Chromatographisch gereinigt, IAC: Ionenaustauschchromatographisch gereinigt

Fortsetzung Tab. 5.**19**: **U 100-Insuline für NovoPen**

Insulin-präparat	Spe-zies	Reinig.	Lsg./ Susp.	pH	% NI-Anteil	Depot-träger/ml	Konser-vierungs-mittel/ml	Spritz-Eß-Abstand	Wirkungsprofil (Nach Angaben des Herstellers) Wirkungs-eintritt	maximale Wirkung	Wirkdauer	Her-steller
Actrapid HM Penfill	SHI	IAC	Lsg.	7,0	100	–	2 mg Phenol 16 mg Glycerol	15–20 min	schnell, innerhalb der ersten 30 Minuten	zwischen 2–5 Std.	6–7 Std.	Novo
Insulin Actraphane HM 30/70 Penfill	BHI	IAC	Susp.	7,0	30	0,25 mg Protamin-sulfat	0,65 mg Phenol 1,5 mg m-Cresol	30 min	ca. 30 min	zwischen 2–12 Std.	bis 24 Std.	Novo
Insulin Protaphan HM Penfill	BHI	IAC	Susp.	7,0	–	0,35 mg Protamin-sulfat	0,65 mg Phenol 1,5 mg m-Cresol	30–45 min	ca. 90 min	zwischen 4–12 Std.	bis 24 Std.	Novo

Zeichenerklärung: NI: Normalinsulin, R: Rinderinsulin, S: Schweineinsulin, SHI: Semisynthetisches Humaninsulin, BHI: Biosynthetisches Humaninsulin, C: Chromatographisch gereinigt, IAC: Ionenaustauschchromatographisch gereinigt

Fortsetzung Tab. 5.**19**: **U 100-Insuline für Insuject**

Insulin-präparat	Spe-zies	Reinig.	Lsg./ Susp.	pH	% NI-Anteil	Depot-träger/ml	Konser-vierungs-mittel/ml	Spritz-Eß-Abstand	Wirkungsprofil (Nach Angaben des Herstellers) Wirkungs-eintritt	maximale Wirkung	Wirkdauer	Her-steller
Velasulin PP 5 × 200/ 5 × 250 I.E.	S	IAC	Lsg.	7,3	100	–	3,0 mg m-Cresol	15–20 min	schnell, innerhalb der ersten 30 Minuten	zwischen 1–3 (–4) Std.	bis 8 Std.	Nordisk

Pumpen-Insuline

Insulinpräparat	Spezies	Reinig.	Lsg./ Susp.	pH	% NI-Anteil	Depot-träger/ml	Konservierungs-mittel/ml	Her-steller
Insulin Velasulin Nordisk 570 I.E. (100 IU/ml)	S	IAC	Lsg.	7,3	100	–	3,0 mg m-Cresol	Nordisk
H-Tronin 40	SHI	IAC	Lsg.	7,0	100	–	2,7 mg Phenol 0,01 mg Genapol	Hoechst
H-Tronin 100	SHI	IAC	Lsg.	7,0	100	–	2,7 mg Phenol 0,01 mg Genapol	Hoechst

Zeichenerklärung: NI: Normalinsulin, R: Rinderinsulin, S: Schweineinsulin, SHI: Semisynthetisches Humaninsulin, BHI: Biosynthetisches Humaninsulin, C: Chromatographisch gereinigt, IAC: Ionenaustauschchromatographisch gereinigt

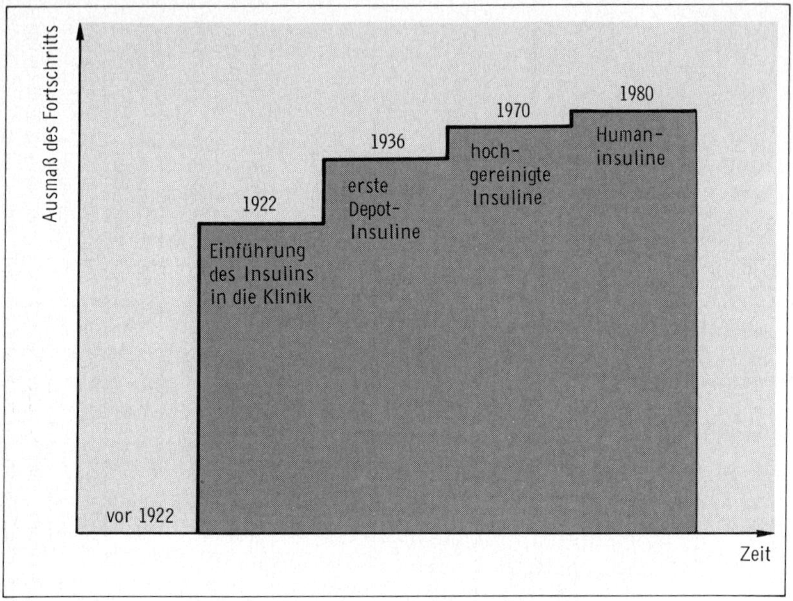

Abb. 5.**15** Insulintherapie: Stufen des Fortschritts in 6 Jahrzehnten

der Spritzen durch den Patienten wegfällt. Obwohl es ein Widerspruch in sich selbst erscheint, dürfen „Einmalspritzen" „mehrmals" vom gleichen Patienten benutzt werden, wenn für eine saubere Aufbewahrung Sorge getragen wird. Als Injektionsstellen kommen die Außen- und Vorderseite der Oberschenkel, das Gesäß, die Bauchhaut und – weniger – die Außenseiten der Oberarme in Betracht. Um Hautveränderungen im Sinne von Lipodystrophien und Lipombildung zu vermeiden, soll der Diabetiker zur Injektion möglichst viele Stellen im Wechsel benutzen. Dabei ist es zweckmäßig, bei mehrfacher Insulininjektion, z. B. morgens jeweils in die Bauchhaut und abends in die Subkutis des Oberschenkels zu injizieren. Bei den in Tab. 5.**18** aufgeführten Insulinen können im wesentlichen drei Gruppen unterschieden werden: kurzwirkende Alt- oder Normalinsuline, Intermediärinsuline und protrahiert wirkende Depot-Insuline. Man hat mit einem erheblichen Streubereich bezüglich der Wirkungsdauer der einzelnen Präparate und dem Zeitpunkt der stärksten Wirkung zu rechnen. Die Ursachen hierfür sind verschieden. Die individuell unterschiedliche Resorption des Insulins aus dem subkutanen Fettgewebe kann neben der Insulindosis ebenso eine Rolle spielen wie das Auftreten von Antagonisten und Inhibitoren, die die Wirkung des Insulinmoleküls nach Eintreten in die Blutbahn bzw. am Erfolgsorgan abschwächen (Metaboliten des Fettstoffwechsels, kontrainsulär gerichtete Hormone sowie sehr selten Insulinantikörper). Auch ein unterschiedlicher Rezeptorbesatz insulinempfindlicher Körperzellen kann hierbei von Bedeutung sein.

Indikationen und Einstellung

Als absolute Indikation der Insulinbehandlung sind Zustände anzusehen, die mit Ketoazidose einhergehen. Patienten, die im Präkoma oder Coma diabeticum kein Insulin erhalten, sind verloren. Das nach wie vor lebensgefährliche diabetische Koma (S. 204ff.) beschränkt sich keineswegs auf den klassischen Insulinmangeldiabetes (Typ-I-Diabetes), auch alte Diabetiker können bei der häufigen Unterschätzung des Schweregrades ihrer Erkrankung in ein Coma diabeticum geraten. In der Mehrzahl der Fälle wird man Diabetiker während schwerer Infektionen und vor eingreifenden Operationen auf Insulin umzustellen haben. In der Gravidität ist aus prinzipiellen Erwägungen eine orale Diabetestherapie abzulehnen und damit eine Insulinbehandlung indiziert. Es bereitet keine Schwierigkeiten, die besonders kooperativen diabetischen Schwangeren auf mehrere Insulininjektionen pro Tag einzustellen (S. 219ff.).

Die Einstellung eines Diabetikers auf Insulin kann mit der subkutanen Verabreichung mehrerer Injektionen Alt-Insulin pro Tag begonnen werden. Aus verschiedenen Gründen ist dieses Vorgehen mitunter zweckmäßig. Viele insulinbedürftige Diabetiker sind zu Behandlungsbeginn ketoazidotisch, weswegen eine rasche Insulinwirkung, also eine Behandlung mit Alt-Insulin, angezeigt ist. Andererseits kann man die Insulininjektionen später auf ein oder zwei Depot-Insulin-Gaben allmählich zusammenziehen und die erforderliche tägliche Insulinmenge relativ schnell und genau ermitteln. Dieses Vorgehen ist bei besonders instabilen Diabetikern, die zur Einstellung kommen, gefahrloser als die sofortige Verabreichung von Depot-Insulin, da eine initiale Alt-Insulin-Behandlung besser steuerbar ist und die Fehler einer zu großen, nachträglich schlecht korrigierbaren Depot-Insulin-Gabe vermieden werden können. Hingegen wird man bei den meist stabilen Patienten – z. B. bei Sekundärversagen der oralen Diabetestherapie – sogleich mit kleinen Dosen Depot-Insulin beginnen können.

Gerade wegen der oben aufgezeigten Faktoren, die eine Insulinresistenz bedingen können, ist jede Ersteinstellung auf Insulin als Experiment anzusehen. So sehr bei späteren Korrekturen ambulante Kontrollbedingungen bevorzugt werden sollen, ist die Ersteinstellung auf Insulin nach Möglichkeit stationär vorzunehmen. Faustregeln für den benötigten Insulinbedarf im Sinne des bekannten Glucoseäquivalents „Zur Beseitigung von 2 g Harnzucker wird 1 E Insulin benötigt" richten nur Schaden an. Bei Befolgung dieser Empfehlung müßte man insulinempfindlichen jugendlichen Diabetikern mit einer Glukosurie von 200 g/die 100 E Insulin injizieren und würde dadurch in der Regel eine massive Hypoglykämie verursachen.

Umgekehrt wird man bei einem insulinresistenten älteren Diabetiker mit hoher Nierenschwelle bei 10 g Harnzuckerausscheidung mit 5 E Insulin keinen nennenswerten Einfluß auf den Blutzuckerspiegel ausüben. Von Komafällen abgesehen, die zweckmäßigerweise mit intravenösen Insulingaben behandelt werden (s. u.), haben sich zur Ersteinstellung subkutan injizierte Insulindosen bewährt, die etwa in folgender Größenordnung liegen:

20 Min. vor dem 1. Frühstück 12–24 E Alt-Insulin,
20 Min. vor dem Mittagessen 4–12 E Alt-Insulin,
20 Min. vor dem Abendessen 6–16 E Alt-Insulin,
20 Min. vor einer Spätmahlzeit 6–16 E Alt-Insulin (oder 30 Min. vor einer Spätmahlzeit 4–12 E Depot-Insulin).

Zusätzlich ist evtl. noch eine nächtliche Injektion erforderlich. Am ehesten wird man die beiden abendlichen Injektionen sowie die morgendliche und Mittagsinjektion bald zusammenziehen und Depot-Insulin verabreichen. Die Frage, ob man den Patienten später auf eine Insulininjektion täglich einzustellen vermag, kann nur aufgrund der Stoffwechselsituation beantwortet werden. Größter Wert sollte von vornherein auf die Untersuchung des sorgfältig und fraktioniert gesammelten Harns gelegt werden, der – bei der allgemeinen Schwierigkeit, nächtliche Blutzuckerbestimmungen durchzuführen – über die Stoffwechsellage in der Nacht Auskunft geben kann. Man sollte die Harnzuckeranalysen aber nicht als Notlösung und als bloßen Ersatz der Blutzuckerbestimmung ansehen, sondern bedenken, daß nur mit Hilfe der Harnglucosebestimmung eine Bilanz aufgemacht werden kann.

Je schwerer der Diabetes hinsichtlich des vorliegenden Insulinmangels ist, desto eher sind häufige Injektionen relativ kurz wirkender Insuline erforderlich. Gerade hierfür eignet sich das „Basis-Bolus-Konzept“ (dreimal täglich kurz wirkende Insuline vor den Hauptmahlzeiten und eine Injektion eines lang wirkenden Insulins am späten Abend) unter Benutzung des in der Jackett- oder Handtasche mitgeführten Pen vorzüglich. Es ist falsch, alle kindlichen und jugendlichen Insulinmangeldiabetiker mit einer Injektion eines besonders langwirkenden Insulins einstellen zu wollen. Sehr oft benötigen solche Patienten drei oder vier tägliche Injektionen, um einigermaßen stabil eingestellt werden zu können. Daß bei der Instabilität der Stoffwechsellage insulinbedürftiger Patienten wie bei jedem Zuckerkranken eine Behandlung ohne eine exakte Diät nicht möglich ist, liegt auf der Hand. Da allein die annähernd stabile, von Hyper- und Hypoglykämien sowie besonders von Azidose weitgehend freie Stoffwechsellage diabetischen Komplikationen vorbeugen kann, sind Versuche, die Diät hierbei zu ignorieren, unverständlich. Natürlich ist es mit Insulin und freier Kost unter Stoffwechselkontrollen durchaus möglich, Patienten vom diabetischen Koma fernzuhalten. Eine stabile Dauereinstellung ist damit jedoch nicht sicherzustellen. Eine weitere Forderung, insbesondere an den insulinspritzenden Diabetiker, betrifft die häuslichen Blut- und Harnzuckerkontrollen und die daraus abzuleitenden Konsequenzen. Insulinspritzende Patienten müssen auch unabhängig von der Verordnung des behandelnden Arztes lernen, ihre Insulindosis in Grenzen zu variieren, um rechtzeitig größeren Stoffwechselentgleisungen vorzubeugen.

Nicht selten wird von einem einfachen „Trick" bei der Insulinbehandlung Gebrauch gemacht, mit dem man morgendliche Hyperglykämien vermeiden kann. Der Trick besteht in einer zumeist erheblichen Verlängerung des Zeitabstandes zwischen der Insulininjektion und der folgenden Mahlzeit. Man sollte nicht pedantisch an Vorschriften hängen, die einen bestimmten Zeitabstand, etwa 30 Min., bei der Verwendung von Depot-Insulin vorschreiben. In geeigneten Fällen kann das Intervall auf 45, 60, ja in extremen Fällen auf 90 Min. ausgedehnt werden. Unverständlich ist es, daß immer wieder Diabetiker in Sprechstunde und Klinik kommen, die erst unmittelbar vor (oder sogar nach) dem Frühstück Insulin injizieren, also offenbar bei der Ersteinstellung nicht über den richtigen Zeitpunkt der Injektion informiert wurden.

Der Diabetiker – insbesondere der insulinspritzende Diabetiker – muß lernen, mit seiner Stoffwechselstörung zu leben. Dazu gehören Mäßigkeit und Regelmäßigkeit in allen Lebenslagen und die gewissenhafte Einhaltung der vom behandelnden Arzt gegebenen Vorschriften. Der Zuckerkranke soll regelmäßig Blut- und Harnzuckerkontrollen durchführen lassen. Durch die erwähnten häuslichen Selbstkontrollen soll er diese ärztlichen Kontrollen erweitern und unterstützen.

Ein Fehler, der bei der Insulinbehandlung nicht selten gemacht wird, ist darin zu sehen, daß die nach entdeckten oder unentdeckten Hypoglykämien folgenden gegenregulatorischen Hyperglykämien falsch behandelt werden. Sogenannte „schwer einstellbare" Insulinmangeldiabetiker sind häufig „überspritzt". Diese Patienten bekommen jeweils in Abhängigkeit von ihren Blutzuckerspitzen eine erhöhte Insulinmenge verabreicht, die dann wieder zu einer Hypoglykämie, zu einer Gegenregulation und zu einer erneuten Hyperglykämie Anlaß gibt. Dieser Circulus vitiosus kann nur unterbrochen werden, wenn man sich zu einer Reduzierung des Insulins – gelegentlich unter kurzfristiger Umstellung auf „verzettelte" kleine Alt-Insulin-Dosen – entschließt.

Beispiel: Ein jugendlicher Insulinmangeldiabetiker spritzte morgens 40 E und abends 36 E Depot-Insulin und wurde wegen der Instabilität seines Stoffwechsels und wegen einer scheinbaren Insulinresistenz (Nüchternblutzuckerwerte stets über 300 mg/dl) in die Klinik eingewiesen. Bereits die Verteilung des Insulins auf beinahe gleiche Mengen am Morgen und am Abend ist ungewöhnlich und in den meisten Fällen korrekturbedürftig. Als Faustregel darf nämlich gelten, daß bei zweimaliger Insulininjektion ein Verhältnis der Insulinmengen wie 2 : 1 zugunsten der Morgeninjektion bestehen soll. Ferner gibt zu denken, daß der einweisende Arzt seine Vermutungen in diesem Fall auf die unbrauchbarste Blutzuckerbestimmung, die erst gegen 9 Uhr vormittags vorgenommen wurde, ohne weitere Blutzuckerresultate stützte. Gelegentliche Stichproben auf Harnzucker, die ohne quantitative Bestimmung stets stark positiv ausfielen, sind ebenfalls weitgehend nutzlos. Es empfiehlt sich in einem solchen Fall, unter Beibehaltung der vorherigen Insulindosis und der entsprechenden Diät, am 1. und 2. Tag der stationären Behandlung möglichst viele Blutzuckerwerte (auch „echte" Nüchternblutzuckerwerte gegen 6 Uhr morgens) und vor allem den in vier Fraktionen gesammelten Harn zu gewinnen; auch die Nachtportion sollte also unterteilt werden. Dabei ergaben sich im vorliegenden Fall folgende Resultate: Nüchternblutzucker mitunter sehr tief, vormittags zumeist erhebliche Blutzuckerspitzen, im Laufe des Mittags und Nachmittags parallel zur schwindenden Harnzuckerausscheidung Werte um 150 mg/dl, nach dem Abendessen und in der ersten Sammelportion des Harns mäßig erhöhte Glucosewerte; in der zweiten Nachthälfte war der Patient fast zuckerfrei. Außerdem klagte er am nächsten Morgen über Kopfschmerzen, die er in letzter Zeit schon wiederholt gehabt habe. Eindeutiger läßt sich eine nächtliche Hypoglykämie in der zweiten Nachthälfte nicht belegen. Die Insulindosis – insbesondere die abendliche Dosis – wurde reduziert. Wenig später konnte der Patient mit ausgeglichenen Blut- und Harnzuckerwerten ohne Schockgefahr mit 36 E Depot-Insulin morgens und 16 E Depot-Insulin abends entlassen werden.

Solche Fälle, bei denen durch eine ständige Überdosierung von Insulin die Stoffwechsellage „unruhig" und zunehmend verschlechtert wird, sind viel zu wenig bekannt. Den Unerfahrenen mutet es paradox an, bei einem Diabetiker mit hohen Blutzuckerwerten die Insulindosis zu senken anstatt zu erhöhen. Man muß stets über den gesamten Tagesablauf informiert sein, um eine solche Entscheidung treffen zu können. Bei den meisten Typ-I-Diabetikern ist allerdings zur Stabilisierung eine 3–4fache tägliche Insulininjektion erforderlich.

Nebenwirkungen

Prinzipiell können nach Insulinapplikation folgende unerwünschte Nebeneffekte auftreten:

1. transitorische Refraktionsanomalien,
2. Insulinödeme,
3. lokale Hautveränderungen im Sinne der Lipodystrophie (Lipoatrophie) oder Lipombildung,
4. Allergie gegenüber dem Insulinmolekül oder seinen Verzögerungssubstanzen,
5. hochgradige Insulinresistenz durch Bildung von Insulinantikörpern,
6. Hypoglykämie.

Die Refraktionsänderungen hängen mit dem durch die Besserung der Stoffwechsellage veränderten Quellungszustand der Linse zusammen. Sie sind harmlos, transitorisch und im übrigen auch bei Einsetzen des Therapieerfolges anderer Behandlungsformen des Diabetes mellitus zu beobachten. Sie wurden an anderer Stelle bereits besprochen (S. 144).

Insulinödeme – besonders bei jungen Mädchen und Frauen – sind nicht selten. Sie sind in ihrer Genese unklar. Oft kann man jedoch eingreifendere symptomatische Maßnahmen (Saluretikaapplikation) nicht vermeiden.

Die Bekämpfung der Lipodystrophie und der Lipombildung an den Injektionsstellen hat ihre Bedeutung vorwiegend in der Prophylaxe. Man muß verhindern, daß die Patienten um der Bequemlichkeit willen stets an den gleichen Stellen die Injektionen vornehmen. Die Aussichten auf Beseitigung ausgedehnter lipodystrophischer Bezirke sind sehr gering. Bei Verwendung von hochgereinigten Insulinen mit neutralem pH scheinen lipodystrophische Veränderungen seltener aufzutreten.

Seltene Nebenwirkungen der Insulintherapie beruhen auf immunologischen Mechanismen (Tab. 5.**20**). Als Fremdprotein und sogar als Humaninsulin löst das zugeführte Insulin in den immunkompetenten Zellen die – wenn auch oft nur minimale – Bildung von Antikörpern aus. Je nach Art der gebildeten Antikörper treten zwei verschiedene Phänomene auf: Insulinallergie und Insulinresistenz.

Tabelle 5.**20** Insulinallergie und Insulinresistenz (beteiligte Antikörper, klinische Symptomatik, Therapie)

	Beteiligte Antikörper	Klinik	Therapie
Insulinallergie vom verzögerten Typ	antigendeterminierte Immunzellen	infiltrativ-entzündliche Lokalreaktion, Maximum: 24–72 Stunden nach Insulingabe	klingt häufig spontan ab, Insulin anderer Spezies
Insulinallergie vom Soforttyp	zellgebundene Antikörper vom „Reagintyp" IgA (IgE) IgM?	Lokalreaktion (Ödem, Quaddel), generalisierte Reaktion (Urtikaria, Quincke-Ödem, anaphylaktischer Schock), Maximum: 10–15 Min. nach Insulingabe	Insulin anderer Spezies, Antihistaminika, Glucocorticoide, Versuch der Desensibilisierung
Insulinresistenz	zirkulierende insulinneutralisierende Antikörper IgG	verminderte Insulinempfindlichkeit oder absolute Insulinresistenz	Versuch mit Diät und Sulfonylharnstoffen bzw. Biguaniden, Insulin anderer Spezies, Alt-Insulin i. v. in hohen Dosen (Blutzuckerkontrolle!), Glucocorticoide (hohe Dosen, mindestens über 2 Wochen)

Die Insulinallergie wird ausschließlich durch zellgebundene Antikörper verursacht und tritt bei der Verwendung von Humaninsulin praktisch nicht mehr auf. Handelt es sich um eine Insulinallergie vom verzögerten Typ, so kommt es 24–72 Stunden nach der Insulingabe zu Infiltrationen und entzündlichen Reaktionen an der Injektionsstelle. Die Prausnitz-Küstner-Reaktion ist dabei negativ. Die Lokalreaktionen klingen bei der Weiterbehandlung mit der gleichen Insulinart häufig spontan ab. In der Regel wird man jedoch auf das Insulin einer anderen Spezies übergehen. – Die

Insulinallergie vom Soforttyp führt zu einer Lokalreaktion an der Injektionsstelle (Quaddel, Ödem) oder zu einer generalisierten Reaktion in Form von Urtikaria, Quincke-Ödem und – in schwersten Fällen – anaphylaktischem Schock. Diese Veränderungen erreichen ihr Maximum bereits 10–15 Minuten nach der Insulininjektion. Die Prausnitz-Küstner-Reaktion ist positiv. Eine Insulinallergie vom Soforttyp erfordert unbedingt bei Fortsetzung der Insulintherapie den Übergang auf das Insulin einer anderen Spezies. Die allergische Sofortreaktion kann außerdem durch Antihistamine, Glucocorticoide (50 mg Prednison i. v.) bzw. ACTH unterdrückt werden. Desensibilisierungsversuche können zwar in seltenen Fällen eine Insulinresistenz auslösen, sind aber oft erforderlich. Wenn sich also eine Allergie gegenüber allen verfügbaren Insulinen ergibt, soll man den Versuch einer Desensibilisierung machen. Dabei injiziert man steigende Insulindosen (Beginn: 1/1000 E, 1/500 E, 1/250 E, 1/125 E usw.) 4- bis 5mal täglich. Wenn sich eine stärkere Reaktion einstellt, muß man auf die vorangehende Verdünnungsstufe zurückgehen und anschließend die Dosis wieder erhöhen. Es empfiehlt sich, die weniger empfindliche Bauchhaut der Haut des Oberschenkels vorzuziehen. In vielen Fällen gelingt es, bei dieser so besonders unangenehmen, gegen das Insulinmolekül selbst gerichteten Allergie einen befriedigenden Behandlungserfolg mit der Desensibilisierung zu erzielen.

Die Insulinresistenz beruht auf im Blut zirkulierenden, insulinneutralisierenden Antikörpern. Sie wird unter der Behandlung mit Humaninsulin – wie überhaupt unter hochgereinigten Insulinen – kaum jemals beobachtet. Das klinische Äquivalent ist eine verminderte Insulinempfindlichkeit mit entsprechend gesteigertem Insulinbedarf bis zu 100 E/Tag oder eine absolute Insulinresistenz, wobei auch Insulindosen über 100 E/Tag keine eindeutige Senkung des Blutzuckerspiegels bewirken. Zwischen beiden Phänomenen, verminderter Insulinempfindlichkeit und absoluter Insulinresistenz, bestehen natürlich fließende Übergänge; die Grenzdosis von 100 E/Tag erlaubt lediglich eine schematische Klassifikation. Therapeutisch sollte bei der Insulinresistenz der Versuch unternommen werden, durch diätetische Maßnahmen den Insulinbedarf zu senken und durch Sulfonylharnstoffe die endogenen Insulinreserven zu mobilisieren, um die Gabe von Fremdinsulin zu umgehen. Ist dies nicht möglich, so müssen Insuline anderer Spezies eingesetzt werden; jedoch ist dieser Versuch nur selten erfolgreich. Erfolgversprechender ist hingegen die Durchbrechung der Insulinresistenz mit hohen Dosen (100 bis 200 E) intravenös applizierten Alt-Insulins; dieses Verfahren kann natürlich nur klinisch unter ständiger Überwachung der Blutzuckerwerte angewandt werden. Eine weitere Möglichkeit zur Überwindung der Insulinresistenz besteht in der Gabe von Glucocorticoiden in hohen Dosen (50–100 mg Prednison) über wenigstens 14 Tage. Die Behandlung mit immunsuppressiven Substanzen hat sich hingegen nicht bewährt. Tab. 5.**20** gibt eine Übersicht über die beteiligten Antikörper, klinischen Phänomene und die Therapie bei Insulinallergie und Insulinresistenz.

Hypoglykämie

Die einzige ernsthafte Gefährdung der Patienten durch die Insulinbehandlung ist die Hypoglykämie. Es gibt praktisch keinen insulinspritzenden Diabetiker, der nicht einen oder mehrere dieser Zustände erlebt hat. Ärzte, die bei ihren insulinspritzenden Patienten niemals Hypoglykämien gesehen haben wollen, setzen sich dem Verdacht aus, einen falschen Behandlungsmaßstab gewählt zu haben. In diesem Fall wird das Fehlen gelegentlicher Hypoglykämien durch eine beständige schlechte Stoffwechsellage mit

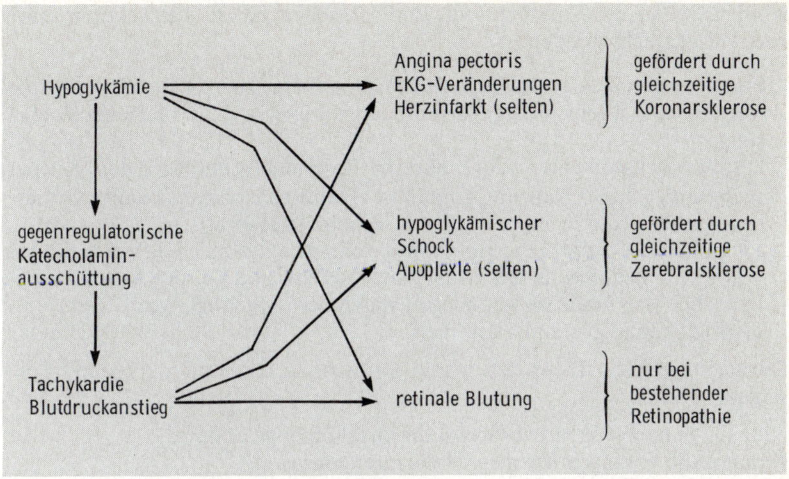

Abb. 5.**16** Hypoglykämie und Gefäßsystem

Hyperglykämie und Azidose erkauft. Natürlich ist nicht zu bestreiten, daß eine Häufung schwerer hypoglykämischer Zustände zu Schäden am Zentralnervensystem führen kann und daher unbedingt vermieden werden muß. Bei bereits vorhandenen Gefäßschäden sowie generell bei älteren Menschen können sich diese Zustände besonders deletär auswirken (Abb. 5.**16**). Jeder insulinspritzende Diabetiker muß deswegen mit der Wirkung des Insulins genau vertraut sein. Er muß wissen, daß nach der Insulininjektion solche Unterzuckerreaktionen vorkommen und mitunter bis zum hypoglykämischen Schock führen können. Man muß ihn darauf aufmerksam machen, daß vor allem das Gehirn auf den im Blut zirkulierenden Traubenzucker angewiesen ist und sich deswegen bei Unterzuckerung des Organismus zunächst Erscheinungen einstellen, die auf dem zerebralen Glucosemangel beruhen. Anzeichen für zu niedrigen Blutzucker sind Konzentrationsschwäche und Kopfschmerzen sowie die vorwiegend mit der gegenregulatorischen Katecholaminausschüttung in Zusammenhang stehenden Symptome: Schweißausbruch, Zittern, Blässe, Herzklopfen. Evtl. kommen Sehstörungen und – besonders bei Alt-Insulin-Injektionen – Heißhunger hinzu. Diese Symptome sollen für den geschulten Diabetiker ein Warnzeichen sein, sofort ein Stück Brot oder ausnahmsweise sogar Zucker zu sich zu nehmen. Der Diabetiker ist also zu belehren, daß er stets solche Kohlenhydrate bei sich führt. In schweren Fällen tritt Benommenheit und unter Umständen ein Verwirrtheitszustand auf. Schließlich kann es zur vollständigen Bewußtlosigkeit mit Krämpfen kommen. Das alles läßt sich aber vermeiden, wenn die Patienten mit den Ursachen der Unterzuckerreaktion vertraut gemacht werden:

1. Durch ungenaues Aufziehen des Insulins kann zu viel Insulin gespritzt werden. Die überschüssige Insulinmenge bewirkt dann die Unterzuckerung.
2. Durch Auslassen einer oder mehrerer Tagesmahlzeiten wird dem Körper nicht ausreichend Nahrung zugeführt. Dadurch ist zuviel Insulin vorhanden und der Blutzucker sinkt entsprechend stärker ab.
3. Ungewohnte körperliche Betätigung führt zur zusätzlichen Verbrennung von Traubenzucker in der Muskulatur. Wenn dies bei der Insulinmenge bzw. bei der Nahrungsaufnahme nicht berücksichtigt wird, kann eine Hypoglykämie zustande kommen.

Daraus ergeben sich für den insulinspritzenden Diabetiker folgende Leitsätze:

Niemals ohne zwingenden Grund die Insulinmenge ändern!
Niemals die vorgeschriebenen Mahlzeiten auslassen!
Vorsicht bei außergewöhnlichen körperlichen Anstrengungen!

Als wichtigster Grund für eine Änderung der Insulinmenge ist verstärkte körperliche Arbeit anzusehen. Der Diabetiker soll – zunächst nach Absprache mit dem Arzt, später aber selbständig – vor solchen zusätzlichen Belastungen etwas weniger Insulin (ca. 4–12 E) spritzen. Andererseits sollte ein Schwerarbeiter an Sonntagen mehr Insulin injizieren, weil seine Muskulatur in Ruhe weniger Zucker verbraucht. Ein Angestellter hingegen, der sonntags Sport treibt oder Bergtouren unternimmt, wird gerade umgekehrt verfahren müssen. Es kann auch der Fall eintreten, daß ein insulinspritzender Diabetiker wegen Erbrechens oder hohen Fiebers seine vorgeschriebenen Mahlzeiten nicht einnehmen kann. Aus Furcht vor einem hypoglykämischen Schock werden solche Patienten oft dazu verleitet, die lebensnotwendige Insulininjektion wegzulassen. Diese Unterlassung ist eine der häufigsten Ursachen des diabetischen Komas. In solchen Fällen empfiehlt es sich, etwa die Hälfte der gewohnten Insulinmenge zu spritzen und sofort den behandelnden Arzt zu Rate zu ziehen. Man muß den Diabetiker so weit schulen, daß er erkennt, wie sehr sein Körper zu jeder Tageszeit und unter jeder Bedingung Insulin – wenn auch in verschiedenen Mengen – benötigt.

Patienten, die von einem tierischen Insulin auf Humaninsulin umgestellt wurden, klagen in seltenen Fällen über häufigere und andersartige Hypoglykämien. Dies beruht wohl weniger auf dem Molekül des Humaninsulins selbst, sondern eher auf der Tatsache, daß solche Patienten vorher Insuline mit einem anderen Depot-Körper spritzten (und damit zu einem anderen Zeitpunkt mit einem Absinken des Blutzuckers zu rechnen hatten) oder daß durch die Neueinstellung eine schärfere Kontrolle des Blutzuckers in größerer Nähe der Unterzuckerung eingeleitet wurde.

Versuche mit neuen Behandlungsmethoden

Insulinpumpen, künstliches Pankreas

In den vergangenen Jahren sind viele Versuche gemacht worden, die herkömmliche Insulininjektion durch die kontinuierliche Verabreichung des Hormons mittels spezieller Geräte zu ersetzen. Als optimale Lösung ist zweifellos das geregelte implantierte System anzusehen, das aus einem Glucosesensor, einem Mikrocomputer, einer Minipumpe mit dem Insulinspeicher, einem Insulinreservoir, einem elektronischen Alarmsystem mit Sender für ein externes Kontrollgerät, einem Ausflußkatheter und einer Umhüllung aus gewebefreundlichem Kunststoff bestehen sollte. Von seiner Verwirklichung ist man noch weit entfernt, da bisher kein stabiler Sensor für die kontinuierliche Messung der Blutglucose entwickelt werden konnte.

Es gibt sogenannte Biostatorgeräte, an die der Patient gleichsam angeschlossen werden kann. Dabei wird die Insulinabgabe durch einen außerhalb des Körpers gemessenen Blutglucosewert bestimmt, wie umgekehrt bei zu niedrigen Blutzuckerwerten zusätzlich Glucose infundiert wird. Als Alternative zu diesen Systemen wurde die kontinuierlich gesteuerte Insulininfusion entwickelt. Dabei kann auch ohne fortlaufende Glucosemessung und ohne Computer zur Steuerung der Insulinpumpe bei Zuckerkranken im Vergleich zur subkutanen Injektionsbehandlung eine deutliche Verbesserung der Diabeteseinstellung erreicht werden. Hierbei werden zu einer kontinuierlichen Insulinbasalrate, die gleichsam die Instabilität des Insulinmangeldiabetikers „entschärft", zusätzliche Alt-Insulin-Mengen für die Mahlzeiten abgerufen, deren Dosis sich nach dem jeweiligen Kohlenhydratgehalt der Nahrungszufuhr richtet. Auf diese Weise werden die physiologischen Sekretionsmuster erstaunlich gut nachgeahmt. Mit dem gesteuerten System wurden im Laufe von Jahren immer kleinere Pumpen mit größerer Betriebssicherheit und verbesserter elektronischer Ausstattung entwickelt. Die subkutane Applikation ist in der Regel zu bevorzugen, auch wenn es Patienten gibt, die offensichtlich mit intraperitonealer oder gar intravenöser Injektion besser abschneiden.

Nach Renner sind die Vorteile der Pumpentherapie im Wohlbefinden des Patienten, einem gewissen Gewinn an diätetischer Freiheit (Abb. 5.**12**) und in der nachhaltigen Diabetesschulung als Nebeneffekt im Umgang mit der Pumpe zu sehen. Hinzu kommt, daß weniger ketotische und hyperglykämische Entgleisungen resultieren und daß gravide Diabetikerinnen womöglich weniger Schwangerschaftskomplikationen durch die exakte normoglykämische Einstellung aufweisen. Eine rasche Besserung neuropathischer Beschwerden bei den von der diabetischen Polyneuropathie betroffenen Patienten wurde ebenso beobachtet wie eine verbesserte Abheilung großflächiger Wunden der diabetischen Gangrän.

Aus diesen Überlegungen ergeben sich bereits die Indikationen für die Pumpentherapie: Je instabiler und problembehafteter ein insulinbedürftiger Diabetiker ist, um so eher kommt die Behandlung mit Insulinpumpen für ihn in Betracht. Als Kontraindikation sind neben der fehlenden Indikation die Unzuverlässigkeit und mangelnde Motivation sowie ein geringer Intelligenzgrad der an der Therapie eng zu beteiligenden Patienten anzusehen. Fehlende Warnsymptome des sympathikoadrenalen Systems bei Hypoglykämie bzw. Ausbleiben einer Besserung der Neuropathie während klinischer Kontrolle trotz optimaler Blutzuckereinstellung gelten ebenfalls als Kontraindikation. Schließlich sollte der Patient nach Möglichkeit nicht alleinstehend sein, um das größte Risiko – drohende Hypoglykämien bei der sonst normoglykämischen Einstellung – zu vermeiden. In jedem Falle muß der Patient zu engmaschigen Selbstkontrollen (täglich mindestens zwei Blutzuckermessungen sowie ein Tagesprofil pro Woche mit exakter Protokollierung der Ergebnisse) angehalten werden. Außerdem ist ein enger Kontakt zur Klinik erforderlich, wo zusätzlich HbA_1-Kontrollen durchgeführt werden. Erste Versuche mit der Implantation solcher Pumpen, die eine intraperitoneale oder intravenöse Insulinzufuhr vermittelten, gaben zufriedenstellende Resultate. Wichtig wäre zum jetzigen Augenblick die Entwicklung von Pumpen, deren Energiereservoir und elektronische Versorgung über mehrere Jahre funktionieren sowie die Verhinderung von Katheterverschlüssen.

Pankreastransplantation, Inselzelltransplantation

Grundsätzlich kann man unterscheiden zwischen der Transplantation des Pankreas mit Gefäßanastomosen und der Transplantation von Gewebe (isoliertem Inselzell- oder zerkleinertem Pankreasgewebe). Während tierexperimentell überzeugende Erfolge erzielt wurden, gibt es naturgemäß nur spärliche Berichte über erfolgreiche Transplantationen beim Menschen. Als wichtigster Grund hierfür ist anzusehen, daß nur solche Diabetiker in Frage kommen, die wegen einer erforderlichen Nierentransplantation sich der immunsuppressiven Behandlung mit allen ihren Nebenwirkungen unterziehen müssen. Eine ethische Indikation für eine alleinige Pankreastransplantation ohne Nierentransplantation besteht nicht, da die Pankreastransplantation keine vitale Indikation darstellt. Die insgesamt schlechten Ergebnisse der Pankreastransplantation wurden auf operativ-technische Fehler und auf eine frühzeitige Transplantatabstoßung bei unzureichender Immunsuppression zurückgeführt. In jüngster Zeit haben sich die Ergebnisse deutlich gebessert. Es werden jetzt im allgemeinen nur noch Pankreasteiltransplantationen durchgeführt, wobei der Pankreasschwanz zum größten Teil frei in die Fossa iliaca transplantiert wird.

Die Transplantationen von Inselzellgewebe, die im Tierexperiment hervorragende Ergebnisse zeitigten, haben alles in allem beim Menschen eher enttäuscht. Da eine Pankreatektomie von mehr als 95% des Organs fast durchweg zum Auftreten eines insulinpflichtigen Diabetes mellitus führt, wurde bei solchen Patienten durch eine autologe Transplantation von Pankreassegmenten oder isolierten Inseln nach einer Pankreatektomie versucht, das Auftreten eines Diabetes mellitus zu verhindern. Auch diese Ergebnisse waren insgesamt gesehen bisher unbefriedigend.

Immerhin zeigen all die diskutierten Untersuchungen, daß das Ziel, einen Diabetes durch die Transplantation von Pankreasgewebe zu „heilen“, z.T. erreicht werden kann. Den Erfolgen stehen die ortsfremde Lage der Transplantate und die immunologischen Abstoßungsreaktionen entgegen. Stets muß man sich überlegen, ob die Risiken einer immunosuppressiven Therapie, die unter Cyclosporin A wesentlich geringer geworden sind, gerechtfertigt sind, weswegen sich – wie gesagt – in der Regel ohne gleichzeitige Nierentransplantation eine Einpflanzung von Pankreasgewebe verbietet. Im Augenblick kann noch nicht beurteilt werden, ob – wie im Tierexperiment gezeigt werden konnte – diabetische Spätschäden nach erfolgreicher Pankreastransplantation bis zu einem gewissen Grade rückbildungsfähig sind. Die Transplantation von isolierten, evtl. vorkultivierten Inselzellen könnte in der Zukunft womöglich bessere Ergebnisse bringen. Voraussetzung hierfür wäre die Transplantation einer großen Anzahl funktionstüchtiger Inselzellen ohne Abstoßungsreaktion.

Differentialtherapie des Diabetes mellitus

Je nach Schweregrad wird also, wie aus den vorangegangenen therapeutischen Empfehlungen erkennbar ist, der Diabetes mellitus auf verschiedene Weise behandelt. Wichtig ist die Erkenntnis, daß der Schweregrad des Diabetes keine fixe Größe ist, sondern Änderungen unterliegen kann. Dies war jedem Arzt für seine insulinspritzenden Patienten längst geläufig, indem er die Insulindosis an die Änderung der Stoffwechselwerte anpaßte. Die Notwendigkeit von Modifikationen der oralen Therapie ist aber im allgemeinen zu wenig bekannt. Das Stufenschema der Differentialtherapie (Abb. 5.**17**) läßt die Möglichkeiten erkennen, die sich bei Kenntnis der derzeitigen Behandlungsmethoden anbieten. Das Schema gilt für die zumeist übergewichtigen Typ-II-Diabetiker, während ketoazidotische Insulinmangeldiabetiker natürlich sofort der Insulinbehandlung (letzte Stufe) bedürfen. Die diabetische Stoffwechselsituation kann sich aber nicht nur verschlechtern und damit die stufenweise Steigerung im Behandlungsschema erforderlich machen, sondern es kann auch eine Besserung eintreten. Solche Besserungen sind selten, wenn keine äußeren Ereignisse nachweisbar sind, treten aber beinahe regelhaft auf, wenn die angestrebte Gewichtsreduktion übergewichtiger Diabetiker eintritt (s. auch Abb. 5.**13**). Patienten, die zunächst orale Antidiabetika benötigen, können hypoglykämisch werden, wenn die Besserung der Stoffwechselsituation nicht berücksichtigt wird. Man muß also gleichsam die Treppe des Therapieschemas

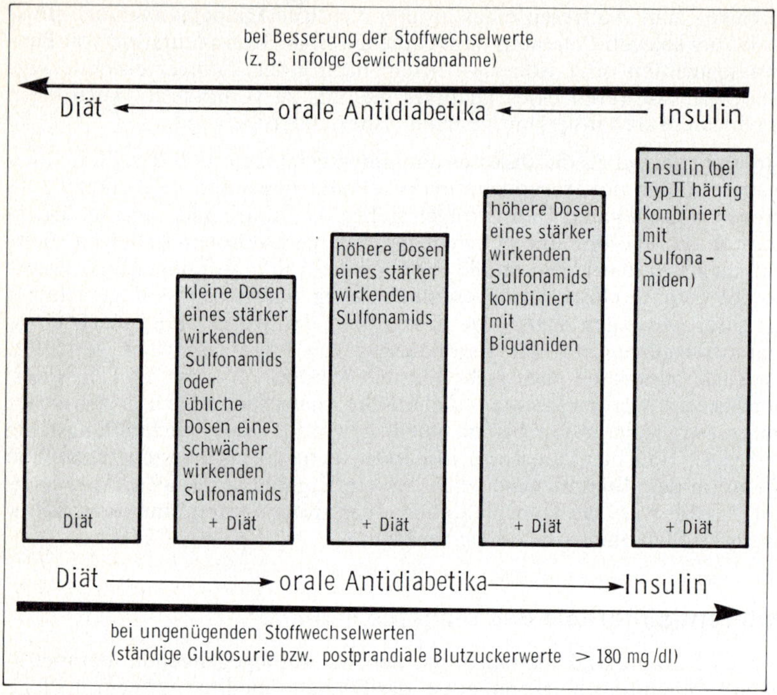

Abb. 5.17 Stufenschema der Differentialtherapie des Diabetes mellitus.
NB.: In der zweiten Behandlungsstufe kann u.U. auch die Monotherapie mit Biguaniden (Metformin) oder Acarbose sinnvoll sein (S. 177).

jederzeit auch wieder heruntergehen können, d.h. das orale Antidiabetikum – ebenso wie das Insulin – rechtzeitig reduzieren oder absetzen. Umgekehrt bedingt die vielen Diabetesfällen innewohnende allmähliche Verschlechterung der Stoffwechsellage (Erschöpfung der insulinproduzierenden B-Zellen) den umgekehrten Weg, d.h. eine Änderung der Medikation im Sinne des Stufenschemas in Richtung Insulinbehandlung.

Diabetisches Koma und Laktazidose

Keinesfalls sollte man vom Coma hypoglycaemicum sprechen, da hierdurch Verwechslungen mit dem Coma hyperglycaemicum, dem eigentlichen diabetischen Koma, entstehen können. Die Unterzuckerreaktion oder hypoglykämische Reaktion bzw. der hypoglykämische Schock sind jenen

Zuständen gegenüberzustellen, die als ketoazidotisches Koma, als hyperosmolares nichtketoazidotisches Koma oder als Koma infolge Laktazidose imponieren. Am wichtigsten und häufigsten ist zweifellos das ketoazidotische Koma.

Ketoazidotisches Koma

Die Ursache der bis zur Bewußtlosigkeit fortschreitenden Ketoazidose ist im absoluten Mangel an Insulin zu suchen. Auf die diesem Stoffwechselzusammenbruch zugrundeliegenden biochemischen Störungen wurde auf S. 123 ff. eingegangen. Charakteristisch sind Hyperglykämie und Ketoazidose; letztere beruht auf einem vermehrten Angebot (gesteigerte Lipolyse) und einem verminderten Abbau von Acetyl-CoA. Die erhöhte Glucosekonzentration im Blut führt zu einer Hyperosmolarität des extrazellulären Raumes mit dem daraus resultierenden intrazellulären Wasserverlust. Hyperglykämie und Ketonämie bedingen eine osmotische Diurese und sind die Ursache der extrazellulären Dehydration. Diese sowie die metabolische Azidose und die intra- und extrazellulären Elektrolytverluste bestimmen die Symptome, aber auch die therapeutischen Notwendigkeiten des Komas. Die Pathogenese des Coma diabeticum ist in einem Schema dargestellt (Tab. 5.**21**). Für das ketoazidotische Koma sind als Auswirkung der Azidose die große Kußmaul-Atmung, die völlige Apathie des Patienten und der typische obstartige Acetongeruch der Ausatmungsluft anzusehen. Die Reflexe sind zumeist vermindert oder fehlen völlig. Die Bulbi sind weich, was ebenso wie die Trockenheit von Haut und Schleimhäuten auf eine extreme Exsikkose hinweist (Tab. 5.**22**). Mitunter bestehen pseudoperitonitische Beschwerden, die es differentialdiagnostisch abzuklären gilt (Tab. 5.**23**). Für die Prognose entscheidend sind Erfahrung und Sorgfalt des erstbehandelnden Arztes, der die Diagnose unverzüglich zu stellen und für die sofortige Einweisung des Patienten in ein Krankenhaus zu sorgen hat. Außerdem muß bereits durch ihn bei gesicherter Diagnose eine erste Behandlung eingeleitet werden. Ein komatöser Patient, der länger als 12 Stunden unbehandelt geblieben ist, hat eine schlechte Überlebenschance. Die häufig als schwierig bezeichnete Differentialdiagnose zwischen Hypoglykämie und Hyperglykämie spielt im allgemeinen keine Rolle. Schon aus den Angaben der Angehörigen läßt sich fast stets erkennen, ob es sich um eine plötzliche Hypoglykämie oder ein langsam sich entwickelndes diabetisches Koma handelt. Die erwähnten Blutzuckerteststreifen sind für diese Differentialdiagnose am Krankenbett außerordentlich nützlich (S. 145). Sollten dennoch Zweifel an der Diagnose bestehen, sind große Mengen Traubenzucker (z.B. 60 ml 20- bis 40%ige Glucoselösung) zu injizieren, die in einem Coma diabeticum niemals schaden, den hypoglykämischen Patienten aber fast stets zum Aufwachen bringen. Ist die Diagnose gesichert, kann der Hausarzt sofort mindestens je 20 Einheiten Alt-Insulin intravenös und intramuskulär oder in der Infusion (s. u.) injizieren

Tabelle 5.**21** Pathogenese des Coma diabeticum (aus *Froesch, E. R., A. Bühlmann, P. H. Rossier.* In: Verh. dtsch. Ges. inn. Med. 72 [1966] 199)

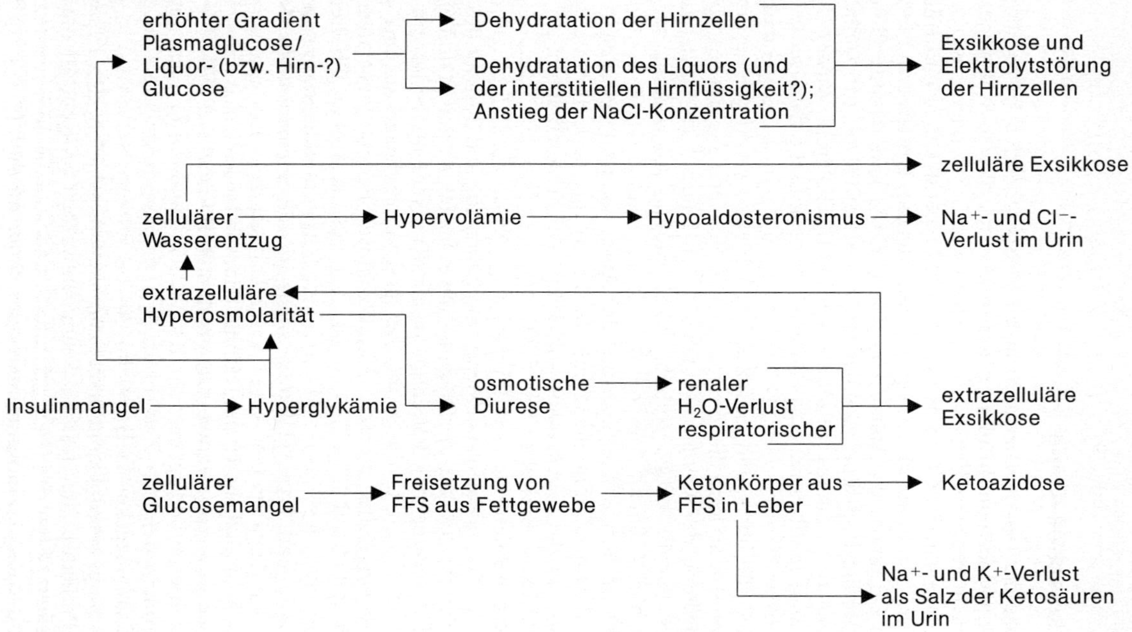

Tabelle 5.**22** Differentialdiagnose komatöser Zustände

	Hyperglykämisch-ketoazidotisches Koma	Hyperosmolares, nichtketoazidotisches Koma	Hypoglykämischer Schock
Blutbefund	Hyperglykämie	Hyperglykämie	Hypoglykämie
Harnbefund	Glucose +++ Aceton +++	Glucose +++ Aceton (+)	Glucose – Aceton (+)
Leitsymptome	Kußmaul-Atmung, verminderte oder fehlende Reflexe Acetongeruch (obstartig)	Neigung zu generalisierten Krämpfen	Neigung zu generalisierten Krämpfen
Sonstige Symptome	Exsikkose, Erbrechen, Magen-Darm-Atonie mit Abwehrspannung (Pseudoperitonitis), Polyurie	Exsikkose Polyurie	
Am häufigsten betroffene Personen	Insulinspritzende (oft jugendliche) Diabetiker	Ältere, nicht insulinbedürftige Diabetiker	Insulinspritzende Diabetiker

und den schnellen Transport des Kranken in die Klinik veranlassen. Noch am Krankenbett bzw. während des Transports ins Krankenhaus soll als wichtigste therapeutische Sofortmaßnahme 500 ml Flüssigkeit, am einfachsten als 0,9%ige NaCl-Lösung, infundiert werden.

Therapeutische Maßnahmen in der Klinik

a) Insulintherapie: Anstelle weniger großer Insulingaben soll der intravenösen Verabreichung von Alt-Insulin in der Dauertropf- oder Perfusorinfusion der Vorzug gegeben werden. Man kann die Infusion (z. B. 8–12 E pro Stunde) mit zusätzlichen, je nach Blutzuckerhöhe erforderlichen i. v. Gaben von Alt-Insulin (10–20 E) kombinieren. Die Blutzuckerbestimmungen, die zunächst halbstündlich, später stündlich vorgenommen werden, geben Auskunft darüber, welche fraktionierten Alt-Insulin-Gaben weiter zu verabreichen sind. Oft sind solche zusätzlichen Insulingaben nicht erforderlich. Auch wenn neuere eindrucksvolle Arbeiten die Möglichkeit aufzeigten, mit minimalen Insulindosen auszukommen und auf diese Weise u. a. den durch die Insulinzufuhr erklärbaren Eingriff in den Kaliumstoffwechsel (cave Hypokaliämie) zu verringern, sollte doch auf der Verabreichung etwas höherer Insulindosen bestanden werden. Wegen der Gefahr einer zu langsamen, ungenügenden und unregelmäßigen Resorption bei subkutaner oder intramuskulärer Verabreichung ist die intravenöse Applikation von Alt-Insulin unbedingt zu bevorzugen. Depot-Insuline sind beim Coma diabeticum wegen ihrer verzögerten Wirkung stets kontraindiziert. Wenn die

Tabelle 5.**23** Differentialdiagnose zwischen Pseudoperitonitis diabetica, Perforationsperitonitis und Pancreatitis acuta (nach *Ingenhorst* u. Mitarb.)

	Pseudoperitonitis diabetica	Peritonitis perforans	Pancreatitis acuta
Schmerzangabe	zunehmend	plötzlich	plötzlich
Schmerzausstrahlung	im Oberbauch (in den Rücken)	im ganzen Leib	im Oberbauch und li. Flanke
Bauchdeckenspannung	Oberbauch	brettharter Leib	Oberbauch
Druckschmerz	Epigastrium	diffus	Epigastrium, li. Hypochondrium
Meteorismus	++	(+)	+
Peristaltik	–	–	–
Erbrechen	+	+	+
Facies abdominalis	–	+	–
Gesichtsfarbe	gerötet	blaß, zyanotisch	gerötet
Haut	trocken	kühl, schweißig	kühl, schweißig
Zunge	trocken	trocken, belegt	trocken
Bulbi	hypoton	normoton	normoton
Atemtyp	groß (Kußmaul)	flach beschleunigt	unauffällig
Acetongeruch	+++	–	–
Hyperglykämie	+++	–	+
Azetonurie	+++	–	(–)
Erhöhte Amylasewerte in Blut und Harn	–	–	++

Blutglucose in den Bereich von 300 mg/100 ml abgesunken und der Patient erwacht ist, kann das Alt-Insulin subkutan verabreicht werden. Zu diesem Zeitpunkt wird man das Intervall der Blutzuckerkontrollen vergrößern und zweckmäßigerweise alle 2–3 Stunden nach der Insulingabe kontrollieren.

b) Wasser- und Elektrolytzufuhr: Da der diabetische Organismus bei der Ketoazidose in der Regel mehr Wasser als Elektrolyte verliert (hypertone Dehydration) (Tab. 5.**21**), schien die Infusion von Lösungen mit „osmotisch freiem" Wasser indiziert. Hierdurch kann die Verminderung des osmotischen Drucks im extrazellulären Raum erreicht und eine adäquate Rehydrierung des intrazellulären Flüssigkeitsraums erzielt werden. Für das ketoazidotische Koma wurde die Infusion einer Lösung folgender Zusammensetzung empfohlen: 1/3 physiologische NaCl-Lösung, 1/3 physiologische $NaHCO_3$-Lösung, 1/3 Wasser. Wegen der Gefahr der Entstehung eines Hirnödems und eines Volumenmangelschocks unter dieser Therapie (bedingt durch zu raschen Abfall der extrazellulären Osmolarität und des kolloidosmotischen Drucks mit dem Risiko eines Dysäquilibriums) wird jetzt aber allgemein isotone „physiologische" Kochsalzlösung verabreicht. Die Verabreichung von Lösungen mit „insulinunabhängig verwertbaren" Zuckern oder Zuckeralkoholen, wie Fructose oder Xylit, ist zu Komabeginn problematisch, da die Kohlenhydrate in dieser Phase fast vollständig in Glucose umgewandelt werden. Hingegen ist die Applikation solcher Lösungen bei Abfall des Blutzuckers gelegentlich sinnvoll. Bei Absinken der Blutzuckerwerte unter 250 mg/100 ml wird allerdings von den meisten Autoren die Infusion von Glucose bevorzugt. Die Konzentration des aktuellen Bicarbonats sowie der pH-Wert im Plasma geben Auskunft über das Ausmaß der Azidose, die aber nur bei einem pH unter 7,1 vorsichtig mit zusätzlichen Bicarbonatgaben korrigiert werden sollte. Der Bedarf an Basenäquivalenten läßt sich durch Multiplikation des Basendefizits (mval/l) mit 30% des Körpergewichts (kg) überschlagsmäßig berechnen. Nur die Hälfte des errechneten Bedarfs soll verabreicht werden. Bestimmungen der Osmolalität erlauben, das Ausmaß der Exsikkose und damit den Flüssigkeitsbedarf abzuschätzen. Der Flüssigkeitsbedarf schwankt von Patient zu Patient außerordentlich und ist abhängig vom Schweregrad der klinisch sichtbaren Exsikkose sowie von den Laborwerten. Als grobe Faustregel kann gelten, daß 10% des Körpergewichts in den ersten 24 Stunden als Flüssigkeit zu ersetzen sind. In den ersten 2 Stunden sollen 2–3 l verabreicht werden. In den ersten 24 Stunden sind etwa 5 l erforderlich. Gelegentlich ist aber auch die doppelte Menge nötig. Beim älteren Patienten sollte dabei regelmäßig der zentrale Venendruck kontrolliert werden. Im übrigen soll der Patient nach dem Erwachen so schnell wie möglich Flüssigkeit per os erhalten. Eine ausreichende Harnsekretion muß durch Auffangen des Urins (Dauerkatheter) kontrolliert werden. Eine ungenügende Diurese ist zumeist auf eine ungenügende Wiederauffüllung des Organismus mit Wasser und Elektrolyten zurückzuführen. Kalium (Kaliumchlorid oder Kaliumphosphat in der Infusion) ist dann zuzuführen, wenn der Blutzucker und damit die Serumkaliumwerte abzufallen beginnen. Wenn im Elektrokardiogramm Zeichen für eine Hypokaliämie auftreten, sollte sofort Kalium verabreicht werden. Im übrigen darf eine anfängliche Hyper- oder Normokaliämie nicht darüber hinwegtäuschen, daß der Organismus des komatösen Patienten an Kalium verarmt ist. Häufig sind beim Erwachsenen in den ersten 24 Stunden 200–300 mmol Kalium intravenös erforderlich. Eine zeitlich begrenzte Kontraindikation der Kaliumapplikation ist bei noch bestehender An- oder Oligurie gegeben. Bei extremen Kaliumverlusten ist es mitunter erforderlich, 25 mmol Kalium pro Stunde und mehr zu applizieren. Der Gesamtbedarf an zusätzlich benötigtem Phosphat beträgt etwa 100 mmol. Viele Autoren halten allerdings die Phosphatzufuhr für entbehrlich.

c) Sonstige Maßnahmen: Die Exsikkose kann zum Kreislaufschock mit funktionellem Nierenversagen führen. Regelmäßige Puls- und Blutdruckkontrollen sowie die Bestimmung der Harnmenge und des Serumharnstoffs bzw. des Kreatinins sind erforderlich für die Beurteilung der Kreislaufverhältnisse und der Nierenfunktion. Mitunter sind Plasmaexpander zur Behebung des Kreislaufversagens (Volumenmangel!) erforderlich. Jeder komatöse Diabetiker ist gefährdet, eine Bronchopneumonie oder eine Harnwegsinfektion zu erleiden. Die prophylaktische Behandlung mit einem Breitbandantibiotikum ist deshalb angezeigt. Auch thromboembolische Komplikationen sind wiederholt beschrieben worden. Ältere Kranke sollten in der Regel digitalisiert werden. Zugabe von wasserlöslichen Vitaminen (Vitamin C und Vitamin-B-Komplex) ist empfehlenswert. – Die pflegerische Betreuung des Patienten wird im Vergleich zu den geschilderten Maßnahmen häufig unterschätzt. Seitenlagerung des bewußtlosen Patienten und Anlegen eines Venenkatheters sind wichtige Maßnahmen. Bei ausgeprägter Magenatonie, die besonders bei schwerer Ketoazidose auftreten kann, sind das Legen einer Magensonde und Absaugen des Mageninhaltes erforderlich. Der komatöse Diabetiker soll warmgehalten werden (Vorsicht vor Verbrennungen durch zu heiße Wärmflaschen beim Komatösen). Eine genaue Dokumentation der durchgeführten therapeutischen Maßnahmen im Zusammenhang mit den Laborbefunden und den allgemeinen klinischen Beobachtungen ist unerläßlich. Wenn der Patient aus dem Koma erwacht ist, soll mit oraler Ernährung begonnen werden. Anfänglich empfiehlt es sich, bevorzugt Kohlenhydrate, etwa in Form von Haferschleim und Fruchtsäften zu verabreichen. Bei befriedigender Einstellung mit Alt-Insulin (subkutan injiziert) kann dann schrittweise auf Depot-Insulin übergangen werden. Im Gespräch mit dem Kranken ist die Ursache des Komas festzustellen, um durch entsprechende Hinweise und Ratschläge ein erneutes Koma in Zukunft zu vermeiden.

Hyperosmolares, nichtketoazidotisches Koma

Bei dieser Komaform führt die Hyperglykämie, die meist ausgeprägter ist als beim ketoazidotischen Koma, zur schweren intrazellulären Dehydration. Diese ist wahrscheinlich die Ursache des Bewußtseinsverlustes. Die als Folge der Hyperglykämie auftretende osmotische Diurese bedingt die extrazelluläre Dehydration und häufig einen Kaliummangel, der allerdings durch die Hyperosmolarität und den Kaliumverlust der Zellen oftmals maskiert ist, d.h. sich nicht in einer Hypokaliämie manifestiert. Im Gegensatz zum klassischen Coma diabeticum fehlen Azidose und vermehrte Ausscheidung von Ketonkörpern. Die pathogenetischen Zusammenhänge sind zusammengefaßt der Abb. 5.**18** zu entnehmen.

Entsprechend der Pathogenese findet man beim hyperosmolaren Koma ebenso wie beim ketoazidotischen Koma die Symptome der intra- und

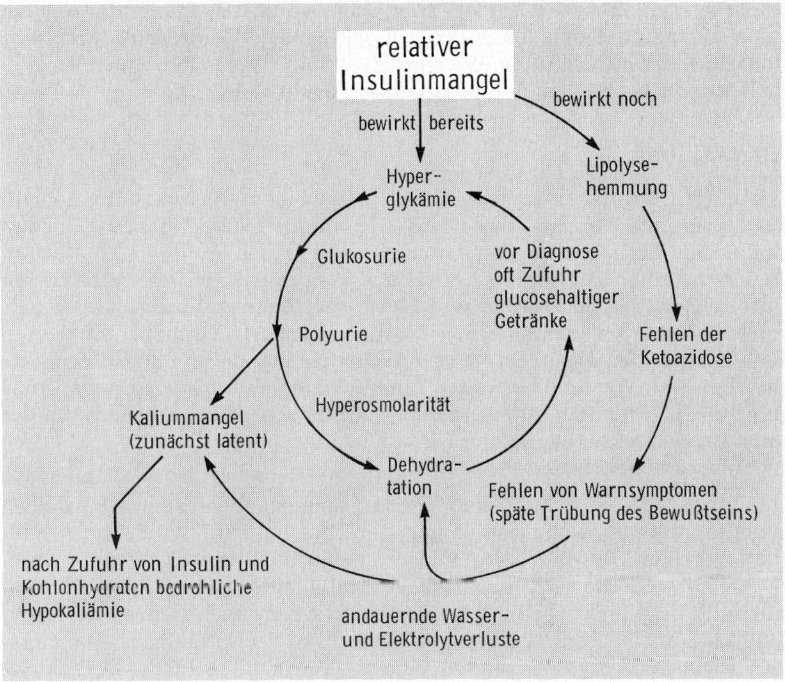

Abb. 5.**18** Pathogenese des hyperosmolaren, nichtketoazidotischen Coma diabeticum

extrazellulären Dehydration (abgeschwächte Reflexe, weiche Bulbi, trokkene Schleimhäute), hingegen fehlen die Symptome der Ketoazidose (keine große Atmung, kein Acetongeruch). Das hyperosmolare Koma wird vor allem bei Typ-II-Diabetikern, die gelegentlich unter einer Langzeittherapie mit Saluretika stehen, beobachtet. Die Diagnose wird gesichert durch die Feststellung extrem hoher Blutglucosewerte bei fehlender Ketoazidose. Die Behandlung besteht neben der Insulinsubstitution im Ausgleich der Wasser- und Elektrolytstoffwechselstörung. Im allgemeinen werden sofort 1000 ml physiologischer Kochsalzlösung verabreicht. Je nach Kreislauf- und Stoffwechselverhältnissen beträgt die dann erforderliche Infusionsmenge 0,25–1 l pro Stunde. Auch hier gilt, daß die Gesamtmenge Flussigkeit in den ersten 12 Stunden maximal 10 % des Körpergewichts betragen soll. Die Insulintherapie gestaltet sich ähnlich wie beim ketoazidotischen Koma. Die Patienten sprechen aber im allgemeinen besser auf die Insulinzufuhr an und sind deswegen – bei gleichen Insulinmengen – natürlich hypoglykämiegefährdeter. Grundsätzlich soll auch hier nur Alt-Insulin intravenös verabreicht werden. Aus Abb. 5.**18** ist zu ersehen, warum das Kaliumdefizit beim hyperosmolaren Koma besonders ausgeprägt ist. Demzufolge wird eine größere Kaliumsubstitution oft erforderlich sein. Wegen der fehlenden Azidose ist eine Bicarbonatzufuhr definitionsgemäß nicht nötig.

Laktazidose

Diese Form von Übersäuerung des Blutes, die bis zum Koma führen kann, wurde besonders in den Jahren 1975–1978 immer häufiger beschrieben und der Behandlung mit Biguaniden angelastet. Auch wenn unter anderen Bedingungen (bei schweren Leber- und Nierenschäden, im hypotensiven Schock, nach Alkoholexzeß usw.) Hyperlaktatämie und Laktazidosen auftreten können, haben natürlich die durch ein Medikament induzierten Krankheitsbilder dieser Art besondere Bedeutung, da sie in der Regel vermeidbar sind. Wie schon erwähnt, traten solche Laktazidosen unter Metformin äußerst selten auf und werden erst recht nach 1978 – zeitgleich mit der strengeren Indikationsstellung für die Metforminbehandlung – praktisch nicht mehr beobachtet.

Zur Entstehung einer Laktazidose bedarf es in der Regel einer zusätzlichen Zweiterkrankung, wobei es sich in erster Linie um kardiovaskuläre Krankheiten, akuten Blutverlust und schwere Leberfunktionsstörungen, obstruktive respiratorische Ateminsuffizienz, Pankreatitis, Alkoholismus, konsumierende Erkrankungen, schwere Infektionen und insbesondere um Zustände mit Niereninsuffizienz handelt (Tab. 5.**17**). Letztere Komplikation ist in der Vorgeschichte der bekannt gewordenen Fälle von Laktazidose am häufigsten. Auch fällt auf, daß die betroffenen Patienten oft ein sehr hohes Lebensalter aufweisen. Das klinische Bild ist symptomarm. Es beginnt meistens uncharakteristisch mit Müdigkeit und Schwäche. Wichtig sind bei den mit Biguaniden behandelten Patienten gastrointestinale Beschwerden, die Tage oder Wochen vor der Manifestation der Laktazidose bestehen und persistieren können. Innerhalb weniger Stunden kann dann der Patient in ein stuporöses Stadium mit Kußmaul-Atmung kommen. Stets liegt eine ausgeprägte Azidose mit stark erhöhten Blutlactatwerten vor (mehr als 6 mmol/l, zumeist aber um 20 mmol/l). Der Lactat-Pyruvat-Quotient, der normalerweise 10:1 beträgt, ist bei solchen Patienten wesentlich erhöht, nämlich bis zu Werten von 30–60:1; das Blut-pH ist bei dieser Form der Azidose besonders stark erniedrigt (zumeist unter 7,0).

Die wichtigsten Maßnahmen liegen zweifellos in der Prophylaxe. Biguanidbehandelte Patienten müssen sich regelmäßig Stoffwechselkontrollen unterziehen. Wenn es zur Laktazidose – unter oder ohne Biguanidtherapie – kommt, stehen neben der Schockbekämpfung Insulin-Glucose-Infusionen sowie vorsichtige Azidosekorrekturen mit Natriumbicarbonat, bei Nierenversagen auch Peritoneal- und Hämodialysen im Vordergrund. Die Prognose der mit einer 40- bis 80%igen Mortalität einhergehenden Komplikation ist außerordentlich schlecht. Ungeklärt muß bleiben, warum Laktazidosen in verschiedenen Ländern in einem sehr unterschiedlichen Ausmaß registriert werden. Am ehesten wird man annehmen dürfen, daß eine weite Verbreitung der Biguanide, weniger streng beachtete Kontraindikationen und eine intensive Suche nach biguanidinduzierten Laktazidosen Faktoren darstellen, die die Zahl der diagnostizierten Fälle innerhalb eines Bevölkerungskollektivs erhöhen.

Besondere Diabetesprobleme im Kindes- und Jugendalter

Zu den wesentlichsten pathobiochemischen, pathophysiologischen, diagnostischen und therapeutischen Problemen des Diabetes im Kindes- und Jugendalter wurde im Rahmen des Typ-I-Diabetes näher eingegangen. Im folgenden sollen nur einige für das Kindes- und Jugendalter besonders wichtige Fragen angesprochen werden.

Man kann annehmen, daß sich bei etwas mehr als 1% aller Diabetiker die Zuckerkrankheit vor dem 17. Lebensjahr manifestiert. In der Bundesrepublik Deutschland dürften etwa 20000 diabetische Kinder und Jugendliche leben. Die Zuckerkrankheit weist im jugendlichen Alter eine Manifestationshäufigkeit um das 7. und 12. Lebensjahr auf. Geschlechtsunterschiede bestehen nicht. Der typische juvenile Diabetes zeigt nach einer oft foudroyant verlaufenden Manifestationsperiode bei 80% der Patienten eine partielle temporäre Remission. In dieser ist der Insulinbedarf gering; mitunter wird das Hormon nicht mehr benötigt. Aus prinzipiellen Gründen sollte man aber mit der Therapie mit kleinen Dosen (mitunter sogar nur 1–2 E täglich!) fortfahren. Die Dauer der Remissionsphase schwankt zwischen einigen Monaten und 1–2 Jahren. Offensichtlich ist die noch vorhandene körpereigene Insulinsekretion – meßbar am im Blut zirkulierenden C-Peptid – ausschlaggebend für die Länge der Remissionsphase. Demzufolge läßt beim „totalen Diabetes" die C-Peptid-Sekretion sofort nach: Die Patienten benötigen in der Regel mehrere Insulinspritzen täglich (mindestens zwei, meist drei bis vier).

Die Therapie des juvenilen Diabetes sollte „aggressiv" sein und unterscheidet sich damit von einigen anderen Situationen beim Diabetes mellitus (Tab. 5.**24**). Auf diese Weise scheint es am ehesten zu gelingen, die Remissionsphase zu verlängern und womöglich einen milderen Diabetesverlauf zu induzieren. Für das Kind, das noch ein besonders langes Leben erwarten soll, gilt erst recht die Forderung nach einer strikten, annähernd normoglykämischen Einstellung, um diabetischen Spätkomplikationen vorzubeugen. Leider ist dies bei den heute gegebenen therapeutischen Möglichkeiten nicht ohne weiteres möglich. Das Therapieziel wird also immer von einem gewissen Kompromiß zwischen dem Erreichbaren und dem

Tabelle 5.**24** „Aggressive" Therapie der diabetischen Stoffwechselstörung

„aggressive" Therapie indiziert	„aggressive" Therapie kontraindiziert
bei frisch manifestiertem Typ-I-Diabetes	bei Coma diabeticum
bei diabetischen Schwangeren	bei alten gefäßkranken Patienten
bei schmerzhafter Polyneuropathie	bei proliferierender Retinopathie

N. B.: „Aggressive" Therapie stellt eine Behandlungsform dar, mit der eine möglichst rasch einsetzende, anhaltende Blutzuckersenkung bis zur Normoglykämie unter dem Risiko gelegentlicher Hypoglykämien angestrebt wird

Anzustrebenden bestimmt werden. Ohne gelegentliche Harn- und ständige Blutzuckerselbstkontrollen und die ärztlichen Kontrollen (insbesondere die Bestimmung des HbA_1) kann die Stoffwechselsituation des jungen Patienten nicht beurteilt werden. Letzteres ist aber erforderlich, um entsprechende therapeutische Konsequenzen zu ziehen.

Der Nährstoffbedarf des Kindes ergibt sich aus den Angaben in Tab. 3 (Anhang). Kein diabetisches Kind muß heutzutage noch hungern, es sei denn, es ist erheblich übergewichtig. Die Grundprinzipien der Diabetesdiät (Tab. 5.**14a**) gelten aber auch für das Kind und für den jugendlichen Diabetiker. Bei der Insulintherapie ist – wie schon oben ausgeführt wurde – zu beachten, daß gemäß der Instabilität des Stoffwechsels mehrere Injektionen kurzwirkender Insuline zu bevorzugen sind. Selten wird man bei Kindern zur Pumpentherapie greifen.

Von großer Bedeutung sind Hypoglykämien im Kindesalter. Sie sind aber nicht so gefährlich, wie sie oft dargestellt wurden, und bedeuten bis zu einem gewissen Grad den Preis für eine gute Diabeteseinstellung. Trotzdem sollten schwere, gehäuft auftretende Hypoglykämien, die zerebrale Schäden im Gefolge haben können, vermieden werden. Schwierig ist es oft, die während der Nacht aufgetretenen Hypoglykämien zu erkennen. Hinweise sind unruhiger Schlaf mit quälenden Träumen, Kopfschmerzen und Zerschlagenheit am anderen Morgen. Bei tiefer Hypoglykämie kann durch die von den Eltern zu verabreichende intramuskuläre Injektion von 1 mg Glucagon die Hypoglykämie fast stets bereits erfolgreich bekämpft werden. Nach dem Erwachen des Kindes müssen sofort Kohlenhydrate in ausreichender Menge zur Vermeidung eines erneuten Blutzuckerabfalls und zur Auffüllung der nach der Glucagoninjektion entleerten Glykogendepots oral zugeführt werden.

Orale Antidiabetika verbieten sich in der Therapie des kindlichen und jugendlichen Diabetes.

Ein von Mehnert u. Schaub für die bayerischen Erzieher diabetischer Kinder herausgegebenes Merkblatt soll die besonderen Probleme diabetischer Schulkinder beleuchten und an dieser Stelle im Wortlaut wiedergegeben werden:

Der Diabetes mellitus (Zuckerkrankheit) ist eine Erkrankung, die auch in frühen Lebensjahren auftreten kann. Es wird angenommen, daß in der Bundesrepublik ca. 20000 Kinder und Jugendliche bis zum 18. Lebensjahr an Diabetes erkrankt sind. Diese Zahl ist so groß, daß jede Lehrerin und jeder Lehrer damit rechnen muß, irgendwann einmal mit den Problemen eines jungen diabetischen Menschen konfrontiert zu werden.

Die Eltern diabetischer Kinder werden von den Ärzten darauf hingewiesen, daß der Diabetes des Kindes für Lehrer und Mitschüler kein Geheimnis bleiben soll. Diabetes ist weder ansteckend noch – bei richtiger Behandlung – in geistiger und körperlicher Hinsicht leistungsmindernd. Diabetische Kinder und Jugendliche sind den Anforderungen der Schule in der Regel genauso gewachsen wie ihre Altersgenossen; sie sollen keine Sonderstellung genießen oder besonders nachsichtig behandelt werden. Die zweifellos vorhandenen Probleme der Erkrankung dürfen aber auch nicht bagatellisiert oder ignoriert werden. Folgende Hinweise sollen dem Lehrpersonal die Aufgabe beim Umgang mit den jungen Diabetikern erleichtern helfen:

1. Wenn der Schule mitgeteilt wird, daß ein Kind diabetisch ist, sollen Gespräche mit den Eltern ergeben, inwieweit das Kind ärztlicherseits als voll belastbar angesehen wird. In der Regel ist eine volle Belastbarkeit gegeben, einschließlich Teilnahme am Turnunterricht, Wandertagen und Ferienlagern.

2. Fast alle diabetischen Kinder und Jugendlichen müssen täglich Insulin spritzen, da der Diabetes auf einer Unfähigkeit der Bauchspeicheldrüse beruht, selbst genügend Insulin zu produzieren. Eine der Insulininjektionen (wenn nicht die einzige) erfolgt fast stets morgens zu Hause vor dem ersten Frühstück. Die Hauptwirkung des Insulins, die Senkung des Blutzuckers, macht sich zumeist im Laufe des Vormittags, also bevorzugt während der Schulzeit bemerkbar. Nicht immer gelingt es, Nahrungszufuhr und Insulinspritze so aufeinander abzustimmen, daß der Blutzuckerwert im Normalbereich oder im leicht erhöhten Bereich bleibt. Gelegentlich kann es vielmehr zu sogenannten Unterzuckerreaktionen kommen, die das Kind aber fast immer rechtzeitig bemerkt und bekämpfen kann. Die Anzeichen für eine solche Unterzuckerung sind unterschiedlich. Schweißausbruch, Zittern, Herzklopfen, Blässe, Kopfschmerzen und unkontrollierte Reaktionen können Ausdruck der Unterzuckerung sein. In einem solchen Fall soll das Kind rasch etwas Nahrung (Kohlenhydrate), wie Brot, Zwieback oder Obst, zu sich nehmen oder – bei stärkeren Reaktionen – einige Stück Würfelzucker essen. Da das Kind in dieser Situation mit der Nahrungszufuhr keinesfalls bis zur nächsten Pause warten darf, muß ihm gestattet und sogar ausdrücklich geraten werden, sofort – auch während des Unterrichts – etwas zu essen. Die Scheu des Kindes vor dieser Maßnahme soll durch ein Gespräch bereits bei der Einschulung bzw. nach Auftreten des Diabetes genommen werden. Die Unterzuckererscheinungen treten dann auf, wenn zuviel Insulin gespritzt wurde, wenn zu wenig gegessen worden ist oder wenn eine unvorhergesehene zu starke körperliche Tätigkeit vorlag. Deswegen werden die diabetischen Kinder von ihren Ärzten darauf aufmerksam gemacht, z. B. an Tagen, an denen sie Turnunterricht haben, etwas mehr zum Frühstück zu essen bzw. etwas weniger Insulin zu spritzen. Unterzuckerreaktionen, die mit Bewußtlosigkeit einhergehen, sind außerordentlich selten. Als beste Vorbeugemaßnahme gegen Unterzuckerungen ist die regelmäßige Nahrungsaufnahme anzusehen. Je nach ärztlicher Verordnung soll das Kind in den Schulpausen ein zweites und evtl. drittes Frühstück einnehmen. Auch hier sollten die Mitschüler darüber informiert

werden, daß das diabetische Kind sein Pausenbrot auch außer der Reihe – z. B. während einer längeren Probe – zu sich nehmen darf.

3. Im allgemeinen sind die beschriebenen, durch die Insulinwirkung hervorgerufenen Unterzuckerreaktionen harmlos und vermeidbar. Treten solche Reaktionen jedoch häufig auf, ist eine ärztliche bzw. klinische Überprüfung der verordneten Insulindosis angezeigt. Deswegen sollten die Erzieher diabetischer Kinder die Eltern von derartigen Insulinreaktionen unbedingt unterrichten. Für den seltenen Fall einer mit Bewußtlosigkeit einhergehenden Unterzuckerreaktion sind Benachrichtigungsmöglichkeiten (Telefonkontakt mit dem Elternhaus bzw. dem Notarzt) zu vereinbaren.
4. Bei Kindern, die schon im Vorschulalter an Diabetes erkrankt sind, ergeben sich meist weniger Probleme, da sie sich an die dadurch veränderte Lebenssituation bereits gewöhnt haben.

   Die Neuerkrankung eines Schulkindes kann hingegen nicht nur wegen des durch den Krankenhausaufenthalt bedingten Zeitversäumnisses, sondern auch aufgrund der das Kind besonders am Anfang psychisch belastenden neuen Situation zu Problemen führen. Hier liegt eine wichtige Aufgabe für die Lehrer diabetischer Kinder und Jugendlicher vor, das Kind über diese Situation hinwegzubringen und es als „bedingt gesund" in den Schulbetrieb einzuordnen.
5. Die allgemein angestrebte Zusammenarbeit zwischen Lehrern und Eltern ist im Falle des diabetischen Kindes und Jugendlichen von besonderer Bedeutung. Der Diabetes kann und soll nicht als Ausrede für schlechtere Leistungen in der Schule dienen. Wenn aber durch eine kritische Entwicklung der Erkrankung Schulversäumnisse entstehen, muß versucht werden, dem Kind über diese Situation hinwegzuhelfen: Es muß ein Mittelweg zwischen Überbewertung und Bagatellisierung der Erkrankung gefunden werden. Die Erfüllung dieser Aufgabe durch Eltern, Ärzte und nicht zuletzt durch die Erzieher, ist ein wichtiges Fundament für die psychische und körperliche Entwicklung des diabetischen Kindes und Jugendlichen.

Diabetes und Schwangerschaft

Vor der Entdeckung des Insulins war eine Schwangerschaft bei Diabetikerinnen ein äußerst seltenes Ereignis; die Geburt eines lebenden Kindes war geradezu eine medizinische Sensation. Mit der Entwicklung injizierbarer Insulinpräparate und der Verbesserung der Behandlungsmöglichkeiten des juvenilen Diabetikers hat jedoch eine ständig zunehmende Zahl diabetischer Frauen Kinder bekommen.

Aus den Fortschritten in der Therapie resultierte eine normale Fertilität. Die perinatale Sterblichkeit der Kinder ist allerdings nach wie vor im Durchschnitt etwas höher als die der Kinder von nichtdiabetischen Frauen. In Kliniken, in denen die Zusammenarbeit zwischen Geburtshelfer und Diabetologen reibungslos funktioniert, rechnet man jedoch mit einer perinatalen Mortalität des Kindes – also einer Sterblichkeit während Schwangerschaftsende, Geburt und Wochenbett unter 1%. Die Erfolge der strikten normoglykämischen Stoffwechselkontrolle und Schulung der Schwangeren sowie der Optimierung der geburtshilflichen und neonatologischen Bedingungen nach 1979 sind Tab. 5.**25** zu entnehmen. Ferner muß man

Tabelle 5.**25** Perinatale Mortalität der Neugeborenen diabetischer Mütter im Krankenhaus München-Schwabing (1971–1983)

1971–1979	1980–1983
78 Entbindungen davon 11 kindliche Todesfälle perinatale Mortalität = 14%	88 Entbindungen davon kein kindlicher Todesfall perinatale Mortalität = 0%

wissen, daß eine Schwangerschaft die Auslösung eines Diabetes fördert bzw. bei vorhandenem Diabetes zumeist die diabetische Stoffwechselsituation vorübergehend verschlechtert. All dies sind aber keine Gründe, daß diabetische Frauen auf Kinder verzichten müssen, wenn nicht außergewöhnliche Bedingungen (z.B. Gefäßkomplikationen bei Langzeitdiabetes) das Austragen einer gesunden Frucht völlig unwahrscheinlich erscheinen lassen. Von diesen Ausnahmen abgesehen sollte der Arzt eine Abruptio graviditatis nicht befürworten. Trotz der bei diabetischen Schwangeren häufiger auftretenden Komplikationen (Wasserretention, Hyperemesis, Hydramnion), trotz der erhöhten perinatalen Mortalität des Kindes und der höheren Rate von kongenitalen Mißbildungen bei den Kindern diabetischer Mütter kann eine Schwangerschaft bei diabetischen Frauen ärztlich verantwortet werden. Insbesondere in Zusammenhang mit den kongenitalen Mißbildungen wurde diese Frage immer wieder zur Diskussion gestellt. Der Anteil der Kinder mit Mißbildungen fällt aber wenig ins Gewicht, weil auch die geringsten kongenitalen Schäden, die für das Kind später praktisch keine Belastung bedeuten, in die Rechnung einbezogen worden sind. Im übrigen wird mit dem Absterben der Frucht im Mutterleib bei schweren Mißbildungen häufig durch die Natur dafür Sorge getragen, daß die Kinder mit den gröbsten Mißbildungen nicht lebend zur Welt kommen. Zwischen Diabetes, Schwangerschaft und Fetus bestehen verschiedene Wechselbeziehungen. Probleme des Gestationsdiabetes, der in jedem Falle – u.U. sogar mit Insulin – zu behandeln ist, wurden bereits auf S. 134 erörtert.

Einfluß der Schwangerschaft auf den Diabetes

In den ersten Wochen der Schwangerschaft besteht häufig die Tendenz zur Hypoglykämie. Dies beruht einerseits auf der Inappetenz der Schwangeren und eventuell einer Hyperemesis, andererseits auf der relativen Unterfunktion der Nebennierenrinde in dieser Phase der Gravidität. In der Folge macht sich dann mit zunehmender Dauer der Schwangerschaft eine Neigung zur Stoffwechselentgleisung mit Hyperglykämie bemerkbar. Der Insulinbedarf steigt. Ursache ist unter anderem die vermehrte ACTH-Produktion der Schwangeren, vor allem aber die Bildung des diabetogen wirksamen laktogenen Hormons durch die Plazenta (S. 135). Sein Ausfall nach der Entbindung ist die wichtigste Ursache für die dann zu beobachtende abrupte Minderung des Insulinbedarfs (s. u.).

Einfluß des Diabetes auf die Schwangerschaft

Schwangerschaftskomplikationen, die bei Diabetikerinnen gehäuft auftreten, sind Abort, Hydramnion und Spätgestosen. 10–15% der Schwangerschaften diabetischer Mütter werden durch einen Abort vorzeitig beendet. Die Angaben über die Häufigkeit eines Hydramnions bei Diabetikerinnen schwanken stark und hängen entscheidend von der Qualität der Stoffwechselführung ab: Bemerkenswert ist die enge Korrelation zwischen Fruchtwassermenge und durchschnittlichen Blutzuckerspiegeln. Durch sorgfältige Diabeteseinstellung kann deshalb ein Hydramnion im Grad seiner Ausprägung vermindert werden. Spätgestosen in Form der Präeklampsie treten bei ca. 30%, in Form der kompletten Eklampsie bei 2% der Schwangerschaften diabetischer Frauen auf, also wesentlich häufiger als bei Nichtdiabetikerinnen (7–10% Präeklampsie, 0,2% Eklampsie). Die Spätgestosen sind besonders schwierig zu beherrschen, wenn sie sich auf eine Glomerulosklerose oder Pyelonephritis aufpfropfen. Als Ursachen für die echte Spätgestose werden die diabetische Angiopathie der Uterusgefäße, das Hydramnion und die sogenannte Plazentopathie angegeben. Die Klassifizierung der diabetischen Schwangeren nach White (Tab. 5.**26**) hat sich auch im Hinblick auf die Prognose hinsichtlich solcher Komplikationen als nützlich erwiesen. Aber auch der Grad der Einstellbarkeit der Stoffwechselstörung bietet eine Möglichkeit zur Klassifizierung.

Tabelle 5.**26** Klassifizierung der diabetischen Schwangeren (nach *White*)

Gruppe	Manifestation alter	Laufzeit (Jahre)	Insulin*	Retinopathie	Nephropathie	Gefäßverkalkungen
A**	ungegrenzt	unbegrenzt	∅	∅	∅	∅
B	> 20	< 10	+	∅	∅	∅
C	10–19	10–19	+	∅	∅	∅
D	< 10	> 20	+	+	∅	+ (Beine)
E	unbegrenzt	unbegrenzt	+	+ /∅	∅	+ (Becken)
F	unbegrenzt	unbegrenzt	+	+ /∅	+	+ /∅
R	unbegrenzt	unbegrenzt	+	+	∅	+ /∅
FR	unbegrenzt	unbegrenzt	+	+	+	+ /∅

* oder orale Antidiabetika
** pathologischer OGTT

Einfluß des Diabetes auf den Feten

Bei den Feten und Neugeborenen diabetischer Schwangerer besteht ein signifikantes Übergewicht, das mit der Unreife des Neugeborenen kontrastiert („Fetus dysmaturus"). Die Unreife äußert sich insbesondere in der

Anpassung des Atemzentrums an die extrauterine Lebensphase und in der ausgeprägten extramedullären Blutbildung. Mißbildungen werden bei den Neugeborenen von diabetischen Schwangeren gehäuft beobachtet (s. o.), die Angaben schwanken zwischen 3 und 12%. Ihre Prophylaxe ist in einer bereits präkonzeptionell einsetzenden optimalen Stoffwechseleinstellung zu suchen. Angeborene Herzfehler sollen nach größeren Sammelstatistiken besonders oft bei den Kindern diabetischer Mütter auftreten. Ein wesentlicher Faktor für die Entstehung der Mißbildungen sind wahrscheinlich Veränderungen der Plazenta. Sie ist bei diabetischen Schwangeren übergewichtig, aber in der Funktion beeinträchtigt. Anomalien der Plazentazotten und -kapillaren führen zur Erschwerung der Diffusionsvorgänge, meßbar in einer Senkung der O_2-Spannung im Nabelvenenblut. Diese plazentaren Veränderungen sind wahrscheinlich auch die Ursache des intrauterinen Fruchttodes bei diabetischen Schwangeren. Seine Häufigkeit nimmt von der 35. Schwangerschaftswoche an stark zu. Entgegengesetzt verhält sich die durch die Unreife des Neugeborenen bedingte postnatale Mortalität, die von der 32. Woche an abnimmt. Hieraus ergibt sich, daß der optimale Entbindungstermin als Kompromiß zwischen Risiko des intrauterinen Fruchttodes und Gefahr des postpartalen Todes in der 36.–38. Schwangerschaftswoche liegt. Keinesfalls soll bei Schwangeren mit manifestem Diabetes eine vollständige Austragung der Schwangerschaft um jeden Preis angestrebt werden. Je strikter die Stoffwechseleinstellung während der Gravidität war, desto eher kann man sich allerdings auch bei Diabetikerinnen dem üblichen Zeitpunkt der Entbindung nähern.

Richtlinien für die internistische Behandlung diabetischer Schwangerer

a) Vor der Schwangerschaft: Eine genaue Zyklusüberwachung durch Messung der Basaltemperatur ist wichtig, um den Beginn der Schwangerschaft und damit auch den Entbindungstermin möglichst exakt festlegen zu können. Eine gute Diabeteseinstellung sowie die Beseitigung von Zyklusunregelmäßigkeiten, die bei Diabetikerinnen besonders häufig beobachtet werden, stellen sicherlich eine günstige Prophylaxe für eine normale Schwangerschaft und die Entwicklung des Feten, einschließlich der Vermeidung von Mißbildungen, dar.

b) Erstes Trimenon: Die meisten schwangeren Diabetikerinnen sollten kurzfristig stationär aufgenommen werden, um ihre Einstellung zu überprüfen. Die Diabetesdiät wird in der üblichen Weise, jedoch unter Berücksichtigung einer besonders eiweißreichen Ernährung kalkuliert. Eine Behandlung mit oralen Antidiabetika sollte aus Vorsichtsgründen vermieden werden, auch wenn Fruchtschäden unter dieser Therapie bisher nicht mit Sicherheit nachgewiesen wurden. Mit fortschreitender Schwangerschaft muß im allgemeinen die Insulindosis erhöht, meist sogar die Zahl der

Insulininjektionen heraufgesetzt werden. Als nützliche Faustregel darf gelten, daß schwangere Diabetikerinnen eine Insulininjektion am Tag mehr benötigen, als dies vor der Schwangerschaft der Fall war. Gut bewährt hat sich z. B. die Verabreichung eines kürzer wirkenden Kombinationsinsulins am Morgen, einer kleinen Altinsulingabe am Mittag und am Abend sowie einer Depot-Insulin-Injektion für die Nacht. Mitunter ist der Einsatz von Insulinpumpen angezeigt. Eine strenge Stoffwechselführung ist erforderlich; extreme Hypoglykämien in den ersten Schwangerschaftsmonaten sind ebenso wie Hyperglykämien und Ketoazidosen zu vermeiden. Die erniedrigte Nierenschwelle für Glucose bedingt bei den Diabetikerinnen – wie bei allen Frauen – während der Schwangerschaft eine Mehrausscheidung von Harnzucker. Dadurch ist man in zunehmendem Maße auf Blutzuckerkontrollen durch Patientin und Arzt angewiesen. Bei sehr starken Glucoseverlusten mit dem Urin wird die erforderliche Energie häufig durch eine verstärkte Fettsäurenoxidation bereitgestellt, so daß es zur Kombination von Hypoglykämie, Azetonurie und womöglich Azidose kommt. Eine Erhöhung der Insulindosis ist hier kontraindiziert. Gewichtskontrollen sind zur Überwachung der Diät bzw. zur rechtzeitigen Erkennung einer Wasserretention erforderlich. Diabetikerinnen sind während der Schwangerschaft besonders pyelonephritisgefährdet und müssen beim Auftreten erster Symptome antibiotisch behandelt werden.

c) Zweites Trimenon: Neben den geburtshilflichen Untersuchungen sind häufige Blut- und Harnzuckerkontrollen erforderlich. Wie oben erwähnt, soll man die Patientin an Blut- und Harnzuckerselbstkontrollen und an der Bestimmung von Acetonkörpern im Harn beteiligen. Die weitgehende Stoffwechselnormalisierung ist schon in dieser Phase wichtig für die Größe des Kindes und die mögliche Entwicklung eines Hydramnions.

d) Drittes Trimenon und postpartaler Verlauf: In der Regel sollten schwangere Diabetikerinnen von der 32. Woche an, spätestens in der 35. Schwangerschaftswoche, stationär aufgenommen werden. Schwangerschaftskomplikationen (Hydramnion, Gestosen), die im allgemeinen erst nach der 30. Schwangerschaftswoche auftreten, erfordern eine besonders enge Zusammenarbeit von Internist und Geburtshelfer. Die Umstellung auf Alt-Insulin (4–5 Injektionen pro Tag) bei einer Basisinfusion von 5%iger Glucose- oder Lävuloselösung und Blutzuckerkontrollen jeweils 2 Std. nach der vorausgehenden Insulininjektion sind bei den Gestosen von internistischer Seite unerläßlich. Die Entbindung bei Schwangeren mit manifestem Diabetes soll in der 36.–38. Schwangerschaftswoche erfolgen. Bei Komplikationen des Diabetes durch Makro- und Mikroangiopathie (Tab. 5.**26**) kann der Termin in die 35. Woche vorverlegt werden. Die Wahl des Termines innerhalb dieser Fristen wird durch Befunde am Feten (Herztöne, Kindsbewegungen, Kardiotokographie, Ultraschalluntersuchungen) und durch die – nicht unbedingt erforderliche – Prüfung der Plazentafunktion (Messungen der Östrogen- und Pregnandiolausscheidung im 24-Stunden-Urin sowie des

Östriols und evtl. auch des laktogenen Plazentahormones im Serum) bestimmt. Die Entscheidung zwischen vaginaler oder Schnittentbindung ist demgegenüber sekundär und kann fallweise getroffen werden. Bei vorausgegangenen unglücklich verlaufenden Schwangerschaften, bei Diabetikerinnen ab dem 28. Lebensjahr, bei Verdacht auf ein Riesenkind, nach vergeblicher Geburtseinleitung, bei diabetischen Gefäßkomplikationen und bei anderen Gefährdungen des Kindes soll aber die Indikation zum Kaiserschnitt großzügig gestellt werden. Eine vaginale Entbindung sollte innerhalb 12 Stunden abgeschlossen sein. Am Entbindungstag wird morgens ⅕–¼ der letzten Tagesdosis an Alt-Insulin gegeben. Wegen der postpartalen Minderung des Insulinbedarfs sind in der Folge 2stündliche Blutzuckerkontrollen mit entsprechender Dosierung der folgenden Alt-Insulin-Gabe erforderlich. Eine Basisinfusion von 5%iger Glucose- oder Lävuloselösung ist angezeigt. Im allgemeinen steigt der Insulinbedarf wenige Tage nach der Entbindung wieder an. Die sofortige konsiliarische Betreuung des Neugeborenen durch den Pädiater und die Verlegung des gefährdeten Kindes in eine Kinderklinik ist erforderlich. Die Wöchnerin soll nur dann abgestillt werden, wenn die Stillfähigkeit stark eingeschränkt ist.

Gefäßkrankheiten bei Diabetes mellitus

Das Schicksal des Diabetikers wird in zunehmendem Maße durch Auftreten, Lokalisation und Ausmaß der diabetischen Angiopathie bestimmt. Während vor der Entdeckung des Insulins der überwiegende Teil der Zukkerkranken im Coma diabeticum starb, spielt diese Komplikation zahlenmäßig nur noch eine untergeordnete Rolle; Gefäßerkrankungen, besonders an Herz, Nieren und Extremitäten, bedrohen das Leben des Diabetikers in erster Linie (Abb. 5.**10**). Darüber hinaus sind die Schäden am Augenhintergrund infolge der mitunter zur Erblindung führenden Retinopathie im Hinblick auf die Arbeits- und Leistungsfähigkeit des Zuckerkranken besonders zu fürchten.

Es hat sich als zweckmäßig erwiesen, die bei Vorliegen eines Diabetes mellitus anzutreffenden Gefäßkrankheiten in Mikroangiopathie und Makroangiopathie zu unterteilen (Abb. 5.**19**). Allein die Mikroangiopathie darf dabei als ein für die diabetische Stoffwechselstörung spezifisches Geschehen aufgefaßt werden, während die Makroangiopathie einer frühzeitiger, häufiger und in verstärkterem Maße auftretenden Arteriosklerose entspricht.

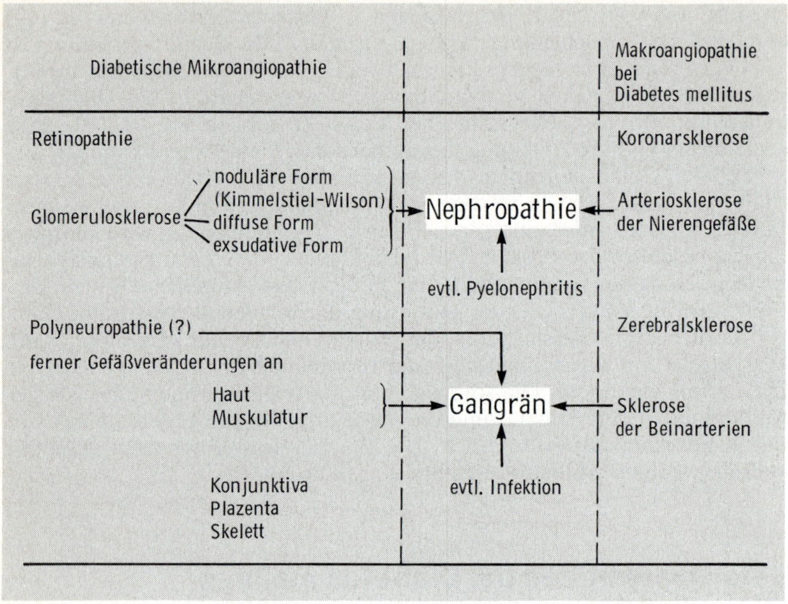

Abb. 5.**19** Beziehungen zwischen Diabetes mellitus und Gefäßsystem (Veränderungen an Arterien, Arteriolen und Venolen weiterer Gefäßgebiete sind bekannt)

Mikroangiopathie

Pathogenese und Verlauf

Die pathologischen Mechanismen, die für die Entstehung der diabetischen Mikroangiopathie diskutiert werden, sind unterschiedlicher Art. Im einzelnen ist dazu anzumerken, daß eine vermehrte intrazelluläre Sorbit-(und Fructose-)bildung in der Retina sowie in der Gefäßwand beobachtet wurde, wenn die Glucosespiegel erhöht werden. Die durch die Enzyme Aldosereduktase und Sorbitdehydrogenase katalysierte Umwandlung von Glucose in Sorbit bzw. von Sorbit in Fructose dürfte auch bei der Entstehung der diabetischen Katarakt und der Polyneuropathie von Bedeutung sein. Die erhöhte enzymatische Einlagerung von Glucose und Galactose in Basalmembranproteine und eine erhöhte Durchlässigkeit dieser Membran konnte nicht allgemein bestätigt werden. Wohl aber wird heute eine nichtenzymatische Glykosylierung von Proteinen der Basalmembran – ähnlich der Bildung des Hämoglobins A_{1c} – bei länger bestehender Hyperglykämie diskutiert. Das vermehrt glykosylierte Hämoglobin ist von weiterem Interesse bei der Diabeteskontrolle, da es nur bei längerem Einwirken höherer Blutglucosespiegel beobachtet werden kann (S. 149).

Eine erhöhte Extravasation von Plasmaproteinen und ihre Ablagerung in der Gefäßwand („plasmatische Vaskulose") sind die Grundlagen für eine weitere pathogenetische Hypothese. Eine erhöhte Kapillardurchlässigkeit für ein breites Spektrum von Substanzen wurde bereits bei frisch manifestierten Diabetesfällen nachgewiesen. Studien zu den Fließeigenschaften des Blutes haben gezeigt, daß bei Diabetikern, insbesondere bei Zuckerkranken mit Mikroangiopathie, eine erhöhte Blutviskosität nachgewiesen werden kann. Das Blut von Diabetikern zeigt darüber hinaus eine erhöhte Eigenschaft zur Bildung von Erythrozytenaggregaten. Auch wurde bei Diabetikern wiederholt eine Hyperkoagulabilität mit erhöhten Gerinnungsfaktoren, eine verminderte fibrinolytische Aktivität und eine gesteigerte Thrombozytenfunktion beschrieben. Mikrovaskuläre Obliterationen sind ein charakteristisches Endstadium der Mikroangiopathie und stehen womöglich hiermit in Zusammenhang. Auch der Blutsauerstofftransport ist bei Diabetikern verändert. Das erwähnte, nichtenzymatisch glykosylierte Hämoglobin A_{1c} ist naturgemäß bei Diabetikern erhöht und nimmt oft 10% und mehr des totalen erythrozytären Hämoglobins ein. Dieses veränderte Hämoglobinmolekül besitzt eine größere Affinität für Sauerstoff und reduziert dadurch die Sauerstoffabgabe im Gewebe. Eine weitere Verschlechterung der Sauerstofffreisetzung aus den roten Blutkörperchen kann durch verminderte 2,3-DPG-Spiegel und dadurch erhöhte Sauerstoffbindung an das Hämoglobin verursacht werden, wie sie bei Stoffwechselentgleisung und niedrigen Plasmaspiegeln von anorganischem Phosphat beobachtet worden sind. Häufige hypoxische Zustände der Gefäßwand sind also denkbar; ein schwerer retinaler Sauerstoffmangel ist als eine Ursache für die Entstehung der Neovaskularisation – im Spätstadium der diabetischen Retinopathie – gesichert. Eine Hypoxie wird auch als Ursache für die Verschlechterung der Mikroangiopathie durch Zigarettenrauchen vermutet, da bei starken Rauchern mehr als 10% des Hämoglobins mit Kohlenmonoxid gebunden und damit für den Sauerstofftransport verloren sind. In diesem Sinne wurde auch eine deutliche Zunahme der proliferativen Retinopathie bei starken Rauchern gefunden.

Auch einer Reihe von Hormonen wird eine pathogenetische Rolle für die diabetische Mikroangiopathie zugeschrieben. Für die kontrainsulären Hormone gilt dies besonders für das Wachstumshormon, wenn auch die Seltenheit der Mikroangiopathie bei Akromegaliepatienten gegen eine alleinige kausale Rolle des erhöhten Wachstumshormons spricht. Aber auch andere kontrainsulinäre Hormone wurden in ein hormonelles pathogenetisches Konzept eingebaut (ACTH, Cortisol, Adrenalin, Glucagon). Trotz der zweifellos dominierenden metabolischen Einflüsse auf die Pathogenese der Mikroangiopathie dürfen genetische Faktoren nicht ausgeschlossen werden. Hierauf weisen sowohl Zwillingsforschungen als auch die Untersuchungen der Histokompatibilitätsantigene hin. So wurde bei Patienten mit dem diabetestypischen HLA-Antigen B_8 vermehrt eine Retinopathie gesehen, während Zuckerkranke mit dem HLA-Antigen B_{18} einen relativen Schutz aufweisen sollen.

Allen Diabeteskennern ist geläufig, daß die längere Einwirkung eines manifesten Diabetes die Entwicklung der Mikroangiopathie begünstigt. Zu Recht spricht man deswegen in diesem Zusammenhang auch vom „Spätsyndrom", das neben anderen Folgen des Langzeitdiabetes die verschiedenen Formen der Mikroangiopathie vereint. Die Schlußfolgerung liegt nahe, daß schon deswegen die Stoffwechsellage manifester Diabetiker (mit Hyperglykämie und womöglich Hyperlipidämie) der metabolischen Situation Stoffwechselgesunder angenähert werden sollte. Daneben ist aber auch der Behandlung von Faktoren, die den Verlauf der Mikroangiopathie beschleunigen (z. B. Hypertonie und Zigarettenrauchen) größte Aufmerksamkeit zu schenken. Bei bestehender Retinopathie hat sich die Lichtkoagulationsbehandlung als effektive Therapie durchgesetzt. Für ihre Wirksamkeit wird eine verbesserte Sauerstoffversorgung der Netzhaut verantwortlich gemacht. Daneben haben – im Sinne der obigen Ausführungen – alle therapeutischen Maßnahmen, die auf eine Normalisierung der erhöhten Kapillardurchlässigkeit und auf eine Beseitigung von Störungen der Fließeigenschaft, der Gerinnbarkeit und des Sauerstofftransportes des Blutes abzielen, eine gewisse Berechtigung.

Es nimmt nicht wunder, daß viele Diabetologen Ergebnisse vorlegen konnten, die auf einen Zusammenhang zwischen guter Diabeteskontrolle und Verzögerung bzw. Abschwächung der Mikroangiopathie hinweisen. Es ist allgemein bekannt, daß der Diabetes mellitus in den Kriegs- und Nachkriegsjahren in Deutschland relativ selten wurde und daß er erst nach der Währungsreform mit der verbesserten Ernährung und später mit der schädlichen Überernährung der Bevölkerung ein erschreckendes Ausmaß annahm. Man vermutet, daß es seit der Währungsreform (1948) in Westdeutschland achtmal mehr manifeste Diabetiker gibt als zuvor. Wenn wirklich die diabetische Mikroangiopathie unabhängig von der Stoffwechselstörung verliefe, dann müßte man sich fragen, warum nicht bei jenen sieben Achteln der vor 1948 nicht manifest diabetischen „Prädiabetiker" in gehäuftem Ausmaß eine Mikroangiopathie im Sinne einer Retinopathie und Glomerulosklerose zur Beobachtung kam. Selbst wenn man unterstellt, daß diese beschwerdefreien Patienten anfänglich nicht den Arzt aufsuchten, wären solche Beobachtungen schon wegen der großen Zahl der damaligen „Prädiabetiker" doch bestimmt gemacht worden. Auch hätte auffallen müssen, daß ein hoher Prozentsatz von Patienten, die nach Änderung der Ernährungsverhältnisse dann gleichsam schlagartig zuckerkrank wurden, nun bereits eine ausgeprägte Retinopathie oder Glomerulosklerose aufwiesen. Dies war aber bekanntlich nicht der Fall.

Noch ein weiteres Beispiel möge den so wichtigen Zusammenhang zwischen Stoffwechselstörung und Mikroangiopathie dokumentieren. Wenn man als durchschnittliche Dauer des manifesten Diabetes bis zur Entstehung einer Mikroangiopathie 10–15 Jahre annimmt, dann bekäme ein Diabetiker, der mit dem 50. Lebensjahr manifest zuckerkrank wurde, im 60.–65. Lebensjahr die ersten Mikroaneurysmen am Augenhintergrund. Es erhebt sich die Frage, warum dieser Patient seine Retinopathie nicht bereits im 25. oder 30. Lebensjahr bekam, wenn schon die Mikroangiopathie angeblich einen eigengesetzlichen Verlauf nimmt. Wenn auch der Patient in jüngeren Lebensjahren nicht ophthalmoskopisch untersucht worden war, so wäre der Befund bestimmt später, unmittelbar nachdem die Diabetesdiagnose gestellt worden war, aufgefallen. Andererseits wissen wir, daß Patienten, deren Diabetes etwa im 15. Lebensjahr manifest wurde, häufig schon im 25. bis 30. Lebensjahr erste Mikroaneurysmen oder sogar eine ausgedehnte proliferative Retinopathie aufweisen. Es besteht also ein eindeutiger Zusammenhang zwischen der Einwirkungsdauer der Stoffwechselstörung im Sinne eines manifesten Diabetes und der Auslösung der Mikroangiopathie (Abb. 5.**20**).

Auch das Argument, daß die Mikroangiopathie unabhängig von der Stoffwechselstörung ist, da Patienten mit einem Diabetes nichtgenetischen Ursprungs seltener an einer Erkrankung der kleinen Gefäße leiden, ist nicht stichhaltig. Wenn schon solche Patienten mit einem Diabetes infolge einer Pankreatektomie oder einer Hämochromatose zwar selten, aber doch hin und wieder eine Mikroangiopathie bekommen, dann ist dies kein Gegenbeweis, sondern geradezu ein zwingender Beweis für die Abhängigkeit der Auslösung der Mikroangiopathie von der Stoffwechselstörung. Natürlich kann man argumentieren, daß bei diesen wenigen Fällen gleichzeitig eine diabetische Erbanlage vorhanden war, was bei der weiten Verbreitung des genuinen Diabetes mellitus durchaus denkbar wäre (S. 137ff.). Andererseits bleibt aber das Faktum bestehen, daß es erst der etwa durch eine Pankreatektomie ausgelösten, manifesten diabetischen Stoffwechselstörung bedurfte, um die Mikroangiopathie auftreten zu lassen. Niemand wird verkennen, daß die genetisch verankerten Grundlagen für die Mikroangiopathie möglicherweise eine Rolle spielen (s.o.). Man darf aber andererseits nicht so weit gehen, daß man die zwingenden Argumente ignoriert, die zugunsten der Bedeutung der Stoffwechselstörung für die Auslösung der Mikroangiopathie sprechen. Im übrigen gibt es eine Reihe von Tierexperimenten, bei denen zunächst ein Diabetes und als Folge davon eine Mikroangiopathie erzeugt werden konnten. Besonders wichtig sind Untersuchungen von Engermann u. Bloodworth, die an alloxandiabetischen, insulinbehandelten Hunden zeigen konnten, daß Tiere mit schlechter Stoffwechselführung – im Gegensatz zu Hunden mit ausgeglichener Stoffwechsellage – an der typischen diabetischen Mikroangiopathie (Retinopathie und Glomerulosklerose) erkrankten.

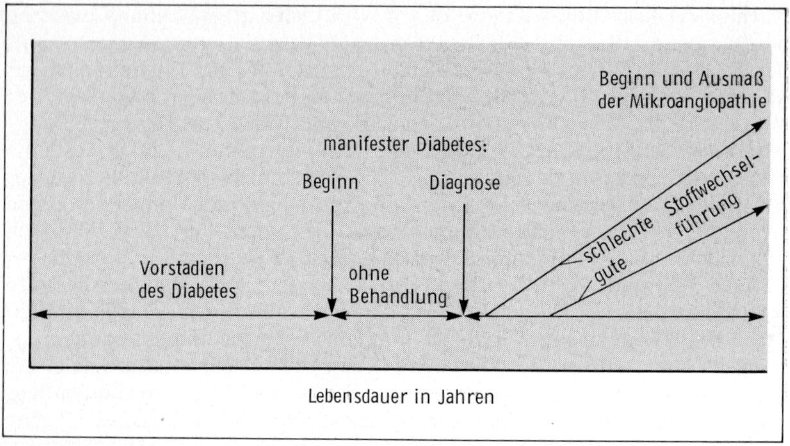

Abb. 5.**20** Diabetes: Stoffwechselstörung und Mikroangiopathie
Beginn und Ausmaß der Mikroangiopathie sind abhängig:

a) von der Dauer des manifesten Diabetes,
b) von der Länge des behandlungsfreien Intervalls zwischen Diabetesmanifestation und Diagnose und
c) von der Qualität der Diabeteseinstellung

Was bleibt angesichts dieser Überlegungen und Befunde zu tun? Die wichtigste prophylaktische Maßnahme zur Beeinflussung der Mikroangiopathie wäre zweifellos, den Manifestationszeitpunkt der Zuckerkrankheit hinauszuschieben. Solange Biochemiker und Genetiker aber keinen Weg aufzeigen können, eine zuverlässige Frühdiagnose zu stellen, wird hierfür nur eine andere Möglichkeit bleiben: die Beseitigung der wesentlichsten Ursache für die Manifestation eines Diabetes mellitus, nämlich der Mastfettsucht. Die Überernährung birgt so viele Gefahren für die Bevölkerung in sich, nicht nur im Hinblick auf die Manifestierung der Zuckerkrankheit, daß durch eine Schulung der Bevölkerung Vorsorgemaßnahmen ergriffen werden sollten. Damit gelänge es bei der überwiegenden Zahl der jetzt noch nicht manifest zuckerkranken Personen, die Manifestation des Diabetes hinauszuzögern oder sogar zu verhindern. Damit könnte das Ausmaß der Mikroangiopathie – und wohl auch der Makroangiopathie – entscheidend reduziert werden, zumindest beim Typ-II-Diabetes.

Weitere Maßnahmen, die ergriffen werden können, sind erst nach der Manifestation der Zuckerkrankheit möglich und dann bereits von geringerem Wert als die Verhinderung der Diabetesmanifestation: die rechtzeitige Diagnose und die gute Einstellung der Zuckerkrankheit (Abb. 5.**20**). Die obigen Ausführungen lassen erkennen, daß Grund besteht, der Kontrolle der Stoffwechselführung nach wie vor eine wichtige Bedeutung für den Manifestationszeitpunkt und das Ausmaß der Mikroangiopathie zuzumessen. Die bei vielen Patienten und manchen Ärzten anzutreffende therapeutische Resignation ist also keinesfalls berechtigt.

Retinopathie

Diabetische Veränderungen der kleinen Gefäße können besonders einfach am Augenhintergrund diagnostiziert werden. Man darf annehmen, daß bei einem nicht selektierten Patientengut von Diabetikern mit einer Retinopathiehäufigkeit von etwa 25% zu rechnen ist. Weder das Geschlecht noch das Lebensalter zum Zeitpunkt der Diabetesmanifestation scheinen für die Prävalenz eine wesentliche Rolle zu spielen. Die Abhängigkeit von der Diabetesdauer und von der Stoffwechselstörung (s. o.) ist aber evident.

Die diabetische Retinopathie beginnt zumeist mit einer fleckförmigen Degeneration der retinalen Kapillaren mit nachfolgenden Veränderungen der inneren Retina, also jenes Teils der Netzhaut, der von den retinalen Kapillaren versorgt wird. Es kommt dann zur Schwellung, Proliferation und Nekrose von einigen Endothelzellen der Kapillaren und der Perizyten. Hieraus resultiert ein Verschluß einiger Areale des Kapillarbettes: Es manifestieren sich Ischämien, lokale Blutungen und Exsudate. Mikroaneurysmen werden beobachtet. Die sogenannten harten wächsernen Exsudate sind Plasmaausscheidungen um einen Bezirk eines kapillaren Schadens. Wenn die kapillare Ischämie ausgeprägt wird, kommt es zu der gefürchteten Neovaskularisation, also der Bildung neuer Gefäße, die in den Glaskörper vordringen können. Dieser Prozeß wird als proliferative Retinopathie bezeichnet. Im Gefolge dessen kann es zu einer Ablatio retinae, zu massiven Blutungen und zur Blindheit kommen.

Es gibt verschiedene Möglichkeiten, die Retinopathiestadien zu unterscheiden. Klinisch bewährt hat sich die Unterteilung in drei Stadien:

Stadium I:	Auftreten von Mikroaneurysmen,
Stadium II:	zusätzliches Auftreten kleiner Blutungen und lipoider Degenerationsherde,
Stadium III:	Retinopathia proliferans mit Proliferation von Netzhautgefäßen, Glaskörperblutungen und Gefahr der Erblindung.

Im übrigen kann man auch eine einfache Unterscheidung zwischen „Background"-Retinopathie und proliferativer Retinopathie vornehmen.

Diabetiker mit einer Retinopathie haben häufig zusätzlich diabetische Spätkomplikationen. Hier ist vor allem die Nierenschädigung von Bedeutung, die sich als Glomerulosklerose (s. u.) aber im allgemeinen erst nach Feststellung der Retinopathie bemerkbar macht. Die Lebenserwartung des Diabetikers kann zur Ausprägung der Retinopathie korreliert werden. Bei einer Untersuchungsreihe waren nach 7 Jahren bei normalem Fundus oder einigen wenigen Mikroaneurysmen etwa 15% der Patienten verstorben, während Patienten mit proliferativer Retinopathie in 37% die Fünfjahresgrenze und in 63% die Zehnjahresgrenze nicht erreichten.

Die große Zahl der für die Behandlung der Retinopathie empfohlenen Medikamente steht in keinem Verhältnis zu dem damit erzielten Erfolg. Häufig wurden gefäßabdichtende und permeabilitätshemmende Mittel wie Calcium, Vitamin C und Rutin gegeben. Diese Medikamente haben ebenso wie Calciumdobesilat die Erwartungen nicht erfüllen können. Androgene Hormone, anabole Wirkstoffe, Vitamin B_{12} und Vitamin E haben sich ebenso als wirkungslos erwiesen wie Thyroxin, Steroide und Fructosegaben. Wirksam ist zweifellos die Hypophysektomie, die aber einen äußerst schweren Eingriff darstellt. Trotz sorgfältiger Betreuung muß man diese Patienten als „hormonelle Krüppel“ bezeichnen, die besonders bei einem insulinbedürftigen Diabetes deletären Hypoglykämien ausgesetzt sein können.

Die Licht- und Laserkoagulation ist heute die Behandlungsmethode der Wahl. Man geht heute so weit, daß man auch die Behandlung relativ früher Stadien der Retinopathie erfaßt. Nach WESSING u. Mitarb. lassen sich die Ergebnisse der Photokoagulation folgendermaßen zusammenfassen:

Mikroaneurysmen, erweiterte Kapillaren und Wundernetze im Niveau der Retina obliterieren und verschwinden nach der Koagulation. Die Gefäßveränderungen bilden sich selbst dann zurück, wenn sie nicht in die direkte Einwirkung der Photokoagulation gekommen sind. Aufgrund dieses Ferneffektes bilden sich auch Gefäßproliferationen zurück, die von der Papille ausgehen und weit in den Glaskörperraum vorragen. Das Volumen und die Schlängelung der Venen verringert sich. Ödeme der Netzhaut verschwinden nach der Photokoagulation. Gelbe harte Exsudate sind in den meisten Fällen rückläufig. Die Entwicklung von Gefäßproliferationen kann verhindert werden. Sind allerdings bereits flächenhafte ausgedehnte Proliferationen mit Fibrosierungstendenz vorhanden, kommt die Photokoagulation im allgemeinen zu spät.

Glomerulosklerose

Für die zweite wichtige Form der diabetischen Mikroangiopathie, das sogenannte Kimmelstiel-Wilson-Syndrom oder die diabetische Glomerulosklerose, bestehen verschiedene diagnostische Probleme: Proteinurie und Anstieg der Serumkreatininwerte stellen keine Frühveränderung dar, wohl aber Mikroalbuminurie und diskrete Blutdruckerhöhungen (s.u.). Bei bioptischen Untersuchungen zeigte sich, daß nur solche Patienten lichtmikroskopisch faßbare Veränderungen im Sinne der diabetischen Glomerulosklerose aufwiesen, die auch bereits an einer diabetischen Retinopathie erkrankt waren. Auch für diese Form der Mikroangiopathie gilt, daß der Einfluß der Diabetesdauer und der Qualität der Stoffwechselführung unbestritten ist. Mit längerer Diabetesdauer nimmt auch der Schweregrad der vaskulären Veränderungen von der rein diffusen zur überwiegend nodulären Form der Glomerulosklerose zu.

Das klinische Bild ist – wie bereits erwähnt – recht uncharakteristisch. Die klassischen Symptome des Kimmelstiel-Wilson-Syndroms, wie Hypertonie, Ödeme, Dysproteinämie und starke Proteinurie, bestehen nur dann, wenn es zu schwerwiegenden glomerulären Veränderungen im Sinne einer nodulären Glomerulosklerose gekommen ist. Diskrete Befunde stehen im Vordergrund, wie eine geringgradige Albuminurie bei noch normaler Nierenfunktion oder ein beginnender labiler Hypertonus (Blutdruckwerte RR höher als 140/90 mmHg). Auch eine anfängliche Erhöhung des Glomerulusfiltrats mit Vergrößerung der Nieren ist charakteristisch für das früheste Stadium der diabetischen Glomerulosklerose. Mit fortschreitender Niereninsuffizienz stellt man nicht selten fest, daß es zu einer drastischen Abnahme des Insulinbedarfs kommt. Dabei wird auch eine Neigung zu hypoglykämischen Schockzuständen beobachtet. Als Ursache des abnehmenden Insulinbedarfs werden u. a. ein verminderter Abbau von exogenem und endogenem Insulin durch die geschädigte Niere, eine verminderte renale Insulinausscheidung sowie eine durch starken Eiweißverlust mit dem Urin verminderte Glucosebildung aus Eiweiß in der Leber und schließlich eine gesteigerte Zuckerutilisation bei erhöhter Permeabilität der Zellmembran diskutiert.

Eine erfolgversprechende kausale Therapie der diabetischen Glomerulosklerose ist nicht bekannt. Wiederum muß daran erinnert werden, daß durch eine Verzögerung des Manifestationszeitpunktes, durch frühzeitige Diagnose und durch exakte Stoffwechselführung die Entstehung einer Mikroangiopathie verzögert werden sollte. Therapeutische Versuche mit Immunsuppressiva, Steroiden und Antiphlogistika haben durchwegs enttäuscht. Wenn man sich bemüht, den durch die Proteinurie bedingten Eiweißverlust durch gesteigerte Eiweißzuführ zu substituieren, muß man davon ausgehen, daß das Ausmaß der Proteinurie mit der Höhe der Plasmaeiweißkonzentration steigt. Trotzdem sollte man versuchen, im Rahmen der Diabeteskost vermehrt Eiweiß anzubieten. Bei zunehmender Niereninsuffizienz wird man sich zur Dialysebehandlung entschließen müssen. Die kontinuierliche ambulante Peritonealdialyse hat sich bei Diabetikern in neuerer Zeit besonders bewährt. In den letzten Jahren wurden aber auch in zunehmender Zahl Nierentransplantationen bei Diabetikern durchgeführt. Auf die extrem seltenen Möglichkeiten, dabei auch eine Pankreastransplantation durchzuführen, wurde auf S. 202 eingegangen.

Makroangiopathie

Klar abzugrenzen von der Mikroangiopathie ist die Makroangiopathie des Diabetikers, die nach überwiegender Ansicht nicht als eine diabetesspezifische Angiopathie anzusehen ist. Man neigt dazu, sie lediglich als eine sich vorzeitig und verstärkt manifestierende Arteriosklerose anzusehen. Abb. 5.**10** ist zu entnehmen, welch große Rolle gerade die Makroangiopathie für die Mortalität des Diabetikers spielt. Auch für die dem Diabetesbeginn oft vorauslaufende Makroangiopathie darf man sich eine günstige Auswirkung durch eine gute Diabeteseinstellung erwarten. Nachteilige Einflüsse auf die Arteriosklerose, bedingt durch Übergewicht, Hypertonie, Hyperlipidämie und womöglich auch Hyperglykämie und Hyperinsulinämie, werden hierdurch abgeschwächt oder ausgeschaltet.

Trotz der oben gemachten Ausführungen sind gewisse Unterschiede im Hinblick auf die Arteriosklerose des Nichtdiabetikers unverkennbar. So schreitet die Arteriosklerose des Diabetikers rascher fort und ist an den Extremitäten eher peripher lokalisiert. Verschiedene Autoren meinen, eine unterschiedliche Zusammensetzung der Atherome bei Diabetikern und Nichtdiabetikern festgestellt zu haben. Während das arterielle Gefäßsystem des nichtdiabetischen Arteriosklerotikers häufig segmental betroffen ist, stellt sich die Makroangiopathie des Diabetikers oft als eine diffus über die peripheren Gefäßabschnitte sich ausbreitende Arteriosklerose dar. Typisch für den Diabetiker ist das Auftreten einer Kalzifizierung der Tunica media der Arterienwand (Mediasklerose). Diese Veränderung läßt sich auch im Röntgenbild gut erkennen.

In zahlreichen Untersuchungen konnte festgestellt werden, daß Diabetiker häufiger eine Hypertonie entwickeln können als Nichtdiabetiker. Dieser Faktor dürfte für die Pathogenese der Arteriosklerose des Diabetikers von überragender Bedeutung sein. Da jedoch auch normotone Diabetiker ein höheres Risiko für die Arteriosklerose aufweisen als Nichtdiabetiker, sind auch andere Faktoren von pathogenetischer Bedeutung. Dies gilt sicherlich für Lipidstoffwechselstörungen, auch wenn es offenbar keine charakteristischen Lipoprotein- und Lipidveränderungen, die spezifisch für den Diabetes wären, gibt. Besonders häufig findet man die Hypertriglyzeridämie, die als wichtiger Risikofaktor für die Atherosklerose beim Diabetiker gilt. Aber auch erhöhte Cholesterinwerte werden häufiger beobachtet als bei Nichtdiabetikern. Verschiedene Untersuchungen geben einen Hinweis darauf, daß die Hyperglykämie sich nachteilig im Hinblick auf die Arterioskleroseentwicklung auszeichnet. Zumindest haben langjährige Verlaufsuntersuchungen gezeigt, daß sogar Patienten mit pathologischer Glucosetoleranz – also noch ohne manifesten Diabetes – bereits eine erhöhte kardiovaskuläre Todesrate aufweisen. Hier findet sich also ein deutlicher Unterschied zur Mikroangiopathie, die durch Vorstadien des manifesten Diabetes offenbar nicht gefördert wird. Die Tatsache, daß eine Reihe von Diabetikern überhöhte Insulinspiegel aufweist, führte zu der Ansicht, daß womöglich inadäquate hohe Insulinspiegel im Blut eine Teilursache der Arteriosklerose sein können. Diese Theorie ist noch nicht endgültig bewiesen; die prinzipielle Forderung nach Vermeidung einer Hyperinsulinämie bei der

Behandlung des Diabetikers ist aber sicherlich berechtigt. Von zunehmender Bedeutung für die Diskussion der Pathogenese ist die veränderte Blutkoagulabilität bei arteriosklerotischen Patienten. Am häufigsten werden eine erhöhte Thrombozytenaggregation und Thrombozytenadhäsion nachgewiesen. Außerdem wurde festgestellt, daß Diabetiker höhere Konzentrationen an Faktor VIII, Faktor V und Fibrinogen im Vergleich zu Nichtdiabetikern haben. Überdies ist offenbar die fibrinolytische Aktivität bei Zuckerkranken subnormal.

Koronare Herzerkrankung und diabetische Kardiomyopathie

Aus Abb. 5.**10** konnte entnommen werden, daß Diabetiker in erster Linie durch die koronare Herzerkrankung und ihre Folgen gefährdet sind. Die Koronarsklerose soll bei Diabetikern 2- bis 3mal häufiger pro Altersklasse auftreten als bei Nichtdiabetikern. Hinzu kommen eine auffallende Zunahme bei diabetischen Frauen (selbst vor der Menopause), eine höhere Früh- und Spätmortalität beim Herzinfarkt und ein vermehrtes Auftreten der für Diabetiker charakteristischen schmerzarmen „stummen" Infarkte. Letztere können mit einer gleichzeitig vorhandenen Polyneuropathie zusammenhängen, die der Schmerzvermittlung im Wege steht. Die Prognose des Herzinfarktes ist beim Diabetiker schlechter als beim Nichtdiabetiker. Die Exzeßmortalität wird offenbar vor allem durch den hohen Prozentsatz adipöser zuckerkranker Frauen verursacht. In den letzten Jahren hat sich gezeigt, daß Diabetiker eine Herzinsuffizienz auch bei Fehlen der typischen koronaren Herzerkrankung sowie ohne Hochdruck oder Herzklappendefekte entwickeln können. Man darf annehmen, daß es eine besondere Form der Kardiomyopathie bei Diabetikern gibt, als deren Ursache Mikroangiopathie und Stoffwechselstörungen vermutet werden. Natürlich ist bei solchen Patienten die sonst u. U. vielversprechende aortokoronare Bypass-Operation nicht indiziert.

Zerebralsklerose

Das vermehrte Auftreten der Makroangiopathie bei Diabetikern macht auch bei den Gehirnarterien nicht halt. Selbst bei juvenilen Diabetikern werden rezidivierende zerebrale Insulte gesehen. Es ist bekannt, daß doppelt so viele Diabetiker wie Nichtdiabetiker an den Folgen einer zerebrovaskulären Insuffizienz sterben, wobei ischämische Hirninfarkte im Vordergrund stehen. Natürlich spielt hierbei – wie beim Nichtdiabetiker – die Hypertonie wieder eine besonders wichtige Rolle.

Obliterierende Angiopathie der unteren Extremität

Auf das Problem des diabetischen Fußes, für den neben der Makroangiopathie auch die Mikroangiopathie, Polyneuropathie, Infektion sowie Osteoarthropathie eine Rolle spielen, wird später eingegangen (S. 236) werden. Der häufigste Verschlußtyp des Diabetikers ist der sogenannte periphere Typ im Gegensatz zu den mehr proximalen Stenosierungen beim

Nichtdiabetiker (s. o.). Deswegen ergibt sich leider auch eine schlechtere Prognose für eine rekonstruktive Gefäßchirurgie. Die Polyneuropathie läßt mitunter die Schmerzen der Claudicatio intermittens nicht wahrnehmen. Epidemiologisch interessant ist, daß Diabetiker mit Becken- und Oberschenkelstenosen vorwiegend Hypertoniker und Raucher waren, während ein Einfluß der Diabetesdauer nicht gesichert werden konnte. Im Gegensatz dazu ließ sich bei dem häufig beobachteten peripheren Verschlußtyp der obliterierenden Angiopathie zusätzlich zum Diabetes keine weitere Häufung von Risikofaktoren nachweisen. Bei diesen Patienten handelte es sich vornehmlich um insulinbedürftige Langzeitdiabetiker. Da bei solchen Patienten mit ausgeprägter Mediasklerose die Blutzuckerwerte im Schnitt höher lagen als bei anderen Diabetikern, scheint der Begriff einer „diabetestypischen Makroangiopathie" am ehesten noch für diese Form der peripheren Lokalisation der arteriellen Verschlußkrankheit berechtigt zu sein.

Therapie

Von den Möglichkeiten einer lokalen rekonstruierenden Gefäßchirurgie abgesehen, gibt es ein Gesamtkonzept für die Makroangiopathie bei Diabetikern, das sich nach Janka auf drei wesentliche Punkte reduziert:

1. Behandlung der Hyperglykämie und Verminderung der Morbiditätsrate der Typ-II-Diabetiker durch konsequente Gewichtsreduktion (damit zugleich Verringerung der Hyperinsulinämie).
2. Normalisierung erhöhter Blutdruckwerte und
3. Behandlung der Fettstoffwechselstörungen.

Für die Behandlung der diabetischen Stoffwechselstörung gelten die gleichen Prinzipien, wie sie im Therapiekapitel (S. 150ff.) beschrieben wurden. Insbesondere sei erneut auf die überragende Bedeutung der Reduzierung des Übergewichtes hingewiesen: Dadurch ist ein günstiger Einfluß auf alle drei zu ergreifenden Maßnahmen (s. o.) zu erwarten.

Die Blutdruckbehandlung des Diabetikers richtet sich im wesentlichen nach den allgemeinen Richtlinien der antihypertensiven Therapie. Die Blutdruckwerte sollten unter die von der WHO festgelegten Grenzen von 160/95 mm Hg gesenkt werden. Kochsalzbeschränkung, Gewichtsreduktion und gegebenenfalls Behandlung von Harnwegsinfekten sind Erstmaßnahmen, die bei der Hochdruckbehandlung der Diabetiker nicht unterlassen werden sollten. Antihypertensiva mit unterschiedlichen Wirkungsprinzipien können durch additive Effekte zur Dosiseinsparung der Einzelkomponenten beitragen. Dies ist z. B. wegen der starken orthostatischen Wirkung einzelner Hochdruckmittel von Bedeutung, die sich bei Diabetikern mit autonomer Neuropathie besonders nachteilig auswirken können. Aber auch für die sog. Basistherapeutika (Diuretika und β-Rezeptorenblocker) gibt es Einschränkungen. So ist bekannt, daß Thiazide Hyperglykämien bis zum hyperosmolaren Koma (S. 210) verursachen können, während bei den β-

Rezeptorenblockern über Verschlechterungen der Glucosetoleranz und der Lipidwerte berichtet wurde. Wichtigere Nebenwirkung der β-Rezeptorenblocker ist ihr nachteiliger Effekt bei instabilen insulinbehandelten Diabetikern, bei denen durch die Unterdrückung der Warnsymptome (Tremor und Tachykardie) schwere Hypoglykämien unbemerkt auftreten können. Immer mehr in den Vordergrund der Hochdruckbehandlung – insbesondere bei Diabetikern – schieben sich Calciumantagonisten und ACE-Hemmer. Beiden Substanzgruppen fehlen nachteilige Einwirkungen auf den Kohlenhydrat- und Fettstoffwechsel, auch sind sie besonders gut verträglich. Bei den ACE-Hemmern wird sogar eine marginale Besserung der Kohlenhydrattoleranz und eine für die diabetische Glomerulosklerose – bei nicht allzu ausgeprägter Niereninsuffizienz – günstige Einwirkung auf den intraglomerulären Druck diskutiert.

Für die Behandlung der Hyperlipoproteinämien ist die Diabeteseinstellung und die unter Umständen notwendige Gewichtsreduktion von entscheidender Bedeutung. Auch körperliche Arbeit hat einen günstigen Effekt auf die Serumlipide. Wenn diese Maßnahmen ausgeschöpft sind und dennoch erhöhte Blutfettwerte persistieren, ist eine Medikation mit Substanzen vom Typ des Clofibrat oder Bezafibrat angezeigt: Hiermit gelingt eine signifikante Verminderung von Serumcholesterin und vor allem von Serumtriglyceriden; die Nebenwirkungen sind relativ gering.

Zusammenfassend darf im Hinblick auf die diabetischen Spätkomplikationen im Sinne der Mikro- und Makroangiopathie gesagt werden, daß nach der Einführung des Insulins in die Therapie damit das „zweite Gesicht der Zuckerkrankheit“ entdeckt wurde: Der Verlauf des Diabetes wurde nunmehr geprägt durch Komplikationen, die vorher weitgehend unbekannt waren. War dann nicht letztlich die Entdeckung des Insulins ein Danaergeschenk für die Diabetiker, deren Leben nur um den Preis anderer Leiden verlängert worden war? Aufgrund der biochemischen tierexperimentellen und insbesondere klinischen Fortschritte der letzten Jahre und Jahrzehnte darf diese Frage jedoch mit zunehmender Berechtigung verneint werden. Es hat sich gezeigt, daß alte Diabetologen, wie Joslin und Constam, mit ihrer Forderung nach einer optimalen Diabeteseinstellung recht hatten. Die Annäherung der Laborparameter des Kohlenhydrat- und Fettstoffwechsels an die Werte des Gesunden sowie die Ausschaltung der Risikofaktoren Übergewicht, Hypertonie und inhalierendes Rauchen sind am ehesten geeignet, dem Schrecken der diabetischen Mikro- und Makroangiopathie zu begegnen.

Diabetische Polyneuropathie

Außer durch die Hypoglykämie und ihre Folgen werden neurologische Probleme beim Diabetes mellitus vorwiegend durch die sogenannte diabetische Polyneuropathie aufgeworfen. Diese muß abgegrenzt werden von den bei

Diabetesbeginn oft auffälligen Symptomen seitens der sensiblen und neuromuskulären Peripherie. Pruritus, Hautbrennen, Neuralgien, Myalgien, Wadenkrämpfe und Muskelfaszikulieren sind charakteristische, unmittelbar von der diabetischen Stoffwechselstörung abhängige Erscheinungen, die den noch nicht diagnostisch erfaßten Diabetiker zunächst zum Neurologen führen können. Es handelt sich dabei um diabetische Frühsymptome, die wohl – ebenso wie die schwere postkomatöse Polyneuropathie mit sensiblen Ausfällen und massiven motorischen Lähmungen – nichts mit der eigentlichen diabetischen Polyneuropathie zu tun haben. Nach Erbslöh u. Schrader ist das periphere Nervensystem von Zuckerkranken gegenüber allen zusätzlichen Schädigungen wesentlich empfindlicher als das periphere Nervensystem Gesunder. So beobachtet man sensible Neuritiden, lokale Neuralgien und Parästhesien, reversible Monoparesen und andere Erscheinungen. Es ist dabei gleichgültig, ob traumatisch-mechanische, toxische oder vasale Faktoren als auslösendes Moment verantwortlich zu machen sind. Stets schafft die diabetische Stoffwechselstörung die Voraussetzung dafür, daß sich die verschiedenen pathogenetischen Teilfaktoren nachteilig am peripheren Nervengewebe auswirken können. Erbslöh u. Schrader beschreiben derartige lokale periphere Nervenstörungen treffend als „Neuritis beim Diabetiker" und grenzen sie von der im folgenden zu besprechenden eigentlichen „diabetischen Polyneuropathie" ab.

Schätzungen bezüglich der Häufigkeit dieser Polyneuropathie gehen weit auseinander. Bis zu 50% der Diabetiker können geringfügige Änderungen im Sinne von Reflexabschwächungen und gelegentlichen Schmerzen an den Extremitäten zeigen. Stärkere und spezifischere Erscheinungen sind selten und dürften in weniger als 5% auftreten. Wenn auch die diabetische Polyneuropathie bevorzugt bei älteren Patienten und besonders bei längerer Diabetesdauer beobachtet wird, werden doch auch junge Patienten vom Typ des Insulinmangeldiabetes davon befallen. Sehr selten kann die diabetische Polyneuropathie der Diabetesmanifestation vorausgehen. Einige Beobachtungen besagen, daß unmittelbar nach Einleitung der Therapie erste Symptome auftreten können. Ob dabei die veränderten Stoffwechselbedingungen sich vorübergehend nachteilig auf das Nervensystem auswirken und eine „Neuritis beim Diabetiker" und nicht eine „diabetische Polyneuropathie" hervorrufen, bleibe dahingestellt.

Es ist interessant, daß bei der diabetischen Polyneuropathie die Vasa nervorum ähnliche Veränderungen aufweisen, wie sie andere kleine Gefäße im Rahmen der diabetischen Mikroangiopathie zeigen (S. 222). Die meisten Autoren sind sich aber darüber einig, daß die Polyneuropathie nur zum Teil als Folge der Mikroangiopathie angesehen werden kann. Wahrscheinlich spielt ein zusätzlicher metabolischer Faktor eine wichtigere Rolle. Hierfür gibt es bereits gewisse biochemische Anhaltspunkte. Der durch die Hyperglykämie abnorm gesteigerte Sorbit-Stoffwechselweg (vgl. S. 222) bedingt einen biochemischen Defekt, der von einigen Untersuchern in die

Schwannsche Zelle lokalisiert wird. Hier soll es zur Anreicherung von Sorbit und Fructose und damit zu einer Erhöhung des intrazellulären osmotischen Drucks kommen. Durch die insulininduzierte Senkung des Blutzuckers sind diese Vorgänge reversibel. Diese Theorie ist allerdings nicht unwidersprochen geblieben. Der Verlauf und häufig auch der Zeitpunkt des Auftretens sprechen dagegen, die Polyneuropathie einfach als Sonderform der Mikroangiopathie einzureihen. Die mitunter schlagartigen Besserungen im Beschwerdebild lassen ebenfalls die Einbeziehung der Polyneuropathie in den Formenkreis der Mikroangiopathie als ungerechtfertigt erscheinen. Andererseits kann man nicht daran vorbeigehen, daß Patienten mit ausgeprägter Mikroangiopathie wesentlich häufiger unter den Symptomen der Neuropathie leiden als andere Diabetiker. Die Möglichkeit, die Polyneuropathie mit einem Vitaminmangel zu erklären, wird heutzutage allgemein verneint.

Nach Bischoff haben qualitative Schwerpunkte der objektiven Ausfälle zu einer Einteilung der polyneuropathischen Erscheinungsbilder in vier Formen geführt:
1. die klassische bilateral-distale, vorwiegend sensible, sensibel-motorische Form,
2. die multiple Mononeuropathie, charakterisiert durch proximale motorische, sog. amyotrophische Lähmungen,
3. die autonome, vegetative Polyneuropathie und
4. die Polyneuropathie mit Hirnnervenbefall.

Wie bei anderen metabolischen Affektionen des peripheren Nervengewebes stehen auch bei der diabetischen Polyneuropathie sensible Reiz- und Ausfallserscheinungen – häufig mit vegetativen Störungen gekoppelt – im Vordergrund des klinischen Bildes. Seltener werden motorische Ausfälle beobachtet. Allgemein wird betont, daß sich die sensiblen Störungen stärker an den unteren Extremitäten manifestieren. Sie sind weitgehend symmetrisch angeordnet und distal am stärksten ausgeprägt. Diagnostisch ist in diesen Fällen der Nachweis des Verlustes der Vibrations- und feineren Lageempfindungen von Bedeutung. Die Patienten klagen über „Ameisenlaufen", Brennen der Fußsohlen und Taubheitsgefühl, jedoch halten sich diese Parästhesien zunächst in erträglichen Grenzen. Mitunter können aber diese Beschwerden den Patienten stark belästigen. Eine typische Angabe des Diabetikers mit Polyneuropathie ist, daß seine Beschwerden in der Nacht zunehmen und daß er insbesondere die „warme Bettdecke über den Beinen nicht ertragen" kann. Peripher ataktische Syndrome, die von älteren Autoren als Pseudotabes diabetica angesprochen wurden, sind selten. Trophische Störungen können zu einem typischen Malum perforans pedis führen, das bis zum Knochen vordringen kann (S. 236ff.). Außerdem können sich gelegentlich deformierende Arthropathien entwickeln. Neurogene Impotentia coeundi (S. 245), retrograde Ejakulation, Blasenatonie mit Restharn, Obstipation oder gehäufte Durchfälle, Gastroparese, kardiovaskuläre Dysregulation sowie Störungen der Schweißsekretion deuten auf einen vegetativ-trophischen Symptomenkomplex hin. Immer wieder muß betont werden, daß es nur selten zu motorischen Ausfällen kommt. Wenn solche auftreten, dann werden sie am ehesten als Ermüdungserscheinungen angegeben. Selten einmal kommt es zu einer meist vorübergehenden Parese, am ehesten an der Augenmuskulatur. Liquoruntersuchungen bei Patienten mit diabetischer Neuropathie erweisen in zwei Dritteln aller Fälle eine zum Teil deutliche Erhöhung des Eiweißgehaltes. Allerdings besteht keine strenge Korrelation zur Schwere des vorliegenden Krankheitsbildes.

Als wichtigster Bestandteil der Therapie der diabetischen Polyneuropathie wird immer wieder auf die gute Diabeteseinstellung hingewiesen, die häufig zur schlagartigen Besserung der Beschwerden führt. Hierzu bedarf es mitunter des Einsatzes von Insulinpumpen, um eine konstante Normoglykämie zu erreichen (S. 201).

Die Beurteilung des Therapieerfolges wird dadurch erschwert, daß erfreulicherweise Spontanremissionen bei der diabetischen Polyneuropathie sehr häufig sind. Je nachdem, welches Medikament zum Zeitpunkt der Remission angewandt wurde, wird natürlich der therapeutische Optimismus von Arzt und Patient entsprechend stimuliert werden. Versuche mit hohen Gaben von Vitamin B_{12} (anfänglich z.B. 3mal 1000 γ i.m. pro Woche) werden empfohlen und häufig durchgeführt. Ihr Nutzen ist indessen äußerst fraglich. Bessere Erfolge sieht man bei einer Infusionstherapie mit Thioctsäure. Wichtiger scheint zu sein, zusätzliche Noxen auszuschalten und den Stoffwechsel exakt zu kontrollieren. Mitunter wird man zu schmerzlindernden Mitteln greifen müssen und die Patienten bei der Gefahr von Muskelatrophien einer krankengymnastischen Behandlung zuführen.

Der diabetische Fuß

Verschiedene pathogenetische Faktoren bestimmen das Krankheitsbild des „diabetischen Fußes“ (Abb. 5.**21**). Es kommt dabei zur Entstehung eines Ulkus, einer Gangrän oder einer ähnlichen Läsion im Bereich der Füße des zuckerkranken Patienten. Das Risiko, eine Gangrän zu entwickeln, ist beim Diabetiker etwa 50mal höher als beim Stoffwechselgesunden. Jeder 10. Diabetiker erleidet dieses Schicksal und muß deshalb häufig amputiert werden. Die weitaus überwiegende Zahl der Patienten ist älter als 65 Jahre und stellt wegen der besonderen Anforderungen an die medizinische Betreuung und pflegerische Versorgung zugleich eine große wirtschaftliche Belastung dar. Nach einer schwedischen Studie waren 25% der Gesamtkosten für die stationäre Pflege von Diabetikern der Behandlung einer diabetischen Gangrän anzulasten. Demnach ist die Prophylaxe des diabetischen Fußes ein besonders wichtiges Ziel der modernen Diabetestherapie.

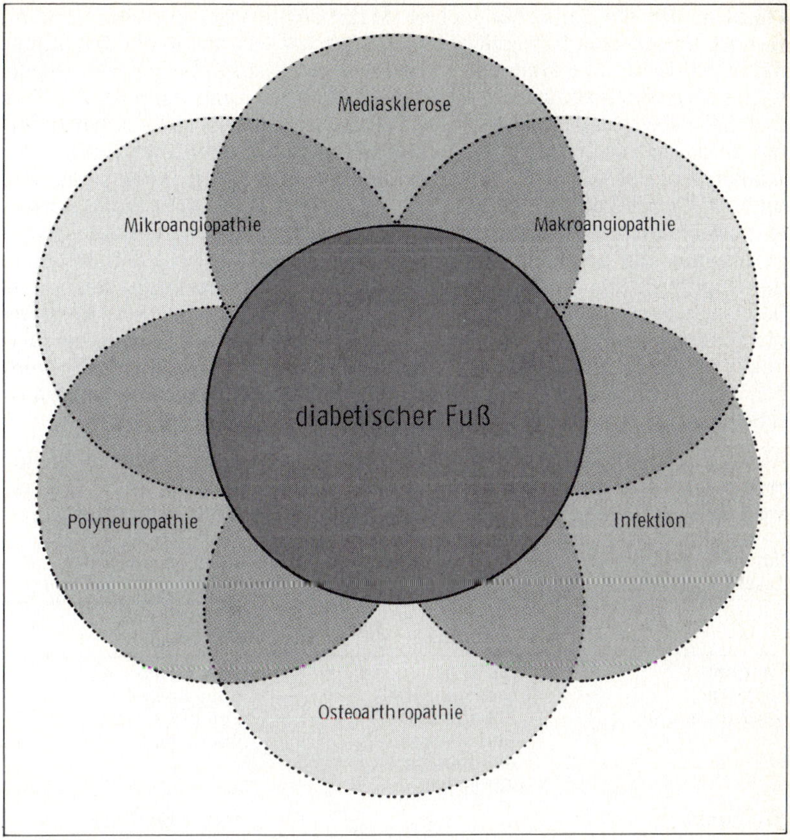

Abb. 5.**21** Pathogenetische Faktoren des diabetischen Fußes (nach *Standl*)

Ätiologie

Wenn man dem Schaubild der Abb. 5.**21** folgt, erkennt man, daß mehrere pathogenetische Faktoren als Ursache für den diabetischen Fuß in Frage kommen und ineinander greifen. Stets kann eine zusätzliche Traumatisierung auslösend wirken. Das Auftreten einer obliterierenden Angiopathie der unteren Extremitäten kommt bei Diabetikern wesentlich häufiger als bei Nichtdiabetikern vor. Dabei werden Frauen – wie es schon im Zusammenhang mit der koronaren Herzerkrankung festgestellt wurde (S. 231) – gleich häufig von der Verschlußkrankheit befallen wie diabetische Männer. Der sonst oft festgestellte relative Schutz des weiblichen Geschlechts im

Hinblick auf die Entstehung einer Makroangiopathie gilt also auch im Bereich der unteren Extremitäten nicht. STANDL weist zu Recht darauf hin, daß verschlußkranke Diabetiker ohne andere Risikofaktoren – wie Hypertonie, Hypertriglyzeridämie, Hypercholesterinämie und Adipositas – eher eine Seltenheit darstellen. Allerdings läßt sich auch nach statistischer Elimination dieser zusätzlichen Risikofaktoren noch ein deutlicher Einfluß des Diabetes per se auf das Auftreten der obliterierenden Angiopathie der unteren Extremität nachweisen. Wie schon im Kapitel über die Makroangiopathie berichtet, wird bei Diabetikern häufiger eine Mediasklerose vom peripheren Typ gefunden. Darüber hinaus sind natürlich Veränderungen der Kapillargefäße für den Diabetiker typisch. In Ergänzung zu den bereits beschriebenen besonderen Prädilektionsstellen Retina und Niere kommen die Extremitäten mit ihren mikroangiopathischen Veränderungen bei Diabetikern hinzu. Verdächtig auf ausgedehnte mikroangiopathische Störungen sind spontane blasenartige Abhebungen oberflächlicher Epidermisschichten, die in eine Nekrose mit Schwarzfärbung übergehen können.

Abzugrenzen von dieser Form des diabetischen Fußes, bei dem die Angiopathie im Vordergrund steht, ist der sogenannte neuropathische Fuß (s. auch Tab. 5.**27**). Die neuropathischen Fußschäden werden letztlich durch

Tabelle **5.27** Differentialdiagnose der akralen Läsion bei Diabetikern mit angiopathischem und mit neuropathischem Fuß. Lokale akrale Symptome (nach *Bischoff*)

	Arterielle Verschlußkrankheit	Diabetische Neuropathie
Gangrän	bis 50%	bei ca. 10%
Fußpulse	nicht palpabel	gut palpabel
Hauttemperatur	Zehen subjektiv und objektiv kalt; gangränöse Zehen kalt	Zehen warm bis überwärmt
Hautulzera	–	Malum perforans pedis
Röntgenologischer Knochenbefund	geringe Osteoporose	schwere osteodystrophische Veränderungen, Luxationen, Mutilationen
Schmerzempfindung	Bewegung der gangränösen Zehen stark schmerzhaft	Ulkus und Fußskelett indolent

eine periphere diabetische Polyneuropathie hervorgerufen (S. 233). Der fehlende Schmerz ist charakteristisch. Leider nehmen die Patienten deswegen die Verletzungen oft über lange Zeit nicht wahr und kommen mit schwersten Veränderungen in die Sprechstunde. Die sympathische Denervierung bewirkt häufig eine relative Wärme der Füße, selbst wenn die arterielle Versorgung gestört ist. Infolge der gestörten Fußstatik bilden sich zusätzlich Druckstellen aus; mitunter kann es zu der gefürchteten Neuroarthropathie kommen, bei der die gesamte Architektur des Fußskeletts unter einem geringfügigen Trauma zusammenbrechen und der Fuß sich vor allem nach medial und plantar deformieren kann.

Natürlich ist das in seiner Blutversorgung gestörte sowie durch die Neuropathie unempfindlich gemachte und dystrophe Gewebe anfällig für Infektionen und Verletzungen. Bagatellwunden, die beim Barfußlaufen oder Schneiden der Nägel entstehen, können zur Katastrophe des diabetischen Fußes mit ausgedehnter Gangrän führen. Verbrennungen durch heiße Wärmflaschen oder übermäßige Sonnenbestrahlung sind ebenso gefürchtet wie Infektionen, z. B. Interdigitalmykosen.

Klinik und Verlauf

Eine korrekte Klassifizierung der Läsion am Fuß eines Diabetikers ermöglicht ein erfolgreiches Vorgehen bei der Therapie. Wenn dies berücksichtigt wird und wenn insbesondere die Eigenheiten des mehr angiopathischen oder neuropathischen Fußes berücksichtigt werden, können häufig verstümmelnde Operationen auf ein Mindestmaß beschränkt bleiben. In der üblichen Weise sind für die Diagnostik Anamnese, Inspektion, Palpation, Auskultation, Funktionsprüfungen und apparative Untersuchungsmethoden anzuwenden. Bei der Anamnese und Inspektion helfen die in Tab. 5.**27** aufgeführten differentialdiagnostischen Unterschiede zwischen angiopathischem und neuropathischem Fuß. Das gleiche gilt für Palpation und Auskultation, mit deren Hilfe sich eine stenosierende Angiopathie erkennen läßt.

Bei der Ratschowschen Lagerungsprobe liegt der Patient auf dem Rücken, hält die Beine senkrecht empor und rollt die Füße 20- bis 40mal, ungefähr einmal pro Sekunde; anschließend setzt er sich auf und läßt die Beine locker herabhängen. Beurteilt werden während des Fußrollens eine stärkere, evtl. fleckförmige und seitenunterschiedliche Abblassung der Fußsohle. Letzteres deutet auf eine Angiopathie hin, ebenso Schmerzen im Sinne einer Claudicatio. Nach Herabhängenlassen der Beine zeigt sich im Normalfall innerhalb von 5 Sekunden eine Hautrötung des Fußrückens und innerhalb von 10–20 Sekunden die Venenfüllung des Fußrückens. Verzögerungen darüber hinaus lassen eine arterielle Minderdurchblutung dringend vermuten. Bei insuffizienten Venenklappen und auch bei peripherem Ödem ist die Venenfüllung nicht zu bewerten. Apparative Untersuchungsmethoden, die zum großen Teil das invasive Vorgehen einer Angiographie ersetzen können, sind mit dem Ultraschall-Doppler-Verfahren und der elektronischen Oszillographie gegeben. Vor einem eventuellen chirurgischen Eingriff wird man allerdings auf eine röntgenologische Untersuchung mit

Angiographie nicht verzichten können. Wichtig ist im übrigen, daß bei jeder diabetischen Fußläsion, wenn sie etwa ausgeprägter vorhanden ist, eine gewöhnliche Röntgenaufnahme des Fußes vorgenommen ist, um eine etwaige Osteomyelitis rechtzeitig erkennen zu können.

Therapie

Für jeden Patienten mit diabetischem Fuß ist eine umgehende stationäre Behandlung mit strenger Bettruhe erforderlich. Natürlich müssen die übrigen pflegerischen Maßnahmen (Dekubitusprophylaxe usw.) beachtet werden. Bei vorhandener Infektion ist eine Antibiotikatherapie einzuleiten. Zur Verbesserung der Mikrozirkulation des Blutes werden Infusionen von niedermolekularem Dextran empfohlen. Vasoaktive Substanzen sind am ehesten bei direkter intraarterieller Applikation erfolgreich. An die Möglichkeit, einen subakuten Verschluß im Femoralis- oder Popliteabereich mit einer thrombolytischen (Streptokinase-)Therapie zu behandeln, sollte gedacht werden.

Wichtig ist die optimale lokale Therapie. Nekrotisches Gewebe muß regelmäßig und häufig abgetragen werden, während sonst auf keinen Fall jede Kruste aufzuweichen oder zu entfernen ist. Mitunter sind örtlich begrenzte chirurgische Maßnahmen (z.B. zur Sekretdrainage) erforderlich. Bei großflächigen Ulzerationen kann die Übertragung von Hauttransplantaten erfolgreich sein. Die perkutane transluminale Angioplastie – evtl. in Kombination mit der lokalen Thrombolyse – hat stets dann ihre Berechtigung, wenn die Voruntersuchungen einen günstig sitzenden Verschluß erwiesen haben. Die Erfolge sind bei Diabetikern in gleicher Weise wie bei Nichtdiabetikern evident. Bei Ruheschmerzen, Nekrosen, Ulzera oder Gangrän wird man auch an lumeneröffnende oder gefäßrekonstruktive Maßnahmen denken können. Die Möglichkeiten der Sympathektomie sind dadurch eingeschränkt, daß Langzeitdiabetiker mit begleitender Polyneuropathie der unteren Extremität bereits eine sogenannte „spontane“ Sympathektomie durchgemacht haben und die Hautgefäße am Fuß maximal dilatiert sind. In Zweifelsfällen kann man versuchen, durch eine temporäre Grenzstrangblockade den zu erwartenden Effekt einer Sympathektomie präoperativ abzuschätzen.

Bei fortschreitender Infektion, zunehmenden Schmerzen und dem Vorhandensein großer nekrotischer Gebiete kommt nur noch eine Amputation in Betracht. An welcher Stelle operiert werden soll, muß zusammen mit dem Chirurgen entschieden werden. So soll man vor dem Entschluß zu einer Unterschenkelamputation erwägen, ob nicht eine transmetatarsale Amputation in Betracht kommt, die dem Patienten ein voll einsatzfähiges Bein beläßt. Resektionen quer durch den Knochen zeigen im allgemeinen eine bessere Heilungstendenz als die Enukleation im Gelenk. Bei Patienten mit guter Lebenserwartung wird man möglichst weit distal zu operieren versuchen, damit auf diese Weise günstigere Voraussetzungen für das postoperative Erlernen des Gehens geschaffen werden.

Prophylaxe

Auf die große Bedeutung einer gründlichen Diabetikerschulung gerade im Hinblick auf die Verhinderung der diabetischen Gangrän wurde an anderer Stelle hingewiesen (S. 152). Die optimale Diabeteseinstellung ist die beste Prophylaxe für den Patienten. Hinzu kommt aber, daß so scheinbar triviale Probleme, wie schlecht sitzendes Schuhwerk, unzulängliche Fußpflege, falsches Schneiden von Nägeln, zu heißes Baden der Füße, besprochen und ausgemerzt werden müssen. Starke Chemikalien dürfen am Fuß des Diabetikers nicht angewandt werden. Auch der Reiz von Heftpflaster oder das Tragen zu enger Strümpfe kann für den Diabetiker Schwierigkeiten bringen. Eine tägliche Inspektion der Füße durch den Patienten selbst ist dringend zu empfehlen. Immer wieder wird auch ein aktives Gefäßmuskeltraining zur präventiven Behandlung bereits bestehender Angiopathien gutgeheißen.

Man muß bedenken, daß der diabetische Fuß überwiegend schon in der Allgemeinpraxis entdeckt wird. Hier entscheidet sich das weitere Schicksal des Patienten. Wenn Schmerzen bei schlechter Durchblutung bestehen, darf die ambulante Behandlung nicht fortgesetzt werden. Ebenso gehören Patienten mit offenen Ulzerationen und aktiver Infektion in das Krankenhaus. Immer wieder muß darauf hingewiesen werden, daß insbesondere beim neuropathischen Fuß keine Schmerzen bestehen, was für Arzt und Patient zu deletären Fehleinschätzungen führen kann. Die Behandlung des diabetischen Fußes ist ein Musterbeispiel dafür, was durch frühzeitige Diagnostik und entsprechende rechtzeitige Behandlung erreicht werden kann. Zugleich bietet die Schulung des Patienten im Hinblick auf die Prophylaxe des diabetischen Fußes eines der überzeugendsten Beispiele dafür, wie wichtig die Partnerschaft des zuckerkranken Patienten für den Arzt bei der Behandlung des Diabetes mellitus ist.

Sonstige Erkrankungen und Komplikationen bei Diabetes mellitus

Im folgenden sollen nur kurz einige Krankheiten und Störungen diskutiert werden, die bei Diabetikern vermehrt auftreten und von Bedeutung sind; zum Teil kann dabei auf vorangegangene Kapitel verwiesen werden.

Augenerkrankungen

Wichtigste Komplikation an den Augen ist die bereits besprochene diabetische Retinopathie (S. 227). Differentialdiagnostisch bestehen bei dieser Erkrankung kaum Schwierigkeiten, da die charakteristischen Mikroaneurysmen nur gelegentlich bei seltenen anderen Krankheiten auftreten können (perniziöse Anämie, Sichelzellanämie, Hyperkortizismus). Die Bedeutung der Retinopathie nimmt ständig zu, da ihre Existenz weitgehend abhängig ist von der Dauer des manifesten Diabetes und weil heutzutage viele Diabetiker in ihrer Lebenserwartung den Nichtdiabetikern kaum nachstehen.

Außer der Retina unterliegt auch die Linse bei Diabetikern bestimmten charakteristischen Veränderungen. Auf die Refraktionsanomalien im Zusammenhang mit der veränderten Stoffwechselsituation wurde bereits eingegangen (S. 144). Darüber hinaus ist es aber auch wichtig zu wissen, daß zwei Formen von Katarakten bei Diabetikern beobachtet werden, der sogenannte metabolische und der senile Star. Als metabolische Katarakt bezeichnet man jene Form des grauen Stars, der bevorzugt bei jungen Menschen mit einem besonders schlecht kontrollierten Diabetes auftritt; er beginnt in den subkapsulären Regionen der Linse. Alle Autoren sind sich darüber einig, daß diese Form der Katarakt bei guter Stoffwechselführung wesentlich seltener auftritt. Die senile Katarakt bei Diabetikern unterscheidet sich hingegen nicht von der bei Nichtdiabetikern. Es gibt allerdings Mitteilungen, wonach die senile Katarakt bei Zuckerkranken häufiger auftreten soll als bei Stoffwechselgesunden. Die Therapie besteht in der Extraktion der Linse zum richtigen Zeitpunkt.

Als eine charakteristische diabetische Komplikation an der Iris wird die Ablagerung von Glykogen im Pigmentepithel an der Hinterfläche der Iris und die dabei stattfindende Depigmentation angegeben. Darüber hinaus ist die Rubeosis iridis beschrieben, bei der es auf der Vorderfläche der Iris zu einer Neubildung von Gefäßen kommt. Nicht selten resultiert hieraus bei einer Abflußstörung des Kammerwassers ein Glaukom. Beinahe immer ist dieses Leiden bei Diabetikern assoziiert mit dem Auftreten einer proliferierenden Retinopathie.

Hauterkrankungen

Eine Gruppe von Hautaffektionen kann mit dem Diabetes mellitus einhergehen. Bis auf die Necrobiosis lipoidica, die möglicherweise diabetesspezifisch ist, kann man jedoch von keiner Hauterkrankung behaupten, daß sie ausschließlich Diabetiker betreffen würde. Warum sich auf der Haut von Diabetikern häufig Infektionen ausbreiten, insbesondere bei hohen Blutzuckerwerten, ist noch nicht geklärt. Immerhin bietet sich als Erklärung der Befund an, daß der Glucosegehalt der Haut und des Schweißes bei Zuckerkranken deutlich erhöht ist und daß damit ein idealer Nährboden für verschiedene Bakterien und Pilze vorhanden ist. Dieser Standpunkt ist allerdings nicht allgemein akzeptiert worden. Eher scheint die Resistenz gegenüber Infektionen infolge Azidose und Exsikkose herabgesetzt zu sein. Immer wieder muß man betonen, daß gut eingestellte Diabetiker auch hinsichtlich Infektionen an der Haut nicht mehr gefährdet sind als andere Personen.

Im wesentlichen finden sich bei unkontrolliertem oder bisher nicht diagnostiziertem Diabetes Pyodermien und Pilzerkrankungen. Die Behandlung erfolgt in der üblichen Weise lokal mit Antibiotika bzw. antimykotischen Substanzen. Bei den so häufigen Pilzinfektionen – insbesondere der Kandidiasis – werden die Schleimhäute bevorzugt befallen. Dies betrifft besonders die Vulva und die Schleimhaut der Vagina. Solche Entzündungsvorgänge sind mit einem starken, oft kaum erträglichen Pruritus vergesellschaftet, der manche Patientinnen mit einem noch unentdeckten Diabetes zuerst zum Dermatologen oder zum Gynäkologen führt.

Die beste Behandlung besteht in einer aglukosurischen Einstellung, um den Mikroorganismen das Nährsubstrat Glucose zu entziehen, einer antimykotischen oder antibakteriellen Therapie sowie einer Linderung des Juckreizes durch Kamillenbäder und anschließendem Cortisonspray. Die weitverbreitete interdigitale Epidermophytie wird bei Diabetikern ebenfalls in gehäuftem Ausmaß beobachtet. Auch sie wird in der üblichen Weise vorwiegend lokal behandelt. Insbesondere bei alten Menschen ist auf die Entwicklung einer diabetischen Gangrän zu achten. Gerade aus den oft unbeachteten verschmutzten kleinen Hautdefekten, die bei der Epidermophytie entstehen können, entwickelt sich nicht selten eine ausgebreitete Entzündung des Gewebes mit der gefürchteten diabetischen Gangrän (S. 236ff.).

Eine relativ seltene, aber bei Diabetikern häufigere Erkrankung ist die Necrobiosis lipoidica. Die Pathogenese ist unklar. Die Necrobiosis lipoidica kommt öfter bei Frauen und jungen Erwachsenen vor. Zwei Drittel der Patienten sind unter 40 Jahren. Im allgemeinen machen die an den Beinen lokalisierten Hauterscheinungen keine Beschwerden. Die Effloreszenzen sind oft von polyzyklischer Konfiguration, die Haut ist atrophisch und rosa bis gelblich verfärbt, die Herde sind von einer rotbraunen oder rosa Grenze umgeben. Die Erkrankung ist nicht gefährlich und bedarf keiner Behandlung. Im übrigen ist auch keine Therapie bekannt, die das Verschwinden der typischen Hauterscheinungen bewirken würde.

Auf die unter Insulinbehandlung auftretenden Hauterscheinungen im Sinne einer Lipodystrophie oder seltener von Lipombildung wurde im Abschnitt „Insulinbehandlung" (S. 197) näher eingegangen.

Die Ursache eines bei manchen Diabetikern bestehenden lokalen oder generalisierten Pruritus ist unklar, sofern nicht gleichzeitig Infektionen bestehen. Interessant, aber ohne klinische Bedeutung ist der Befund einer

Karotinämie, die zu karotinfarbenen Hautveränderungen, insbesondere an den Außen- und Innenflächen der Hände, führen kann.

Erkrankungen der Leber und der Gallenwege

Die häufigste Erkrankung der Leber beim Diabetiker ist die Leberverfettung, deren Grad jedoch weniger von der Diabetesdauer, sondern mehr von der Güte der Diabeteseinstellung sowie von Begleitumständen des Diabetes, wie Übergewicht und Fehlernährung, abhängig ist. Bei fettsüchtigen, schlecht eingestellten Diabetikern ist die Fettleber fast obligat, besonders wenn Alkoholabusus als zusätzliche Noxe hinzutritt. Es ist jedoch bemerkenswert, daß im Gegensatz zur alkoholbedingten Fettleber die rein diabetische Fettleber (ohne gleichzeitigen Alkoholabusus) nicht in eine Zirrhose übergeht.

Bei Hepatitisepidemien erkranken Diabetiker häufiger als Nichtdiabetiker. Dies dürfte darauf beruhen, daß Diabetiker eher diagnostischen und therapeutischen Maßnahmen mit Verletzung der Haut und damit auch dem Risiko der Virusübertragung ausgesetzt sind. Die Prophylaxe besteht in der sorgfältigen Sterilisation der Instrumente. Das Problem dürfte sich durch die Einführung von Einmalspritzen und -nadeln von selbst erledigen. Die Vermutung, daß beim Diabetiker die akute Hepatitis häufiger in das Stadium der chronischen Hepatitis und in eine Leberzirrhose übergeht, ist bislang nicht belegt. Gesichert ist eine hohe Koinzidenz von Leberzirrhose und Diabetes. Da hierbei in den meisten Fällen die Leberzirrhose dem Diabetes mellitus vorausgeht, handelt es sich in der Regel um einen sog. hepatogenen Diabetes mellitus.

Der bei der Hämochromatose auftretende Diabetes mellitus beruht nicht auf einer Zerstörung der Inseln durch Eisenablagerung, sondern auf einer genetischen Verknüpfung von Eisenstoffwechselstörung und Diabetes mellitus.

Cholezystitis und Cholelithiasis werden bei Diabetikern gehäuft beobachtet, andererseits sind bei Gallensteinträgern oft Stoffwechselveränderungen im Sinne eines subklinischen oder manifesten Diabetes mellitus zu finden. Es wird diskutiert, daß Störungen des Fettstoffwechsels prädisponierend sowohl für die Cholelithiasis als auch für den Diabetes sind oder daß eine genetische Verbindung zwischen den beiden Erkrankungen besteht. Die Behandlung der Lebererkrankungen von Diabetikern unterscheidet sich nicht von der üblichen Therapie bei Nichtdiabetikern. Die nur in Sonderfällen indizierte Cortisontherapie (akute nekrotisierende Hepatitis, chronische Hepatitis) erfordert bei gleichzeitig bestehendem Diabetes eine besonders sorgfältige Überwachung.

Erkrankungen der Niere

Unter der Diagnose „diabetische Nephropathie" können sich alle möglichen Nierenleiden verbergen (Abb. 5.**19**). Noch einmal soll darauf hingewiesen werden, daß lediglich die Glomerulosklerose vom nodulären Typ, das eigentliche Kimmelstiel-Wilson-Syndrom, als diabetesspezifisch und als Sonderform der diabetischen Mikroangiopathie anzusehen ist. Die diffuse Glomerulosklerose scheint allerdings in vielen Fällen das Vorstadium dieser Krankheit darzustellen. Im Rahmen ihrer Arteriosklerose leiden Diabetiker häufiger an einer Arterio- und Arteriolosklerose der Nierengefäße. Diese Krankheitsbilder können zusammen mit der Glomerulosklerose und der häufigen Pyelonephritis das Mischbild einer Nephropathie mit verwirrender Symptomatik bilden. Bei der Diagnostik muß man sehr sorgfältig abwägen, ob irreparable Gefäßveränderungen im Sinne der Glomerulosklerose und der Arterio- bzw. Arteriolosklerose oder die einer Therapie eher zugänglichen Veränderungen infolge einer Pyelonephritis die Ursache der Niereninsuffizienz darstellen. Allzu leicht macht man es sich mit der vorschnellen Diagnose „Kimmelstiel-Wilson-Syndrom", wenn bei einem Zukkerkranken eine Albuminurie festgestellt wird. Diese Diagnose wird um so unwahrscheinlicher, je kürzere Zeit der Diabetes besteht; sie ist vollends unwahrscheinlich, wenn nicht gleichzeitig eine Retinopathie vorliegt.

Zur Pyelonephritis ist noch anzumerken, daß sie bei Diabetikern die häufigste renale Komplikation darstellt. Ihre Entstehung wird durch die Infektanfälligkeit bestimmter Diabetiker und durch Miktionsstörungen bei diabetischer Polyneuropathie begünstigt. Fast immer findet sich im fortgeschrittenen Stadium einer Glomerulosklerose eine aufgepfropfte Pyelonephritis. Kontrollen des Sediments und Keimnachweis im Mittelstrahlurin sind die wichtigsten diagnostischen Maßnahmen zur Früherkennung. Die Behandlung ist die gleiche wie beim Nichtdiabetiker. Die schwerste Form der Pyelonephritis des Zuckerkranken führt zur Papillennekrose, klinisch erfaßbar durch Pyurie, Leukozytose, septische Temperaturen und Folgeerscheinungen im Pyelogramm. Auf die Therapiemöglichkeiten der Niereninsuffizienz bei Diabetikern wurde auf S. 229 eingegangen.

Potenzstörungen

Etwa 50% aller diabetischen Männer klagen über Potenzstörungen, die in der Mehrzahl der Fälle mit einer Neuropathie des autonomen Nervensystems im Beckenbereich erklärt werden muß. Natürlich gibt es auch andere Ursachen. Häufig spielen psychosomatische Hintergründe eine pathogenetisch bedeutsame Rolle, zumal ja 90% der Potenzstörungen in der Allgemeinbevölkerung diese Ursache haben. Sehr selten dürfte ein Mangel an männlichem Keimdrüsenhormon ausschlaggebend sein. Auch ein Verschluß der Aorta oder beider Aa. ilicae internae kann eine Erektionsimpotenz zur Folge haben.

Die früher vielfach geübte Behandlung diabetischer Potenzstörungen mit Testosteron und Choriongonadotropin hat bei den meisten chronisch impotenten Diabetikern versagt, was aufgrund der Ausführungen zur Pathogenese nicht verwundert. Zwar wird man sich bemühen, durch eine gute Diabeteseinstellung den Patienten aus seiner katabolen Stoffwechselsituation herauszuführen; man darf aber andererseits nicht verkennen, daß die Reduktionskost bei fettsüchtigen Patienten natürlich die Entwicklung einer zumindest vorübergehenden Impotenz eher begünstigen kann. Auch bestimmte Antihypertonika haben einen ungünstigen Einfluß auf die Sexualfunktion, was wegen der häufigen Koinzidenz zwischen Hypertonie und Diabetes bedeutsam ist. Die psychische Führung des Patienten ist von besonderer Wichtigkeit. Verschiedene Autoren berichten über Penisprothesen unterschiedlicher Art bzw. über die Möglichkeit, mittels Selbstinjektion von gefäßerweiternden Mitteln in den Schwellkörper eine Erektion hervorzurufen. Alles in allem sind die Therapieerfolge bei Potenzstörungen diabetischer Männer gering.

Streßsituationen (Infektionen, Operationen, Anästhesie)

Unter dieser Überschrift lassen sich Situationen zusammenfassen, die die Stoffwechsellage des Diabetikers nachteilig beeinflussen können.

Während Streßsituationen aller Art kommt es zu einer erhöhten Catecholaminausschüttung. Damit wird die Glykogenolyse erhöht. Parallel hierzu verläuft eine verstärkte Glucocorticoidinkretion der Nebennierenrinde, die zu einer verstärkten Gluconeogenese führt. Gleichzeitig wird die periphere Insulinempfindlichkeit herabgesetzt. Nach Forsham kann man annehmen, daß die Verabreichung von 5 mg Hydrocortison pro die bei einem jugendlichen Diabetiker den Insulinbedarf um etwa 10 E Insulin erhöht. Wenn man bedenkt, daß unter extremen Streßsituationen 250 mg Hydrocortison von der Nebenniere mobilisiert werden, könnte theoretisch ein erhöhter Insulinbedarf von 500 E erreicht werden. Dies wird sicherlich kaum jemals der Fall sein. Das Beispiel soll aber wenigstens zeigen, wie sehr durch Streßsituationen aller Art der Insulinbedarf erhöht und die Stoffwechsellage verschlechtert werden kann.

Seelische und körperliche Belastungen

Obwohl die Bedeutung psychischer Stressoren nicht überschätzt werden soll, besteht dennoch kein Zweifel daran, daß Aufregungen, Angst und Spannungszustände gerade bei jugendlichen Insulinmangeldiabetikern sich kurzfristig sehr nachteilig auf das Stoffwechselgeschehen auswirken können. Als Ursache eines Diabetes wird man aber eine psychische Alteration niemals anerkennen können (S. 257).

Selbstverständlich führen auch körperliche Belastungen zu Stoffwechselschwankungen. In der Regel darf man sagen, daß bei körperlicher Arbeit vermehrt Glucose verbrannt und die Stoffwechsellage des Diabetikers verbessert wird, während längere Ruhe das Gegenteil bewirkt. Extreme körperliche Belastungen, die zur Erschöpfung und damit indirekt auch zur psychischen Alteration des Patienten führen, können aber vorübergehend das Gegenteil bewirken. Ähnliches gilt für Zustände mit Hyperglykämie und Ketoazidose, wobei körperliche Arbeit die Stoffwechselsituation im Sinne einer weiteren Blutzuckersteigerung verschlechtert. Grundsätzlich ist der Patient aber sonst darauf hinzuweisen, daß er vor körperlichen Anstrengungen die Insulindosis reduzieren soll (S. 200). Wenn sich die körperliche Belastung unerwartet, d. h. nach bereits erfolgter Insulininjektion einstellt, muß der vermehrte Glucosebedarf durch eine erhöhte Nahrungszufuhr ausgeglichen werden. Auch die Kombination beider Verfahrensweisen ist möglich.

Infektionen

Es ist sicherlich richtig, daß der Diabetiker mehr Infektionen ausgesetzt ist als der Nichtdiabetiker. Dies gilt in besonderem Maße für den schlecht eingestellten bzw. bisher unbehandelten Zuckerkranken. Auf die gefährliche, jetzt selten gewordene Kombination mit der Tuberkulose wurde bereits hingewiesen (S. 143). Außerordentlich häufig treten Pyelonephritiden (S. 245) auf, auch Hautaffektionen (S. 242) werden vermehrt beobachtet. Diese Infektionsneigung des unzureichend behandelten Zuckerkranken steht nicht im Widerspruch zu der Feststellung, daß die Wundheilung bei guter Einstellung nicht beeinträchtigt ist. Auch Pneumonien, Cholangitiden, Meningitiden oder andere Infektionskrankheiten haben die gleiche Prognose wie bei Nichtdiabetikern, vorausgesetzt, daß nicht zusätzliche Komplikationen oder eine schlechte Stoffwechselführung den Krankheitsverlauf beeinträchtigen.

Ein anderes Problem stellt sich damit, daß durch eine Infektion – insbesondere durch den Streß einer hochfieberhaften Erkrankung – die Regulierung des Stoffwechsels wesentlich erschwert ist. Häufig muß man in solchen Fällen oral behandelte Diabetiker auf Insulin umstellen. Bei Auftreten einer Ketonurie ist dies unabdingbar notwendig. Zumeist ist eine Umstellung auf orale Antidiabetika nach Abklingen der Erkrankung jedoch ohne weiteres wieder möglich. Der törichte Ausspruch „Wer einmal Insulin spritzt, muß immer Insulin spritzen" kann gerade in solchen Fällen ad absurdum geführt werden. Wenn Patienten mit einer erheblichen Stoffwechselentgleisung während einer Infektion kein Insulin spritzen würden, wäre die Gefahr eines Coma diabeticum und die Wahrscheinlichkeit, ständig Insulin injizieren zu müssen, noch größer, als wenn die insuffiziente endogene Insulinproduktion in der katabolen Phase vorübergehend durch die Injektion von Fremdinsulin entlastet wird. Natürlich müssen die meisten Diabetiker, die einmal auf Insulin eingestellt werden, auch später Insulin spritzen. Nur werden hier von den Betroffenen oft Ursache und Wirkung verwechselt: Diese Patienten müssen nicht deshalb weiter Insulin spritzen, weil sie einmal damit angefangen haben, sondern sie haben damit anfangen müssen, weil sie insulinbedürftig sind.

Operation und Narkose

Für Operationsvorbereitung, Narkose und Operation des Diabetikers ergeben sich Probleme, die jedoch keineswegs so schwerwiegend sind, wie oft angenommen wird. Bei der Narkose sollte die Gefahr der Anoxie auf ein Minimum reduziert werden. Häufig wird man deswegen der Lokalanästhesie den Vorzug geben, kann aber auch ohne weiteres von den üblichen modernen Narkosemitteln Gebrauch machen. Äther und Chloroform, die bei Diabetikern kontraindiziert sind, finden keine Verwendung mehr. Sicherlich ergeben sich immer wieder Situationen, in denen ohne Berücksichtigung der augenblicklichen Stoffwechsellage Diabetiker als Notfälle unverzüglich operiert werden müssen. Es bedarf dann der engen Zusammenarbeit zwischen Anästhesiologen, Chirurgen und Internisten, um möglichst rasch eine gute Stoffwechseleinstellung zu erzielen. Bindende Vorschriften zur Erreichung dieses Zieles lassen sich kaum machen, da die Einzelfälle zu verschieden sind. In gewissen Sinne gelten hier ähnliche Gesichtspunkte wie bei der Behandlung des diabetischen Komas (S. 207): Behandlung mit fraktionierten Alt-Insulin-Gaben, am besten intravenös; Ausgleich der Flüssigkeits- und Elektrolytbilanz sowie gleichzeitige intravenöse Zufuhr von Kohlenhydraten, am besten in Form von Lävulose oder auch Glucose. Eine zusätzliche Applikation von Vitaminen ist stets erwünscht.

Zwar wird man auch bei der Vorbereitung von Diabetikern, die nicht sofort operiert werden müssen, den individuellen Bedürfnissen Rechnung zu tragen haben. Andererseits gibt es aber bei solchen Fällen viel eher die Möglichkeit, Regeln für die Behandlung aufzustellen, auch wenn sie nur grobe Faustregeln sein können. Die wichtigsten drei Punkte für die Operationsvorbereitung von Diabetikern sind folgende:

1. Die Erzielung einer möglichst ausgeglichenen Stoffwechsellage ohne Ketoazidose, aber auch ohne Hypoglykämie.
2. Die Beachtung und Behandlung diabetischer Komplikationen oder Zweiterkrankungen, z. B. Mikro- und Makroangiopathie bzw. Leber- und Nierenschäden.
3. Die Festlegung des günstigsten Operationszeitpunktes (erfahrungsgemäß möglichst zu Wochenanfang und am frühen Morgen).

Diese drei Punkte sollen im folgenden kurz besprochen werden.

Ziel der präoperativen Stoffwechseleinstellung soll sein, eine möglichst ausgeglichene stabile Stoffwechselsituation mit Blutzuckerwerten um 180 mg/dl bei insulinspritzenden Patienten und mit niedrigeren Werten bei den ohne Insulin behandelten Diabetikern zu erzielen. In jedem Falle sollte vermieden werden, im Zustand der Ketoazidose zu operieren.

Es gilt als Regel, daß insulinbedürftige Diabetiker vor der Operation auf Alt-Insulin umzustellen sind. Dieses Insulin wirkt kurz und wird in kleinen Dosen verabreicht; der Stoffwechsel ist besser steuerbar als mit Depot-Insulin. Wie erwähnt, sollte man von der gewohnten subkutanen Applikationsweise in der Regel abgehen, da die unter Umständen zu befürchtende labile Kreislaufsituation die Resorption des Insulins aus dem Fettgewebe behindern kann. Intramuskuläre oder noch besser intravenöse Insulingaben sind deswegen angezeigt. Für viele Ärzte verbindet sich der Begriff „Operation bei Diabetiker" mit der Folgerung „Unter allen Umständen Insulin spritzen". Dies ist nur bedingt richtig. Es unterliegt keinem Zweifel, daß unter Operationsbedingungen mehr Diabetiker mit Insulin behandelt werden müssen, als es dem Anteil von insulinbehandelten Patienten unter den Zuckerkranken entspricht. Dies ist auf die oben skizzierten, unter psychischen und somatischen Streßsituationen auftretenden hormonellen Umstellungen zurückzuführen. Andererseits darf man aber nicht vergessen, daß man mit Insulin schon wegen der Gefahr der Hypoglykämie keine prophylaktische Behandlung betreiben kann, sondern stets die aktuelle Höhe des Blutzuckers im Auge behalten muß. Patienten mit Normoglykämie oder leichter Hyperglykämie sind also vor der Operation keinesfalls auf Insulin umzustellen. Rein diätetisch behandelte Diabetiker werden im allgemeinen vor der Operation nur dann insulinbedürftig werden, wenn ein infektbedingter Temperaturanstieg den Stoffwechsel beeinträchtigt. Auch bei den mit oralen Antidiabetika behandelten Zuckerkranken ist nicht immer eine präoperative Umstellung auf Insulin angezeigt. Gerade bei Patienten, bei denen Operationen am Magen-Darm-Trakt erforderlich sind und die in den nächsten Tagen zumeist unterkalorisch und parenteral ernährt werden, bedeutet die vorübergehende Verringerung der Nahrungszufuhr oft den Ausgleich zum Wegfall der oralen Medikation.

Als besonders bedeutungsvoll wird zu Recht die präoperative Auffüllung der Glykogenreserven angesehen. Dadurch kann der beim Diabetiker so gefährlichen Azidoseneigung am besten vorgebeugt werden. Wer dabei gute Erfahrungen mit der kombinierten Glucose-Insulin-Zufuhr gemacht hat, kann sicherlich bei diesem Vorgehen bleiben. Aus verschiedenen Gründen sind wir – sobald keine Möglichkeit mehr zur oralen Nahrungszufuhr besteht – dazu übergegangen, in der parenteralen Ernährung Fructose (Lävulose) zu verabreichen, die wir zumeist als 10%ige Lösung unmittelbar vor, während und nach der Operation infundieren. Eine Reihe von Autoren berichtete über die bessere Verwertung der Fructose im Vergleich zur Glucose, selbst bei leichteren Eingriffen. Darüber hinaus gelingt es, die

Glykogendepots mit Fructose besonders rasch aufzufüllen. Die irrtümliche Meinung, daß Fructose zusammen mit Insulingaben kontraindiziert sei, weil allein die Glucose im Hirnstoffwechsel verwertet wird und bei Fructose-Insulin-Infusionen Hypoglykämiegefahr besteht, ist leicht zu widerlegen. Natürlich wird man bei Applikation von Fructose die Insulindosis niedriger zu halten haben als bei Glucosezufuhr, was aber eher für als gegen die Verabreichung des Fruchtzuckers spricht. Bei Patienten, die innerhalb kurzer Zeit wieder Nahrung zuführen können, erweist sich nach der Operation die alleinige Zufuhr von ca. 1000 kcal in Form von Lävulose, mit den üblichen Vitaminen verabreicht, als vollkommen ausreichend. Eine zusätzliche Aminosäuren- und Fettzufuhr ist für diesen kurzen Zeitraum sicherlich nicht erforderlich. Selbstverständlich gilt dies nicht für Zustände, in denen mehr als 2–3 Tage keine Nahrung zugeführt werden kann. In solchen Fällen sollte der katabolen postoperativen Stoffwechselstörung durch ein adäquates Angebot von Kalorien – einschließlich Aminosäuren – begegnet werden.

Es gibt keine Situation mehr, bei der ein gut eingestellter Diabetes mellitus als Kontraindikation für eine Operation anzusehen ist. Lediglich die mit dem Diabetes in Zusammenhang stehenden Komplikationen können zu einer Einengung des Indikationsbereiches führen.

Beispiel: Eine gute eingestellte Diabetikerin, deren Zuckerkrankheit seit 12 Jahren mit Diät und oralen Antidiabetika behandelt werden kann, will sich wegen einer Hammerzehe operieren lassen. Da aber die Patientin 70 Jahre alt ist und durch den Ophthalmologen eine Retinopathia diabetica im Stadium II festgestellt wurde, ist die Möglichkeit einer schlechten Wundheilung bei bereits vorhandener Mikroangiopathie besonders groß. In einem solchen Fall wird man der Diabetikerin von der nicht unbedingt notwendigen Operation abraten.

Natürlich ist die Operationsbelastung für einen Patienten mit Koronar- oder Zerebralsklerose hoch zu veranschlagen. Die bei Zuckerkranken oft vorgeschädigte Leber ist durch die modernen Narkosemittel weniger gefährdet. Ferner muß bedacht werden, daß Harnwegsinfekte bei Zuckerkranken vermehrt auftreten und daß aus diesem Grunde in vielen Fällen eine präoperative Verabreichung von wirksamen Antibiotika angezeigt sein kann. Allzuoft entwickelt sich sonst unter der verminderten Resistenz nach der Operation eine Pyelonephritis.

In der postoperativen Phase muß beachtet werden, daß nach der Entfernung eines infizierten Körperteiles (z. B. nach einer Amputation wegen diabetischer Gangrän) der Insulinbedarf häufig innerhalb kurzer Zeit stark absinkt.

Es ist eigentümlich, daß die Festlegung des günstigsten Operationszeitpunktes oft unterschätzt wird. In der Regel sollen Diabetiker zu Wochenanfang und in den frühen Morgenstunden operiert werden. Nur dann können die in vielen Fällen nicht zu vermeidenden postoperativen Stoffwechselschwankungen nach Hinzuziehung bewährter Konsiliarii und unter vollem

Einsatz des Labors rasch ausgeglichen werden. Ein unnötigerweise am Freitagnachmittag operierter Diabetiker wird erfahrungsgemäß in der postoperativen Phase schlechter betreut als der am Montagmorgen operierte Zuckerkranke.

Sozialmedizinische Fragen

Man muß sich bemühen, dem Diabetiker klar zu machen, wie sehr er sein Schicksal selbst in den Händen hält. Bei der Befolgung der ärztlichen Anweisungen und bei guter Stoffwechselführung ist er in seiner Leistungsfähigkeit gegenüber dem Nichtdiabetiker praktisch nicht benachteiligt. Leider ist dies noch nicht allgemein bekannt. Auch die Behörden zögern nach wie vor, Diabetiker einzustellen.

Berufswahl

Es gibt nur wenige Berufe, von denen man Zuckerkranken abraten sollte. Gemäß den Empfehlungen des sozialmedizinischen Ausschusses der Deutschen Diabetesgesellschaft ist die Unterscheidung von vier Gruppen zu empfehlen.

In der Gruppe 1 finden sich Berufe, die von Zuckerkranken aus Gründen der allgemeinen Sicherheit keinesfalls ergriffen werden dürfen. Hierzu zählen Berufe wie Lokomotivführer, Flugzeugführer, Berufskraftfahrer, Schrankenwärter. Man wird bei solchen Berufen auch keinen Unterschied machen dürfen, ob die Patienten Insulin spritzen oder nicht. Die Möglichkeit, daß Diabetiker, die noch kein Insulin injizieren, eines Tages doch diese Substitutionstherapie benötigen, ist groß; auch gibt es gelegentlich unter der Tablettenbehandlung hypoglykämische Erscheinungen, die natürlich das Führen eines Omnibusses oder eines Flugzeuges verbieten. Es ist allerdings zu betonen, daß gegen das Führen eines Privatwagens bei gut eingestellten Diabetikern prinzipiell keine Einwendungen bestehen (S. 258).

Zur Gruppe 2 zählen Berufe, von denen man dem Diabetiker um seiner eigenen Sicherheit willen abraten wird (Dachdecker, Schornsteinfeger, Maurer, Telegraphenarbeiter, Feuerwehrmann, Hochofenarbeiter usw.). Bei dieser Gruppe bringen einige Tätigkeiten, z. B. als Maurer und Hochofenarbeiter, darüber hinaus den Nachteil mit sich, daß die Gefahr von Diätfehlern wegen der Zufuhr großer Flüssigkeitsmengen (Bier) erhöht ist.

Dieser Gesichtspunkt ist auch für die Gruppe 3 maßgebend. Berufe dieser Gruppe (Gastwirte, Köchinnen, Konditoren) sind für Diabetiker nicht erwünscht, da sich in solchen Berufen Diätfehler kaum vermeiden lassen. Natürlich wird man hier kein Berufsverbot (wie für Gruppe 1 und zumeist für Gruppe 2) erwägen können, sondern nur eine Empfehlung abzugeben haben.

Ähnliche Überlegungen gelten auch für die Gruppe 4 (Künstler, Vertreter, Politiker, Schichtarbeiter usw.), bei der die unregelmäßige Lebensweise für den Diabetiker ungünstig ist.

Hinsichtlich der Therapieform ist ergänzend zu sagen, daß man in Gruppe 2 Patienten, die kein Insulin benötigen und allein diätetisch eingestellt sind, in Ausnahmefällen die Berufsausübung erlauben kann. Für die Gruppe 3 spielt die Therapieform keine Rolle, während man bei Berufen der Gruppe 4 bedenken sollte, daß für insulinspritzende Diabetiker ein unregelmäßiger Tagesablauf besonders ungünstig ist.

Alle anderen Berufe können von Diabetikern grundsätzlich ausgeübt werden. Sehr gute Voraussetzungen sind dabei für jene Berufe gegeben, bei denen eine Diätverpflegung und die regelmäßige Stoffwechselkontrolle am Arbeitsplatz möglich sind (Heilberufe wie Arzt, Zahnarzt und Apotheker sowie Heilhilfsberufe wie Krankenschwester, Pfleger, Arzthelferin, technische Assistentin, Laborantin, Diätassistentin, Krankengymnastin). Gut sind die Voraussetzungen auch für Angestellte und Beamte im Dienst von Krankenhäusern, wissenschaftlichen Instituten, Gesundheitsämtern sowie sämtliche Lehrberufe, auch kirchliche Berufe. Diese Angaben entstammen einem Berufskatalog für Diabetiker, der nur die besonders günstigen Berufe heraushebt, ohne daß Einwendungen gegen die Wahl anderer Berufe (Ausnahmen s. o., Gruppe 1–4) erhoben werden.

Für die Einstellung und Beschäftigung von Diabetikern im öffentlichen Dienst gelten folgende Richtlinien der Deutschen Diabetes-Gesellschaft:

1. Der generelle Ausschluß des Diabetikers von pensionsberechtigten Anstellungen im Staatsdienst und vergleichbaren Institutionen ist aus medizinischen Gründen nicht gerechtfertigt.
2. Für die Einstellung in die genannten Tätigkeiten kommen alle arbeitsfähigen Diabetiker in Betracht, deren Stoffwechselstörung mit Diät allein, mit Diät und oralen Antidiabetika und (oder) Insulin auf Dauer gut einstellbar ist. Durch eine gute Stoffwechselkontrolle wird das Risiko diabetesspezifischer Komplikationen verringert.
3. Diabetische Bewerber um solche Stellen sollten frei von diabetesspezifischen Komplikationen an Augen und Nieren sein. Die Feststellung solcher Befunde hat durch fachärztliche Augenhintergrunduntersuchung (Funduskopie) sowie durch den kompletten Harnstatus und die Bestimmung des Kreatininwertes im Serum zu erfolgen.
4. Diabetiker, die rein diätetisch behandelt werden, können jede Tätigkeit ausüben, zu der sie nach Vorbildung und Leistung auch sonst geeignet wären. Insulinbehandelte Diabetiker sollten nach Möglichkeit keine Tätigkeiten verrichten, die unregelmäßige Arbeitszeiten erfordern. Sie sollten ferner nicht zu Tätigkeiten herangezogen werden, die beim Eintritt hypo-

glykämischer Reaktionen Gefahren für sie selbst oder ihre Umwelt mit sich bringen, z.B. als Fahrer öffentlicher Verkehrsmittel.

5. Diabetische Bewerber müssen ein ärztliches Zeugnis vorweisen, aus dem die Qualität der Stoffwechselführung, der Nachweis regelmäßiger und langfristiger Stoffwechselkontrollen sowie die Bereitschaft zur Kooperation hervorgehen. Zur Beurteilung der Einstellungsqualität werden die unter Punkt 6 genannten Grenzwerte für die Blutzuckerkonzentration zugrunde gelegt. Zusätzlich kann die Bestimmung des glykosylierten Hämoglobins (HbA_1 oder HbA_{1c}) herangezogen werden. Die Eignung des Bewerbers soll in der Regel durch ein fachärztliches Gutachten geklärt werden, das von einem diabetologisch erfahrenen Arzt oder in einer Diabetesklinik erstattet werden sollte (s. Punkt 7).

6. Die Beurteilung der Qualität der Stoffwechselführung soll individuell erfolgen. Ein überwiegend ausgeglichener Stoffwechselzustand sollte dokumentiert sein. Für nicht mit Insulin behandelte Diabetiker ist überwiegend Harnzuckerfreiheit zu fordern. Bei insulinbehandelten Diabetikern sollte die Mehrzahl der Harnproben zuckerfrei sein. Zur Beurteilung der Stoffwechsellage sind einzelne Blutzuckerwerte, besonders im Nüchternzustand, ungeeignet. Dasselbe gilt für die Untersuchung einer einzelnen Urinportion. Es ist erforderlich, wenigstens drei Blutzuckerwerte zu geeigneten Zeiten im Tagesverlauf zu messen, die Maximalwerte sollten bei insulinbehandelten Diabetikern 1–2 Std. nach den Mahlzeiten nicht wesentlich über 220 mg/dl Glucose liegen, bei diät- und tablettenbehandelten nicht über 160 mg/dl.

7. Untersuchungskatalog:

a) Körperliche Gesamtuntersuchung, unter anderem Blutdruckmessung, Palpation der Pulse an den typischen Stellen, Inspektion der Füße.

b) Elektrokardiographie, Röntgenuntersuchung der Lungen.

c) Laboratoriumsuntersuchungen. Es werden nur solche Untersuchungen gefordert, die zur Beurteilung des Diabetes oder diabetesspezifischer Komplikationen notwendig sind. Bei pathologischen Werten ist vor einer Stellungnahme die Bestätigung durch Kontrollen erforderlich. Kreatinin im Serum, kompletter Harnstatus.

d) Ophthalmologische Untersuchung. Durch einen Ophthalmologen müssen diabetesspezifische Fundusveränderungen ausgeschlossen werden. Der Befund muß dokumentiert werden; bei sehr geringen Veränderungen sollte eine Nachuntersuchung nach mindestens einem halben Jahr erfolgen.

e) Der Bewerber sollte regelmäßig ärztliche Stoffwechselkontrollen wahrnehmen und häusliche Stoffwechselkontrollen durchführen. Zur Beurteilung der Kooperationsbereitschaft dienen unter anderem die vom behandelnden Arzt bescheinigten Untersuchungsbefunde und die vom Bewerber dokumentierten Ergebnisse der regelmäßigen Stoffwechselselbstkontrollen.

Versicherungen, Steuernachlaß, Eheschließung, Sport

Die Zuckerkranken sollten darauf hingewiesen werden, daß es Krankenversicherungen gibt, die diabetische Patienten aufnehmen. Diabetiker können Aufwendungen für ihre Diabetesdiät steuerlich nicht mehr geltend machen. Finanzielle Hilfen durch einen Steuerfreibetrag können aber bei gegebener Voraussetzung über das Schwerbehindertengesetz beantragt werden (s.u.). In solchen und ähnlichen Fragen findet der Zuckerkranke Beratung durch den Deutschen Diabetiker-Bund (derzeitige Anschrift der Bundesgeschäftsstelle: Danziger Weg 1, 5880 Lüdenscheid, Tel. 02351/85051), der sich bei staatlichen und kommunalen Stellen stets erfolgreich für die Interessen der Diabetiker eingesetzt hat. In der monatlich erscheinenden Zeitschrift „Diabetes-Journal", dem offiziellen Organ des Deutschen Diabetiker-Bundes, werden ebenfalls aktuelle Themen der Therapie und Kontrolle des Diabetes mellitus behandelt.

Keinesfalls darf man als Arzt leichtfertig allen Diabetikern von der Eheschließung abraten. Sicherlich muß man diabetische Frauen mit schweren Komplikationen darauf aufmerksam machen, daß eine Schwangerschaft lebensbedrohlich sein kann. In diesem Falle ist die Verordnung von Ovulationshemmern oder anderen Kontrazeptiva indiziert. Die in einigen Fällen unter der Einnahme dieser Substanzen auftretenden Stoffwechselverschlechterungen müssen durch eine Anpassung der Insulinzufuhr ausgeglichen werden. Niemals darf man den nichtdiabetischen Ehepartner – die Zustimmung des Patienten vorausgesetzt – im unklaren darüber lassen, daß der Diabetes ein Leiden darstellt, das viele Probleme mit sich bringt. Am besten ist es, wenn der behandelnde Arzt ein aufklärendes Gespräch mit dem Diabetiker und seinem nichtdiabetischen Partner führt.

Die Frage, ob ein Diabetiker Sport treiben soll, kann nur unter Berücksichtigung der individuellen Situation beantwortet werden: Sowohl das Ausmaß des vorliegenden Diabetes als auch die Art des gewünschten Sports müssen kritisch gewürdigt werden. Wenn ein Diabetiker kein Insulin spritzt und nicht durch Zweiterkrankungen, insbesondere auch nicht durch diabetische Gefäßschäden belastet ist, bestehen für ihn keinerlei Einschränkungen. Auch braucht nicht befürchtet zu werden, daß Leistungssport, selbst wenn dabei gelegentlich streßbedingte Hyperglykämien beobachtet werden (S. 247), diabetogen wirksam ist. Der Anreiz, auf bestimmten sportlichen Gebieten erstklassige Leistungen zu bringen und deswegen ein normales Körpergewicht und eine trainierte Muskulatur anstreben zu müssen, ist vielmehr besonders dazu angetan, bei diabetesgefährdeten Personen oder bei Patienten in einem Vorstadium des Diabetes die Manifestation der Zuckerkrankheit zu vermeiden. Für insulinspritzende Diabetiker sind allerdings Sportarten mit extremen und nicht vorhersehbaren körperlichen Anstrengungen (Tennis, Boxen, Laufdisziplinen, Fußball usw.) sicherlich weniger geeignet. Diese Diabetiker sollten in der Regel ihre sportliche

Betätigung außerhalb des eigentlichen Wettkampfes suchen, z. B. im Gehen, Laufen, Schwimmen, Ski-Wandern und ähnlichen Sportarten. Beim Leistungssport sind am ehesten noch einzelne Wurf- oder Sprungdisziplinen der Leichtathletik möglich, wobei aber beim vorbereitenden Training ebenfalls der Grundsatz der Mäßigkeit und Regelmäßigkeit zu gelten hat. Für Diabetiker mit manifester Angiopathie haben noch strengere Vorsichtsmaßregeln zu gelten, da auch kurz andauernde körperliche Belastungen hier bereits zu gefährlichen Komplikationen führen können (z. B. Netzhautblutungen bei vorhandener diabetischer Retinopathie). Diese Einschränkungen sollen aber nicht darüber hinwegtäuschen, daß jede ausgewogene körperliche Betätigung eine wichtige Behandlungsgrundlage für alle Diabetiker darstellt.

Minderung der Erwerbsfähigkeit und Begutachtung

Gemäß den neuen Richtlinien des Bundesarbeitsministeriums (Anhaltspunkte für die ärztliche Gutachtertätigkeit im sozialen Entschädigungsrecht und nach dem Schwerbehindertengesetz, November 1983) gilt, daß die Minderung der Erwerbsfähigkeit (MdE) bei Störungen des Stoffwechsels und der inneren Sekretion von den Auswirkungen dieser Störungen abhängig ist. Normabweichungen der Laborwerte bedingen für sich allein noch keine MdE. Beim Diabetes mellitus gilt, daß die Zuckerkrankheit, wenn sie durch Diät oder durch Diät und orale Antidiabetika gut ausgleichbar und ohne Komplikationen ist, eine MdE von 0–10 v. H. ausmacht. Weniger gut ausgleichbar mit größeren Toleranzschwankungen bedingt sie eine MdE von 20 v. H. Patienten, die mit Insulin und Diät einstellbar sind und keine Komplikationen aufweisen, haben danach eine MdE von 30 v. H., Patienten, die mit Insulin schwer einstellbar sind (hierzu gehört meist der im Kindesalter aufgetretene Diabetes mellitus) erhalten eine MdE von 40–60 v. H. zugebilligt. Organkomplikationen sind zusätzlich zu bewerten.

Nach dem am 1. 5. 1974 in Kraft getretenen Schwerbehindertengesetz können Diabetiker bei den Versorgungsämtern ein Verfahren zur Feststellung einer Verminderung der Erwerbsfähigkeit beantragen. Insulinbedürftige Diabetiker können danach (s. o.) bereits als 30 v. H. in ihrer Erwerbsfähigkeit gemindert eingestuft werden. Da ab dieser MdE eine Gleichstellung mit Schwerbeschädigten beim Arbeitsamt beantragt werden kann, bedeutet dies Kündigungsschutz und zusätzlichen Urlaub. Auch können entsprechend der geminderten Erwerbsfähigkeit Steuerfreibeträge beim Finanzamt geltend gemacht werden. Gerade letzteres hat – nach Wegfall der Freibeträge für die Diabetesdiät – viele zuckerkranke Patienten verleitet, Anträge auf Gleichstellung mit Schwerbehinderten oder sogar auf Schwerbehinderung (50% MdE) zu stellen. Man muß jedoch überlegen, ob bei einem solchen Vorgehen die Nachteile – gerade für junge Menschen – nicht größer sind als die Vorteile. Der aktenkundige Beleg, daß der Diabetes nur unge-

nügend einstellbar ist, und daß der Patient als Schwerbeschädigter gilt, kann z.B. beim Erwerb eines Führerscheins, bei einer eventuellen Verbeamtung oder bei der Aufnahme in eine Versorgungskasse zum unüberwindlichen Hindernis werden. Auch bei der Arbeitssuche wird es Schwierigkeiten geben, gerade in Zeiten größerer Arbeitslosigkeit. Außerdem wird natürlich dem Vorurteil Vorschub geleistet, Diabetiker seien Menschen zweiter Klasse und gesellschaftliche Außenseiter. Allzuleicht wird der Patient in eine negative soziale Rolle gedrängt, mit der er sich unter Umständen nach einiger Zeit selbst identifiziert. Psychische Störungen können dann die Folge sein. Im Grunde muß jeder Diabetiker diese Entscheidung für sich selbst treffen. Das Bundesministerium für Arbeit und Sozialordnung hat überdies in einem Rundschreiben vom 22.12. 1976 festgelegt, daß zuckerkranke Kinder bis zum 18. Lebensjahr als „hilflos" einzustufen sind (eine sicherlich äußerst unglückliche, psychologisch gefährliche Bezeichnung). Immerhin erlaubt diese Einstufung den Eltern, einen Steuerfreibetrag von 7200 DM pro Jahr geltend zu machen.
Hinsichtlich der Kausalitätsbeurteilung des Diabetes mellitus wurden anläßlich der Herausgabe der Anhaltspunkte für die ärztliche Gutachtertätigkeit durch das Bundesministerium 1983 folgende Ausführungen gemacht:

„Die Zuckerkrankheit ist eine dauernde Störung im Regulationsmechanismus des gesamten Stoffwechsels, der in der Regel eine erblich bedingte Genstörung zugrunde liegt. Zu unterscheiden sind der insulinabhängige, vorwiegend im Jugendalter auftretende Typ-I-Diabetes, der in der Regel nicht insulinabhängige Typ-II-Diabetes des Erwachsenen und der sekundäre Diabetes, der dem Typ I wie dem Typ II ähneln kann.

Beim Typ-I-Diabetes ist davon auszugehen, daß in der Ätiopathogenese neben einer genetischen Prädisposition Infektionen mit pankreotropen (β-zytotropen) Viren – insbesondere Coxsackie-B-, Mumps- und Rötelviren – und Autoimmunvorgänge eine bestimmende Rolle spielen. Unter diesen Umständen kommt ein Typ-I-Diabetes als Schädigungsfolge in Betracht, wenn eine Ansteckung mit einem der genannten Erreger einen Schädigungstatbestand darstellt und der Diabetes danach innerhalb weniger Monate manifest geworden ist.

Beim Typ-II-Diabetes ist von einer wesentlich stärkeren Penetranz der erblichen Genstörung auszugehen als beim Typ-I-Diabetes. Dieser Faktor und das Hinzutreten einer Fettsucht sind in der Regel die wesentliche Bedingung für die Manifestation dieses Diabetestyps.

Sekundär kann sich ein Diabetes aufgrund einer weitgehenden Zerstörung des Inselzellgewebes der Bauchspeicheldrüse (z.B. durch Trauma, Entzündung, Tumor), durch eine Behandlung mit bestimmten Medikamenten (vor allem Steroide), als Begleit- oder Folgekrankheit anderer endokriner Krankheiten oder eines fortgeschrittenen Leberschadens und äußerst selten infolge schwerer Zwischenhirnschädigungen entwickeln. Ebenfalls äußerst selten kommt die Manifestation eines Diabetes auch infolge einer schweren und langdauernden psychischen Traumatisierung in Betracht, wobei eine enge zeitliche Verbindung (bis zu einem Monat) zu fordern ist; im übrigen ist in solchen Fällen davon auszugehen, daß vorher bereits ein Vorstadium des Diabetes (pathologische Glucosetoleranz, subklinischer Diabetes) bestanden hat. Bei einer solchen Sachlage kann nur eine Anerkennung im Sinne der Verschlimmerung erfolgen."

Besonders in Kriegs- und Nachkriegszeiten wollen viele Diabetiker ihre Zuckerkrankheit als durch äußere Einflüsse hervorgerufen anerkannt wissen. So verständlich dies ist, so kritisch muß der Arzt in solchen Situationen vorgehen, da nur in seltenen Fällen eine Anerkennungsmöglichkeit gegeben ist. In einer für die deutschen Verhältnisse maßgebenden Stellungnahme aus dem Jahre 1966 weist SCHÖFFLING darauf hin, daß die traumatische Entstehung einer Zuckerkrankheit nur auf dem Wege einer Pankreaszerstörung möglich ist. Schwere Pankreastraumen treten in erster Linie durch Prellung, Quetschung und Einklemmung des Leibes bei Verkehrsunfällen auf. Solche Verletzungen müssen zwangsläufig auch zu einer objektiv faßbaren Störung der exokrinen Pankreasfunktion führen. Deswegen müssen bei der Anerkennung des ursächlichen Zusammenhangs zwischen Pankreastrauma und Zuckerkrankheit folgende Voraussetzungen erfüllt sein:

1. Der Diabetes muß permanent bestehen bleiben.
2. Diabetische Symptome dürfen nicht bereits vorher bestanden haben.
3. Zwischen Trauma und Diabetes mellitus muß eine unmittelbare zeitliche Beziehung bestehen, die auf drei Monate festgesetzt wurde.
4. Neben der Zuckerkrankheit muß eine Störung der Funktion des exokrinen Pankreas erkennbar sein.

Die Anerkennung eines sogenannten neurotraumatischen Diabetes ist stets abzulehnen. Der vielzitierte „Zuckerstich von Bernard" und andere Beobachtungen gaben nach dem Krieg leider Veranlassung, in vielen Fällen einen Zusammenhang zwischen Hirntrauma und Diabetes mellitus anzuerkennen. Bei Nachuntersuchungen von Hirnverletzten beider Weltkriege zeigte sich jedoch keine Häufung von Diabetes in diesem Patientenkollektiv.

Während die Situation hinsichtlich der traumatischen Entstehung der Zuckerkrankheit übersichtlich und klar ist, ist der Gutachter mit dem schwierigen Problem der „vorzeitigen Manifestation eines Diabetes durch äußere Einflüsse" zumeist überfordert. SCHÖFFLING betont zu Recht, daß man sich hier nicht grundsätzlich zu einer negativen Stellungnahme entschließen darf. Er empfiehlt als Kriterien für die Anerkennung neben den genannten Voraussetzungen:

1. Die besonderen Begleitumstände des Traumas müssen schwer oder außergewöhnlich sein.
2. Das Trauma muß geeignet sein, die Insulinproduktion auszuschalten oder diabetogene Faktoren zu mobilisieren.

Die Bedeutung des psychischen Traumas ist besonders schwer zu erfassen. Der sichere Ausschluß des zufälligen Zusammentreffens beider Ereignisse ist oft nicht möglich. Eine längere Notzeit (Krieg, Gefangenschaft, KZ-Haft usw.) fördert nicht die Manifestation eines Diabetes mellitus, sondern schiebt sie eher hinaus. Immer wieder bemühen sich Diabetiker, auch 45

Jahre nach dem Krieg – beraten durch schlechte Anwälte –, einen Zusammenhang zwischen Haft oder Gefangenschaft und dem jetzt auftretenden Diabetes mellitus zu konstruieren. Man sollte die Patienten auf die Aussichtslosigkeit dieses Unterfangens aufmerksam machen, um ihnen Enttäuschungen und Anwaltskosten zu ersparen.

Anders liegen die Verhältnisse bei einem bereits vor der Haft bestehenden Diabetes. Hier ist es durchaus möglich, daß durch die Ungunst der Verhältnisse (mangelnde Insulinversorgung, fehlende Diabetesdiät) die äußeren Umstände dazu angetan waren, den Verlauf der Zuckerkrankheit richtunggebend zu verschlimmern. Von der Situation des Einzelfalles wird es abhängen, ob man sich zur Anerkennung einer vorzeitigen Auslösung diabetischer Gefäßkomplikationen infolge schlechter Stoffwechselführung oder wiederholter Komazustände entschließt.

Verkehrsmedizinische Probleme

SCHÖFFLING hat ferner zu verkehrsmedizinischen Aspekten bei der Begutachtung des Zuckerkranken Stellung genommen. Er betont, daß die Beurteilung der Eignung eines Diabetikers als Kraftfahrzeugführer ebenso wie eine Entscheidung für die Kranken- und Rentenversicherung aufgrund des derzeitigen klinischen Bildes und des bisherigen Krankheitsverlaufes getroffen werden sollen. Folgen des Diabetes mellitus als Unfallursache sind sicherlich außerordentlich selten. Um so bedauerlicher ist die Tendenz mancher Juristen, dem Diabetiker entweder ganz das Führen des Kraftfahrzeuges zu untersagen (insbesondere wenn es sich um insulinspritzende Zuckerkranke handelt) oder andererseits Unfälle von Diabetikern, die z.B. unter Alkoholeinfluß zustande kamen, auf die Zuckerkrankheit selbst zurückzuführen. Letzteres Verhalten ist nicht nur wissenschaftlich nicht begründbar, sondern auch deswegen abzulehnen, weil bei Anerkennung eines solchen Sachverhaltes die Führerscheingewährung für alle Zuckerkranken gefährdet wäre. Es ist mit Entschiedenheit zu betonen, daß das Vorhandensein eines Diabetes den Alkoholabbau nicht beeinträchtigt und daß es auch kein Antidiabetikum gibt, das den Alkoholabbau entscheidend inhibiert. Dies gilt auch für die Sulfonylharnstoffpräparate, selbst wenn diese leichte Unverträglichkeitserscheinungen infolge erhöhter Blutacetaldehydspiegel nach Alkoholgenuß hervorrufen können. Die Hypoglykämie insulinspritzender oder – seltener – tablettenbehandelter Diabetiker kann natürlich zur vorübergehenden Fahruntüchtigkeit führen. Die Statistik besagt aber, daß die hierdurch verursachten Unfälle sehr selten sind. Es gibt Zusammenstellungen, aus denen hervorgeht, daß der Anteil der Diabetiker an Verkehrsunfällen sogar geringer ist, als es dem Prozentsatz an Zuckerkranken in der Bevölkerung entspricht. Dies dürfte in erster Linie darauf zurückzuführen sein, daß Diabetiker angesichts ihrer besonderen Situation sehr vorsichtig sind. Die Fähigkeit zum Führen eines Kraftfahrzeuges soll lediglich folgenden Patienten abgesprochen werden:

1. schwer einstellbaren Zuckerkranken mit häufigen Stoffwechselentgleisungen,
2. Zuckerkranken mit schweren diabetischen Folgekrankheiten an Herz, Nieren oder Gefäßsystem sowie mit einer ausgeprägten Retinopathie,
3. Diabetikern mit fortgeschrittener Zerebralsklerose,
4. neu erkrankten Diabetikern während der ersten drei Monate der Insulinbehandlung, bei der sowohl gehäuft Hypoglykämien als auch Refraktionsanomalien (S. 144) vorkommen können.

Zu Recht betont SCHÖFFLING, daß der Diabetiker vor Gericht nur dann für unzurechnungsfähig erklärt werden kann, wenn der Kranke in dem einem Unfall vorhergehenden Zeitraum alles getan hat, um seinen Stoffwechsel optimal einzustellen, und wenn er vor und während der Fahrt bemüht war, eine Hypoglykämie zu vermeiden. Sind diese Bedingungen nicht erfüllt, muß der Zuckerkranke wegen fahrlässiger Straßenverkehrsgefährdung, Verletzung oder Tötung ebenso bestraft werden wie jeder andere Verkehrsteilnehmer. Patienten, die über die Gefahren einer Insulinbehandlung nicht orientiert sind, gefährden sich und andere Menschen im Straßenverkehr auf das höchste. Jeder insulinspritzende Diabetiker sollte genauestens über die in Tab. 5.**28** zusammengestellten Richtlinien orientiert sein.

Tabelle 5.**28** Richtlinien für insulinspritzende Kraftfahrer

1. Im Kraftfahrzeug müssen immer ausreichende Mengen an schnellverdaulichen, d. h. rasch wirksamen Kohlenhydraten (z. B. Würfel- oder Traubenzucker) griffbereit sein. Auch der Beifahrer sollte über den Aufbewahrungsort dieser Kohlenhydrate informiert sein.
2. Bei Verdacht auf einen beginnenden oder abklingenden hypoglykämischen Schock darf eine Autofahrt nicht angetreten werden.
3. Beim geringsten Verdacht auf einen Schock während der Fahrt muß sofort angehalten werden. Der Fahrer muß Kohlenhydrate zu sich nehmen und abwarten, bis der Schockzustand sicher überwunden ist.
4. Vor einer Fahrt darf der Diabetiker niemals mehr als die übliche Insulinmenge spritzen und muß die vorgeschriebene Tageszeit für die Injektion gewissenhaft einhalten.
5. Vor Antritt einer Fahrt dürfen niemals weniger Kohlenhydrate gegessen werden als sonst. Empfehlenswert ist eher ein geringer Mehrverbrauch an Kohlenhydraten.
6. Bei längeren Fahrten sollte der Diabetiker nach jeder Stunde eine „Kleinigkeit" essen und alle 2 Std. eine bestimmte Menge an Kohlenhydraten zu sich nehmen.
7. Lange Nachtfahrten und andere lange Fahrten, die den üblichen Tagesrhythmus stören, sollten möglichst vermieden werden.
8. Eine Begrenzung der Fahrgeschwindigkeit aus eigenem Entschluß verhilft dem Diabetiker zu erhöhter Sicherheit.
9. Der Diabetiker sollte darauf verzichten, Fahrzeuge mit ihrer Höchstgeschwindigkeit auszufahren.
10. Jeglicher Alkoholgenuß vor und während der Fahrt ist besonders dem Diabetiker generell verboten.
11. Immer sollte der Diabetikerausweis mitgeführt werden.
12. Der Diabetiker sollte regelmäßig ärztliche Kontrollen durchführen lassen.

Literatur

Bachmann, W., H. Mehnert: Kombinationstherapie Insulin/Sulfonylharnstoff. Symposium „Kombinationstherapie Insulin/Sulfonylharnstoff", München, 11. März 1983. Karger, Basel 1983

Bantle, J. P., D. C. Laine, G. W. Castle, J. W. Thomas, B. J. Hoogwerf, F. C. Goetz: Postprandial glucose and insulin responses to meals containing different carbohydrates in normal and diabetic subjects. New Engl. J. Med. 309 (1983) 7

Bending, J. J., R. Dodds, H. Keen, G. L. Viberti: Lowering protein intake and the progression of diabetic renal failure. Diabet. Abstr. 29 (1986) 516

Berger, M., V. Jörgens: Therapeutical effects of diabetes education: evaluation of diabetes teaching programs. In Assal, J.-Ph., M. Berger, N. Gay, J. Canivet: Diabetes Education – how to Improve Patient Education. Excerpta Medica, Amsterdam 1983 (p. 37–50)

Bremer, B. M., T. W. Meyer, T. H. Hostetter: Dietary protein intake and the progressive nature of kidney disease. The role of hemodynamically mediated glomerular injury in the pathogenesis of progressive glomerular sklerosis in aging, renal ablation, and intrinsic renal disease. New Engl. J. med. 307 (1982) 652

Constam, G. R.: Zur Spätprognose des Diabetes mellitus. Helv. med. Acta 32 (1965) 287

Crapo, Ph. A., J. M. Olefsky: Food fallacies and blood sugar. New Engl. J. Med. 309 (1983) 44

Davidson, J. K., M. Alogna, M. Goldsmith, J. Borden: Assessment of program effectiveness at Grady Memorial Hospital-Atlanta. In Steiner, G., P. A. Lawrence: Educating Diabetic Patients. Springer, Berlin 1981 (p. 329)

Hepp, K. D., R. Renner, H. J. v. Funcke, H. Mehnert, R. Haerten, H. Kresse: Intravenous insulin therapy under conditions imitating physiological profiles. Diabet. Abstr. 11 (1975) 349

Janka, H. U., P. Grünwald, G. Waldmann, E. Standl, H. Mehnert: 5-Jahres-Mortalität von ambulanten Diabetikern und assoziierte kardiovaskuläre Risikofaktoren: Die Schwabinger Studie zur Makroangiopathie bei Diabetikern. Akt. Endokrinol. Stoffw. 3 (1982) 65

Janka, H. U., E. Standl, G. Bloss, F. Oberparleiter, M. Mehnert: Zur Epidemiologie der Hypertonie bei Diabetikern. Dtsch. med. Wschr. 103 (1978) 1549–1555

Jenkins, D. J. A., T. M. S. Wolever, A. L. Jenkins, R. Lee, G. S. Wong, R. Josse: Glycemic response to wheat products: Reduced response to pasta but no effect of fiber. Diabet. Care 6 (1983) 155

Jörgens, V., P. Berchtold, W. Eickenbusch, E. Scholz-Thielen: Beneficial effects of diabetes teaching. Importance of self-management by the patients. Diabetes 29, Suppl. 1 (1980) 27 A

Joslin, E. P.: A renaissance of the control of diabetes. J. Amer. med. Ass. 156 (1954) 1584

Karlson, P., W. Gerok, W. Groß: Pathobiochemie, 2. Aufl. Thieme, Stuttgart 1982

Knick, B., J. Knick: Diabetologie für praktische Ärzte und Kliniker. Kohlhammer, Stuttgart 1985

Laube, H., J. Svedberg: Untersuchungen zur blutzuckersenkenden Wirkung von Guar bei Diabetes mellitus. Akt. Endokrinol. Stoffw. 2 (1981) 102

Matzkies, F., B. Webs: Ballastreiche Kostformen zur Behandlung des Diabetes mellitus. Akt. Ernähr.-Med. 7 (1982) 205–207

Mehnert, H., K. Schöffling: Diabetologie in Klinik und Praxis, 2. Aufl. Thieme, Stuttgart 1984

Mehnert, H., E. Standl: Ärztlicher Rat für Diabetiker, 4. Aufl. Thieme, Stuttgart 1987

Petrides, P., L. Weiß, G. Löffler, O. H. Wieland: Diabetes mellitus. Urban & Schwarzenberg, München 1981

Rett, K., M. Wicklmayr, B. Schwiegelshohn, C. Mickan, G. Dietze, H. Mehnert: Beeinflußbarkeit einer insulininduzierten Hypoglykämie durch Fructose und Sorbit. Dtsch. med. Wschr. 111 (1986) 780

Sauer, H.: Diabetestherapie 2. Aufl. Springer, Berlin 1987

Schöffling, K., H. Mehnert, E. Haupt: Behandlung mit Sulfonylharnstoffen. In Mehnert, H., K. Schöffling: Diabetologie in Klinik und Praxis, 2. Aufl. Thieme, Stuttgart 1984 (S. 227)

Siess, E. A., H. E. Näthke, Th. Dexel, M.

Haslbeck, H. Mehnert, O. H. Wieland: Dependency of muscle capillary basement membrane thickness on the duration of diabetes. Diabet. Care 2 (1979) 472

Siperstein, M. D., R. H. Unger, L. L. Madison: Studies of muscle capillary basement membranes in normal subjects, diabetic and prediabetic patients. J. clin. Invest. 47 (1968) 1973

Standl, E., T. Lander, H. U. Janka, T. Dexel: Four year prospective study on the progression of background retinopathy in relation to metabolic control and platelet aggregation in type 1 (insulin-dependent) diabetes. Diabetologia 25 (1983) 196

Walter, H., W. Kemmler, D. Kronski, M. Franetzki, K. Prestele, K. D. Hepp, R. Renner, H. Mehnert: Implantation of a program-controlled device with intravenous insulin infusion in a patient with type I diabetes mellitus. In Brunetti, P., K. G. M. M. Alberti, A. M. Albisser, K. D. Hepp, M. Massi Benedetti: Artificial Systems for Insulin Delivery, Vol. VI. Raven Press, New York 1983 (p. 313)

Wieland, O. H.: Zur Rolle der Hyperglykämie in der Pathobiochemie des Diabetes mellitus. Verh. dtsch. Ges. inn. Med. 1 (1981)

6. Hyperlipoproteinämien

G. Wolfram

Einleitung

Hyperlipidämien sind nach Karies, Obstipation und Fettsucht die am häufigsten vorkommenden ernährungsabhängigen Gesundheitsstörungen und nach der Fettsucht die häufigsten Stoffwechselkrankheiten (Tab. 1.**25**). In Untersuchungen zur Häufigkeit der Hyperlipidämien in Deutschland wurden bei verschiedenen Bevölkerungsgruppen erhöhte Blutfettwerte in einer Häufigkeit von 15% und darüber ermittelt. Hyperlipidämien verlaufen nicht wie der Diabetes mit den dramatischen Ereignissen eines Komas oder einer Gangrän am Bein oder wie die Gicht mit den überaus schmerzhaften Ereignissen eines Gichtanfalls oder einer Nierensteinkolik, sondern über Jahre und Jahrzehnte ohne derartige, den Patienten beeindruckende Zwischenfälle. Was den Patienten, und leider zu häufig auch seinen Arzt, aus dem Schlummer reißt, sind allzu oft irreparable Schäden an lebensnotwendigen Gefäßen, welche klinisch häufig als Herzinfarkt manifest werden.

Kreislaufkrankheiten sind mit Abstand die häufigste Todesursache in Deutschland und in den westlichen Ländern. Die Altersverteilung der Todesfälle zeigt, daß ein beachtlicher Anteil der Bevölkerung frühzeitig, nämlich im 5. und 6. Lebensjahrzehnt, an einem Herzinfarkt zu Tode kommt (Abb. 6.**1**). Diese frühzeitige Koronarsklerose wird vor allem durch *Risikofaktoren* wie Rauchen, Hochdruck, Hypercholesterinämie und Diabetes gefördert. Diese Risikofaktoren haben für die verschiedenen Gefäßprovinzen eine unterschiedliche Bedeutung. Nach einer Auswertung mehrerer epidemiologischer Studien durch Heyden ist jedoch die Hypercholesterinämie der wichtigste Risikofaktor für den Herzinfarkt (Tab. 6.**1**). Auf die obliterierende Angiopathie der Beinarterien oder die Zerebralsklerose hat eine Hyperlipidämie einen geringeren Einfluß.

Wir wissen heute, daß von allen Risikofaktoren die Hypercholesterinämie für die Entstehung der frühzeitigen Koronarsklerose am wichtigsten ist. Da diese Fettstoffwechselstörung jedoch subjektiv lange keine Beschwerden verursacht und sehr spät, häufig zu spät, entdeckt wird, andererseits Komplikationen in Form eines Herzinfarkts, eines Schlaganfalls oder einer Gangrän irreversible Schäden darstellen, gilt es nach dem Konzept der modernen Medizin, durch eine frühzeitige Diagnose rechtzeitig Gegenmaßnahmen einzuleiten. Dieses Konzept überträgt dem betreuenden Arzt eine große Verantwortung für eine frühzeitige Diagnose, aber auch für eine

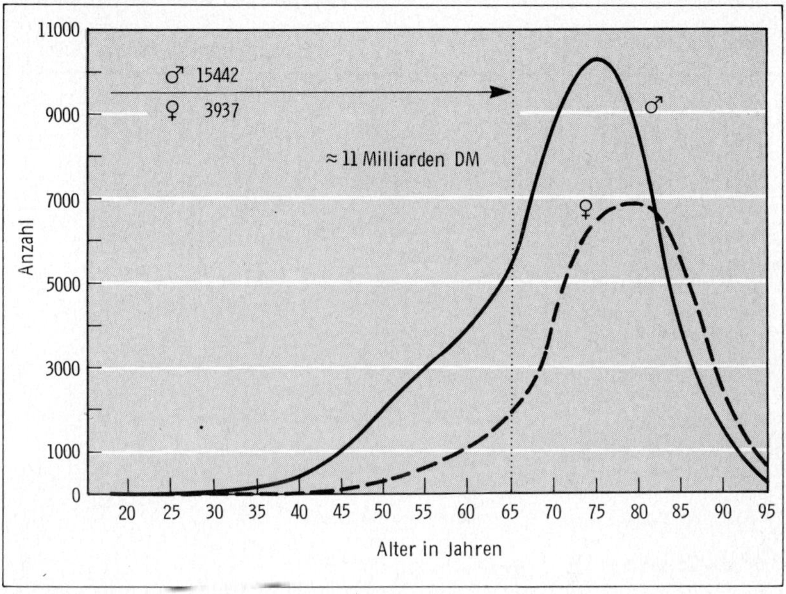

Abb. 6.**1** Schaden für die Volkswirtschaft durch die Todesfälle an Herzinfarkt vor dem 65. Lebensjahr (in der BRD 1978) unter der Annahme, daß die Folgelasten an Krankenhauskosten und Hinterbliebenenrente durchschnittlich bei 600000,– DM pro Einzelfall lagen

Tabelle 6.**1** Rangordnung der Risikofaktoren (nach *Heyden*)

Herzinfarkt
1. Hypercholesterinämie
2. Zigarettenrauch – Inhalation
3. Hypertonie
4. Diabetes
5. Hyperurikämie
6. Adipositas (indirekt)

Apoplexie
1. Hypertonie
2. Koronarkrankheit
3. Diabetes
4. Adipositas

Claudicatio intermittens
1. Zigarettenrauch – Inhalation
2. Diabetes
3. Hypercholesterinämie (Hypertriglyzeridämie)
4. Koronarkrankheit

Fettsäuren	Struktur	Verteilung in den einzelnen Plasmalipidfraktionen (%)				Depotfett
		FFS	TG	CE	PL	
Gesättigt						
C-12:0 Laurinsäure	COOH	1	-	-	-	0,7
C-14:0 Myristinsäure	COOH	2,5	2	1	0,5	3,3
C-16:0 Palmitinsäure	COOH	28,5	29	12,5	31	19,5
C-18:0 Stearinsäure	COOH	14	5	2	31	4,2
Einfach ungesättigt						
C-16:1 Palmitoleinsäure	COOH	8	8	7	3	6,9
C-18:1 Ölsäure	COOH	27	36,5	19	15	46,3
Mehrfach ungesättigt						
C-18:2 Linolsäure	COOH	13	11	50	22	11,4
C-18:3 Linolensäure	COOH	1	1	1	1	0,4
C-20:4 Arachidonsäure	COOH	2	3	4,5	9	0,2

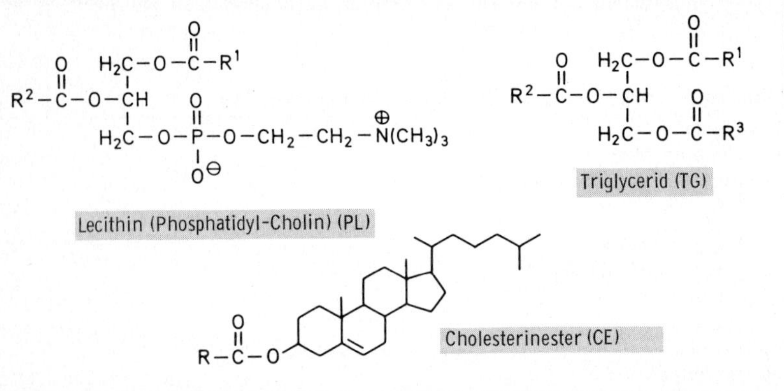

Abb. 6.**2** Schematische Darstellung von Fettsäuren in freien Fettsäuren, Triglyceriden, Phosphatiden und Cholesterinestern (nach *Schlierf* u. *Kahlke)*

konsequente Behandlung. Es gibt inzwischen überzeugende Hinweise dafür, daß arteriosklerotische Veränderungen an Gefäßen, die noch zu keinem kompletten Verschluß geführt haben, auch beim Menschen rückbildungsfähig sind. Zumindest kann ein weiteres Fortschreiten verzögert werden. Diese neuen Befunde sollten das Verantwortungsgefühl des Arztes, aber auch des Patienten für sich und für seine Familie wecken und Anlaß sein, nach bestem Wissen und Gewissen alle Chancen durch die modernen Möglichkeiten der Behandlung der Hyperlipidämien zu nützen.

Physiologie des Lipid- und Lipoproteinstoffwechsels

Lipide werden mit der Nahrung zugeführt, aber auch im Körper selbst, vor allem in Leber und Darm, synthetisiert. In Abhängigkeit von der Struktur reichen ihre Funktionen vom Aufbau der Zellstrukturen (Phosphatide, Cholesterin) über ihre Bedeutung als Ausgangssubstanz (Cholesterin) für die Synthese von Hormonen oder Gallensäuren bis zu ihrer Rolle als Transport- und Speicherform von Energie (Triglyceride, freie Fettsäuren). Im einzelnen werden diese Funktionen von unterschiedlichen Lipidmolekülen mit variabler Zusammensetzung wahrgenommen. Die drei wichtigsten Lipidklassen, nämlich Cholesterin, Phosphatide und Triglyceride, können durch die Veresterung mit einer Vielzahl von Fettsäuren in ihren physikalischen und biochemischen Eigenschaften sehr stark verändert werden und so neben spezifischen Funktionen gleichzeitig auch die unspezifische Aufgabe eines Energiespeichers erfüllen. Fettsäuren unterschiedlicher Kettenlänge und einer unterschiedlichen Zahl von Doppelbindungen bringen also eine zusätzliche Vielfalt in die Gruppe der Lipide (Abb. 6.**2**). Bis auf die essentiellen Fettsäuren (S. 31) können alle Lipide im Körper synthetisiert werden. Für den Transport über die Lymphe oder das Blut müssen die Lipide in eine lösliche Form gebracht werden. Dies geschieht durch die Kombination von Lipiden mit Proteinen (Lipoproteine) und reicht in der Praxis von der Bindung der freien Fettsäuren an Albumin bis zu den sehr komplexen hochmolekularen klassischen Lipoproteinen unterschiedlicher Größe und Dichte.

Die *Lipoproteine* sind hochmolekulare wasserlösliche Fett-Eiweiß-Aggregate aus den hydrophilen Apolipoproteinen und Phosphatiden an der Oberfläche und den hydrophoben Triglyceriden und Cholesterinestern im Innern. Sie dienen dem Transport der wasserunlöslichen Lipide in Lymphe und Blut zwischen den einzelnen Organen. Abb. 6.**3** zeigt den schematischen Aufbau eines Lipoproteins. Da Eiweiß im Vergleich zu Lipiden eine wesentlich größere Dichte hat, können die Lipoproteine entsprechend ihrem Gehalt an Apolipoproteinen und Lipiden im Schwerefeld der Ultrazentrifuge in vier Dichteklassen aufgetrennt werden (Abb. 6.**4**). Die Dichte des Serums wird jeweils mit KBr (Kaliumbromid) eingestellt, und das spezifische Gewicht reicht von $<0,9$ g/ml KBr für Lipide bis zu $<1,28$ g/ml KBr für Protein. Nach diesem Trennverfahren unterscheidet man:

Chylomikronen $d<0,95$ g/ml,
VLDL (= very low density lipoproteins) $d<1,006$ g/ml,

IDL (= intermediate density lipoproteins) d 1,006–1,019 g/ml,
LDL (= low density lipoproteins) d 1,019–1,063 g/ml,
HDL (= high density lipoproteins) d 1,063–1,21 g/ml,
welche aus funktionellen Gründen noch in die HDL-Subfraktionen HDL_1 (1,055–1,085 g/ml, HDL_2 (1,063–1,132 g/ml) und HDL_3 (1,12–1,21 g/ml) unterteilt werden.

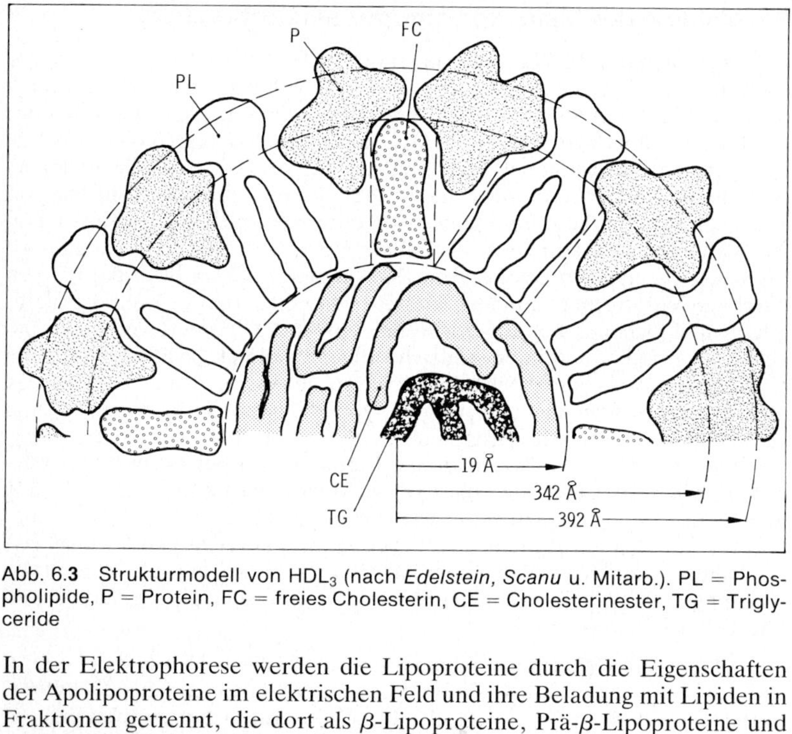

Abb. 6.**3** Strukturmodell von HDL_3 (nach *Edelstein, Scanu* u. Mitarb.). PL = Phospholipide, P = Protein, FC = freies Cholesterin, CE = Cholesterinester, TG = Triglyceride

In der Elektrophorese werden die Lipoproteine durch die Eigenschaften der Apolipoproteine im elektrischen Feld und ihre Beladung mit Lipiden in Fraktionen getrennt, die dort als β-Lipoproteine, Prä-β-Lipoproteine und α-Lipoproteine bezeichnet werden (Abb. 6.**4**).

Die *Apolipoproteine* unterscheiden sich nach Aufbau, Herkunft und Funktion (Tab. 6.**2**) und sind auf die einzelnen Lipoproteinfraktionen unterschiedlich verteilt (Abb. 6.**4**). Sie bilden Bausteine und Lösungsvermittler der Lipoproteine in Lymphe und Serum, dienen als Bindungsproteine an spezifische Rezeptoren beim Transport der Lipoproteine zu bestimmten

Abb. 6.**4** Zusammensetzung, Durchmesser und Dichteklassen der in der Ultrazentrifuge getrennten Lipoproteine im Plasma des Menschen (VLDL = very low density lipoproteins, LDL = low density lipoproteins, HDL = high density lipoproteins. Zum Vergleich daneben die entsprechenden Fraktionen in der Lipoproteinelektrophorese ▸

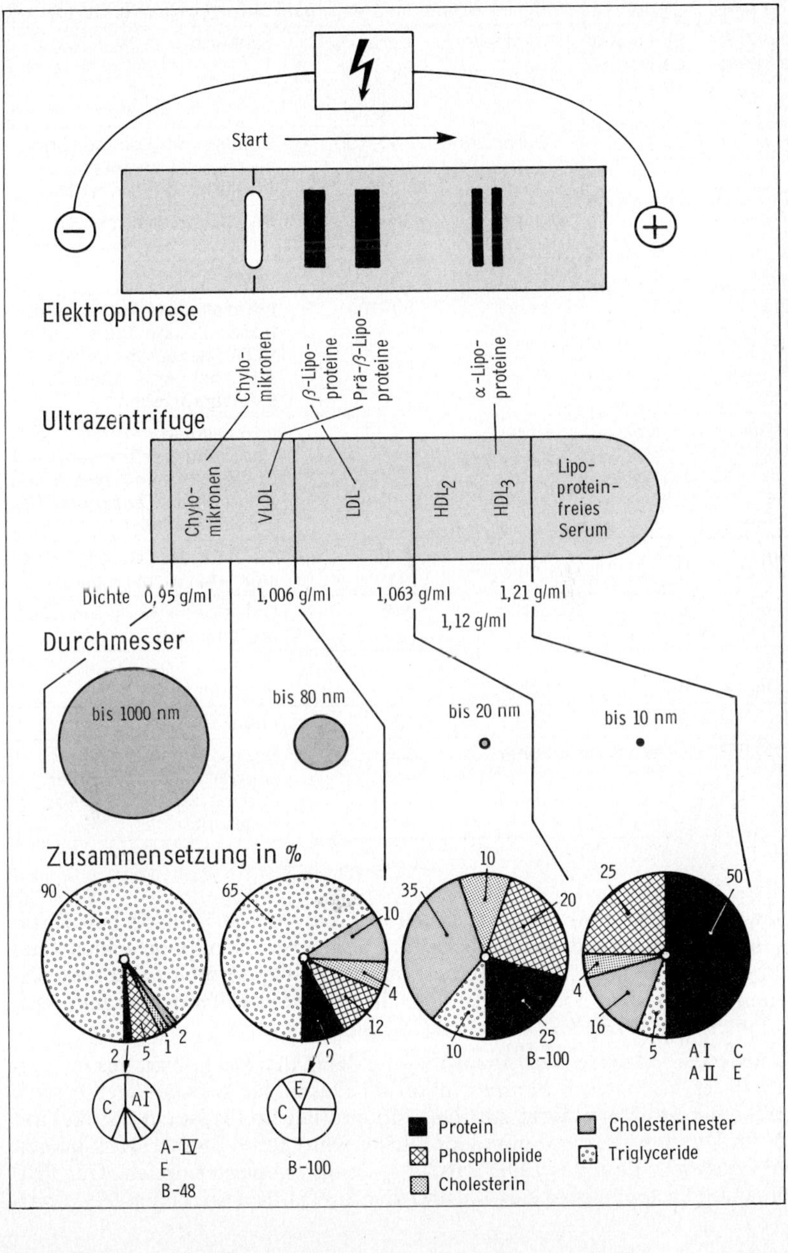
Start
Elektrophorese
Chylo-
mikronen
β-Lipo-
proteine
Prä-β-Lipo-
proteine
α-Lipo-
proteine
Ultrazentrifuge
Chylo-
mikronen
VLDL
LDL
HDL2
HDL3
Lipo-
protein-
freies
Serum
Dichte 0,95 g/ml
1,006 g/ml
1,063 g/ml
1,21 g/ml
1,12 g/ml
Durchmesser
bis 1000 nm
bis 80 nm
bis 20 nm
bis 10 nm
Zusammensetzung in %
90
2
5
1
2
C
AI
A-IV
E
B-48
65
10
4
12
9
C
E
B-100
35
10
20
10
25
B-100
25
50
4
16
5
A I C
A II E
Protein
Phospholipide
Cholesterin
Cholesterinester
Triglyceride

Tabelle 6.**2** Apolipoproteine im Serum (nach *Assmann* sowie *Pownall* u. *Gotto*)

Apolipoprotein	Molekulargewicht × 10^3	Syntheseort	Serumkonzentration (mg/dl)	Funktion
A-I	28,3	Darm, Leber	100–150	Cofaktor der Lecithin-Cholesterin-Acyltransferase; Strukturprotein von HDL
A-II	17,4	Darm, Leber?	30–50	Strukturprotein von HDL
A-IV	~ 46	Darm	15	unbekannt
B-100	550	Leber	80–100	intrazellulärer Aufbau oder transzellulärer Transport von VLDL; Rezeptorinteraktion (LDL) mit „Apoprotein B, E-Rezeptorzellen"
B-48	~ 265	Darm,	?	intrazellulärer Aufbau oder transzellulärer Transport von Chylomikronen Rezeptorinteraktion mit „Apoprotein B, E-Rezeptorzellen"?
C-I	6.6	Leber	< 10	Cofaktor der Lecithin-Cholesterin-Acyltransferase
C-II	8.7	Leber	3–8	Cofaktor der Fettgewebslipoproteinlipase
C-II$_{0.1.2}$ C-III$_{0.1.2}$	8.9	Leber	8–15	unbekannt
D	22	?	10	unbekannt
E	~ 35	Leber	3–5	Rezeptorinteraktion mit „Apo B, E-Rezeptorzellen" und mit hepatischem Apo-E-Rezeptor

Geweben (Abb. 6.**5**) und wirken als Cofaktoren von lipolytischen Enzymen. Entsprechend dieser Schlüsselfunktionen von Apolipoproteinen kann es bei angeborenem Mangel an bestimmten Apolipoproteinen zu zwar seltenen, aber in den Lipoproteinstoffwechsel sehr eingreifenden Krankheiten kommen (Tab. 6.**3**).

In neuerer Zeit geriet das Lipoprotein Lp (a) in den Blickpunkt des Interesses, da es bei höherer Konzentration im Plasma als selbständiger Risikofaktor für den Herzinfarkt gilt. Das Lipoprotein Lp (a) ist ein Partikel mit 25 nm Durchmesser und mit einer Dichte von 1,05–1,1 g/ml. Der Lipidanteil entspricht dem des LDL-Partikels, ist also cholesterinreich. Der Proteinanteil besteht aus Apo B 100 und dem Lp (a)-Protein, einem Glykopro-

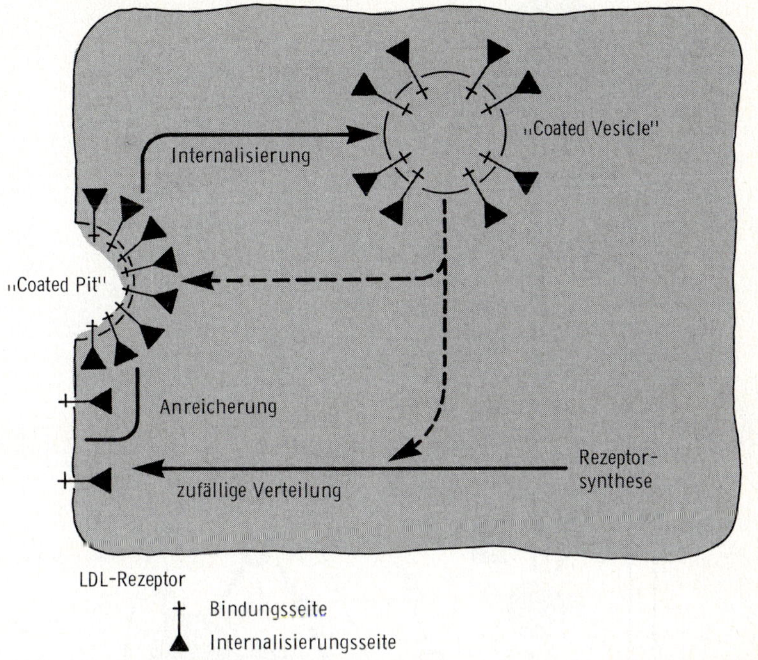

Abb. 6.**5** Modell der Synthese, Funktion und Regeneration des LDL-Rezeptors in menschlichen Fibroblasten (s. Text) (nach *Anderson, Goldstein* u. *Brown*)

Tabelle 6.**3** Apolipoproteinopathien

Apolipoprotein	Krankheit
A–I	An-α-Lipoproteinämie Apolipoprotein A-I-Varianten (Milano, Marburg, Münster)
B	A-β-Lipoproteinämie Hypo-β-Lipoproteinämie Normotriglyceridämische A-β-Lipoproteinämie Hyperapobetalipoproteinämie?
C	Apolipoprotein-C-II-Mangel
E	Apolipoprotein-E-II-Homozygotie

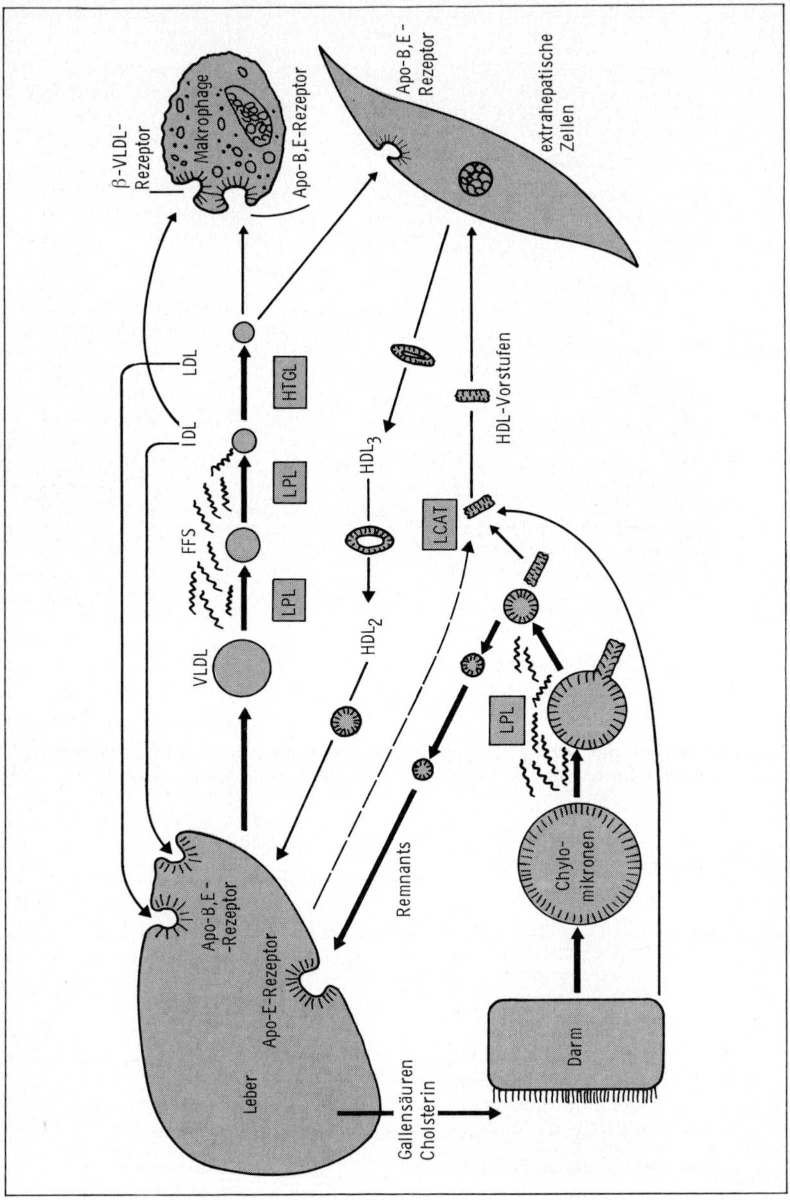
β-VLDL-
Rezeptor
Makrophage
Apo-B,E-Rezeptor
Apo-B,E-
Rezeptor
extrahepatische
Zellen
IDL
LDL
VLDL
FFS
LPL
LPL
HTGL
HDL$_2$
HDL$_3$
LCAT
HDL-Vorstufen
LPL
Remnants
Chylo-
mikronen
Apo-B,E-
-Rezeptor
Apo-E-Rezeptor
Leber
Gallensäuren
Cholsterin
Darm

tein mit hohem Gehalt an Neuraminsäure. Die Funktion des Lp (a)-Proteins ist nicht geklärt, insbesondere nicht, ob es als echtes Apolipoprotein mit Lipiden Wechselwirkungen zeigt. Die Konzentration von Lp (a) im Plasma ist genetisch kontrolliert und manifestiert sich in mehreren Phänotypen.

Um- und Abbau von Lipoproteinen im Plasma werden über zwei Enzymsysteme gesteuert (Abb. 6.**6**). Das *Lipoproteinlipase-System* besteht aus einer Anzahl entlang dem Kapillarendothel vor allem von Fett und Muskelgewebe membrangebundener lipolytischer Enzyme, welche durch Heparininjektion freigesetzt werden können (postheparin-lipolytische Aktivität). Eines dieser Enzyme ist die Lipoproteinlipase, welche die Triglyceride aus Chylomikronen und aus VLDL spaltet. Die Lipoproteinlipasen haben gewebsspezifische Unterschiede. Von einer hepatischen Triglyceridlipase läßt sich ein Enzym aus dem Fettgewebe und aus dem Muskel durch bestimmte Charakteristika unterscheiden.

Die *Lecithin-Cholesterin-Acyltransferase* (LCAT) wird in der Leber gebildet und bewirkt im Serum durch die Übertragung der β-ständigen Fettsäure (vorwiegend Linolsäure) von Lecithin auf freies Cholesterin unter Bildung von Cholesterinestern und Lysolecithin die Anreicherung der HDL mit Cholesterinestern. Dadurch werden die zunächst nur hydrophiles freies Cholesterin enthaltenden scheibenförmigen Vorstufen der HDL durch Anreicherung mit lipophilen Cholesterinestern im Inneren des Partikels zu pseudomizellaren runden HDL umgewandelt.

Rezeptoren an den Membranen der Zellen bestimmter Gewebe haben eine weitere Schlüsselfunktion im Lipoproteinstoffwechsel. Bisher wurden fünf verschiedene Rezeptoren beschrieben, welche die Aufnahme von Lipoproteinen in Zellen und die Metabolisierung ihrer Bestandteile ermöglichen. Apolipoproteine auf der Oberfläche von Lipoproteinen spielen dabei die Rolle von Erkennungsmerkmalen und Bindungsproteinen für den Rezeptor, welcher die Aufnahme der Lipoproteine in die Zellen vermittelt. Als erster entdeckt und am besten untersucht wurde der *LDL-Rezeptor,* auch Apo-B-E-Rezeptor genannt, der an der Oberfläche von hepatischen wie auch extrahepatischen Zellen liegt und den Abbau von Lipoproteinen bewirkt, die Apo-B oder Apo-E enthalten. Dieser Rezeptor spielt eine wichtige Rolle im zellulären Cholesterinstoffwechsel (S. 275). Aus Untersuchungen an Zellkulturen menschlicher Zellen und aus Tierexperimenten

◀ Abb. 6.**6** Transport und Abbau von Chylomikronen und VLDL im Plasma durch die Lipoproteinlipase (LPL) und die hepatische Triglyceridlipase (HTGL) sowie Aufnahme der dabei entstehenden Remnants, IDL und LDL über spezifische Rezeptoren in Leber, periphere Zellen und Makrophagen. Gleichzeitig werden durch die Lecithin-Cholesterin-Acyltransferase (LCAT) Vorstufen der HDL in HDL_3 und HDL_2 umgebildet, welche Cholesterin von den peripheren Zellen zurück zur Leber transportieren

kann man schließen, daß der LDL-Rezeptor ein glykosyliertes Protein ist, das im Golgi-Apparat gebildet und in die Plasmamembran eingebaut wird. Das Rezeptorprotein hat nach außen eine Bindungsstelle für extrazelluläres LDL, während die nach innen gerichtete Seite für die Aufnahme des Komplexes aus LDL und Rezeptorprotein in die Zelle zuständig ist. Diese Rezeptorproteine konzentrieren sich in sogenannten „coated pits“ und umschließen die aufgenommenen LDL in sogenannten „coated vesicles“. Die Rezeptorproteine werden wieder verwendet (Abb. 6.**5**). Die Aktivität des LDL-Rezeptors wird in vitro durch Cholesterin gebremst und durch Insulin und Thyroxin gesteigert. Der *Apo-E-Rezeptor* befindet sich auf der Oberfläche von Leberzellen und nimmt spezifisch nur Apo-E-enthaltende Lipoproteine an. Er ist zuständig für die Aufnahme von Chylomikronen-„Remnants“ in die Leber. Der β-VLDL-Rezeptor wurde auf Monozyten, Makrophagen und Schaumzellen nachgewiesen. Er erkennt cholesterinreiche β-VLDL von Patienten mit einer Hyperlipoproteinämie Typ III und von mit Cholesterin gefütterten Labortieren. Darüber hinaus wurde noch ein vierter Rezeptor, welcher chemisch veränderte Lipoproteine erkennt, für Makrophagen beschrieben. Dieser Rezeptor nimmt durch chemische Acetylierung oder Konjugation mit Malondialdehyd modifiziertes LDL in Makrophagen auf und führt zu einer Anhäufung von Cholesterinestern in diesen Zellen (Abb. 6.**7**). Die Bedeutung dieses Rezeptors in vivo ist noch nicht ganz geklärt, man nimmt jedoch an, daß er die Aufnahme von β-VLDL und modifiziertem LDL in Makrophagen und durch die Anhäufung von Cholesterinestern im Zellinneren deren Umwandlung in Schaumzellen ermöglicht. Dieser Vorgang gilt als Modell für die Atherogenese (S. 296). Ein weiterer *Rezeptor für HDL* an Hautfibroblasten und glatten Muskelzellen der Arterienwand des Menschen wird diskutiert.

Der *Stoffwechsel der Lipoproteine* läßt sich unter den Gesichtspunkten „Transport von exogenen und endogenen Triglyceriden“ sowie „Transport von Cholesterin“ unterteilen.

Während die kurz- und mittelkettigen Fettsäuren aus der Nahrung über die Pfortader direkt zur Leber transportiert werden, müssen die langkettigen Fettsäuren in der Dünndarmschleimhaut als Triglyceride in *Chylomikronen* eingebaut werden (Abb. 6.**6**). Die Chylomikronen gelangen über den Ductus thoracicus ins Blut und erhalten dort zusätzlich zu den Apolipoproteinen A und B-48 von HDL die Apolipoproteine C und E. Durch die Aufnahme des Apolipoproteins C II können sie die Lipoproteinlipase in Fett- und Muskelgewebe aktivieren und werden mit einer Halbwertszeit von wenigen Minuten unter Spaltung der Triglyceride in freie Fettsäuren zu „Cor-Remnants“ und „Oberflächen-Remnants“ abgebaut. Die „Oberflächen-Remnants“, welche relativ viel Phosphatide, Cholesterin und Apolipoprotein C enthalten, werden zum großen Teil auf HDL übertragen. Die „Cor-Remnants“ der Chylomikronen enthalten Cholesterinester und Apolipoprotein C und werden vom Apolipoprotein-E-Rezeptor der Leber

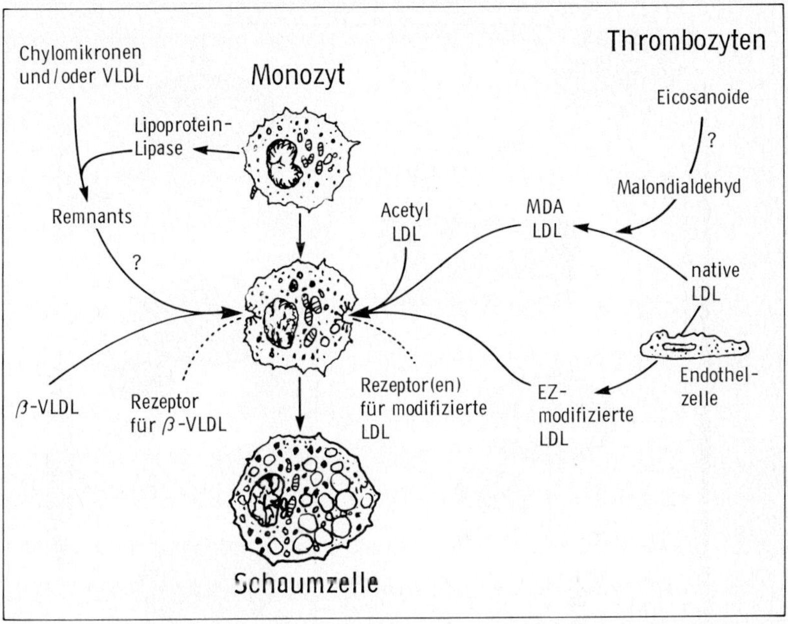

Abb. 6.7 Umbildung von Monozyten des Blutes in *Makrophagen,* die sich in der Arterienwand durch Aufnahme von Lipoproteinen (modifizierte LDL oder Remnants und β-VLDL) über bestimmte Rezeptoren zu Schaumzellen entwickeln und so die Atherombildung einleiten könnten (nach *Steinberg*)

erkannt und in die Leber aufgenommen (Abb. 6.**6** u. 6.**8**). Bei gesunden Menschen findet man Chylomikronen im Serum nur nach einer fettreichen Mahlzeit, im Nüchternserum nach 12stündigem Fasten sind keine Chylomikronen nachweisbar.

Die Triglyceride im Nüchternserum werden nahezu vollständig in der Leber synthetisiert und als *VLDL* an das Blut abgegeben (Abb. 6.**6**). Die chemische Zusammensetzung dieser Partikel schwankt in Abhängigkeit von der Ernährung. Die Fettsäuren der Triglyceride können in der Leber aus Glucose synthetisiert werden oder als freie Fettsäuren aus dem Fettgewebe in die Leber aufgenommen und dann in Triglyceride eingebaut werden. Man bezeichnet sie deshalb als endogene Triglyceride. Im Gegensatz zum Apolipoprotein B-48 der Chylomikronen enthalten die VLDL das Apolipoprotein B-100. Die VLDL werden im Blut unter Beteiligung der Lipoproteinlipase über die IDL zu LDL abgebaut. Bei diesem Abbau werden ebenfalls Apolipoproteine C, E sowie Cholesterin und Phosphatide auf HDL übertragen, während das Apolipoprotein B-100 in den LDL vollstän-

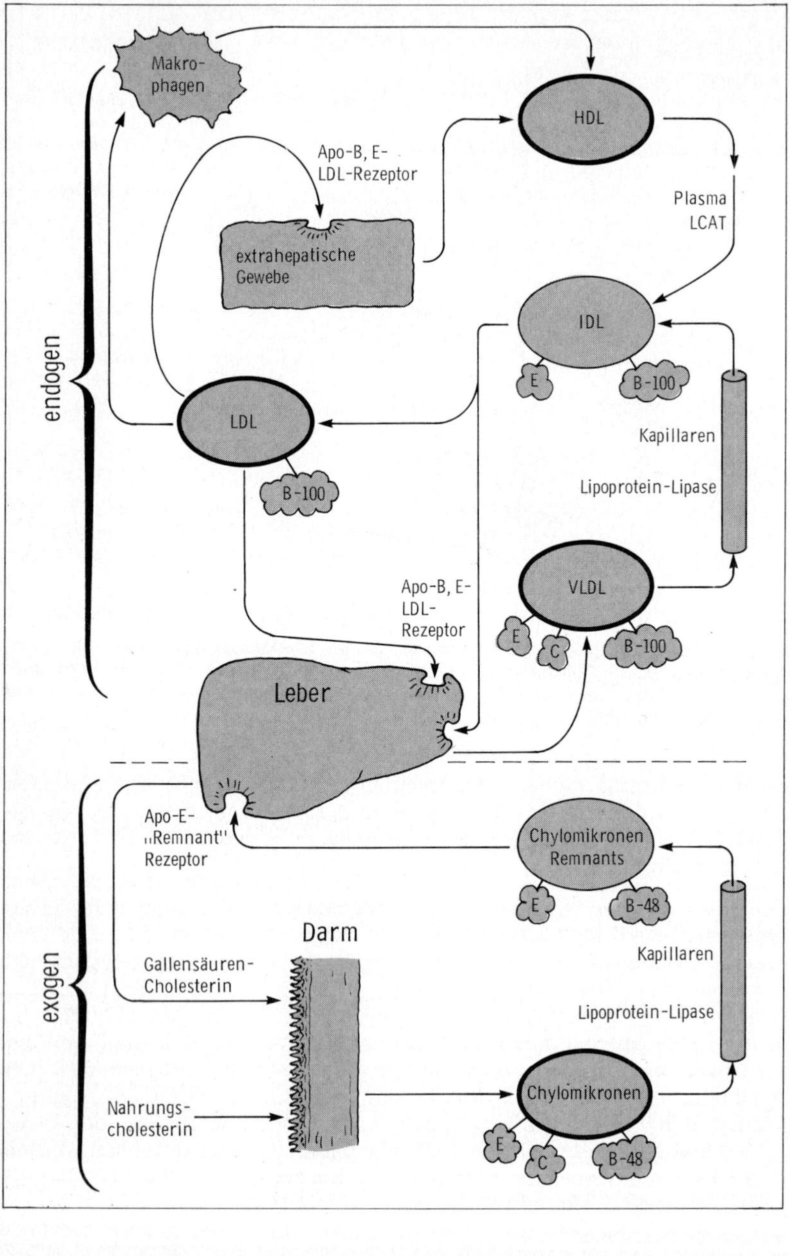
Makrophagen
HDL
Apo-B, E-
LDL-Rezeptor
Plasma
LCAT
extrahepatische
Gewebe
IDL
E
B-100
endogen
LDL
B-100
Kapillaren
Lipoprotein-Lipase
Apo-B, E-
LDL-
Rezeptor
VLDL
E
C
B-100
Leber
Apo-E-
„Remnant"
Rezeptor
Chylomikronen
Remnants
E
B-48
Darm
Kapillaren
Gallensäuren-
Cholesterin
exogen
Lipoprotein-Lipase
Nahrungs-
cholesterin
Chylomikronen
E
C
B-48

dig aus den VLDL stammt. Einige Befunde sprechen dafür, daß die extrahepatische Lipase vorwiegend den Abbau von VLDL zu IDL und die hepatische Lipase den weiteren Abbau zu LDL katalysieren. Der Abbau der VLDL wird durch Apolipoprotein C-II aktiviert und durch Apolipoprotein C-III gehemmt.

Unter *β-VLDL* versteht man Lipoproteine, welche sich in der Ultrazentrifuge wie VLDL und in der Elektrophorese wie β-Lipoproteine verhalten. Sie entstehen bei Labortieren durch Cholesterinfütterung (HDL_c) und können auch beim Menschen durch eine sehr cholesterinreiche Kost gebildet werden. Das Verhältnis von Triglyceriden zu Cholesterin liegt in diesem Lipoprotein bei etwa 1:1, der Proteinanteil besteht aus Apolipoprotein B und E. Durch den Gehalt an Apolipoprotein E kann HDL_c am B-E-Rezeptor peripherer Zellen das LDL verdrängen. Ihr Verhalten in der Elektrophorese und in der Ultrazentrifuge erinnert an das „Floating β-Lipoprotein“ oder IDL der familiären Typ-III-Hyperlipoproteinämie. Die Entstehung dieser β-VLDL beim Menschen ist noch nicht geklärt.

Die *LDL*, welche aus dem Abbau der VLDL entstanden sind, werden nach heutiger Vorstellung über einen „rezeptorabhängigen“ und einen „rezeptorunabhängigen“ Mechanismus aus dem Plasma entfernt (Abb. 6.**8**). Der LDL-Rezeptor (Apo-B-E-Rezeptor) befindet sich an Hepatozyten und an peripheren Zellen. LDL-Partikel werden nach Kontakt mit diesem Rezeptor in die Zelle aufgenommen und durch lysosomale Hydrolyse in die Komponenten zerlegt (Abb. 6.**9**). In der Zelle bewirkt der Anstieg des freien Cholesterins eine Hemmung der HMG-CoA-Reduktase des Schlüsselenzyms der Cholesterinsynthese, eine Aktivierung der Acyl-CoA-Cholesterin-Acyltransferase (ACAT) und damit eine Speicherung des freien Cholesterins in Form von Cholesterinestern und schließlich eine Hemmung der Bildung von LDL-Rezeptoren in der Zelle und damit eine Bremsung der LDL-Cholesterinaufnahme. Diese Regulation der zelleigenen Cholesterinsynthese durch LDL-Cholesterin aus dem Blutplasma ist ein wesentlicher Bestandteil der Cholesterin-Homöostase.

Der „rezeptorunabhängige“ LDL-Abbau erfolgt über sogenannte *„Scavenger-Zellen“*, darunter versteht man Zellen des retikulohistiozytären Systems und Makrophagen. Die Mechanismen, durch die LDL in diese Scavenger-Zellen aufgenommen werden, sind noch nicht alle geklärt, eine Verbindung mit dem Rezeptor für chemisch modifizierte LDL (S. 271) wird diskutiert. Von pathophysiologischem Interesse ist es, daß speziell LDL und β-VLDL oder auch IDL vermehrt über den „rezeptorunabhängigen“ Mechanismus aus dem Plasma entfernt werden, wenn der „rezeptorabhängige“ Weg gestört ist (Abb. 6.**12**). Nach vorläufigen Schätzungen erfolgt

◂ Abb. 6.**8** Stoffwechsel der cholesterintransportierenden Lipoproteine im Plasma (nach *Goldstein* u. Mitarb.)

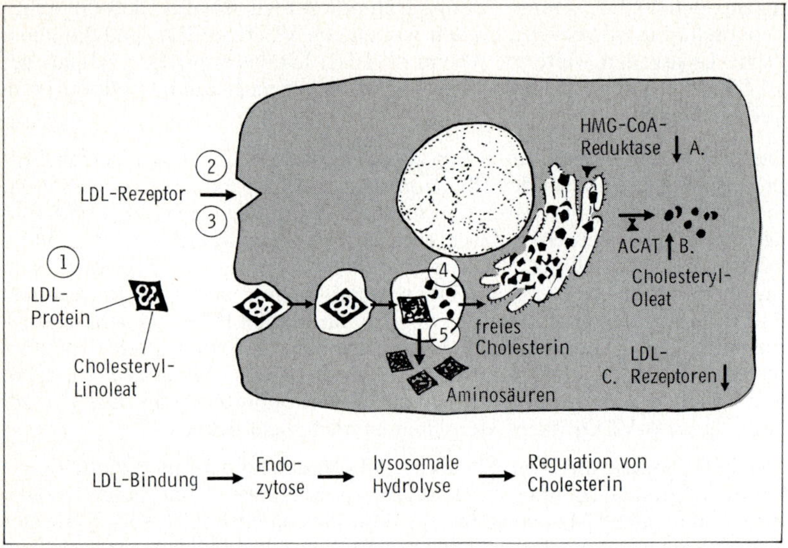

Abb. 6.**9** Aufnahme von LDL durch den LDL-Rezeptor und die Wirkungen auf den Cholesterinstoffwechsel in peripheren Körperzellen. Die Buchstaben A–C bezeichnen die drei Reaktionen der Zellen auf die Einschleusung von Cholesterin (nach *Goldstein* u. *Brown*)
Die Zahlen identifizieren die Lokalisation verschiedener Stoffwechselstörungen:
1. A-β-Lipoproteinämie
2. Rezeptornegative Form der familiären Hypercholesterinämie
3. Rezeptordefektive Form
4. Wolman-Syndrom
5. Cholesterinesterspeicherkrankheit

HMG-CoA-Reduktase = 3-Hydroxy 3-Methylglutaryl Co-Enzym A Reduktase
ACAT = Acyl-Co-Enzym A: Cholesteryl-Acyl Transferase, das cholesterinveresternde Enzym

beim Gesunden der Abbau von LDL zu zwei Dritteln über den LDL-Rezeptor.

HDL-Partikel stammen in ihren Vorstufen aus dem Darm und aus der Leber und werden im Plasma durch Wechselwirkung mit anderen Lipoproteinen ausgeformt. Dabei entstehen aus den Vorstufen die Unterfraktionen HDL_1, HDL_2 und HDL_3 (Abb. 6.**6**). Die Entstehung der scheibenförmigen Vorstudien der HDL aus dem Darm steht in engem Zusammenhang mit der Lipolyse der Chylomikronen. Unter Einwirkung des LCAT-Enzyms entstehen aus dem freien Cholesterin der HDL-Vorstufen Cholesterinester, welche diese zu pseudomizellaren runden HDL-Partikeln anwachsen lassen. Nach derzeitigem Kenntnisstand entsteht aus HDL_3 durch Aufnahme der beim Abbau von VLDL und Chylomikronen freigesetzten Bestandteile Apolipoprotein C, Phosphatide und Cholesterin-HDL_2. Die Unterfraktion HDL_1 läßt sich durch spezielle Verfahren (Zonalzentrifugation) isolieren. Sie enthält Apolipoprotein E als wichtigste Eiweißkomponente und entsteht beim Tier wie beim Menschen durch sehr cholesterinreiche Ernährung. Diese Unterfraktion wird deshalb gelegentlich auch als HDL_c bezeichnet. Dieses HDL_c wird vom hepatischen Apo-E-Rezeptor erkannt und erlaubt den Transport von Cholesterin aus der Körperperipherie zur Leber für die Biosynthese von Gallensäuren. Außerdem kann HDL_c aufgrund seines Gehalts an Apolipoprotein E LDL am Apo-B,E-Rezeptor peripherer Körperzellen verdrängen. Die Gültigkeit dieses Konzepts für den Menschen ist noch nicht bewiesen. Aus In-vitro-Untersuchungen an Fibroblasten ist bekannt, daß HDL_3 die größte Affinität für Cholesterin aus peripheren Zellen hat. Es wird deshalb angenommen, daß der Abtransport von Cholesterin aus peripheren Zellen über HDL_3 erfolgt, welches im Plasma im Rahmen der Lipolyse zu HDL_2 umgebildet und schließlich in der Leber abgebaut wird (Abb. 6.**6**). Die enge Verknüpfung

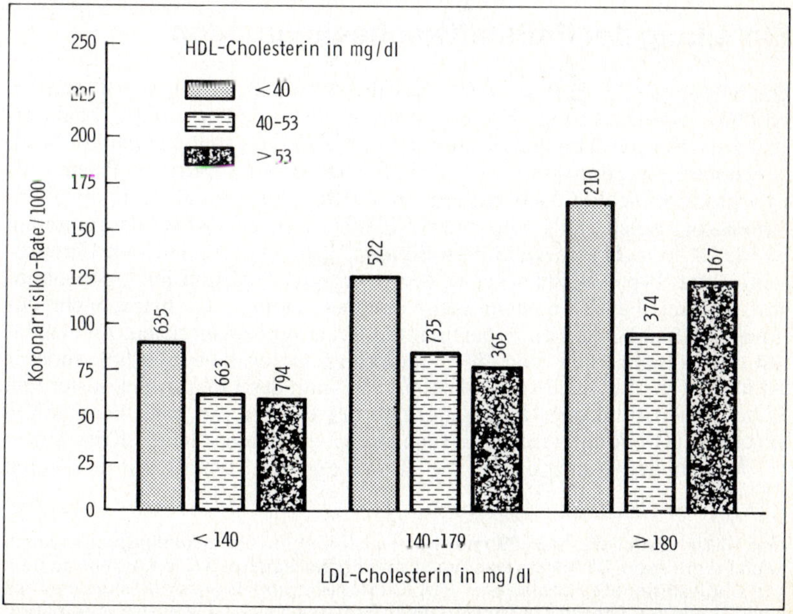

Abb. 6.**10** Höhe des Koronarrisikos in Abhängigkeit von LDL-Cholesterin und HDL-Cholesterin im Serum bei Männern im Alter zwischen 50 und 69 Jahren (nach *Castelli* u. Mitarb.)

des Stoffwechsels der HDL mit dem Abbau der triglyceridreichen Lipoproteine erklärt auch die negative Korrelation zwischen den Konzentrationen von Triglyceriden und HDL-Cholesterin im Plasma. Der Transport von Cholesterin aus peripheren Zellen, z. B. Intima der Arterien, zur Leber mit nachfolgendem Abbau zu Gallensäuren und Ausscheidung über den Darm begründet auch die Hypothese von der antiatherogenen Wirkung der HDL, welche auch durch epidemiologische Untersuchungen gestützt wird (Abb. 6.**10**).

Der Transport von exogenem Cholesterin aus dem Darm erfolgt in den Chylomikronen über ihre Remnants zunächst zur Leber, wo exogenes und endogenes Cholesterin vermischt werden (Abb. 6.**8**). Die endogene Cholesterinsynthese erfolgt vorwiegend in Leber und Darm. Aus der Leber wird Cholesterin mit VLDL an das Plasma abgegeben und in Form von LDL von peripheren Zellen aufgenommen. Die „rezeptorabhängige" Aufnahme von LDL ist ein wesentliches Element der Regulation der körpereigenen Cholesterinsynthese. Von den peripheren Zellen erfolgt der Rücktransport von Cholesterin über die HDL zur Leber, welche Cholesterin und Gallensäuren in den Darm ausscheiden kann (S. 29).

Einteilung der Fettstoffwechselstörungen

Die Störungen des Fettstoffwechsels wurden früher nach den im Plasma in erhöhter oder erniedrigter Konzentration vorliegenden Lipiden benannt, also zum Beispiel Hypercholesterinämie oder Hypertriglyzeridämie. Nach den neuen Erkenntnissen über den Transport der Lipide im Plasma als Lipoproteine schlug Fredrickson eine Einteilung in Hyperlipoproteinämien vor, welche auch von einer Arbeitsgruppe der WHO übernommen wurde (Abb. 6.**11**). Inzwischen weiß man, daß die verschiedenen Lipoproteinmuster Typ I–V Phänotypen der jeweiligen Situation im Lipoproteinstoffwechsel darstellen, aber nicht einem Genotyp, das heißt, nicht der nosologischen Einheit einer bestimmten Krankheit entsprechen. Im Gegenteil, in Abhängigkeit von der Ernährung, unter dem Einfluß anderer Krankheiten oder auch von Arzneimitteln kann das Lipoproteinmuster von Patient zu Patient oder auch innerhalb der Familie mit einer bestimmten vererbten Krankheit wechseln. Nach streng wissenschaftlichen Kriterien ist es deshalb heute notwendig, die Einteilung der Hyperlipoproteinämien

Abb. 6.**11** Einteilung der Fettstoffwechselstörungen als Hyperlipoproteinämien ▸ nach Fredrickson. Die häufigeren Typen sind dunkel abgesetzt. Die Konzentrationen von Cholesterin, LDL-Cholesterin, HDL-Cholesterin und Triglyceride stammen aus einer Studie von *Schaefer* u. Mitarb. (1978). Es handelt sich bei diesen Hyperlipoproteinämien Typ I–V um die Phänotypen primärer Hyperlipoproteinämien, aber nur zum Teil gleichzeitig um *einen* Genotyp (z. B. Lipoproteinlipasemangel mit Lipoproteinmuster Typ I)

		familiäre Hyperlipämie	familiäre Hypercholesterinämie		„Broad-Beta-Disease"	Hypertriglyzeridämie	
Typ	normal	I	II a	II b	III	IV	V
Lipoproteinmuster			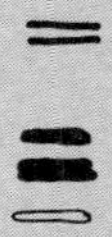	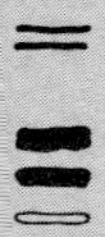			
(n)	(1088)	(12)	(454)		(66)	(299)	(95)
Chol	189 ± 40	324 ± 197	354 ± 91		441 ± 153	251 ± 64	373 ± 190
LDL-C	123 ± 35	22 ± 8	286 ± 199		111 ± 53	136 ± 42	72 ± 43
HDL-C	50 ± 14	17 ± 6	44 ± 12		38 ± 19	37 ± 11	27 ± 12
TG	87 ± 43	3316 ± 2345	135 ± 86		694 ± 486	438 ± 417	2071 ± 2072
Triglyceride erhöht durch		Fett —	— —		— Kohlenhydrate	— Kohlenhydrate	Fett Kohlenhydrate
pathologische Glucosetoleranz		n*	n*		~50 %	~30 %	~80 %
Hyperurikämie		n*	n*		~40 %	~40 %	~40 %
Hepatosplenomegalie		+	—		—	(+)	+
Xanthome		eruptiv	plan, tendinös, tuberös Arcus lipoides		Handlinien-Xanthome tuberoeruptiv, plan	tuberös (eruptiv)	eruptiv (tuberös).
Anteile an den primären Hyperlipidämien %		≤1	homozygot < 1	heterozygot 30-[illegible]0	< 5	30	<5

n* = nicht häufiger als beim Durchschnitt der Bevölkerung

nach dem ihnen zugrunde liegenden Defekt vorzunehmen und dabei vor allem genetische Gesichtspunkte zu berücksichtigen (Tab. 6.**4**). Die familiären und sporadischen Formen werden allgemein als primäre Hyperlipoproteinämien bezeichnet und von den sogenannten sekundären Hyperlipoproteinämien (Tab. 6.**5**), welche als Folge anderer Grundkrankheiten auftreten, z. B. Diabetes, Hypothyreose, Leberkrankheiten, Nierenkrankheiten, abgegrenzt.

Tabelle 6.**4** Einteilung familiärer Fettstoffwechselkrankheiten nach Genotypen

Krankheit	Ursache	Erbgang	Geschätzte Häufigkeit % der Bevölkerung	Phänotyp
Familiäre Hypercholesterinämie	LDL-Rezeptor-Mangel	autosomal dominant	0,2	IIa, IIb
Familiäre Hypertriglyzeridämie	?	autosomal dominant	0,1	IV, V
Familiäre kombinierte Hyperlipidämie	?	autosomal dominant	0,5	IIa, IIb, IV, V
Familiäre Hyperlipämie	Lipoproteinlipase-Mangel	autosomal rezessiv	sehr selten	I, V
Familiäre Typ-III-Hyperlipoproteinämie	Apo-E-2-Homozygotie	autosomal rezessiv	0,02	III, IV, V
Familiäre Hypercholesterinämie	?	polygen	5	IIa, IIb

Die genaue Diagnose einer familiären Hyperlipoproteinämie über den Ausschluß einer sekundären Hyperlipoproteinämie, den Nachweis des familiären Vorkommens und den Nachweis des Stoffwechseldefekts in der Zellkultur kann sehr aufwendig sein. Aus diesen Gründen muß sich die Diagnostik in der Praxis sehr häufig mit der Abgrenzung von primären und sekundären Hyperlipoproteinämien begnügen. Auch wenn dies für die Therapie häufig ausreicht, sollte man dennoch bemüht sein, den familiären Charakter einer Fettstoffwechselstörung auszuschließen oder zu beweisen, weil dies für die Prognose des Patienten selbst und seine Blutsverwandten Konsequenzen hat (S. 292). Für die Therapieentscheidungen oder Verlaufskontrollen genügt es im allgemeinen, einfache Parameter wie Cholesterin, Triglyceride, LDL- und HDL-Cholesterin zu bestimmen.

Familiäre Hyperlipoproteinämien

Der erbliche Charakter dieser Fettstoffwechselstörungen wird am einfachsten durch den Nachweis der gleichen Störung bei Blutsverwandten und durch den direkten Nachweis des Stoffwechseldefekts beim Einzelpatienten geführt. Bei einigen Störungen (z. B. familiäre Hypercholesterinämie) ist der direkte Nachweis beim Einzelpatienten möglich. Bei anderen Störungen gelingt die Diagnose nur, wenn eine Familie mit einer genügend großen Zahl von Blutsverwandten untersucht werden kann.

Tabelle 6.**5** Krankheiten, Fehlernährung und Hormone, die zu einer sekundären Hyperlipoproteinämie führen können

Lipoproteinmuster	I	IIa/b	III	IV	V
Lipoproteinfraktion vermehrt	Chylomikronen	LDL (VLDL)	β-VLDL	VLDL	VLDL Chylomikronen
Diabetes	+		(+)	+	+
Pankreatitis	+			+	+
Obstruktive Leberkrankheit		+	(+)		
Primäre biliäre Zirrhose		+			
Hepatitis				+	
Niereninsuffizienz		(+)		+	+
Hypothyreose		+	(+)	+	+
Hypopituitarismus				+	+
Morbus Cushing		+		+	
Paraproteinämie	+	+	+		+
Lupus erythematodes	+		+		+
Glykogenose	+				+
Werner-Syndrom				+	
Porphyrie		+			
Anorexia nervosa		+			
Fettsucht		(+)		+	+
Alkohol				+	+
Östrogene		(+)		+	
Progesterone		+		(+)	
Corticoide	+	+		+	+
Androgene		+			
Schwangerschaft		+		+	

Familiäre Hypercholesterinämie

Diese autosomal dominant vererbte Krankheit ist auf einen Defekt am LDL-Rezeptor zurückzuführen (Abb. 6.**9**). Der Rezeptor kann ganz fehlen oder eine verminderte LDL-Bindungskapazität haben oder durch eine Verteilungsstörung der Rezeptoren auf der Zelloberfläche die Aufnahme von LDL in die Zelle beinträchtigt sein. Dadurch entfällt in der Zelle die Hemmung der Cholesterinsynthese, außerhalb der Zelle kommt es zu einem verminderten Abbau der im Plasma zirkulierenden LDL. Nach Berechnungen von Brown u. Goldstein werden bei Normalpersonen 30%, bei heterozygoten Patienten mit der erblichen Belastung von einem Elternteil (entspricht der Hälfte an funktionierenden LDL-Rezeptoren) 10% und bei homozygoten Patienten mit der erblichen Belastung von beiden Elternteilen 0% des Plasma-LDL-Pools pro Tag über den „rezeptorabhängigen“ Mechanismus abgebaut (Abb. 6.**12**). Als Konsequenz wird bei den Patienten mit familiärer Hypercholesterinämie im Vergleich zu Normalpersonen die dreifache bzw. sechsfache Menge an LDL-Cholesterin über die Scavenger-Zellen verstoffwechselt, das heißt durch Makrophagen aufgenommen, und schließlich als Cholesterinester in Schaumzellen eingelagert.

Das klinische Bild ist durch Xanthome an den Achilles- und Patellarsehnen oder den Strecksehnen der Finger, durch tuboröse Xanthome der Haut,

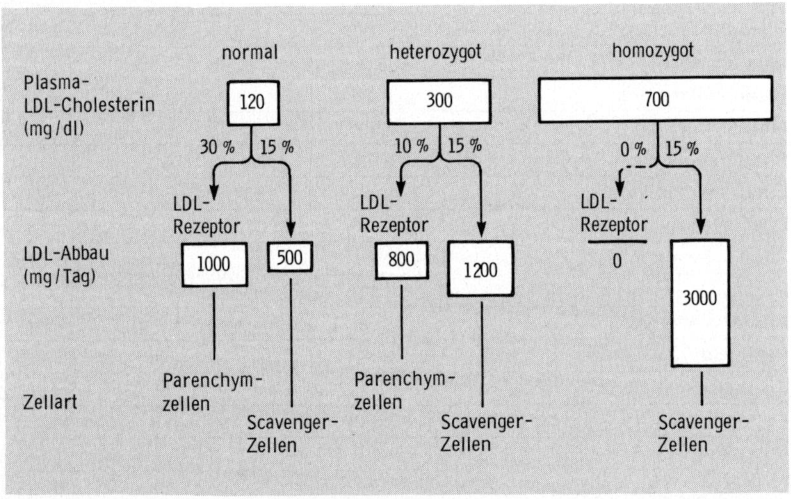

Abb. 6.**12** Abbau des Plasma-LDL-Pools pro Tag (%) über den Rezeptor und die Scavenger-Zellen bei Gesunden und bei Patienten, die heterozygot oder homozygot an familiärer Hypercholesterinämie erkrankt sind (nach *Goldstein* u. *Brown*)

vorwiegend an den Streckseiten der Extremitäten, und bereits in jungen Jahren durch einen Arcus lipoides der Hornhaut gekennzeichnet. Arteriosklerotische Veränderungen der Gefäße entwickeln sich um so früher, je mehr die Konzentration des LDL-Cholesterins im Plasma erhöht ist. Sie äußern sich fast ausschließlich als Koronarinsuffizienz oder Herzinfarkt. Patienten mit der homozygoten Form dieser Krankheit und Cholesterinkonzentrationen über 600 mg/dl und LDL-Cholesterin-Konzentrationen über 500 mg/dl haben fast immer Xanthome und erleiden schon im 2. oder 3. Lebensjahrzehnt einen Herzinfarkt oder sterben am akuten Herztod. Patienten mit der heterozygoten Form und Cholesterinwerten über 300 mg/dl und LDL-Cholesterinwerten über 250 mg/dl erleiden diese lebensbedrohlichen Komplikationen im allgemeinen erst im 4. oder 5. Lebensjahrzehnt. Die Triglyceridkonzentrationen sind in der Regel normal, das Plasma ist klar. Im Einzelfall ist eine sichere Diagnose nur über den Nachweis des LDL-Rezeptor-Defekts und seiner Folgen auf die Cholesterinsynthese und die Cholesterinesterspeicherung in Hautfibroblasten oder Lymphozyten des betreffenden Patienten möglich. Die familiäre Hypercholesterinämie ist nur eine der möglichen Ursachen für eine isolierte Erhöhung der LDL-Cholesterin-Konzentration. Andere familiäre Hyperlipoproteinämien oder sekundäre Formen der Hypercholesterinämie müssen differentialdiagnostisch berücksichtigt werden (Tab. 6.**4** u. 6.**5**). Vor kurzem wurde auch eine familiäre Hypercholesterinämie beschrieben, bei der durch eine Mutation in der Aminosäurensequenz des Apolipoprotein B die Bindung von LDL an den normalen LDL-Rezeptor gestört ist.

Familiäre kombinierte Hyperlipidämie

Die familiäre kombinierte Hyperlipidämie wird autosomal dominant oder polygenetisch vererbt. Sie manifestiert sich mit dem Lipoproteinmuster Typ IIa, IIb, IV oder V. Auch beim einzelnen Patienten können diese Lipoproteinmuster wechseln. Die Werte von Cholesterin und/oder Triglyceriden sind häufig nur mäßig erhöht. Die Manifestation der Hyperlipidämie tritt gewöhnlich erst im Erwachsenenalter auf. Gleichzeitig findet man eine Erhöhung von Apo-B. Sehnenxanthome sind selten, das Koronarrisiko dieser Patienten ist deutlich erhöht. Als Ursache der familiären kombinierten Hyperlipidämie wird eine vermehrte Synthese von VLDL vermutet. Die genauen Zusammenhänge sind jedoch nicht bekannt. Differentialdiagnostisch sprechen das Vorkommen mehrerer Lipoproteinmuster innerhalb einer Familie und der Wechsel des Lipoproteinmusters beim gleichen Patienten bei mäßig erhöhten Cholesterin- und/oder Triglyceridwerten für diese familiäre Krankheit.

Familiäre Hypertriglyzeridämie

Diese Krankheit wird wahrscheinlich autosomal dominant vererbt und geht mit einem Lipoproteinmuster Typ IV, selten Typ V, einher. Die Cholesterinwerte sind normal oder nur mäßig erhöht, die VLDL-Triglycerid-Werte sind erhöht. Gleichzeitig findet man eine Erniedrigung des HDL-Cholesterins. Die Hypertriglyzeridämie manifestiert sich selten bei Kindern, gewöhnlich erst im Erwachsenenalter. Dort findet man außer der Vermehrung der VLDL-Triglyceride noch eine Fettsucht, eine Störung der Glucosetoleranz und in manchen Fällen auch eine Hyperurikämie. Bei einer Dekompensation des Stoffwechsels durch kohlenhydratreiche Ernährung oder Alkoholabusus oder Einnahme von oralen Kontrazeptiva tritt eine Hyperchylomikronämie hinzu, und es entwickelt sich ein Lipoproteinmuster Typ V. Das Koronarrisiko der Patienten mit familiärer Hypertriglyzeridämie ist wahrscheinlich nur gering erhöht. Der Stoffwechseldefekt bei der familiären Hypertriglyzeridämie ist nicht bekannt. Es gibt Befunde, welche sowohl für eine Überproduktion wie einen verminderten Abbau der VLDL sprechen. In Fibroblastenkulturen derartiger Patienten kann man durch Stimulation mit Schilddrüsenhormon eine vermehrte Synthese von VLDL nachweisen. Ansonsten ist die Diagnose nur durch eine eingehende Familienuntersuchung zu stellen.

Familiäre Typ-III-Hyperlipoproteinämie

Die Ursache dieser seltenen Fettstoffwechselstörung ist ein Zusammentreffen der Apo-E-II-Homozygotie mit einer anderen unabhängig vererbten Hyperlipoproteinämie oder einer gleichzeitig bestehenden sekundären Hyperlipoproteinämie (z. B. Hypothyreose). Der genetische Defekt beruht auf einer Zunahme von Apo E-II (Apo-E-II-Homozygotie) bei gleichzeitiger Abwesenheit von Apo E-III und Apo E-IV. Als biochemischer Defekt wurde inzwischen eine Abweichung in der Aminosäurensequenz, Cystin statt Arginin an Position 158, von Apo E-III festgestellt. Die Affinität des dadurch entstehenden Apo E-II zum B/E-Rezeptor ist deutlich geringer. Die Remnants der triglyceridreichen Lipoproteine können vom hepatischen Apo-B/E-Rezeptor nicht erkannt werden und häufen sich im Plasma als β-VLDL (IDL) an (Abb. 6.**13**). Dieses cholesterinreiche Lipoprotein ist in der Elektrophorese als breite β-Bande (Broad Beta Disease) und in der Ultrazentrifuge als Floating β-Lipoprotein nachweisbar. Die Konzentration dieses pathologischen Lipoproteins hängt jedoch von der Ernährung und anderen Faktoren ab. Nur etwa 2% der Patienten mit der Apo-E-II-Homozygotie entwickeln eine Typ-III-Hyperlipoproteinämie. Bestes diagnostisches Kriterium ist der Nachweis der E-II-Homozygotie mit isoelektrischer Fokussierung. Häufig findet man im Plasma auch Chylomikronen. Die Konzentration von Cholesterin und Triglyceriden im Plasma ist im Verhältnis von etwa 1:1 deutlich erhöht. Das klinische Bild ist durch Handlinienxanthome und tuberoeruktive Xanthome charakterisiert, gehäuft findet man eine Koronarsklerose, aber auch arteriosklerotische Veränderungen an peripheren Gefäßen. Häufig haben diese Patienten auch einen Diabetes und eine Hyperurikämie. Die Typ-III-Hyperlipoproteinämie manifestiert sich erst im Erwachsenenalter.

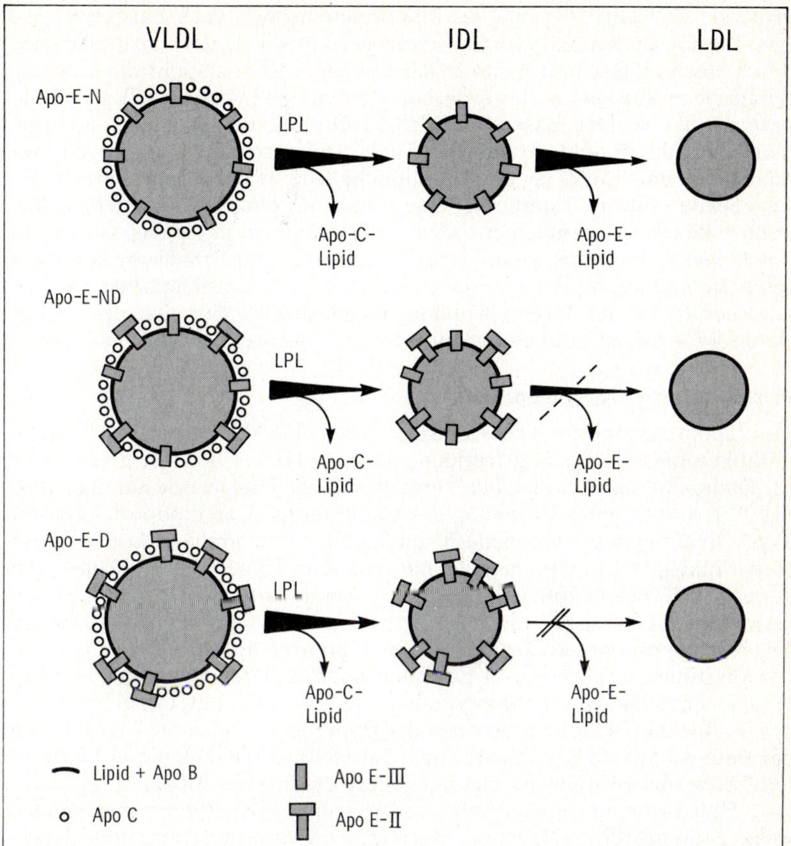

Abb. 6.**13** Modell des VLDL-Abbaus und des partiellen Stoffwechselblocks bei heterozygotem Phänotyp Apo-E-ND und des Stoffwechselblocks bei Phänotyp Apo-E-D der familiären Typ-III-Hyperlipoproteinämie. Da bei dieser Krankheit Apo E-II durch eine Strukturmutation in der Aminosäurensequenz verändert ist, „akzeptiert" der Apo-E-Rezeptor die IDL nicht, und sie häufen sich im Plasma an (nach *Utermann*)

Familiäre Hyperlipämie (Hyperlipoproteinämie Typ I)

Diese äußerst seltene Krankheit wird autosomal rezessiv vererbt. Im Nüchternplasma dieser Patienten findet man eine extrem hohe Konzentration von Chylomikronen, während die VLDL nur gelegentlich erhöht, die LDL und HDL erniedrigt sind. Es liegt also das Lipoproteinmuster Typ I vor. Unter einer kohlenhydratreichen Ernährung können auch die VLDL-Triglyceride vermehrt sein und das Lipoproteinmuster Typ V entstehen. Die Ursache dieser Krankheit ist ein verzögerter Abbau der Chylomikronen durch einen Defekt im Lipoproteinlipasesystem. Betroffen ist die Lipoproteinlipase in Muskel und Fettgewebe, während die hepatische Triglyceridlipase normal ist. Das Plasma ist milchig trüb, und die Chylomikronen rahmen im Kühlschranktest auf. Die Triglyceridkonzentrationen liegen zwischen 1500 und 15000 mg/dl. Das klinische Bild ist durch gelegentlich aufschießende eruptive Xanthome, eine Lipaemia retinalis, eine Hepatosplenomegalie mit gelegentlichen abdominellen Koliken, manchmal verursacht durch eine Pankreatitis, charakterisiert. Bei fettarmer Ernährung kommt es rasch zur Besserung der klinischen Befunde. Das Krankheitsbild wird im allgemeinen in der frühen Kindheit diagnostiziert. Für eine frühzeitige Arteriosklerose gibt es keinen Hinweis. Die Glucosetoleranz ist normal.

Familiäre Typ-V-Hyperlipoproteinämie

Das Lipoproteinmuster Typ V entsteht durch eine Vermehrung von Chylomikronen und VLDL-Triglyceriden, während HDL-Cholesterin erniedrigt ist. Dadurch kommt es zu einer Vermehrung der Triglyceride auf über 1000 mg/dl und auch einer Erhöhung des Cholesterins. Das Lipoproteinmuster Typ V findet man bei Mitgliedern von Familien mit familiärer kombinierter Hyperlipidämie und von Familien mit familiärer Hypertriglyzeridämie. Bei derartigen Konstellationen darf man eine Kombination genetischer Defekte vermuten. Es ist bisher nicht geklärt, ob es eine eigenständige familiäre Typ-V-Hyperlipoproteinämie gibt. Das Lipoproteinmuster Typ V tritt auf bei fettarmer Ernährung von Patienten mit familiärer Hyperlipämie (Typ I), gelegentlich auch ernährungsbedingt bei Patienten mit Typ-III-Hyperlipoproteinämie. Sekundäre Formen der Hyperlipoproteinämie Typ V treten bei einer Reihe von Krankheiten auf (Tab. 6.**5**). Die Klinik dieser Lipoproteinstoffwechselstörung ist charakterisiert durch eine Lipaemia retinalis, eine Hepatosplenomegalie, gelegentlich eruptive Xanthome und anfallsweise abdominelle Schmerzen. Störung der Glucosetoleranz und Hyperurikämie findet man relativ häufig. Das Krankheitsbild manifestiert sich im Erwachsenenalter, die Begünstigung einer frühzeitigen Arteriosklerose ist anzunehmen.

Seltene familiäre Störungen des Lipoproteinstoffwechsels

Diesen in der Regel extrem selten auftretenden Störungen liegt im allgemeinen ein Defekt der Apolipoproteine zugrunde. Man kann deshalb auch von Apolipoproteinopathien sprechen (Tab. 6.**3**).

Ein *Mangel* an *Apolipoprotein C-II* geht mit einer verminderten Aktivierung der Lipoproteinlipase einher und führt zu einer Hyperchylomikronämie. Das klinische Bild entspricht also der Hyperlipoproteinämie Typ I oder V, allerdings wurden bisher weder Abdominalkrisen noch eine Hepatomegalie bei diesen Patienten beobachtet.

Die *A-β-Lipoproteinämie* kann in zwei Formen auftreten: als rezessive A-β-Lipoproteinämie (autosomal rezessiv) und als homozygote Form der Hypo-β-Lipoproteinämie (autosomal dominant). Das klinische Bild ist durch eine Retinitis pigmentosa, eine Akanthozytosis und neurologische Symptome, ähnlich der Friedreichschen Ataxie gekennzeichnet. Durch das Fehlen von Apolipoprotein B sind im Plasma die Cholesterin- und Triglyceridkonzentrationen extrem niedrig, und es entsteht ein Fettmalabsorptionssyndrom. Diesem ist durch eine fettarme Ernährung Rechnung zu tragen. Fettlösliche Vitamine müssen substituiert werden, insbesondere Vitamin E soll die neurologischen Ausfallserscheinungen bessern. Eine weitere sehr seltene Variante betrifft das Apolipoprotein B-100, jedoch nicht das Apolipoprotein B-48, welches im Darm synthetisiert wird. Dadurch können diese Patienten Fett resorbieren. Im Plasma findet man weder VLDL noch LDL (Normotriglyceridämische A-β-Lipoproteinämie).

Die *Hyperapo-β-Lipoproteinämie* ist durch ein normales LDL-Cholesterin (<200 mg/dl) und eine erhöhte Konzentration von Apolipoprotein B, also durch einen niedrigen Quotienten LDL-Cholesterin/Apolipoprotein B gekennzeichnet. Bisher sind nur wenige Fälle bekannt. Das Arterioskleroserisiko soll erhöht sein.

Bei der *An-α-Lipoproteinämie* liegt wahrscheinlich ein Strukturdefekt von Apolipoprotein A-I vor. Diese, auch Tangier-Krankheit genannte, seltene Störung wird autosomal rezessiv vererbt und geht mit niedrigen Plasmacholesterinkonzentrationen bei völligem Fehlen von HDL-Cholesterin einher. Die Plasmatriglyceride sind normal. Typisch ist eine gelb-orange Verfärbung der stark vergrößerten Tonsillen, die meisten Patienten haben auch eine Splenomegalie und eine periphere Neuropathie.

Davon abzugrenzen sind *Hypo-α-Lipoproteinämien,* welche familiär vorkommen können, und wahrscheinlich auf eine verminderte Synthese oder einen beschleunigten Abbau der HDL zurückzuführen sind. Auch Strukturvarianten von Apolipoprotein A-I sollen mit Veränderungen der HDL-Konzentrationen im Plasma einhergehen. Die Pathogenese, Vererbung und klinische Bedeutung dieser Strukturvarianten sind wegen des Auftretens nur in Einzelfällen bisher nicht ausreichend untersucht.

Die *Hyper-α-Lipoproteinämie* mit einem HDL-Cholesterinspiegel >90 mg/dl kommt in der Bevölkerung im Vergleich zu den vorher genannten Störungen relativ häufig vor (1/1000) und ist wahrscheinlich bei familiärem Auftreten polygenetisch vererbt. In Familien mit Hyper-α-Lipoproteinämie wurde eine geringe Häufigkeit von koronarer Herzkrankheit und eine hohe Lebenserwartung nachgewiesen. Für die Diagnose der familiären Erkrankungen ist der Nachweis bei Blutsverwandten und der Ausschluß sekundärer Ursachen für ein hohes HDL-Cholesterin, z. B. Östrogen, Alkohol usw., notwendig.

Familiärer Lecithin-Cholesterin-Acyltransferase-(LCAT-)Mangel. Diese sehr seltene Krankheit wird autosomal rezessiv vererbt. Das LCAT-Enzym wird zwar bei den meisten dieser Patienten von der Leber an das Plasma abgegeben, ist aber nicht aktiv. Durch den Ausfall dieses Enzyms sind alle Lipoproteinklassen in Form, Größe und Zusammensetzung verändert. Gleichzeitig ist der Gehalt des Plasmas an Cholesterinestern zugunsten von freiem Cholesterin stark erniedrigt. Nicht immer findet man eine gering ausgeprägte Hypercholesterinämie und/oder Hypertriglyzeridämie. Flekkige Opaleszenz der Hornhaut des Auges, die sich am Rande zu einem Arcus lipoides verdichtet, normochrome Anämie und Proteinurie runden das klinische Bild ab. Das Arterioskleroserisiko ist erhöht.

Sekundäre Hyperlipoproteinämien

Sekundäre Hyperlipoproteinämien treten als Folge von Krankheiten der Bauchspeicheldrüse, der Leber, der Schilddrüse oder der Niere, und durch Fehlernährung sowie nach Einnahme von bestimmten Arzneimitteln oder Hormonen auf. Die den sekundären Hyperlipoproteinämien zugrundeliegenden Mechanismen sind vielfältig. Demnach sind auch die Veränderungen des Lipoproteinmusters sehr verschieden und können beim gleichen Patienten wechseln. Definitionsgemäß bilden sich diese Hyperlipoproteinämien mit der Behandlung der Grundkrankheit zurück. Der Ausschluß einer sekundären Hyperlipoproteinämie ist deshalb in jedem einzelnen Fall wichtig, da die sekundäre Form durch die Behandlung der Grundkrankheit kausal behandelt werden kann und Risiken und Kosten einer zusätzlichen Arzneimitteltherapie bei sekundären Hyperlipoproteinämien vermieden werden können. Zu den diagnostischen Maßnahmen bei Hyperlipoproteinämien gehören deshalb auch Laboruntersuchungen, welche sekundäre Formen ausschließen (Tab. 6.**6**). Ist die Grundkrankheit, z. B. Diabetes, optimal behandelt und besteht die Hyperlipoproteinämie weiter, darf man eine primäre Form annehmen.

Tabelle 6.**6** Untersuchungen zum Ausschluß einer sekundären Hyperlipoproteinämie

Fettsucht	Relatives Körpergewicht aus Größe und Gewicht Broca-Index, Quetelet usw. (S. 71)
Ernährungsprotokoll	über 7 Tage, also einschließlich Wochenende
Diabetes	Blutzucker, Urinzucker, oraler Glucosetoleranztest
Pankreas	Amylase, Lipase
Leber	γ-GT, SGOT, SGPT alkalische Phosphatase Bilirubin Elektrophorese
Schilddrüse	T_4 (T_3) Thyroxin-Binding-Globulin
Niere	Kreatinin, Urinstatus

Die Pathogenese der sekundären Hyperlipoproteinämien kann hier nur in groben Zügen beschrieben werden. Die *Fettsucht* (S. 70) als häufigste Stoffwechselstörung führt infolge einer vermehrten VLDL-Triglyceridsynthese zu einer Hypertriglyzeridämie. Gelegentlich verursacht die vermehrte Cholesterinsynthese auch eine Hyperlipoproteinämie Typ IIa. Alkohol führt bereits beim Konsum „üblicher“ Mengen zu einem Anstieg der Nüchtern-Triglyceride. *Alkoholabusus* bewirkt eine ausgeprägte Hyperlipoproteinämie vom Typ IV, der auch zu einer extremen Lipämie mit dem Lipoproteinmuster Typ V entgleisen kann, z. B. als Zieve-Syndrom, unter Umständen auch mit einer akuten Pankreatitis.

Ein *Diabetes mellitus* (S. 115) ist häufig von einer sekundären Hyperlipoproteinämie begleitet. Hier muß man die Folgen des Insulinmangels abgrenzen, welcher über die verstärkte Lipolyse im Fettgewebe zu einem erhöhten Einstrom freier Fettsäuren in die Leber und einer vermehrten VLDL-Synthese in der Leber führt. Der Insulinmangel geht gleichzeitig mit einer verminderten Aktivität der Lipoproteinlipase einher. Erniedrigte HDL-Cholesterinwerte sind Ausdruck des gestörten Abbaus der VLDL. Hält der Insulinmangel länger an, kann neben der Abbaustörung der VLDL auch eine Verzögerung der Elimination der Chylomikronen eintreten mit dem Lipoproteinmuster Typ V. Insulinmangel verzögert auch die LDL-Aufnahme in die peripheren Zellen, da der LDL-Rezeptor durch Insulin aktiviert wird. Dadurch kann sich die isolierte Hypertriglyzeridämie zu einer kombinierten Hyperlipidämie wandeln. Die Kombination Hypertriglyzeridämie und niedriges HDL-Cholesterin beim Diabetiker gilt als besonders hohes atherogenes Risiko. Auch beim Typ-II-Diabetes (Erwachsenen-Diabetes) mit Fettsucht und Insulinresistenz liegt eine vermehrte Abgabe von VLDL aus der Leber vor. Diese wird durch ein erhöhtes Angebot an freien Fettsäuren an die Leber begünstigt.

Eine *Hypothyreose* bewirkt zwar eine Senkung der Cholesterinsynthese, gleichzeitig jedoch auch eine verminderte Aktivität der LDL-Rezeptoren und damit eine Verminderung des LDL-Abbaus sowie der Gallensäurensynthese. Daraus resultiert eine Hypercholesterinämie. Eine *Niereninsuffizienz* geht mit einer Störung des Abbaus der VLDL einher. Als Ursache der Hyperlipoproteinämie IV werden eine verminderte Aktivität der hepatischen Triglyceridlipase oder eine Insulinresistenz diskutiert. Beim *nephrotischen Syndrom* kommt es gleichzeitig mit der Proteinurie zu einer Hyperlipoproteinämie II-a oder II-b.

Leberkrankheiten führen zu unterschiedlichen sekundären Veränderungen im Lipoproteinstoffwechsel. Bei der akuten Hepatitis kann es aufgrund einer verminderten Aktivität der hepatischen Triglyceridlipase zu einer mäßigen Hypertriglyzeridämie kommen. Das gleiche Bild bietet manchmal die chronische Hepatitis. Bei einer Leberzirrhose ist auch die Lipoproteinsynthese beeinträchtigt und die Konzentrationen im Plasma sind dementsprechend niedrig. Eine Cholestase verursacht fast immer das Auftreten des atypischen Lipoprotein-X, das besonders reich an Phospholipiden und Cholesterinestern ist.

Die möglichen Veränderungen von Cholesterin und Triglyceriden im Plasma bei Einnahme verschiedener Arzneimittel sind in Tab. 6.**7** dargestellt.

Tabelle 6.**7** Arzneimittel, die Lipidkonzentrationen im Blut erhöhen

	Cholesterin	Triglyceride (VLDL)
Anabolika	↑	↑
Gestagene	↑↑	↑
Östrogene	↑	↑↑
Cortison	↑	
Noradrenalin	↑	
β-Blocker	↑	↑
L-Dopa	(↑)	
Phenothiazine	(↑)	
Phenytoin	(↑)	
Disulfiram	↑	

Hyperlipoproteinämien und Arteriosklerose

Die Arteriosklerose ist keine nosologische Einheit, sondern ein durch vielfältige und wiederholte Schädigungen ausgelöster chronischer, in Schüben verlaufender degenerativer Vorgang an den Arterien, der wahrscheinlich am Endothel beginnt, bald aber die ganze Intima und später auch die Media erfaßt. Die morphologischen Veränderungen der Arterien sind gekennzeichnet durch die Bildung von Fetteinlagerungen *(Atherome)* und durch Verdickung und Verhärtung *(Sklerose)* der Intima und Media und schließlich der gesamten Gefäßwand. Histologisch laufen dabei Prozesse der Zellproliferation, Fettablagerung, der reaktiven Entzündung, der Nekrose, der Bindegewebswucherung und schließlich der Verkalkung parallel. Chronologisch stehen am Anfang *frühe Läsionen* in Form von Fettstreifen (Fatty streaks), welche bereits im Kindesalter auftreten können, nach heutiger Ansicht aber wieder rückbildungsfähig sind (Abb. 6.**14**). Die *fortgeschrittene Läsion* mit fibrösen Plaques und Durchsetzung der Fettablagerung mit Bindegewebe gilt als nicht mehr voll reversibel und entwickelt sich schließlich zu einer *komplizierten Läsion* mit Ulzerationen, Blutungen, Mikrothromben und Verkalkungen. Bei Arterien mittleren und kleineren Kalibers (z. B. Koronararterien) verursacht die Atheromatose mit oder ohne folgende Thrombosen später Einengungen des Gefäßlumens bis zum völligen Verschluß. In der Media werden die elastischen Faseranteile und die glatten Muskelzellen durch die Umbauvorgänge von minderwertigem Bin-

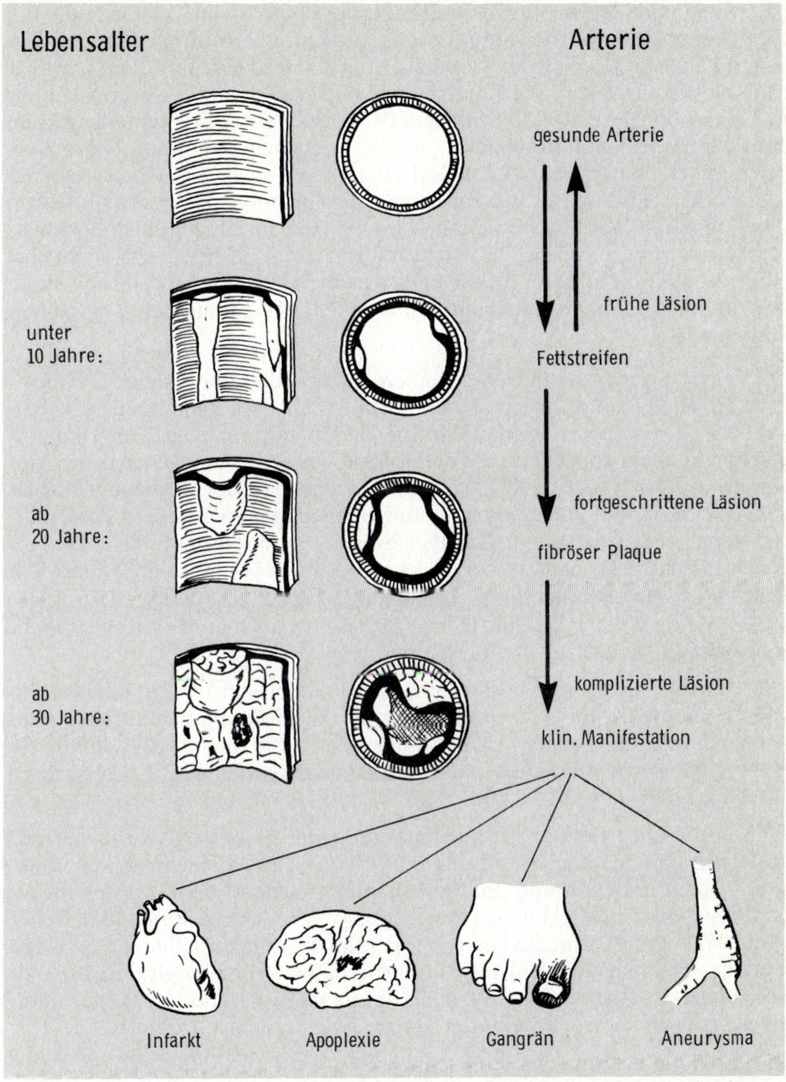

Abb. 6.**14** Entwicklung der Arteriosklerose von frühen Läsionen im Kindesalter über fortgeschrittene Läsionen zu komplizierten Läsionen (nach *Holman* u. Mitarb.)

degewebe und Verkalkungen verdrängt, die Folge ist eine Erweiterung der Gefäßwand, welche aber Stenosierungen des Lumens nur selten kompensieren kann. Im Bereich der großen Körperschlagadern führt diese Erweiterung zu Aneurysmen. Die klinischen Manifestationen der Arteriosklerose in Form von Herzinfarkt, Schlaganfall, peripheren Durchblutungsstörungen oder Aneurysma treten im 7. oder 8. Lebensjahrzehnt auf. Diese langsame Entwicklung der Arteriosklerose kann man als physiologisches Geschehen (Physiosklerose) ansehen, die vorzeitige Arteriosklerose mit den klinischen Manifestationen im 4. und 5. Lebensjahrzehnt ist jedoch als Krankheit zu bezeichnen. Diese frühzeitige Arteriosklerose wird durch eine Reihe von Risikofaktoren begünstigt, welche mit unserer Ernährungssituation und allgemeiner Lebenssituation in engem Zusammenhang stehen (Tab. 6.**1**).

Zahlreiche Studien in aller Welt haben gezeigt, daß die Hypercholesterinämie ein Risikofaktor für den Herzinfarkt ist. Die Kombination dieses Risikofaktors mit weiteren Risikofaktoren wie Hochdruck, Rauchen, Diabetes führt nicht allein zur Addition, sondern zur Vervielfachung des Arterioskleroserisikos (Abb. 6.**15**). Die Charakterisierung der LDL als wichtigem Risikofaktor durch zellbiochemische Untersuchungen wurde auch in epidemiologischen Studien bestätigt. Darüber hinaus zeigte sich, daß das HDL mit dem Koronarrisiko negativ korreliert ist (Abb. 6.**10**), deshalb werden die HDL auch als „Schutzfaktor“ bezeichnet. Diese, den LDL entgegengesetzte Wirkung der HDL-Partikel ist inzwischen auch an Kulturen menschlicher glatter Muskelzellen aus Arterien bewiesen worden.

Bei Männern wird ein Quotient von Gesamtcholesterin/HDL-Cholesterin >7 als grober Hinweis auf ein erhöhtes Koronarrisiko bewertet. Die größte Aussagekraft hat jedoch LDL-Cholesterin >160 mg/dl. Bei familiärer Hypercholesterinämie muß mit einem besonders hohen Koronarrisiko gerechnet werden (Abb. 6.**16**).

Während früher für den Risikocharakter einer Hypertriglyzeridämie nur unsichere epidemiologische Befunde vorlagen, haben inzwischen prospektive Studien in Schottland und den skandinavischen Ländern sowie retrospektive Untersuchungen bei Patienten, welche sich aufgrund klinischer Symptome der Koronarsklerose einer Koronarangiographie unterziehen mußten, überzeugende Hinweise ergeben, daß die Hypertriglyzeridämie für sich allein ein Risikofaktor für den Herzinfarkt ist (Abb. 6.**17**), der allerdings nicht die Gefährlichkeit der Hypercholesterinämie erreicht.

Wie eingangs erwähnt, ist die Pathogenese der Arteriosklerose polyätiologisch und kann hier nicht mit all ihren Aspekten diskutiert werden. Über die spezielle Rolle von Lipoproteinen bei der Pathogenese von frühzeitiger Arteriosklerose liegen inzwischen zahlreiche Befunde vor. Die Intima der Gefäßwand wird durch Diffusion vom Blut ernährt. Dadurch liegt ein intensiver Stoffaustausch zwischen den Plasmabestandteilen und den Zellen der

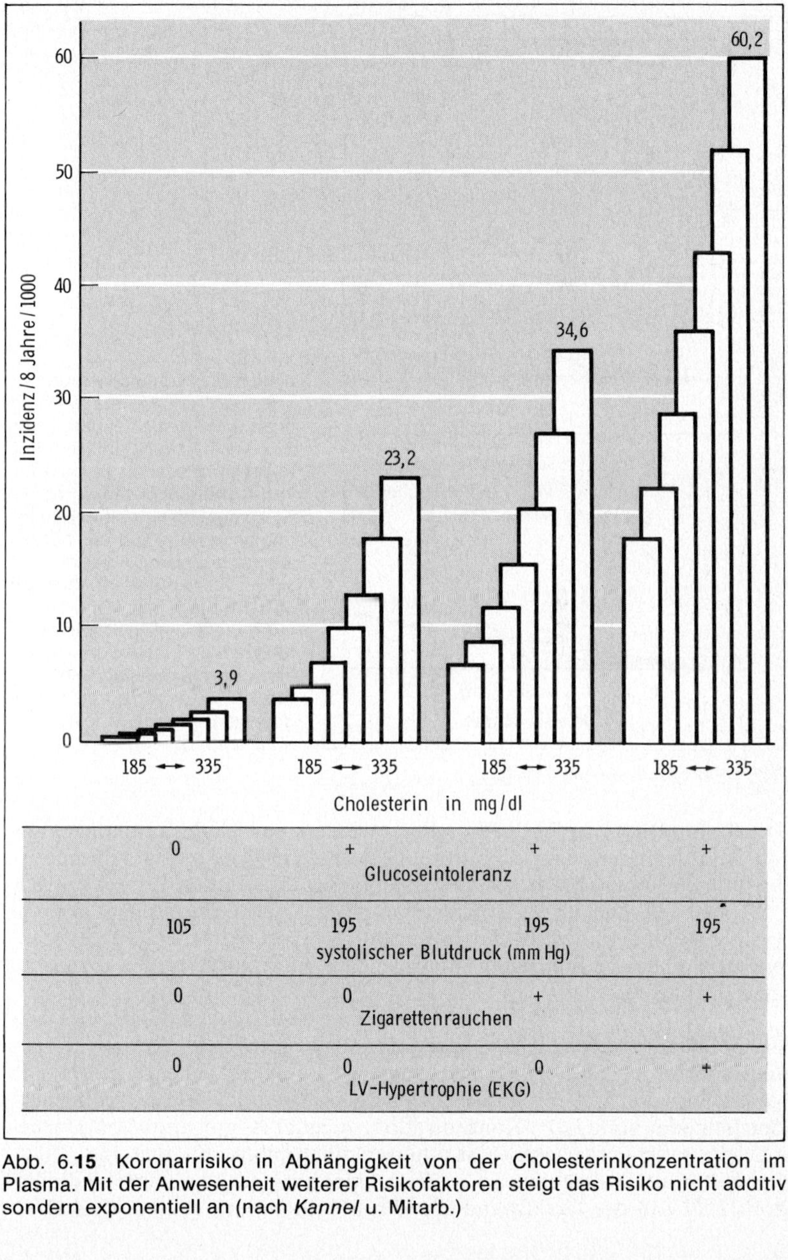

Abb. 6.**15** Koronarrisiko in Abhängigkeit von der Cholesterinkonzentration im Plasma. Mit der Anwesenheit weiterer Risikofaktoren steigt das Risiko nicht additiv sondern exponentiell an (nach *Kannel* u. Mitarb.)

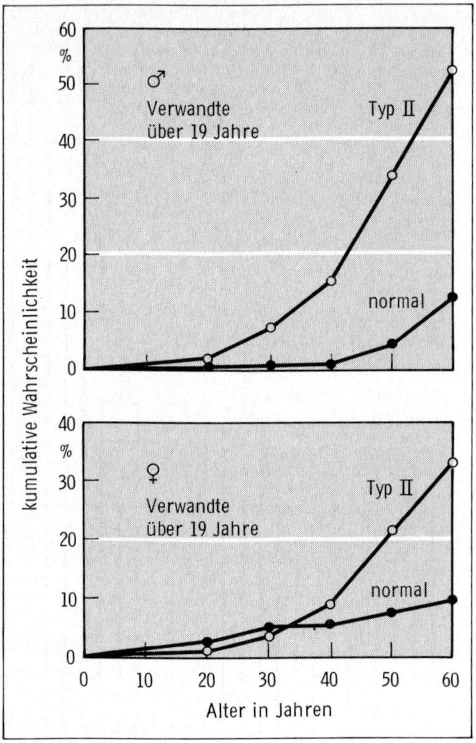

Abb. 6.**16** Kumulative Wahrscheinlichkeit (%) des tödlichen und nicht-tödlichen Herzinfarkts in Familien mit Typ-II-Hyperlipoproteinämie. Im Alter von 40 Jahren ist das Koronarrisiko der Patienten mit Hypercholesterinämie bereits höher als das der normolipidämischen Verwandten im Alter von 60 Jahren. Im Alter von 50 Jahren hatte in dieser Studie bereits jeder 3. Patient mit Hypercholesterinämie einen Herzinfarkt, im Alter von 60 Jahren jeder zweite (nach *Stone* u. Mitarb.)

Intima vor. Die enge Proportionalität zwischen der Cholesterinkonzentration im Plasma und dem Lipoprotein-Cholesterin-Gehalt in der Intima ist eine logische Konsequenz aus dieser seit langem bekannten Tatsache (Abb. 6.**18**). Die *„Lipidtheorie"* der Entstehung der Arteriosklerose geht aus von einem erhöhten Einstrom, der intrazellulären und extrazellulären Anhäufung und einem verminderten Abtransport von Lipiden aus der Arterienwand (Tab. 6.**8**).

Es gibt heute genügend Hinweise dafür, daß der Prozeß der Arteriosklerose am Endothel beginnt. Nach der *„Response-to-injury"*-Theorie führt eine Schädigung der Endothelschicht von Arterien, z. B. durch Hochdruck, Rauchen oder hohe LDL-Konzentration, zu einer Aggregation von Thrombozyten, welche hochaktive Substanzen (Thrombin, Eicosanoide, Plättchenfaktor usw.) abgeben und im Zusammenhang mit Plasmabestandteilen (z. B. LDL) in der Gefäßwand eine Proliferation der „glatten Muskelzel-

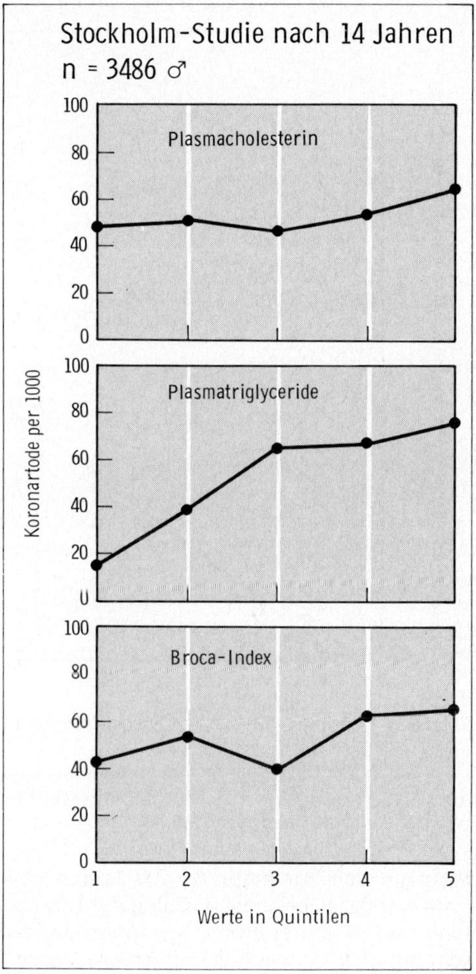

Abb. 6.**17** Todesfälle an Herzinfarkt in Abhängigkeit von der Triglyceridkonzentration, der Cholesterinkonzentration und dem Körpergewicht (nach *Böttiger* und *Carlson*)

len" (smooth muscle cells) der Media verursachen. Diese wandern in die subendothelialen Bereiche ein und werden dort durch Aufnahme von Lipidmaterial aus dem Blut zu Schaumzellen (Abb. 6.**19**). Die Histogenese dieser Lipide speichernden Zellen der Atherome ist noch nicht geklärt. Manchmal werden sie von glatten Muskelzellen der Media, manchmal auch von Blutzellen (Monozyten? Abb. 6.**7**) abgeleitet, welche durch einen Endotheldefekt in die Gefäßwand eindringen. Wahrscheinlich sind sie iden-

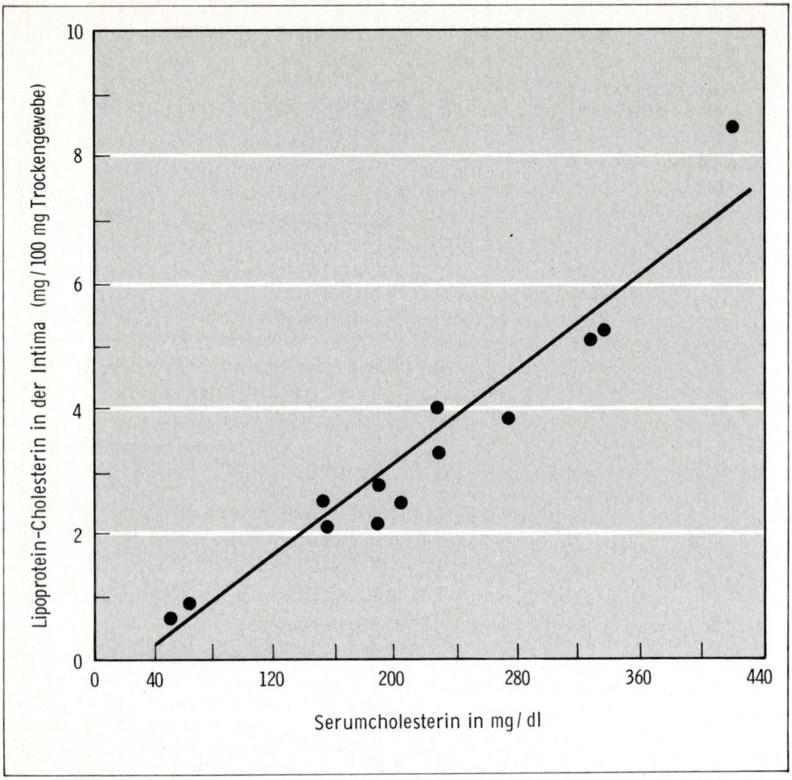

Abb. 6.**18** Korrelation zwischen Lipoprotein-Cholesterin in der Intima der Arterie und der Cholesterinkonzentration im Blut (nach *Smith*)

tisch mit den vor mehr als 100 Jahren von dem Würzburger Pathologen LANGHANS beschriebenen Zellen der Intima, welche Myosinfibrillen enthalten und zu Proliferation, Resorption und Sekretion befähigt sind. Mit diesem initialen Geschehen der Atherogenese werden speziell Makrophagen, welche aus Monozyten und anderen Blutzellen entstehen sollen, in Verbindung gebracht. Neben der unspezifischen Phagozytose haben diese Zellen noch die Fähigkeit zur rezeptorvermittelten Endozytose. Ihre Fähigkeit, LDL, β-VLDL und z. B. durch Oxidation modifizierte LDL über spezielle Rezeptoren (S. 272) aufzunehmen, zu speichern und sich in Schaumzellen zu verwandeln, ist zur Zeit Gegenstand intensiver Forschungen (Abb. 6.**7**). Einzelne Befunde sprechen dafür, daß native LDL beim Durchtritt durch das Endothel verändert werden und diese „Endothelzell-modifizierten" LDL von den Makrophagen besonders rasch aufgenommen werden.

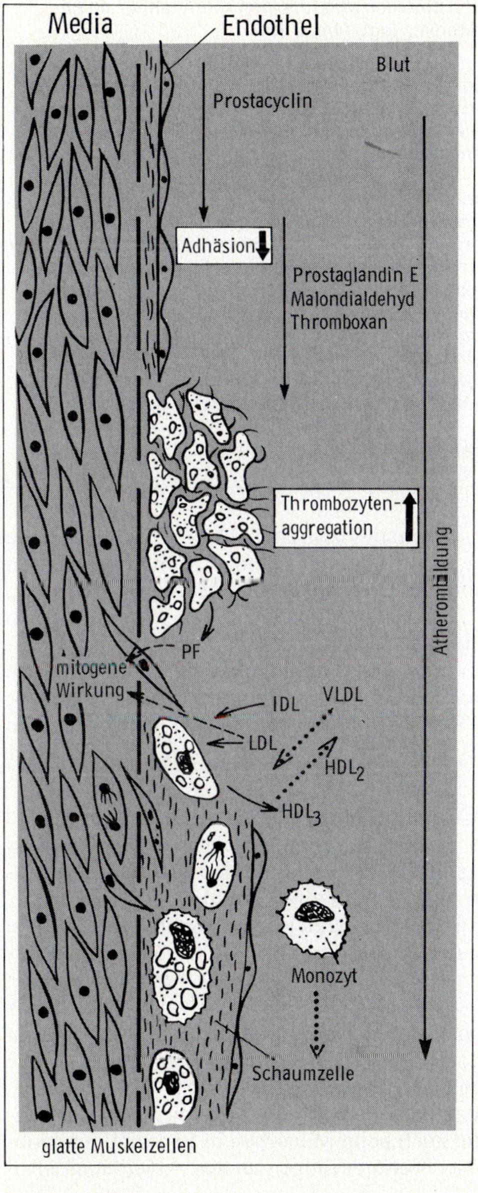

Abb. 6.**19** Atherogenese nach der „Lipid"- und „Response-to-injury"-Theorie. Nach Verletzung des Endothels hat sich ein Thrombozytenaggregat gebildet. Durch den Kontakt der Thrombozyten mit Kollagen wird ein auf die glatten Muskelzellen der Media wirkender Wachstumsfaktor (PF) freigesetzt. Eine ähnliche Wirkung haben LDL aus dem Plasma. Die glatten Muskelzellen wandern in die Intima, und es häufen sich intrazellulär und später extrazellulär Lipide an. An gleicher Stelle können aus Monozyten durch Lipideinlagerung Schaumzellen entstehen

Tabelle 6.**8** Wirkungsmechanismen des Risikofaktors „Hyperlipidämie" an der Arterienwand von Säugetier oder Mensch (vgl. Abb. 6.**19**)

1. Erhöhte Konzentration von LDL (und evtl. IDL) können das Endothel schädigen.
2. Hyperlipoproteinämie begünstigt die Aggregation von Thrombozyten und damit die Freisetzung des von den Thrombozyten abgegebenen Wachstumsfaktors für die Proliferation der glatten Muskelzellen der Media.
3. LDL selbst können die Proliferation der glatten Muskelzellen in der Media stimulieren.
4. LDL, IDL (β-VLDL) und evtl. auch VLDL dringen in die Intima durch normales und vor allem durch beschädigtes Endothel ein in den Konzentrationen im Plasma proportionalen Mengen und werden von proliferierten Muskelzellen bzw. aus dem Blut eingewanderten Monozyten (Makrophagen) aufgenommen und abgebaut.
5. Aus abgebauten Lipoproteinen stammendes Cholesterin wird als Cholesterinester intra- und extrazellulär angereichert. Gleichzeitig werden die glatten Muskelzellen zur vermehrten Bildung von Kollagen, Elastin und Proteoglykanen angeregt und leiten so die Gefäßsklerose ein.
6. Der von Thrombozyten abgegebene Wachstumsfaktor erhöht die Ausbildung von LDL-Rezeptoren an den glatten Muskelzellen und dadurch die Aufnahme von LDL.
7. HDL erhöht den Abtransport von Cholesterin aus der Intima und wirkt der Atherombildung entgegen.

Aufgrund dieses engen Zusammenhangs zwischen Hyperlipoproteinämie und vorzeitiger Arteriosklerose liegt es auf der Hand, Patienten mit diesen Krankheiten intensiv zu behandeln. Dies ist ein Gebot der menschlichen Ethik, aber nicht allein das. Es ist auch ein Gebot der wirtschaftlichen Vernunft. Der Schaden, welcher der Volkswirtschaft durch Krankenhauskosten und Hinterbliebenenrenten für Herzinfarkttodesfälle vor dem 65. Lebensjahr, also bei Menschen, die noch im Arbeitsprozeß stehen, erwächst, lag allein im Jahr 1978 bei über 11 Milliarden DM (Abb. 6.**1**). Ein Gutachten aus dem Jahr 1983 nennt für 1980 Kosten von vergleichbarer Höhe.

Die neuesten Ergebnisse des Coronary Primary Prevention Trial der Lipid Research Clinics in den USA berechtigen aber zu einer weitergehenden Aussage. In dieser über insgesamt 7 Jahre verlaufenden prospektiven Studie an 1900 Männern im Alter von 35–59 Jahren konnte durch eine wirksame Senkung der Serumlipidspiegel im Vergleich zu einer Kontrollgruppe von weiteren 1900 Patienten eine signifikante Senkung der Häufigkeit des Herzinfarkts und der Koronarsklerose in Abhängigkeit von der Senkung der Cholesterinkonzentration im Plasma erzielt werden. Nach Aussage der Statistiker bewirkte die Senkung der Cholesterinkonzentration um 1% im Durchschnitt eine Senkung des Koronarrisikos um 2% (Tab. 6.**9**). Diese Ergebnisse verlangen nach einer Intensivierung der frühzeitigen Behandlung der Hyperlipoproteinämie und lassen vermuten, daß die im Tierexperiment seit langem bewiesene und auch beim Menschen in Einzelfällen beobachtete Regression atheromatöser Veränderungen an den Arterien möglich ist.

Tabelle 6.**9** Ergebnisse des Coronary Primary Prevention Trial der Lipid Research Clinics in den USA (LRC-CPPT-Studie). Durch die Senkung der Konzentrationen von Gesamtcholesterin und LDL-Cholesterin wurde die Häufigkeit der Koronarkrankheit signifikant gesenkt

nach 7 Jahren	Placebo (n = 1900)		Cholestyramin (n = 1906)		Senkung
Gesamtcholesterin (mg/dl)	(292-) 277		(292-) 257		13,4%
LDL-Cholesterin (mg/dl)	(216-) 198		(216-) 175		20,3%
	n	%	n	%	Senkung des Risikos
Tödliche Infarkte	38	2,0	30	1,6	−24%
Nicht-tödliche Infarkte	158	8,3	130	6,8	−19%
Pathologische Belastungs-EKG	345	18,2	260	13,6	−25%
Angina pectoris	287	15,1	235	12,3	−20%
Bypass-Operation	112	5,9	93	4,9	−21%

Die günstigste Ausgangssituation bestünde zweifellos bei einer frühzeitigen präventiven Behandlung von Patienten mit Hyperlipoproteinämien. Das bedeutet, daß bereits im Kindesalter die Diagnose gestellt und auch eine vernünftige aber konsequente Therapie eingeleitet werden sollte. Prinzipiell kann man davon ausgehen, daß an schon vorhandenen atheromatösen Veränderungen durch eine intensive Behandlung zumindest die weitere Progression verlangsamt wird, und damit an dem vernünftigen Konzept einer intensiven lipidsenkenden Therapie des Patienten mit einer Hyperlipoproteinämie kein Zweifel sein kann.

Diagnostisches Vorgehen

Die Diagnose einer Hyperlipoproteinämie stützt sich auf eine erhöhte Konzentration von Cholesterin und Triglyceriden sowie den Untersuchungsbefund des Patienten. Viel häufiger als der Zufall sollten hochwertige Hinweise (Tab. 6.**10**) aus der Familienanamnese, der Anamnese des Patienten und aus dem allgemeinen Untersuchungsbefund zur Bestimmung von Cholesterin und Triglyceriden im Nüchternserum Anlaß geben. Bei der Beurteilung von Lipidwerten sind bestimmte Voraussetzungen, wie der zeitliche Abstand der Blutabnahme von der letzten Mahlzeit (Tab. 6.**11**), die Einnahme von Arzneimitteln (Tab. 6.**7**), gleichzeitig bestehende Krankheiten und anderes zu beachten, wodurch die Serumlipidkonzentrationen verändert werden können (Tab. 6.**5**). Als Suchtests sind die Bestimmungen von Cholesterin und Triglyceriden im Nüchternserum, das heißt 10 Stunden nach der letzten Nahrungsaufnahme, ausreichend. Wenn beide Werte normal sind, erübrigen sich weitere Untersuchungen in Richtung einer Hyperlipoproteinämie.

Tabelle 6.**10** Hinweise auf eine Hyperlipidämie

▸ Familienanamnese:	Herz- und Gefäßkrankheiten Schlaganfall Hochdruck Diabetes Gicht Xanthome Hyperlipidämie

▸ Anamnese des Patienten:	Herz- und Gefäßkrankheiten
	Xanthome
	Diabetes
	Gicht
	Hochdruck
	Krankheiten von
	  Leber
	  Pankreas
	  Schilddrüse
	  Niere
	Ernährungsgewohnheiten
	  Alkoholkonsum
	  Fettreiche Nahrung
	  Überkalorische Ernährung
	Arzneimittel
	  z. B. Ovulationshemmer

▸ Befund des Patienten:	Übergewicht
	Herz- und Gefäßkrankheiten
	Xanthome (Haut, Sehnen)
	Arcus lipoides corneae (unter 40 Jahren besonders hochwertig)
	Diabetes
	Gicht
	Krankheiten von
	  Leber
	  Pankreas
	  Schilddrüse
	  Niere
	Schwangerschaft
	(physiologische Hyperlipidämie)

Tabelle 6.**11** Eine Hyperlipidämie ist nur gesichert, wenn:

- die Blutabnahme am Morgen, 10 Std. nach der letzten Mahlzeit erfolgte,
- in den Tagen vorher die gewohnte Ernährung, einschließlich der Trinkgewohnheiten, beibehalten wurde,
- Arzneimittel, die den Serumlipidspiegel beeinflussen, 2 Wochen vorher abgesetzt wurden,
- in den 2 Wochen vorher keine wesentliche Änderung des Körpergewichts aufgetreten ist,
- in den letzten 3 Monaten keine schweren Krankheiten (z. B. Herzinfarkt, Apoplex) oder Operationen waren,
- die erhöhten Blutfettwerte unter den gleichen Bedingungen bei 1–2 Kontrollen im Abstand von wenigstens einer Woche bestätigt werden.

Ist der Cholesterinwert erhöht und das Serum klar, so hängt es von der Höhe des Wertes ab, ob eine Bestimmung des HDL-Cholesterins notwendig ist (Abb. 6.**20**). Bei Gesamtcholesterinwerten unter 260 mg/dl kann man von einem normalen LDL-Cholesterin ausgehen, bei Werten über 260 mg/dl Gesamtcholesterin ist ein erhöhtes LDL-Cholesterin nicht auszuschließen.

Durch Fällung der Apo-B-haltigen VLDL und LDL-Partikel mit Phosphorwolframsäure läßt sich im Überstand das HDL-Cholesterin bestimmen. Aus dem Gesamtcholesterin, dem HDL-Cholesterin und dem Triglyceridwert kann man mit ausreichender Genauigkeit mit der Friedewald-Formel das LDL-Cholesterin berechnen (Abb. 6.**21**), vorausgesetzt, ein normales Verhältnis von Cholesterin zu Triglyceriden in den VLDL von 5 : 1 liegt vor. Bei Triglyceridwerten über 400 mg/dl sind die VLDL triglyceridreicher und die Berechnungen nach Friedewald werden ungenau. Eine Trübung oder Opaleszens des Serums weist auf erhöhte Triglyceridkonzentrationen hin. Bewahrt man dieses Serum über 12 Stunden bei +4 °C im Kühlschrank auf, so zeigt eine diskrete aber deutliche Rahmschicht an der Oberfläche bei klarem Serum eine Vermehrung von Chylomikronen, eine immer noch homogene Opaleszens oder Trübung des Serums eine Vermehrung der VLDL-Triglyceride. Mit diesem einfachen Verfahren lassen sich endogene und exogene Triglyceride unterscheiden und Schlüsse auf das Lipoproteinmuster ziehen.

Die Lipoprotein-Elektrophorese an Agarosegel mit Albuminzusatz oder mit anderen Trennverfahren erlaubt eine Aussage über das Lipoproteinmuster (Abb. 6.**11**). Die Untersuchung mit der Lipoprotein-Elektrophorese ist aber heute nur noch bei ganz speziellen Fragestellungen (Nachweis von geringen Mengen von Chylomikronen) notwendig, da die Konstellation der Konzentration von Cholesterin und Triglyceriden, HDL-Cholesterin und LDL-Cholesterin für den Geübten in mehr als 95 % der Fälle die Bestimmung des Lipoproteinmusters erlauben.

Die Trennung der Lipoproteine in der präparativen oder gar analytischen Ultrazentrifuge muß wegen des großen zeitlichen und materiellen Aufwands speziellen Laboratorien vorbehalten bleiben. Für wissenschaftliche Untersuchungen ist aber das Trennverfahren für Lipoproteine in Dichteklassen im Schwerefeld der Ultrazentrifuge mit nachfolgender chemischer Bestimmung der Zusammensetzung der Lipoproteinfraktionen notwendige Voraussetzung.

Außer zum Ausschluß von Apolipoproteinopathien hat die Bestimmung von Apolipoproteinen in der klinischen Routine vorerst keine Bedeutung.

Wenn eine Hyperlipoproteinämie gesichert ist, sind weitere ergänzende Untersuchungen notwendig, um sekundäre Hyperlipoproteinämien auszuschließen, um die Diagnose einer primären Hyperlipoproteinämie zu erhär-

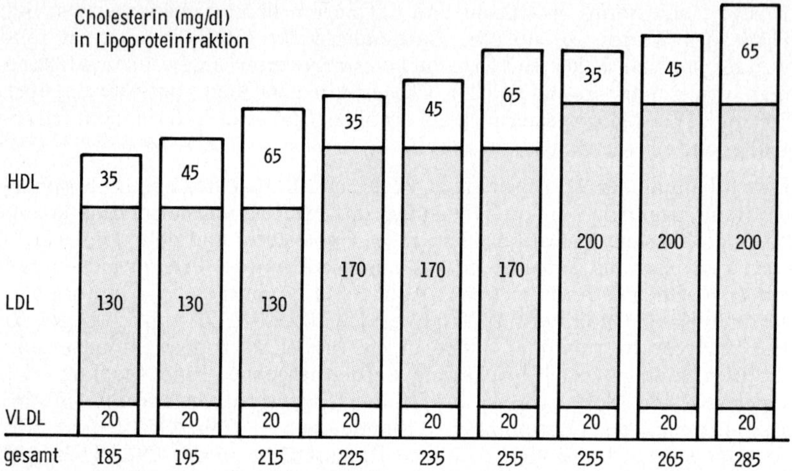

Abb. 6.**20** Die Konzentration des Gesamtcholesterins ist die Summe aus den Cholesterinkonzentrationen in VLDL, LDL und HDL. Gesamtcholesterinwerte unter 220 mg/dl schließen selbst bei niedrigem HDL-Cholesterin ein erhöhtes LDL-Cholesterin aus. Im Grenzbereich zwischen 230 und 260 mg/dl Gesamtcholesterin kann sich ein erhöhtes LDL-Cholesterin hinter einem niedrigen HDL-Cholesterin verbergen. In diesem Bereich ist zur sicheren Beurteilung des Koronarrisikos die zusätzliche Bestimmung des HDL-Cholesterins notwendig. Bei Gesamtcholesterinwerten über 280 mg/dl ist auch bei normalem HDL-Cholesterin mit einer Erhöhung des LDL-Cholesterins zu rechnen

Gesamtcholesterin
- HDL-Cholesterin
- 1/5 Triglyceride

= LDL-Cholesterin

Voraussetzungen:

1. Nüchternserum ohne Chylomikronen
2. Triglyceride $<$ 400 mg/dl

Im Vergleich zu LDL-Cholesterin nach UZ: r = 0,98

Abb. 6.**21** Berechnung von LDL-Cholesterin aus Cholesterin, Triglyceriden und nach Fällung ermitteltem HDL-Cholesterin (nach *Friedewald* u. Mitarb.)

ten und um andere Stoffwechselstörungen und Risikofaktoren zu erfassen (Tab. 6.**12**).

Tabelle 6.**12** Ergänzende Untersuchungen

Wenn eine *Hyperlipidämie gesichert* ist, sind *ergänzende Untersuchungen* notwendig,

- um *sekundäre Hyperlipidämien auszuschließen* bei Krankheiten von
  - Leber
  - Pankreas
  - Schilddrüse
  - Niere
- um die *Diagnose* einer *primären Hyperlipidämie* zu erhärten:
  - durch Untersuchung von Blutsverwandten
  - durch zellbiochemische Untersuchungen
- um *andere Stoffwechselstörungen* zu *erfassen,* die häufig mit einer Hyperlipidämie vergesellschaftet sind:
  - z. B. pathologische Glucosetoleranz
  - Hyperurikämie

Sichtbare Manifestationen der Hyperlipoproteinämien sind Lipidablagerungen in Haut, Sehnen und Hornhaut in Form von *Xanthomen* und *Arcus lipoides.* Die durch die Hyperlipoproteinämie begünstigte frühzeitige Arteriosklerose äußert sich als Koronarsklerose, obliterierende Angiopathie der Beinarterien und als Zerebralsklerose.

Xanthome treten nur bei weniger als 10% der Patienten mit einer Hyperlipoproteinämie auf. Sowohl primäre wie sekundäre Hyperlipoproteinämien können mit Xanthomen einhergehen. Zwischen der Art der Xanthome, ihrer Lokalisation und der Form der Hyperlipidämie gibt es keine strengen Beziehungen. Bevorzugte Lokalisationen sind für Hautxanthome die Streckseiten der Ellenbogen-, Hand- und Kniegelenke, für Sehnenxanthome Achilles- und Patellarsehnen sowie die Strecksehnen der Finger. Arcus lipoides und Xanthelasmen treten auch bei „normalen“ Serumlipidkonzentrationen auf. Vor dem 40. Lebensjahr ist ein Arcus lipoides allerdings ein hochwertiger Hinweis auf eine Hypercholesterinämie .

Der Begriff „Hyperlipoproteinämie“ erfordert eine Definition der *normalen Serumlipidkonzentrationen.* Dabei ist eine Bezeichnung „normal“ im Sinne von „gesund“ sehr problematisch, da statistisch gesehen das Koronarrisiko mit zunehmender Höhe des Cholesterinspiegels bereits im „normalen“ Bereich ansteigt (Abb. 6.**23**). Die Abb. 6.**22** zeigt Lipidwerte aus einer Münchner Bevölkerungsgruppe.

Die Höhe der Cholesterinkonzentration im Serum hängt von der erblich festgelegten Aktivität des LDL-Rezeptors ab, die mit dem Alter abnimmt und den Cholesterinwert altersabhängig ansteigen läßt. Zusätzlich erhöhen Nahrungscholesterin und langkettige gesättigte Fettsäuren sowie Übergewicht den Cholesterinspiegel jedes Menschen. Wegen der zu hohen Zufuhr

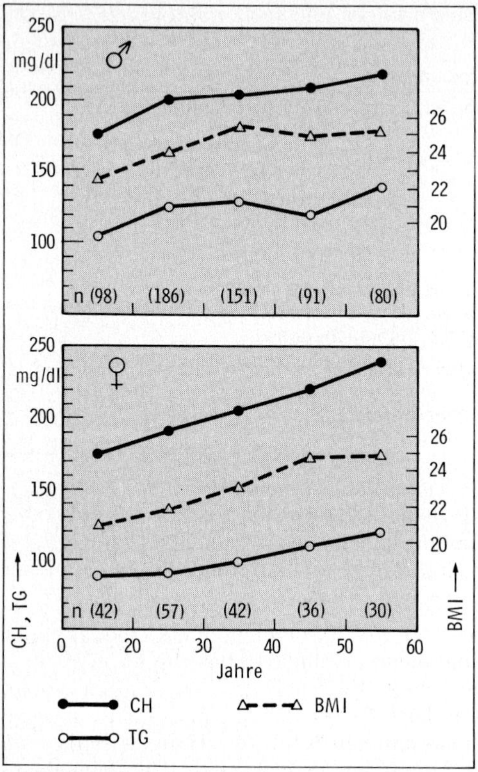

Abb. 6.**22** Werte ($\bar{x}$) von Cholesterin (CH), Triglyceriden (TG) und Body Mass Index (BMI) in einer Münchner Bevölkerungsgruppe (nach *Henze* u. Mitarb.)

von Fett, Cholesterin und Energie sind die Cholesterinkonzentrationen in unserer Bevölkerung allgemein höher als sie sein sollten.

Bisher gilt als Faustregel für die oberste Grenze der Serumlipidkonzentrationen in unserer Bevölkerung für
Cholesterin: 200 mg/dl + Lebensalter,
Triglyceride: 200 mg/dl.
Werte darüber sind eindeutig erhöht.

Neuerdings wird für die Bewertung der Cholesterinkonzentration verstärkt das epidemiologisch ermittelte Koronarrisiko berücksichtigt.

Das „National Institute of Health“ der USA hat 1985 festgestellt, daß Männer im Alter von mehr als 40 Jahren mit Cholesterinkonzentrationen zwischen 240 und 260 mg/dl einem mäßig erhöhten und mit Cholesterinkonzentrationen über 260 mg/dl einem hohen Koronarrisiko ausgesetzt sind.

Beim *LDL-Cholesterin* gelten altersabhängige Mittelwerte, für Männer und Frauen entsprechend: bis 30 Jahre Mittelwerte 120 bzw. 110 mg/dl, bis 60 Jahre Mittelwerte 130 mg/dl für beide Geschlechter. Als Faustregel empfiehlt sich für die obere Grenze des LDL-Cholesterins 160 mg/dl.

Das *HDL-Cholesterin* liegt beim Mann weitgehend altersunabhängig bei 45 mg/dl mit Grenzwerten von 30–60 mg/dl, bei der Frau bei 55 mg/dl mit Grenzwerten von 35–75 mg/dl. Als prognostisch ungünstig gelten HDL-Cholesterinwerte von <35 mg/dl beim Mann und <45 mg/dl bei der Frau.

Therapie

Für die Behandlung der Hyperlipoproteinämien stehen die Diät und mehrere Arzneimittel zur Verfügung. Einzeln oder in Kombination senken beide Therapieformen in den meisten Fällen erhöhte Serumlipidkonzentrationen. Leider erhalten in der täglichen Praxis, da für den Patienten bequemer und für den überlasteten Arzt zeitsparender, die Arzneimittel den Vorzug.

Die Behandlung der sekundären Hyperlipoproteinämien besteht in der Behandlung der Grundkrankheit. Bei Grundleiden, welche schlecht zu beeinflussen sind (chronische Nierenkrankheiten) kann die Indikation auch für eine Arzneimitteltherapie bestehen.

Die Therapie der primären Hyperlipoproteinämien ist eine Therapie auf Lebenszeit. Dies sollte man bei den Anweisungen für eine Diät in Hinsicht auf die Durchführbarkeit und bei der Verordnung von Arzneimitteln in Hinsicht auf Nebenwirkungen stets vor Augen haben.

Die *Wirksamkeit* einer *Therapie* kann man an der erfolgreichen Senkung der Cholesterin- und Triglyceridkonzentrationen ablesen. Dabei ist zu beachten, daß unter Berücksichtigung der Schwankungen der Cholesterinkonzentrationen von Tag zu Tag und in Abhängigkeit von der Jahreszeit sowie den Meßfehlern bei Probenentnahme, Analyse usw. über längere Zeit erst bei Differenzen >40 mg/dl von einem sicheren Unterschied gesprochen werden kann. Die Therapie sollte zu einer Normalisierung oder zu einer Senkung der Cholesterinwerte um 100 mg/dl führen. Ein gleichzeitiger Anstieg des HDL-Cholesterins ist erwünscht, reicht aber allein nicht aus.

Die Wirkung auf die atheromatösen Veränderungen an den Gefäßen kann beim einzelnen Patienten nur in seltenen Fällen direkt nachgewiesen werden. Neuere Ergebnisse aus Langzeituntersuchungen (Tab. 6.9) sprechen jedoch dafür, daß die Senkung erhöhter Lipidkonzentrationen im Plasma mit einer Senkung des Koronarrisikos einhergeht.

Die Europäische Atherosklerose-Gesellschaft hat 1988 Empfehlungen für die Therapieziele bei Hyperlipidämie formuliert. Nach diesen sollen bei Patienten ohne weitere Risikofaktoren Cholesterin und Triglyceride auf

Werte unter 200 mg/dl und LDL-Cholesterin auf < 155 mg/dl gesenkt werden. Bei Patienten mit zusätzlichen Risikofaktoren wird eine Senkung des LDL-Cholesterins auf < 135 mg/dl als notwendig erachtet. Diese Empfehlungen gehen streng von den epidemiologischen Befunden aus, daß das Koronarrisiko bei Cholesterinkonzentrationen unter 200 mg/dl am niedrigsten ist.

Die *Indikation* für eine bestimmte *Therapie* richtet sich nach dem Risiko, das aus der Art der Hyperlipoproteinämie und aus den klinischen Komplikationen für den Patienten entsteht. Da bei den primären Hyperlipidämien immer eine Langzeittherapie notwendig ist, müssen das Risiko der Nebenwirkungen von Arzneimitteln und das Risiko einer Koronarkrankheit sorgfältig gegeneinander abgewogen werden. Grundsätzlich müssen alle Patienten mit erhöhten Lipidkonzentrationen im Plasma behandelt werden. Die Indikation richtet sich jedoch nach der Art des Lipoproteinmusters, den weiteren Risikofaktoren (Risikoprofil) und dem Alter des Patienten. Für die Cholesterinkonzentrationen gelten entsprechend dem höheren Koronarrisiko etwas andere Richtwerte (Abb. 6.**23**) als für die Triglyceridkonzentrationen (Abb. 6.**24**).

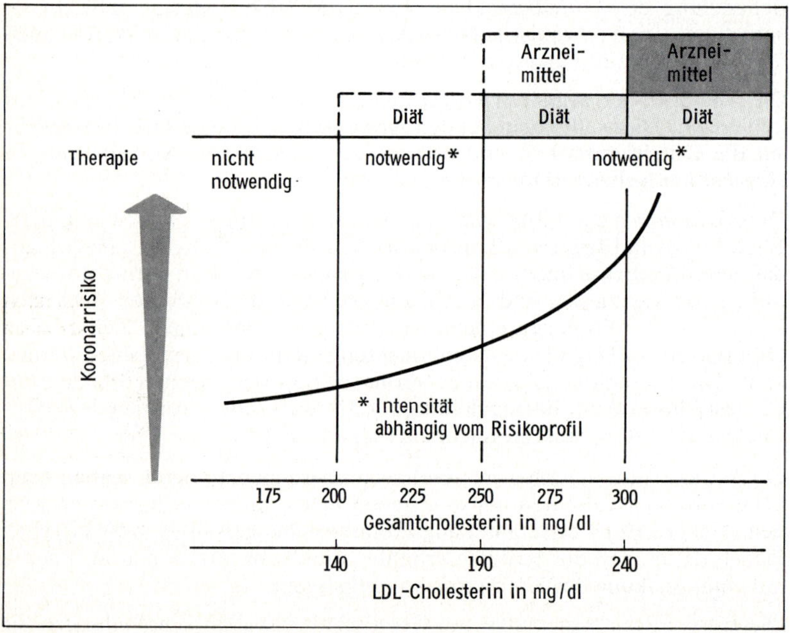

Abb. 6.**23** Indikationen für die Therapie der Hypercholesterinämie mit Diät und Arzneimittel in Abhängigkeit vom Koronarrisiko

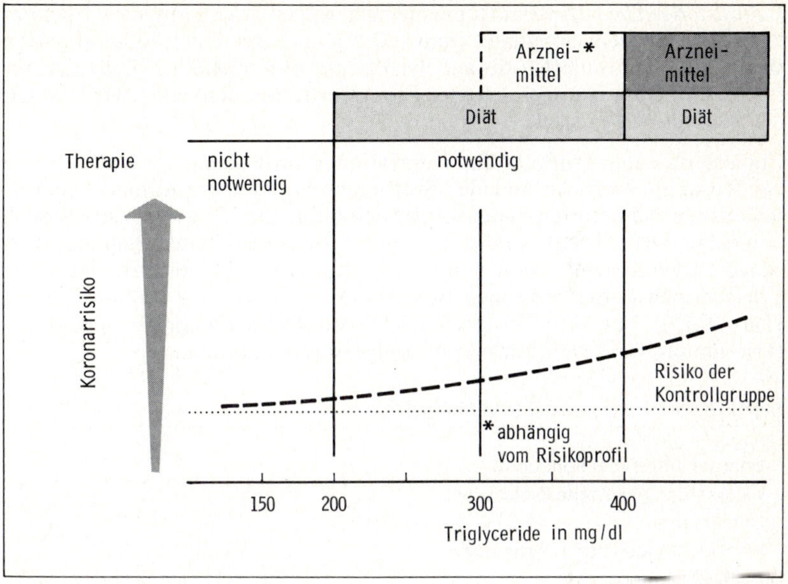

Abb. 6.24 Indikationen für die Therapie der Hypertriglyzeridämie mit Diät und Arzneimittel in Abhängigkeit vom Koronarrisiko

Diät

Die richtige Ernährung ist die Grundlage einer erfolgreichen Therapie der Hyperlipoproteinämien. Sie erfordert die aktive Mitarbeit des Patienten, der gründlich unterwiesen, motiviert und kontrolliert werden muß. In diesem Bemühen darf man nicht versäumen, den Ehepartner des Patienten sowie seine Freunde und Arbeitskollegen als Bundesgenossen zu gewinnen.

Körperliche Bewegung kann sowohl im Nüchtern- wie auch im postprandialen Plasma VLDL- und LDL-Werte senken sowie HDL-Cholesterinwerte ansteigen lassen. Allerdings muß dafür dreimal pro Woche für mindestens eine viertel Stunde die Pulsfrequenz pro Minute auf 180 minus Lebensalter angehoben werden. Eine derartige Belastung des Kreislaufs sollte beim älteren Menschen ohne ausreichendes Training nur nach vorheriger ärztlicher Untersuchung und mit langsamer Steigerung durchgeführt werden.

Fettsucht belastet auch den Fettstoffwechsel. Aus diesem Grund wirkt sich eine *Gewichtsreduktion* bei einer Hyperlipoproteinämie mit Fettsucht im Sinne einer Entlastung und einer Senkung von VLDL-Triglyceriden und LDL-Cholesterin bei gleichzeitigem Anstieg des HDL-Cholesterins aus. Entsprechende Vorschläge zur Therapie enthält Kap. 2, S. 81.

Ballaststoffreiche Lebensmittel begünstigen wegen ihrer geringeren Energiedichte die Gewichtsabnahme. Man sollte jedoch keine zu großen direkten Wirkungen der Ballaststoffe auf die Plasmalipide erwarten. Lediglich für Pektin und Guar in angereicherter Form wurde eine senkende Wirkung auf die *Plasmalipide* gezeigt.

Cholesterin- und Triglyceridkonzentrationen im Plasma werden aufgrund der Zusammensetzung und des Stoffwechsels der Lipoproteine von verschiedenen Nährstoffen gleichzeitig beeinflußt. Die Gewichte sind jedoch unterschiedlich verteilt, so daß man mit bestimmten Diätmaßnahmen vorwiegend die Konzentration von Cholesterin (LDL-Cholesterin) oder von Triglyceriden (Chylomikronen bzw. VLDL-Triglyceride) verändern kann (Tab. 6.**13**). Für die Erfolgskontrolle von Diätmaßnahmen genügt die Bestimmung von Cholesterin und Triglyceriden im Plasma.

Tabelle 6.**13** Prinzipien der Diättherapie

Hypercholesterinämie	
Energiezufuhr (bei Fettsucht)	↓
Langkettige gesättigte Fettsäuren	↓↓
Cholesterin	↓
Mehrfach ungesättigte Fettsäuren	↑
Hypertriglyzeridämie	
Energiezufuhr (bei Fettsucht)	↓↓
Alkohol	↓
Zucker	↓

Zur *Diätbehandlung* der *Hypercholesterinämie* ist eine Verminderung der Mengen von Fett und Cholesterin in der Nahrung sowie ein Austausch langkettiger gesättigter Fettsäuren gegen mehrfach ungesättigte Fettsäuren notwendig (Tab. 6.**13**).

Langkettige gesättigte Fettsäuren sind vorwiegend in den tierischen Fetten enthalten, kommen aber auch in bestimmten pflanzlichen Fetten (z. B. Kokosfett) vor. Mehrfach ungesättigte Fettsäuren, auch Polyenfettsäuren genannt, sind vor allem in Pflanzenölen (z. B. Sonnenblumenöl, Maiskeimöl) enthalten. Ihre wichtigste Vertreterin in der Nahrung des Menschen ist die Linolsäure (Abb. 6.**25**). Fischöle haben ebenfalls einen hohen Gehalt an mehrfach ungesättigten Fettsäuren. Das Verhältnis von Polyenfettsäuren zu langkettigen gesättigten Fettsäuren in der Nahrung wird kurz als P/S-Quotient bezeichnet. Einfach ungesättigte Fettsäuren (Ölsäure) und Stearinsäure (Abb. 6.**2**) gehen in den P/S-Quotienten nicht ein, da sie den Cholesterinspiegel nicht beeinflussen. Der P/S-Quotient der Nahrung des Bundesbürgers liegt zur Zeit bei etwa 0,3. Durch eine Ernährungsumstellung in der oben skizzierten Form läßt sich dieser Quotient mit den käuflichen Lebensmitteln auf etwa 1,0 anheben.

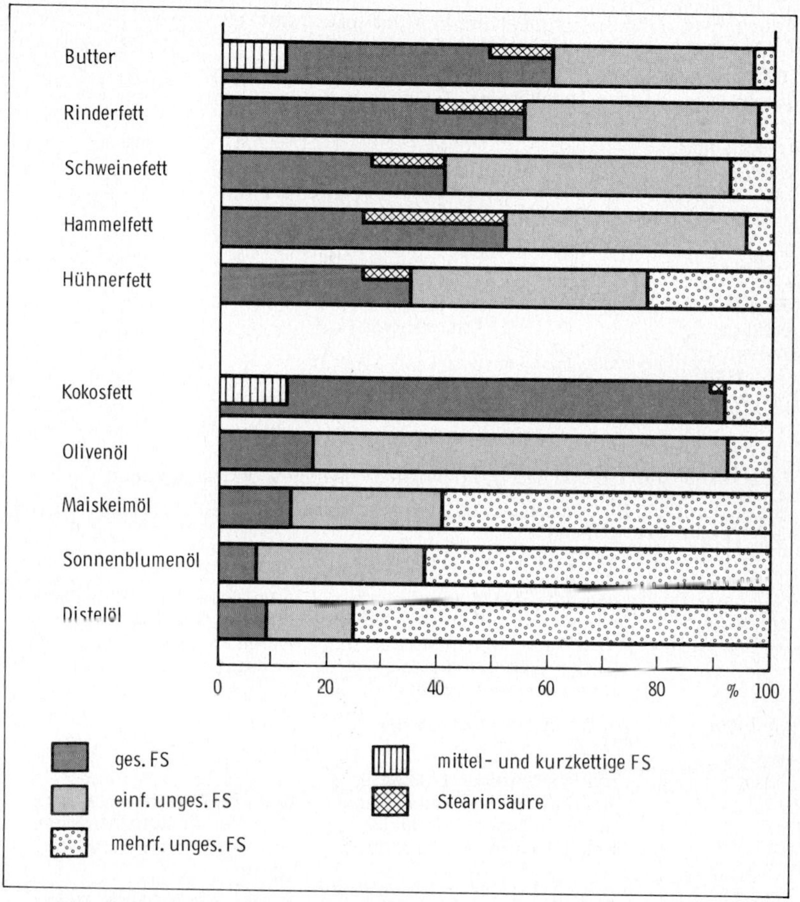

Abb. 6.**25** Fettsäurenzusammensetzung der wichtigsten Nahrungsfette tierischen und pflanzlichen Ursprungs

Durch eine Verminderung des Cholesteringehalts in der Nahrung sinkt die Konzentration des Cholesterins im Plasma ab. Durch die Verminderung der langkettigen gesättigten Fettsäuren wird automatisch auch die Cholesterinzufuhr herabgesetzt. Besonders cholesterinreiche Nahrungsmittel sind Eigelb, Leber, Niere, Gehirn, Butter (Tab. 6.**14** u.6.**15**). Die Cholesterinaufnahme mit der Nahrung sollte von durchschnittlich 500 mg/Tag bei normaler Ernährung auf Werte unter 300 mg/Tag gesenkt werden.

Tabelle 6.**14** Cholesteringehalt (mg) von wichtigen Nahrungsmitteln pro 100 g eßbarem Anteil

Schweinefleisch	70	Forelle	50
Rindfleisch	70	Hering	60
Kalbfleisch	90	Aal	70
Hammelfleisch	65	Vollei	470
Zunge	140	(1 Ei, ca. 60 g)	280
Herz	140	Butter	280
Leber	250	Mayonnaise	140
Niere	350	Milch	12
Bries	300	Sahne (30% Fett)	102
Hirn	3000	Käse (60% Fett i. T.)	100
Wild	110	Margarine	0
Geflügel	75	Pflanzenöle	0
Wurst	100		
Schinken	70		
Speck	100		

Tabelle 6.**15** Für die Diät bei Hyperlipidämien geeignete und ungeeignete Lebensmittel

Bei Hypercholesterinämie:

	geeignet	ungeeignet
Fleisch- und Wurstwaren	mageres Fleisch (ohne sichtbares Fett) von Schwein, Rind, Kalb; Tatar, kalter magerer Braten, Bündner Fleisch, Schinken ohne Fettrand	fettes Fleisch einschließlich übliches Hackfleisch, Wurstwaren, Innereien, Konserven, Fertiggerichte, fette Sülze
Geflügel	Huhn und Truthahn (ohne Haut)	Ente, Gans
Fisch	magere Sorten, z. B. Forelle, Heilbutt, Hecht, Zander, Kabeljau, Schellfisch, Rotbarsch, Seelachs, Scholle, Fischsülze	fette Sorten, z. B. Hering, Makrele, Ölsardinen, Kaviar, Hummer, Austern, Muscheln, Fischkonserven, Sardellenpaste
Fette, Speiseöle, Mayonnaise	Maiskeimöl, Sonnenblumenöl und nur Margarinesorten, die vorwiegend aus diesen Ölen hergestellt sind; Spezialmayonnaise, Distelöl	Butter, Schweinefett, Kokosfett, sonstige Backfette, Olivenöl und daraus hergestellte Suppen, Soßen und Mayonnaisen
Ei	Eiweiß	Eigelb
Milch und Milchprodukte	Magerjoghurt, Buttermilch, Magermilch, Magerquark, Magerkäse (bis zu 30% Fett i. Tr.)	Vollmilch und daraus hergestellte Getränke, Kondensmilch, Sahne, Eiscreme, fetter Quark und fetter Käse (über 30% Fett i. Tr.)
Kartoffeln	alle Sorten	wenn mit ungeeignetem Fett zubereitet

Tabelle 6.**15** Fortsetzung

	geeignet	ungeeignet
Getreideprodukte	alle Sorten	
Reis	alle Sorten	
Gemüse	alle Sorten	Avokado
Obst	alle Sorten	
Brot	gewöhnliches Brot und Semmeln	
Backwaren	mit erlaubtem Fett und Magermilch, aber ohne Eigelb hergestellt	alle handelsüblichen Back- und Konditoreiwaren außer Brot und Semmeln
Süßwaren	auch fettarme Sorten nur in sehr geringen Mengen	Milchschokolade, Marzipan-Konfekt, Nougat, Pralinen
Nüsse	Walnüsse, Mandeln	alle übrigen
Getränke	Magermilch und damit bereitete Milchgetränke, Obst- und Gemüsesäfte, Kaffee, Tee	Vollmilch

Bei Hypertriglyzeridämie:

	geeignet	ungeeignet
Brot und Backwaren	Schwarzbrot, Vollkornbrot, Pumpernickel, Hefeteig (mit Süßstoff)	mit Zucker gesüßte Backwaren, Lebkuchen, Zwieback, Stollen
Reis, Nudeln, Kartoffeln, Gemüse	Reis, Kartoffeln, Kartoffel-Gerichte mit den empfohlenen Fettsorten, Gemüse	Nudeln mit nicht erlaubten Fettsorten zubereitet
Süßwaren, Speiseeis	einfache Eiscreme, Diabetikermarmelade	Sahneeis, mit Zucker hergestellte Süßspeise, Schokolade, Honig, Marzipan, Nougat, Pralinen
Obst	herbes Obst, Grapefruit, Mandarinen	Weintrauben, Birnen, Kirschen, Bananen, Ananas, Datteln, Feigen, Trockenobst, mit Zucker gesüßte Fruchtsäfte
Getränke	Kaffee, Tee, Mineralwasser, ungezuckerte Fruchtsäfte, Gemüsesäfte	gezuckerte Fruchtsäfte, süße Limonaden, Alkohol

Das *HDL-Cholesterin* wird durch Gewichtsreduktion und körperliche Bewegung sowie durch mäßigen Alkoholgenuß angehoben. Die Wirkung von Alkohol auf das HDL-Cholesterin kann jedoch die Vermehrung der VLDL-Triglyceride und die sonstigen gesundheitlichen Nachteile des Alkohols nicht aufwiegen. Unter diesen Diätmaßnahmen senkt die Verminderung der langkettigen gesättigten Fettsäuren die Konzentration von Cholesterin und speziell von LDL-Cholesterin am wirksamsten. Ein erhöhter Verzehr mehrfach ungesättigter Fettsäuren wirkt (Gramm pro Gramm) nur halb so stark. Den geringsten Effekt bringt die Verminderung der Cholesterinzufuhr. Beim Gesunden kann man insgesamt eine Senkung der Cholesterinkonzentration um etwa 40 mg/dl (bzw. 10–15 %) erreichen (Abb. 6.**26**).

Bei ernährungsabhängiger Hypercholesterinämie kann die senkende Wirkung der oben genannten Diätmaßnahmen wesentlich deutlicher (bis doppelt so stark) ausfallen. Die homozygote Form der familiären Hypercholе-

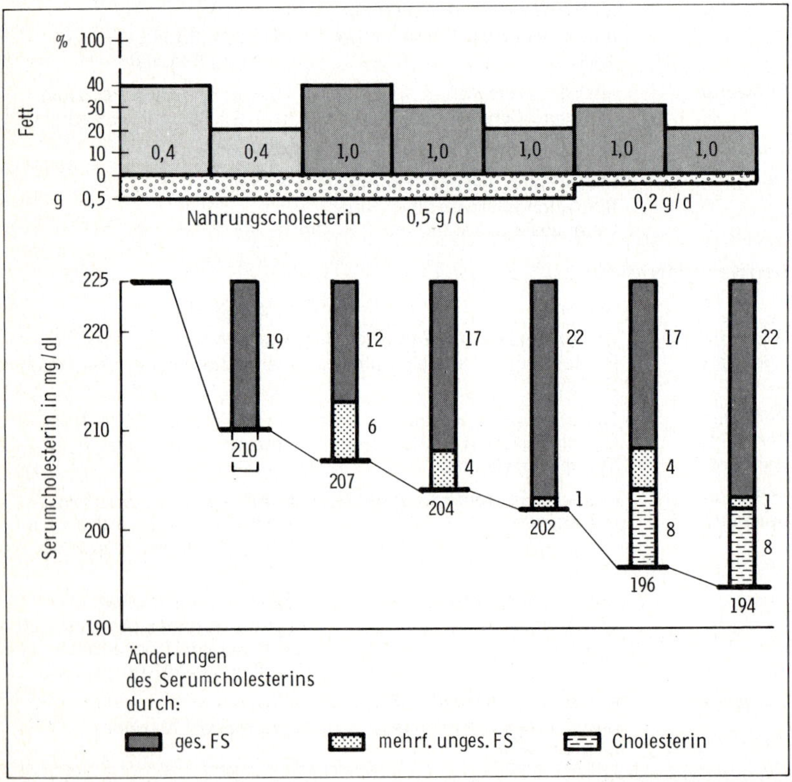

Abb. 6.**26** Senkung der Cholesterinkonzentration im Plasma des Gesunden durch Verminderung der Fettmenge (40, 30 und 20 Energie%), durch Änderung des P/S-Quotienten (0,4 und 1,0) und durch Verminderung des Nahrungscholesterins (0,5 und 0,2 g/d) bei konstanter Energiezufuhr (10,9 MJ/d) und konstantem Eiweißanteil von 12%. Die durch Verminderung der Fettzufuhr fehlende Energie wird als Polysaccharide zugeführt (Werte von *Keys*, 1965)

sterinämie (Typ IIa) spricht auch auf eine strenge Diät kaum an. Trotzdem sollte man im Interesse heterozygot erkrankter Familienmitglieder, welche auf Diät ansprechen, auf eine vernünftige Diät achten.

Die *Triglyceridkonzentrationen* des Plasmas werden in den ersten 6 Stunden nach dem Essen durch Chylomikronen aus den Fetten der Nahrung in Abhängigkeit von ihrer Art und Menge angehoben. Mehrfach ungesättigte Fettsäuren werden rascher resorbiert und aus dem Plasma eliminiert als langkettige gesättigte Fettsäuren. Die Produktion „endogener", das heißt in der Leber aus Kohlenhydraten und Alkohol gebildete VLDL-Triglyceride, dauert mit 6–12 Stunden nach Nahrungsaufnahme etwas länger und wird durch überkalorische Ernährung begünstigt. Bei Hypertriglyceridämie ist eine Verminderung der Energiezufuhr die wirksamste Diätmaßnahme. Saccharose führt zu einer besonders raschen Bildung von VLDL-Triglyceriden in der Leber und sollte deshalb gemieden wrden. Alkohol führt ebenfalls zu einer Vermehrung der Triglyceridkonzentrationen im Nüchternserum. Eine Beschränkung oder sogar ein Verbot von Alkohol ist bei Hypertriglyzeridämie dringend anzuraten. Eine kurzfristige Alkoholkarenz von wenigen Tagen kann die günstige Wirkung rasch aufzeigen. Heute empfiehlt man den Patienten mit Hypertriglyzeridämie eine energieknappe alkoholfreie Ernährung mit einem normalen Kohlenhydratanteil, der anstelle von Zukker vorwiegend Stärke enthalten soll (Tab. 6.**13** u. 6.**15**). In der Praxis entspricht dies einer vernünftigen Diabetesdiät (S. 153ff.).

Langkettige ω-3-Fettsäuren aus Fischöl (Eicosapentaensäure) und Dekosahexaensäure) können erhöhte Triglyceridkonzentrationen senken. Diese Wirkung beginnt bei etwa 3 g dieser Fettsäuren pro Tag und ist erst bei mehr als 6 g pro Tag ausgeprägt und zuverlässig. Mit Lebensmitteln ist diese Zufuhr nicht zu erreichen, da z. B. 100 g Makrele nur 2 g dieser Fettsäuren enthalten. Auf erhöhte Cholesterinkonzentration wirken die ω-3-Fettsäuren weniger senkend. Ob die weiteren günstigen Wirkungen von langkettigen ω-3-Fettsäuren gegen die Atherogenese (S. 33) ausreichende Argumente für eine Indikation bei der Diagnose Hyperlipidämie liefern, müssen erst weitere Untersuchungen ergeben.

Bei der sehr seltenen *familiären Hyperlipoproteinämie Typ I* werden die stark vermehrten Chylomikronen durch eine fettarme Kost mit weniger als 30 g Fett pro Tag rasch vermindert. Gleichzeitig gehen die klinischen Komplikationen wie eruptive Xanthome oder Oberbauchschmerzen rasch zurück. Aus dieser Diät muß sichtbares Fett vollständig entfernt werden. Da auf Dauer eine extrem fettarme Diät nicht eingehalten werden kann, erhalten diese Patienten ein Spezialfett (Ceres-Margarine und -Öl) mit Triglyceriden aus Fettsäuren mittlerer Kettenlänge, die aus dem Darm über die Pfortader zur Leber transportiert werden und deshalb nicht zur Chylomikronenbildung beitragen (S. 27). Für diese Ernährungstherapie ist die Beratung durch einen Spezialisten notwendig. Bei Kindern müssen fettlösliche Vitamine substituiert werden.

Bei einer *Hyperlipoproteinämie Typ V* ist es zunächst wichtig, die Energiezufuhr zu vermindern und die Alkoholzufuhr zu beenden. Vorübergehend kann es zusätzlich noch notwendig werden, eine fettarme Kost zu geben, bei der das übliche Fett ebenfalls durch mittelkettige Triglyceride ersetzt werden kann. In der Mehrzahl der Fälle führen jedoch bereits das Alkoholverbot und die Verminderung der Energiezufuhr innerhalb weniger Tage zum Erfolg.

Für die praktische Durchführung der Diät bei Hypercholesterinämie und/oder Hypertriglyzeridämie sind die Angaben in Tab. 6.**15** nützlich.

Arzneimittel

Die medikamentöse Therapie soll die Behandlung mit Diät ergänzen. Auf keinen Fall darf das Arzneimittel ein Alibi für eine falsche Ernährung liefern. Die Arzneimittel zur Behandlung der primären Hyperlipoproteinämien unterscheiden sich in Wirkungsmechanismen, Wirksamkeit und Nebenwirkungen.

Aufgrund des Wirkungsmechanismus und der praktischen Erfahrung eignen sich bestimmte Arzneimittel besser für die Behandlung der Hypercholesterinämie oder der Hypertriglyzeridämie, manche Substanzen wirken aber gleich gut bei beiden Störungen. Die Senkung der Cholesterinkonzentration geht vorwiegend zu Lasten des LDL-Cholesterins, einzelne Substanzen heben gleichzeitig das HDL-Cholesterin an (Abb. 6.**27** u. Tab. 6.**16**). Ist die Entscheidung für ein bestimmtes Arzneimittel gefallen, muß diese Therapie in genügend hoher Dosierung und mit der gebotenen Sorgfalt und Ausdauer durchgeführt werden. Es ist besser, kein Arzneimittel zu geben, als mit einem unwirksamen Arzneimittel oder mit einer zu geringen Dosis eines wirksamen Arzneimittels den Patienten und sich selbst zu täuschen.

Falls mehrere Arzneimittel in ausreichender Dosierung als Monotherapie nicht wirken, kann man einen Versuch mit einer *Arzneimittelkombination* machen. Diese Arzneimittel sollten einen unterschiedlichen Wirkungsmechanismus haben. Bewährte Kombinationen sind Nicotinsäure mit Cholestyramin oder Clofibratanaloga mit Cholestyramin. Bei der Kombinationsbehandlung kann man von beiden Arzneimitteln die volle Dosis geben.

Besonderheiten der Arzneimitteltherapie bei einzelnen Hyperlipoproteinämien und mögliche alternative Therapieverfahren

Die sehr seltene *familiäre Hyperlipoproteinämie Typ I* spricht auf kein Arzneimittel an. Die Behandlung erfolgt allein mit Diät.

Bei der *homozygoten* Form der *familiären Hypercholesterinämie* mit LDL-Cholesterin- von >600 mg/dl und Cholesterinkonzentrationen von 800–1000 mg/dl sind die Erfolgsaussichten der Arzneimitteltherapie

bei optimaler Wirkung		Substanz	Anfangs-dosis	Dauer-dosis
Cholesterin ↓	Triglyceride ↓		Gramm pro Tag	
+	-	β-Sitosterin	12 -	6
+	-	Cholestyramin	8 -	32
+	-	Colestipol	10 -	30
+	-	Lovastatin	0,02 -	0,04
+	(+)	β-Pyridylcarbinol rtd.	0,15 -	1,2
(+)	+	Nicotinsäure	0,25 -	3,0
+	+	Bezafibrat rtd.	0,4	0,4
+	+	Fenofibrat rtd.	0,25	0,25
+	+	Etofibrat rtd.	0,5	0,5
+	+	Etofyllinclofibrat	0,5	0,5
(+)	+	Clofibrat	0,5	2,0

Abb. 6.**27** Relative Wirksamkeit der einzelnen Arzneimittel auf die Konzentration von Cholesterin und/oder Triglyceriden im Plasma. Eine Verallgemeinerung dieser Erfahrungswerte ist nur bedingt möglich, da Patienten mit verschiedenen Krankheiten auf die einzelnen Arzneimittel individuell verschieden ansprechen können

begrenzt. Diät hat praktisch keine Wirkung, und Arzneimittel sind auch in Kombinationen und mit Höchstdosierungen nur unbefriedigend wirksam. Die unbedingt notwendige Behandlung dieser vorwiegend jugendlichen Patienten mit einem extrem hohen Koronarrisiko sollte nur in Zusammenarbeit mit einem Spezialisten erfolgen.

Alternative Therapieverfahren sind der *Plasmaaustausch,* bei dem mit einem Zellseparator in einer mehrstündigen Sitzung etwa ein Drittel des Plasmavolumens des Patienten gegen Humanalbumin ausgetauscht wird. Moderne Verfahren arbeiten über die Absorption von LDL-Partikeln an mit Antikörpern beladenen Säulen, welche von dem Plasma des Patienten durchströmt werden oder über die Fällung von LDL- und VLDL-Partikeln mit Heparin (HELP-Verfahren). Bei diesen Verfahren werden selektiv die LDL-und die VLDL-Partikel aus dem Plasma entfernt. Dadurch werden die LDL- und VLDL-Cholesterin-Werte akut auf sehr niedrige Konzentrationen (unter 200 mg/dl) gesenkt. Alle Verfahren müssen jedoch im Abstand von 10–14 Tagen wiederholt werden, da in der Zwischenzeit das Plasmacholesterin die alten Konzentrationen wieder erreicht hat. Durch die regelmäßige Durchführung dieses Plasmaaustausches oder der LDL-Absorption kann man jedoch von Ausgangswerten über 500 mg/dl mittlere Konzentrationen des LDL-Cholesterins von unter 300 mg/dl erreichen.

Tabelle 6.**16** Beabsichtigte und unerwünschte Wirkungen von lipidsenkenden Arzneimitteln

Substanz	Wirkungen beabsichtigt	unerwünscht
β-Sitosterin	kompetitive Hemmung der Cholesterin-Absorption	selten Bauchbeschwerden
Cholestyramin	Bindet Gallensäuren und Cholesterin im Darm und entzieht sie dem enterohepatischen Kreislauf, Gallensäurenumsatz↑. Erhöht Aktivität des LDL-Rezeptors und des LDL-Abbaus	Obstipation, Übelkeit, Blähungen, gelegentlich VLDL-TG↑, Hemmt Resorption von fettlöslichen Vitaminen und Arzneimitteln (z. B. Digitalis, Cumarine)
Colestipol	Bindet Gallensäuren und Cholesterin im Darm. Gallensäurenumsatz ↑	Obstipation, Übelkeit, Blähungen, siehe Cholestyramin
D-Thyroxin	Aktivierung des LDL-Rezeptors und des LDL-Abbaus↑	Tachykardie, Angina pectoris, Schwitzen, Schlafstörungen, Glukosetoleranz↓, Cumarinwirkung↑
β-Pyridylcarbinol, Nicotinsäure	Hemmung der Lipolyse, der VLDL-Cholesterinsynthese, Cholesterinausscheidung über die Galle↑, Fettgewebslipoproteinlipase↑, HDL-Cholesterin↑	Flush, Gastritis, Diarrhö SGOT↑, SGPT↑, alk. Phosphatase↑, Glukosetoleranz↓, Hyperurikämie
Clofibrat	Hemmung der VLDL-Synthese, Lipoproteinlipase↑. Anstieg des VLDL-Abbaus. Cholesterinsynthese↓. Fettsäuren-Abbau↑. HDL-Cholesterin↑	Übelkeit, Diarrhö, Myositis mit Anstieg der CPK, SGOT, Cumarinwirkung↑, Lithogener Index↑, Gallensteine, Leukopenie (sehr selten), Potenzstörungen
Clofibrat-Analoga (z. B. Bezafibrat)	Hemmung der VLDL-Synthese, Lipoproteinlipase↑, Anstieg des VLDL-Abbaus, Aktivität des LDL-Rezeptors und des LDL-Abbaus↑, Cholesterinsynthese↓, Fettsäurenabbau↓, HDL-Cholesterin↑	Übelkeit, Diarrhö, Myositis mit Anstieg der CPK, SGOT, Cumarinwirkung↑, Potenzstörungen
Gemfibrocil	HDL-Cholesterin↑, VLDL↓, LDL↓	Übelkeit, Erbrechen, Durchfall, Kopfschmerzen, Hautreaktionen, Hämoglobin↓, Muskelschmerzen, CPK↑, Glucosetoleranz↑, Potenzierung von Antikoagulantien
Probucol	LDL-Cholesterin↓	Blähungen, Übelkeit, Erbrechen, Durchfälle, Lange Halbwertszeit! Leberenzyme↑, Eosinophilie, Parästhesien, HDL-Cholesterin↓
Lovastatin	Hemmung der β-HMG-CoA-Reductase Cholesterinsynthese ↓ LDL-Rezeptor ↑	Gastrointestinale Beschwerden, Myositis mit Anstieg der CPK, Anstieg von Transaminasen hepatischen Ursprungs

Operative Verfahren, z. B. der *portokavale Shunt,* sind sehr eingreifend, und der Langzeiterfolg ist bei den im allgemeinen sehr jungen Patienten umstritten. Wesentlich bessere Chancen werden der *partiellen intestinalen Bypass-Operation* nach Buchwald eingeräumt. Durch diese Operationstechnik wird das letzte Stück des Dünndarms ausgeschaltet und durch Verhinderung der Rückresorption von Gallensäuren eine erhöhte Ausscheidung von Sterolen erreicht. Bei heterozygot an der familiären Hypercholesterinämie erkrankten Patienten wurde eine Senkung der Plasmacholesterinkonzentration um 40% erzielt. In Langzeitbeobachtungen zeigte sich aber bei vielen Patienten ein erneuter Anstieg der Cholesterinkonzentration im Plasma.

Richtlinien für die Dauertherapie

Vor Beginn einer Dauertherapie mit einem Arzneimittel muß die Diagnose einer primären Hyperlipoproteinämie gesichert sein. Ist zur Behandlung der Hyperlipidämie ein Arzneimittel notwendig, beginnt auf der Grundlage einer vernünftigen und vom Patienten durchführbaren Diät die medikamentöse Therapie über lange Zeit, in vielen Fällen für den Rest des Lebens. Aus diesem Grunde sind immer vorher das hohe Risiko erhöhter LDL-Cholesterinwerte gegen die Bivalenz jedes Arzneimittels, nämlich seine erwünschten und unerwünschten Wirkungen, besonders gründlich abzuwägen. Die ersten Kontrollen der Serumlipidkonzentrationen werden 4 Wochen nach Beginn der Arzneimitteltherapie durchgeführt. Wurde mit einer genügend hohen Dosis und unter zuverlässiger Einnahme des Arzneimittels nach 8 Wochen in zwei Kontrollwerten kein *ausreichender Erfolg* erzielt, muß ein anderes Arzneimittel eingesetzt werden. Unter einem ausreichenden Erfolg versteht man die Normalisierung oder eine Senkung der Cholesterinkonzentration um wenigstens 100 mg/dl.

Wenn sich während einer Langzeittherapie niedrige Konzentrationen stabilisiert haben, sind *Kontrollen* im Abstand von mindestens 3 Monaten notwendig. Bei größeren Abständen besteht die Gefahr, daß der Patient die Therapie nicht für wichtig hält. Die medikamentöse Langzeittherapie erfordert besondere Sorgfalt in der Überwachung des Patienten. Der Patient muß auf die Symptome häufiger *Nebenwirkungen* hingewiesen und bei jedem Besuch danach gefragt werden. Nach einer Dauertherapie über Jahre ist ein *Auslaßversuch* von mindestens 4 Wochen Dauer zur Bestätigung der Wirksamkeit für den Arzt und für den Patienten nützlich.

Literatur

Assmann, G.: Lipidstoffwechsel und Atherosklerose. Schattauer, Stuttgart 1982

Brown, M. S., J. L. Goldstein: Lipoprotein metabolism in the macrophage: Implications for cholesterol deposition in atherosclerosis. Ann. Rev. Biochem. 52 (1983) 223–261

Brown, M. S., J. L. Goldstein: Lipoprotein receptors in the liver-control signals for plasma cholesterol traffic. J. clin. Invest. 72 (1983) 743–747

Doerr, W.: Pathologisch-anatomische Definition der Arteriosklerose. Dtsch. Ärztebl. 80 (1983) 33–43

European Atherosclerosis Society. The recognition and management of hyperlipidemia in adults: a policy statement of the European Atherosclerosis Society. Europ. Heart J. 9 (1988) 571–600

Greten, H.: Untersuchungen zum Stoffwechsel menschlicher Chylomikronen. Klin. Wschr. 52 (1974) 947–955

Grundy, S. M.: HMG-CoA reductase inhibitors for treatment of hypercholesterolemia. New Engl. J. Med. 319 (1988) 24–33

Levy, R. I., D. S. Fredrickson, R. Schulman, D. W. Bilheimer, J. S. Breslow, N. J. Stone, S. E. Lux, H. R. Sloan, R. M. Kraus, P. N. Herbert: Dietary and drug treatment of primary hyperlipoproteinemia. Ann. intern. Med. 77 (1972) 267–275

NIH Consensus Conference. Lowering blood cholesteral to prevent heart disease. J. Amer. med. Ass. 235 (1985) 2080–2086

Oram, J. F., E. A. Brinton, E. L. Bierman: Regulation of high density lipoprotein receptor activity in cultured human skin fibroblasts and human arterial smooth muscle cells. J. clin. Invest. 72 (1983) 1611–1621

Ross, R., L. Harker: Hyperlipidemia and atherosclerosis. Science 193 (1976) 1094–1100

Schaefer, E.: Plasma-triglycerides in regulation of HDL-cholesterol levels. Lancet 1978/II, 391–395

Schlierf, G., P. Oster: Diagnostik und Therapie der Fettstoffwechselstörungen, 2. Aufl. Thieme, Stuttgart 1982

Schlierf, G., P. Oster, P. D. Lang: Einflüsse auf die Lipiddiagnostik – Ernährung, Medikamente und andere Faktoren. Münch. med. Wschr. 122 (1979) 455–457

Schlierf, G., P. Oster, D. Seidel, H. Raetzer, B. Schellenberg, D. D. Henck, R. L. Wicklein: Tagesprofile von Plasmalipiden und Lipoproteinen bei Patienten mit endogener Hypertriglyzeridämie (Typ IV – Hyperlipoproteinämie). Klin. Wschr. 55 (1977) 161–167

Seidel, D.: Hyperlipoproteinämie bei Erkrankungen der Leber. Schweiz. med. Wschr. 105 (1975) 857–862

Spengel, F. A., K. M. Harders-Spengel, C. F. Keller, A. Wieczorek, G. Wolfram, N. Zöllner: Use of fibroblast culture to diagnose and genotype familial hypercholesterolaemia. Ann. Nutr. Metab. 26 (1982) 240–247

Stanbury, J. B., J. B. Wyngaarden, D. S. Fredrickson, J. L. Goldstein, M. S. Brown: The Metabolic Basis of Inherited Disease. Mc-Graw-Hill, New York 1983

Steinberg, D.: Lipoproteins and atherosclerosis. Arteriosclerosis 3 (1983) 283–301

Utermann, G.: Polymorphismus des Apolipoproteins-E. Münch. med. Wschr. 122, Suppl. 5 (1980) 214–227

Utermann, G., H. J. Menzel, H. G. Kraft, H. C. Duba, H. G. Kemmler, G. Seitz: Lp (a) glycoprotein phenotypes. J. clin. Invest. 80 (1987) 458–465

Wolfram, G.: Hyperlipidämien – Diätprinzipien und Kriterien ihrer Effizienz. Akt. Ernähr.-Med. 6 (1981) 208–213

Wolfram, G.: Diät bei Störungen des Fettstoffwechsels und zur Vorbeugung der Arteriosklerose. Falken, Niedernhausen 1989

Zöllner, N., C. Keller: Lipoproteine im Plasma und Fette in der Ernährung in der Pathogenese der coronaren Herzkrankheit. Internist 25 (1984) 261–267

7. Gicht und seltene Störungen des Purinstoffwechsels

W. Gröbner

Gicht

Die Gicht ist eine Erkrankung, die als akute Monarthritis beginnt, nach symptomfreien Intervallen rezidiviert und allmählich in eine chronische, destruierende Gelenkerkrankung übergeht. Ursache der Gicht ist in den meisten Fällen eine angeborene Stoffwechselstörung, nämlich die familiäre Hyperurikämie (dominant vererbt, bei Frauen erst nach der Menopause manifest). Neben der akuten und chronischen Arthritis stellen Tophi, Gichtgeschwüre, Gichtniere (Uratnephropathie) mit Niereninsuffizienz und Hypertonie sowie Harnsäurenephrolithiasis weitere klinische Manifestationen der Hyperurikämie dar. Die Gicht war während der Kriegsjahre nahezu ausgestorben, mit zunehmendem Wohlstand in den Nachkriegsjahren hat die Häufigkeit dieser Erkrankung jedoch deutlich zugenommen. Die Gicht stellt somit das klassische Beispiel einer sowohl endogenen als auch umweltbedingten Krankheit dar. Man kann davon ausgehen, daß etwa 3% aller Männer, die das 65. Lebensjahr erreichen, einen Gichtanfall erleiden. Von den familiären Hyperurikämien sind sekundäre Formen abzugrenzen, die entweder auf eine andere Erkrankung oder langdauernde Arzneimittelzufuhr zurückzuführen sind.

Normaler Serumharnsäurespiegel und Hyperurikämie

Alter, Geschlecht und Ernährung sind die wesentlichen Faktoren, die den Serumharnsäurespiegel des Gesunden beeinflussen. Bei den Männern werden die höchsten Serumharnsäurewerte im Alter von 20–24 Jahren erreicht, dann bleibt der Serumharnsäurespiegel bei gleichbleibendem Gewicht im Verlauf des Lebens konstant. Bei den Frauen steigt die Serumharnsäure nach einer mäßigen Erhebung in der Altersspanne von 15–19 Jahren und einem anschließenden Plateau zur Zeit der Menopause erneut an (Abb. 7.**1**). Obgleich die Ursachen dieses Alters- und Geschlechtsunterschiedes noch nicht vollständig geklärt sind, scheinen hormonelle Einflüsse eine entscheidende Rolle zu spielen.

Die in großen epidemiologischen Untersuchungsreihen gewonnenen Verteilungskurven der Harnsäurewerte im Serum erlauben mit statistischen Methoden keine eindeutige Abgrenzung von normalen und erhöhten Werten. Unter Berücksichtigung der Löslichkeitsgrenze von Natriumurat im

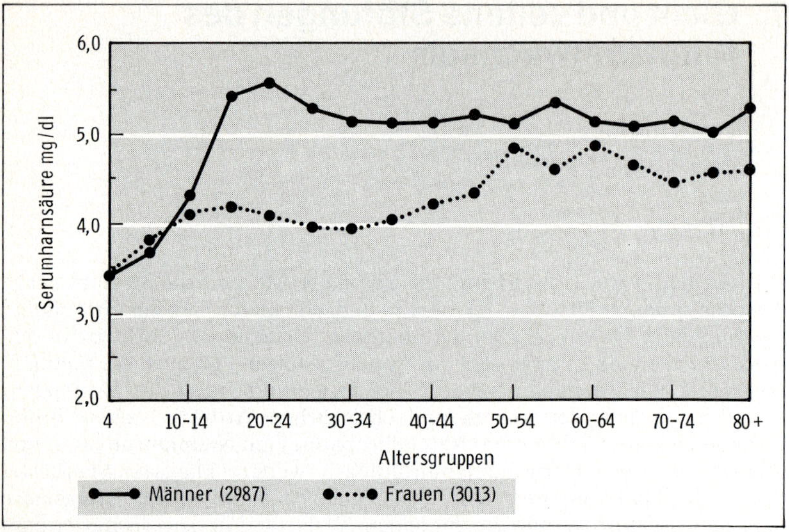

Abb. 7.1 Serumharnsäurespiegel beim männlichen und weiblichen Geschlecht in Abhängigkeit vom Alter in einer unausgewählten Bevölkerung (nach *Mikkelsen* u. Mitarb. 1965)

Plasma kann man jedoch bei Männern und Frauen die Hyperurikämie als eine Plasmaharnsäurekonzentration von 6,5 mg/dl und mehr definieren. Harnsäurekonzentrationen über 6,4 mg/dl führen infolge Vorliegens einer übersättigten Lösung zu Harnsäureausfällungen bei Auftreten entsprechender physikalischer Voraussetzungen.

Häufigkeit der Hyperurikämie, Gicht und Nephrolithiasis

Angaben über die Häufigkeit der Hyperurikämie sind nur an einem auslesefreien Material möglich. In der Framingham-Studie, in der 5127 Personen mit einem Durchschnittsalter von 44 Jahren zu Beginn der Studie 12 Jahre lang beobachtet wurden, fanden Hall u. Mitarb. (1967) bei 9,2% der Männer und 0,4% der Frauen Harnsäurewerte von 7,0 mg/dl oder darüber. 19% dieser Personen litten an Gicht. Das Risiko der Entwicklung einer Arthritis urica nahm mit steigendem Serumharnsäurespiegel zu (Tab. 7.**1**). So entwickelte sich ein Gichtanfall bei einem Serumharnsäurespiegel zwischen 8,0 und 8,9 mg/dl bei jedem Vierten; bei einem Serumharnsäurespiegel von 9,0 mg/dl und darüber trat praktisch bei jedem eine Arthritis urica auf. Innerhalb der gesamten untersuchten Bevölkerung in Framingham wurden 2,8% der Männer und 0,4% der Frauen von einem oder mehreren Gichtanfällen befallen. In einer Untersuchung der Wiener Bevölkerung

Tabelle 7.**1** Häufigkeit des Auftretens einer Arthritis urica in Abhängigkeit von der Höhe des Serumharnsäurespiegels (modif. nach *Hall* u. Mitarb. 1967)

Serumharnsäurekonzentration mg/dl	Anzahl der Personen	Häufigkeit der Gicht %	Relation
<6	1281	0,6	1:167
6–6,9	790	1,9	1:53
7–7,9	162	16,7	1:6
8–8,9	40	25	1:4
9,0 und mehr	10	90	1:1

fanden MÜLLER u. Mitarb. (1981) unter 1176 männlichen und 1450 weiblichen Personen bei 25,4% der Männer eine Hyperurikämie, während lediglich 3% der untersuchten Frauen einen Serumharnsäurespiegel über 7,0 mg/dl aufwiesen. Eine epidemiologische Untersuchung 30- bis 59jähriger Männer und Frauen aus dem Raum Heidelberg ergab Serumharnsäurespiegel über 8,0 mg/dl bei jedem 11. Mann und Werte über 7,5 mg/dl bei jeder 50. Frau (NÜSSEL u. Mitarb. 1984).

Die Häufigkeit der Nephrolithiasis betrug in der Framingham-Studie 12,7 Prozent bei Serumharnsäurewerten zwischen 7,0–7,9 mg/dl, 22 Prozent bei Werten zwischen 8,0–8,9 mg/dl sowie 40 Prozent bei Werten von 9 mg/dl und darüber (Tab. 7.**2**). Hyperurikämische Patienten mit Steinanamnese

Tabelle 7.**2** Häufigkeit des Auftretens einer Nephrolithiasis in Abhängigkeit von der Höhe des Serumharnsäurespiegels (modif. nach *Hall* u. Mitarb. 1967)

Serumharnsäurespiegel (mg/100 ml)	Anzahl der Personen	Häufigkeit der Nephrolithiasis (%)
7,0–7,9	212	12,7
8,0–8,9	50	22,0
9,0 +	10	40,0

hatten eine größere Aussicht, auch noch die Gicht zu bekommen als jene ohne diese Vorgeschichte. Innerhalb der gesamten Gichtkranken kam die Nephrolithiasis bei 13,2% der Patienten vor. In der Literatur wird die Häufigkeit von Nierensteinen bei Gichtpatienten mit 5–40% angegeben (ZÖLLNER u. GRÖBNER 1976).

Physiologie des Harnsäurestoffwechsels

Harnsäure entsteht überwiegend in der Leber und Dünndarmschleimhaut als Endprodukt des Purinstoffwechsels. Die Purinsynthese und ihre Regulation sind in Abb. 7.**2** dargestellt. Ausgangssubstanz der Purinsynthese ist 5-Phosphoribosylpyrophosphat (PRPP), das mit Glutamin zu 5-Phosphoribosylamin reagiert. Dieser Schritt ist geschwindigkeitsbestimmend für die Purinsynthese und wird durch das Enzym Glutamin-Phosphoribosylpyrophosphat-Amidotransferase katalysiert. Über eine Reihe weiterer Zwi-

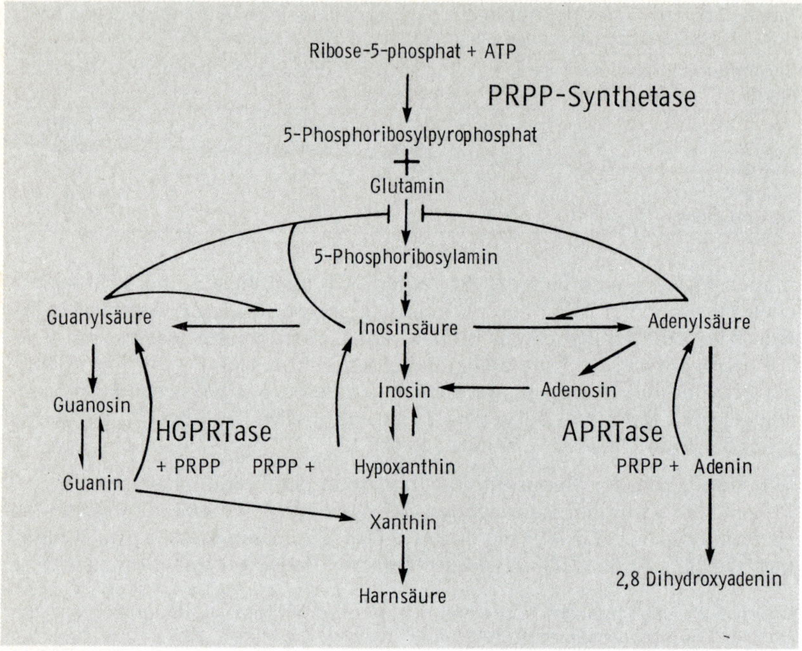

Abb. 7.**2** Schematische Darstellung des Purinstoffwechsels und seiner Regulation.
PRPP-Synthetase: 5-Phosphoribosylpyrophosphat-Synthetase
HGPRTase: Hypoxanthinguaninphosphoribosyltransferase
APRTase: Adeninphosphoribosyltransferase

schenstufen entsteht Inosinsäure, aus der die anderen Nucleotide, nämlich Adenyl- und Guanylsäure hervorgehen. Sie wiederum werden zur Synthese von Nucleinsäuren und purinhaltigen Coenzymen verwendet. Ein weiterer Weg der Inosinsäure führt über Inosin, Hypoxanthin und Xanthin zu Harnsäure. Die beiden letzten Schritte werden durch das Enzym Xanthinoxidase katalysiert.

Untersuchungen zur Regulation der Purinsynthese ergaben, daß Adenyl-, Guanyl- sowie Inosinsäure den ersten Schritt der Purinsynthese im Sinne eines Feed-back-Mechanismus hemmen. Adenyl- und Guanylsäure hemmen auch ihre eigene Bildung aus Inosinsäure. Man nimmt an, daß nach Produktion ausreichender Mengen von Adenyl-, Inosin- und Guanylsäure die Neusynthese der Purine von selbst gebremst wird. Eine besondere Bedeutung bei der Aufrechterhaltung der intrazellulären Konzentration von Adenyl-, Inosin- und Guanylsäure kommt dabei auch den Enzymen Adeninphosphoribosyltransferase (APRTase) und Hypoxanthinguaninphosphoribosyltransferase (HGPRTase) zu.

Die synthetisierte Harnsäure wird zu 20–30% über den Darm, der Hauptanteil durch die Niere eliminiert. Die renale Ausscheidung ist dabei durch ein kompliziertes System von Filtration, Rückresorption und Sekretion gekennzeichnet. Durch das Zusammenwirken dieser Funktionen ergibt sich eine normale Harnsäure-Clearance von 8,7±2,5 ml/Min. Über die metabolischen Vorgänge beim tubulären Harnsäuretransport ist noch wenig bekannt.

Pathogenese der Hyperurikämie

Der Harnsäurebestand des Körpers stellt die Resultierende aus Zufuhr und Ausscheidung dar (Abb. 7.**3**). Die Zufuhr zum Harnsäurepool erfolgt einerseits durch die endogene Neusynthese einschließlich der Reutilisation von Purinen, andererseits aus Nahrungspurinen. Die Harnsäureausscheidung erfolgt über Niere und Darm. Eine Hyperurikämie beruht entweder auf einer vermehrten Harnsäurebildung oder einer verminderten renalen Harnsäureausscheidung oder einer Kombination aus beiden Mechanismen. Eine Einteilung der Hyperurikämien ist in Tab. 7.**3** dargestellt.

Tabelle 7.**3** Einteilung der Hyperurikämien

Familiäre Hyperurikämie
Störung der tubulären Harnsäuresekretion (ca. 99 Prozent aller Patienten)
Vermehrte endogene Harnsäuresynthese infolge von Enzymdefekten des Purinstoffwechsels (ca. 1 Prozent aller Patienten)
Sekundäre Hyperurikämie
Vermehrte Harnsäurebildung (z. B. bei Blutkrankheiten)
Verminderte renale Harnsäureausscheidung (z. B. bei Niereninsuffizienz)
Vermehrte Harnsäurebildung und verminderte renale Harnsäureausscheidung (z. B. bei der Glykogenspeicherkrankheit Typ I)

Pathogenese der familiären Hyperurikämie

Über die Art der der familiären Hyperurikämie zugrundeliegenden Stoffwechselstörung bestand lange Zeit Meinungsverschiedenheit. So wurde eine Theorie der Überproduktion von Harnsäure einer Ausscheidungstheorie gegenübergestellt, die besagt, daß eine funktionelle Schwäche der Niere Ursache der Hyperurikämie sei. Inzwischen konnte klar herausgearbeitet werden, daß bei der Mehrzahl aller familiären Hyperurikämiker (ca. 99%) eine Störung der renalen Harnsäureausscheidung vorliegt, während eine vermehrte endogene Harnsäuresynthese lediglich bei einer Minderzahl (ca. 1%) aller Patienten mit familiärer Hyperurikämie beobachtet wird.

Vermehrte endogene Harnsäuresynthese als Ursache der familiären Hyperurikämie. Enzymdefekte des Purinstoffwechsels sind Ursache einer familiären Hyperurikämie mit vermehrter endogener Harnsäurebildung. Am häufigsten findet man eine verminderte Aktivität der Hypoxanthinguaninphosphoribosyltransferase (HGPRTase). Dieses Enzym katalysiert in

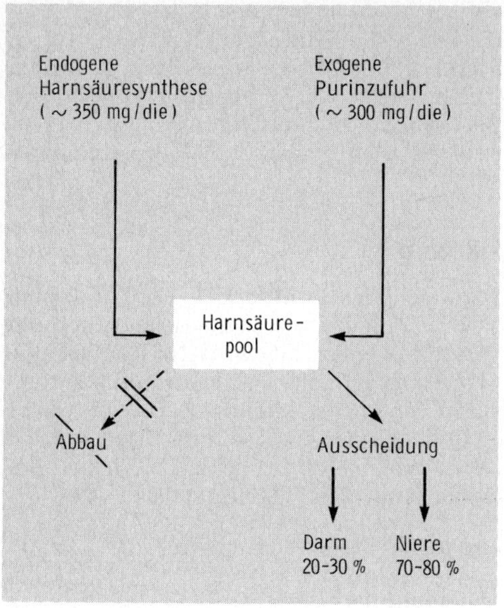

Abb. 7.**3** Synthese und Ausscheidung der Harnsäure

Gegenwart von 5-Phosphoribosylpyrophosphat (PRPP) die Bildung von Inosinsäure sowie Guanylsäure aus Hypoxanthin bzw. Guanin (Abb. 7.**2**). Ein nahezu vollständiger Aktivitätsverlust dieses Enzyms wird beim Lesch-Nyhan-Syndrom beobachtet.

Bei verminderter oder fehlender Aktivität der Hypoxanthinguaninphosphoribosyltransferase kommt es infolge verminderter Bildung von Inosin- und Guanylsäure sowie einer erhöhten intrazellulären Konzentration von 5-Phosphoribosylpyrophosphat (durch verminderten Verbrauch) zu einer vermehrten Harnsäuresynthese. Wesentlich seltener wird eine gesteigerte Aktivität der 5-Phosphoribosylpyrophosphat-Synthetase (PRPP-Synthetase) als Ursache einer vermehrten Harnsäureproduktion beobachtet. Ein Mangel an Adeninphosphoribosyltransferase (APRTase) führt nicht zu einer Hyperurikämie, sondern zur Bildung von Harnsteinen aus 2,8-Dihydroxyadenin (Abb. 7.**2**).

Störung der renalen Harnsäureausscheidung als Ursache der familiären Hyperurikämie. Die Mehrzahl der Patienten mit familiärer Hyperurikämie scheidet normale Mengen Harnsäure aus, trotzdem ist ihr Harnsäurespiegel erhöht. Dies weist auf Eigentümlichkeiten der Harnsäureausscheidung bei diesen Patienten hin.

Wird der Harnsäurespiegel durch orale Zufuhr von Purinen in Form von Ribonucleinsäure erhöht, so nimmt die Harnsäure-Clearance zu. Bereits vor einigen Jahrzehnten wurde beobachtet, daß dieser Anstieg bei Gichtpatienten ausbleibt. Eine genauere Analyse ergab, daß bei gleich erhöhtem Harnsäurespiegel der Normale deutlich mehr Harnsäure ausscheidet als der Hyperurikämiker. Es wird heute allgemein anerkannt, daß die familiäre Hyperurikämie durch eine Verminderung der Fähigkeit, die Harnsäuresekretion ausreichend zu erhöhen, zustande kommt. Unterstützt wird diese Schlußfolgerung durch die Beobachtung, daß bei gleichem Harnsäurespiegel bei Gichtkranken auch die saliväre Harnsäuresekretion niedriger als bei Normalpersonen ist, der Sekretionsdefekt also nicht auf die Niere allein beschränkt zu sein scheint (ZÖLLNER 1960).

Pathogenese sekundärer Hyperurikämien

Von den familiären Hyperurikämien unterscheidet man sekundäre Formen. Sekundäre Hyperurikämien sind entweder auf eine vermehrte Harnsäurebildung oder eine verminderte renale Harnsäureausscheidung zurückzuführen (Tab. 7.**4**). Eine Kombination aus beiden Mechanismen wird z. B. bei

Tabelle 7.**4** Wichtige Ursachen (und Beispiele) sekundärer Hyperurikämien mit Gicht. Bei den eingeklammerten Angaben müssen wahrscheinlich für das Zustandekommen einer Gicht hereditäre Faktoren ebenfalls vorliegen. (modif. nach *Zöllner* 1976)

vermehrte Harnsäurebildung	verminderte renale Harnsäureausscheidung
Chronische myeloische Leukämie	Nierenkrankheiten
Polycythaemia vera	Ketoazidose
Osteomyelosklerose	Fasten
(sekundäre Polyglobulie bei Herz- und Lungenkrankheiten)	Entgleister Diabetes mellitus
(Hämolytische Anämien)	Hyperlaktazidämien
Glucose-6-phosphatase-Mangel	Hohe Alkoholspiegel
(vermehrte Zufuhr von Nahrungspurinen, Übergewicht)	Glucose-6-phosphatase-Mangel
Zytostatische Therapie und Bestrahlungen	Arzneimittel
	z. B. Saluretika
	Vergiftungen
	Blei

der Glykogenspeicherkrankheit Typ I (Glucose-6-phosphatase-Mangel) angetroffen. In manchen Fällen ist eine eindeutige pathogenetische Zuordnung nicht möglich.

Am häufigsten werden sekundäre Hyperurikämien bei hämatologischen Erkrankungen (z. B. Polycythaemia vera), unter dem Einfluß von Arzneimitteln (z. B. Saluretika, Zytostatika) sowie bei Nierenkrankheiten beobachtet. Bei letzteren kann manchmal nicht entschieden werden, ob die Nierenerkrankung Ursache oder Folge der Hyperurikämie ist.

Grundsätzlich kann jede Hyperurikämie zur Gicht führen. Für die Entstehung einer sekundären Gicht sind Höhe und Variation einer sekundären Hyperurikämie von Bedeutung. Während eine sekundäre Gicht bei chronisch verlaufenden Hämoblastosen, wie z. B. der Polycythaemia vera, relativ häufig auftritt, ist diese bei Patienten mit chronischen Nierenerkrankungen selten zu beobachten. Häufig sieht man auch Gichtanfälle unter der Behandlung mit Saluretika. Es ist jedoch nicht sicher, ob es sich dabei um eine sekundäre Gicht oder um die verstärkte Manifestation einer familiären Hyperurikämie handelt. Ähnliches gilt für die Gicht bei der Ketoazidose des Diabetikers oder bei Fastenkuren (Zöllner 1976, Zöllner u. Gröbner 1987 a).

Klinik der Gicht

Die klinischen Manifestationen der Gicht sind in Tab. 7.**5** dargestellt. Unbehandelt nimmt die Gicht einen Verlauf, den man in 4 Stadien einteilen kann

- die asymptomatische Hyperurikämie,
- den akuten Gichtanfall,
- die interkritische Gicht (symptomfreies Intervall zwischen den Anfällen),
- die chronische Gicht.

Tabelle 7.**5** Klinische Manifestationen der Gicht (nach *Nuki* 1987)

1. Akute Arthritis, Sehnenscheidenentzündung, Bursitis oder Zellulitis
2. Chronische deformierende Arthritis mit periartikulären und subkutanen Uratablagerungen (Tophi)
3. Harnsäurenephrolithiasis
4. Gichtniere (Uratnephropathie) mit Hypertonie

Der akute Gichtanfall ist meist das erste klinische Symptom einer Hyperurikämie. Er ist durch plötzlichen Beginn aus voller Gesundheit, enorme Schmerzhaftigkeit, Beschränkung auf ein Gelenk sowie eine intensive entzündliche Reaktion gekennzeichnet. Auslösende Faktoren sind Traumata, vermehrte Purinzufuhr (Festessen), Alkoholexzeß, Arzneimittel (z. B. Saluretika, Zytostatika), Bestrahlungen, Infekte, Operationen sowie Fastenkuren.

Die pathogenetischen Vorstellungen beim akuten Gichtanfall sind noch lückenhaft und schematisch in Abb. 7.**4** dargestellt.

Kommt es durch eine kurzfristige Erhöhung des Harnsäurespiegels im Plasma und der Gelenkflüssigkeit zum Ausfall von Uraten, so verursachen diese eine Mobilisation sowie Ansammlung von Leukozyten. Es kommt zur Phagozytose der Uratkristalle mit Zerfall der Leukozyten und Freisetzung von entzündungsfördernden Substanzen. Die während dieser Vorgänge entstehende Laktatazidose führt zu einem weiteren Ausfall von Kristallen. So läuft ein Circulus vitiosus immer schneller ab, bis der Höhepunkt der Entzündung erreicht ist.

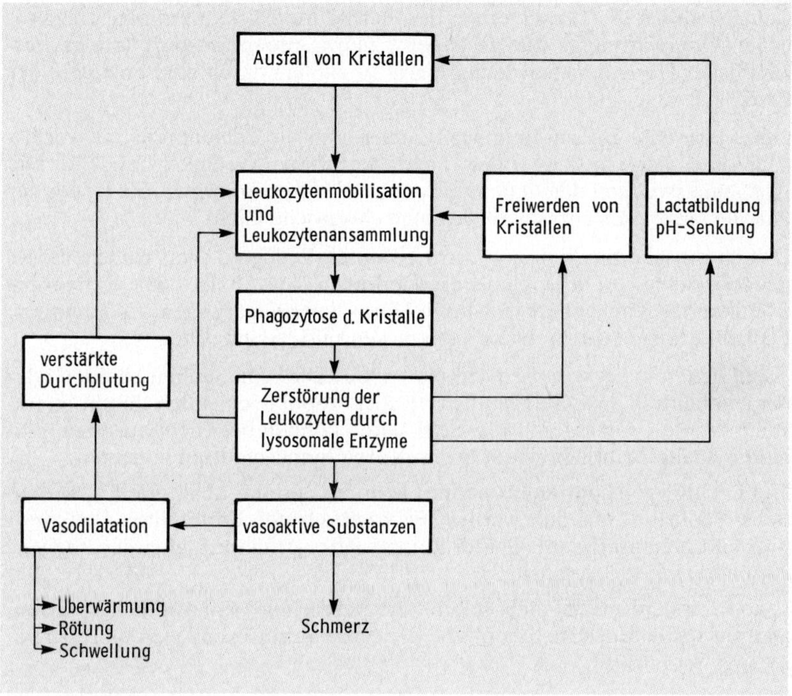

Abb. 7.**4** Schematische Darstellung der Reaktionsfolge des Gichtanfalls (nach *Zöllner* u. *Gröbner* 1987b)

Am häufigsten ist beim ersten Anfall das Großzehengrundgelenk betroffen (Tab. 7.**6**). Im späteren Verlauf können alle Gelenke befallen werden, ebenso Schleimbeutel, Sehnenscheiden und die Weichteile der Endphalangen. Der erste Anfall klingt auch ohne Behandlung wieder ab und macht völliger Symptomfreiheit Platz. Zu dieser sogenannten Selbstheilung führt

Tabelle 7.**6** Häufigkeit des Befalls verschiedener Gelenke durch den ersten Gichtanfall

Gelenke	Häufigkeit
Großzehengrundgelenk	80%
Sprunggelenk und Fußwurzel	10%
Knie	5%
Fingergelenk	3%
Handgelenk	2%
Gelenke der kleinen Zehen, Schulter, Hüfte und Ellbogen	selten

wahrscheinlich die Verbesserung der Harnsäurelöslichkeit infolge entzündlicher Überwärmung, der gesteigerte Harnsäureabtransport infolge entzündlicher Hyperämie sowie der Harnsäureabbau durch die Peroxidase der Leukozyten.

Ohne adäquate Behandlung wiederholen sich die Gichtanfälle, es werden nach und nach bislang noch nicht betroffene Gelenke befallen. Die Abstände zwischen den Gichtattacken werden immer kürzer, die Dauer der Anfälle länger. Es entwickelt sich eine chronische Gicht.

Das chronische Stadium der Gicht ist durch Weichteil- und Knochentophi gekennzeichnet. Die Gelenkveränderungen sind Folge der Zerstörung gelenknaher Knochenanteile durch Harnsäureablagerungen. Es kommt zu Deformierungen der Gelenke, Ankylosen sind jedoch selten.

Tophi gehen meist vom periartikulären Gewebe, von Sehnenscheiden oder Schleimbeuteln aus. Gelegentlich brechen Tophi nach außen durch, es entsteht dann ein Gichtgeschwür. Sehr selten können bei Gicht auch neurologische Komplikationen wie z. B. ein Karpaltunnelsyndrom auftreten.

Die Gichtniere (Uratnephropathie) kann als (primär abakterielle) interstitielle Nephritis aufgefaßt werden. Frühzeitig treten Proteinurie, Leukozyturie und Hämaturie auf. Später kommt eine verhältnismäßig gutartig verlaufende Hypertonie hinzu.

Eine Pyelonephritis ist nicht selten. Die Retention von harnpflichtigen Substanzen sowie klinische Symptome der Niereninsuffizienz werden erst relativ spät beobachtet.

Bis zu 40% aller Gichtkranken leiden an einer Harnsäurenephrolithiasis, die der Gelenkgicht um viele Jahre vorausgehen kann. Die oft kleinen, strahlentransparenten Konkremente können sich dem radiologischen Nachweis entziehen und müssen durch Siebung des Harns, am besten nach Koliken, festgestellt werden.

Diagnose der Gicht

Die Diagnose der Gicht beruht auf der typischen Anamnese, dem Nachweis von Uratablagerungen, dem Ansprechen auf Colchicin während des Anfalls sowie der Feststellung einer Hyperurikämie, wenn nicht Arzneimittel eingenommen wurden, die den Harnsäurespiegel verändern (Tab. 7.**7**). Jede akute Monarthritis des erwachsenen Mannes ist gichtverdächtig, besonders wenn sie ein Großzehengrundgelenk, ein Sprunggelenk, ein Kniegelenk oder ein Gelenk der Hand betrifft. Der therapeutische Effekt einer ausreichenden und am ersten Tag einsetzenden Colchicintherapie ist diagnostisch beweisend.

Eine Gelenkpunktion mit dem Nachweis von Harnsäurekristallen in den polymorphkernigen Leukozyten der Gelenkflüssigkeit mit Hilfe des Polarisationsmikroskops kann gelegentlich diagnostisch notwendig sein. Die

Tabelle 7.**7** Der Einfluß von Arzneimitteln auf den Serumharnsäurespiegel

Senkung des Serumharnsäurespiegels durch	Erhöhung des Serumharnsäurespiegels durch	
Xanthinoxidasehemmer (Allopurinol)	Cytostatika	
Uricosurica	Saluretika	
Salicylate (über 3 g/Tag)	Salicylate (unter 3 g/Tag)	
Phenylbutazon in höherer Dosierung	Phenylbutazon	in niedriger Dosis
Oxyphenbutazon in höherer Dosierung	Oxyphenbutazon	in niedriger Dosis
Phenylindandion	Probenecid	in niedriger Dosis
Cumarine	Niridazol	in niedriger Dosis
Corticoide	Nicotinsäure	
	L-Dopa	
	Pyrazinamid	
	Ethambutol	
	Methoxyfluran	
	Fructose-, Sorbit-, Xylitinfusionen	

Untersuchung der Kristalle erfolgt ebenso wie die Bestimmung der Zellzahl im nativen Gelenkpunktat. Im Polarisationsmikroskop ist der Harnsäurekristall negativ doppelbrechend und parallel zur Kompensatorachse gelb, senkrecht dazu blau.

Die Bestimmung der Serumharnsäure (Hyperurikämie bei zweimaliger Kontrolle) kann die Diagnose nur bestätigen. Die enzymatischen Bestimmungsmethoden für Harnsäure beruhen auf der Oxidation von Harnsäure zu Allantoin:

$$\text{Harnsäure} + 2\,H_2O + O_2 \xrightarrow{\text{Urikase}} \text{Allantoin} + CO_2 + H_2O_2$$

Aus der Extinktionsabnahme im UV-Bereich bei 293 nm vor und nach Ablauf der enzymatischen Reaktion kann die Harnsäurekonzentration berechnet werden.

Aufgrund ihrer Spezifität, hohen Präzision und einfachen Handhabung sollte der enzymatischen Harnsäurebestimmung gegenüber anderen Methoden der Vorzug gegeben werden.

Serumharnsäurewerte über 6,4 mg/dl sind mit der Diagnose „Gicht" vereinbar. In seltenen Fällen kann ein Gichtanfall auch bei einem normalen Serumharnsäurespiegel auftreten. Die Serumharnsäurebestimmung sollte aus dem Nüchternblut erfolgen. In den Tagen vor der Blutabnahme sollte sich der Patient wie gewohnt ernähren und Alkoholabusus vermeiden. Wichtig ist, daß bei der Bewertung des Serumharnsäurespiegels die vom Patienten eingenommenen Arzneimittel, die den Harnsäurespiegel beeinflussen, berücksichtigt werden (Tab. 7.**7**).

Bei Feststellung einer Hyperurikämie müssen weitere Maßnahmen zur Erkennung von klinischen Komplikationen eines erhöhten Serumharnsäurespiegels getroffen werden (Tab. 7.**8**). Bei jugendlichen Gichtpatienten,

Tabelle 7.**8** Wichtige Untersuchungen bei Hyperurikämie und Gicht

1. Zur Diagnose bzw. Ausschluß von Komplikationen einer Hyperurikämie	Anamnese (Gichtanfälle?, Nephrolithiasis?) Tophi? (Weichteile, Knochen) Gichtniere?, Harnsäurenephrolithiasis? (Blutdruck, Harnstatus, Kreatinin, Harnstoff, Elektrolyte im Serum, Sonographie der Nieren, evtl. i. v.-Pyelogramm)
2. Zur Diagnose bzw. Ausschluß sekundärer Hyperurikämien	Gesamtes Blutbild, Nierendiagnostik, Arzneimittelanamnese
3. Zur Diagnose bzw. Ausschluß von weiteren Stoffwechselstörungen	Cholesterin und Triglyceride im Serum, Blutzucker, Glucoseausscheidung im 24-Stunden-Urin, evtl. orale Glucosebelastung

schwerer Verlaufsform einer Gicht oder rezidivierender Harnsäurenephrolithiasis sollte zur Feststellung einer Hyperurikämie infolge vermehrter Harnsäuresynthese neben der Serumharnsäure auch die Harnsäureausscheidung im 24-Stunden-Urin gemessen werden (Normalbereich unter Normalkost 500–600 mg täglich). Durch Bestimmung des Quotienten aus Harnsäure und Kreatinin im Spontanurin (Normalwert $< 0{,}8$) läßt sich ebenfalls eine vermehrte Harnsäuresynthese diagnostizieren. Dasselbe gilt auch bei Verdacht auf eine sekundäre Hyperurikämie mit vermehrter Harnsäurebildung.

Harnsäure in Weichteiltophi läßt sich mit Hilfe der Murexidprobe nachweisen (Rotfärbung bei Erhitzen mit einem Tropfen Salpetersäure).

Besondere diagnostische Bedeutung hat der röntgenologische Nachweis von Knochentophi. Sie kommen am häufigsten in den Großzehengrundgelenken und Fingergelenken, meist in Form runder Defekte ohne sklerosierten Randsaum vor. Die Knochentophi sitzen zunächst subchondral, erreichen aber bald die Gelenkflächen und zerstören sie. In einem frühen Stadium der Gicht findet man auf dem Röntgenbild des von einem akuten Gichtanfall betroffenen Gelenkes keine oder zumindest keine spezifischen Veränderungen. Es empfiehlt sich jedoch, bei Verdacht auf einen akuten Gichtanfall sowohl vom betroffenen als auch vom kontralateralen Gelenk eine Röntgenaufnahme für einen späteren Verlauf, jedoch auch zum Ausschluß einer anderen Diagnose anzufertigen.

Nie unterlassen werden sollte bei einer Hyperurikämie die Untersuchung der Niere. Proteinurie, Hämaturie, Leukozyturie und Blutdruckerhöhung weisen auf eine Beteiligung der Niere bei Hyperurikämie hin. Wiederholte Untersuchungen des Harns auf Eiweiß und pathologisches Sediment sowie die Bestimmung von Harnstoff, Kreatinin und Elektrolyten im Serum sind notwendig. Bei wiederholt auftretender Hämaturie, ebenso aber bei der

Vorgeschichte von Nierensteinkoliken oder Steinabgängen ist eine Sonographie und evtl. eine Pyelographie zu empfehlen. Abgehende Steine sind einer Analyse zu unterwerfen.

Zum Ausschluß von weiteren Stoffwechselstörungen sollten Cholesterin und Triglyceride im Serum, Blutzucker, Glucoseausscheidung im 24-Stunden-Urin sowie eventuell eine orale Glucosebelastung durchgeführt werden. Eine Hyperurikämie ist nicht selten mit einer Hyperlipidämie vergesellschaftet.

Differentialdiagnose

Differentialdiagnose der Hyperurikämie

Man unterscheidet die familiäre Hyperurikämie, die auf einen angeborenen Stoffwechseldefekt zurückzuführen ist, von sekundären Formen (Tab. 7.**4**). Zum Nachweis des angeborenen Stoffwechseldefektes dienen die Familienanamnese und Verwandtenuntersuchungen. Sekundäre Hyperurikämien werden am häufigsten bei hämatologischen Erkrankungen wie Polycythaemia vera, Osteomyelosklerose und chronischer myeloischer Leukämie sowie bei Nierenkrankheiten beobachtet. Bei den genannten Blutkrankheiten führt der erhöhte Zell- und Nucleinsäureumsatz zur Hyperurikämie und Gicht. Hyperlaktazidämien, Ketoazidosen sowie einige Arzneimittel führen infolge verminderter renaler Harnsäureausscheidung ebenfalls zur Hyperurikämie. Zum Nachweis sekundärer Formen einer Hyperurikämie bedient man sich eines vollständigen Blutbildes (Differentialblutbild). Störungen der Niere sind durch Untersuchung des Harns sowie durch Bestimmung von Harnstoff, Kreatinin und Elektrolyten zu erfassen. Eine präzise Arzneimittelanamnese zur Diagnose einer sekundären Hyperurikämie ist unerläßlich.

Differentialdiagnose des Gichtanfalls

Tab. 7.**9** zeigt die wesentlichen Erkrankungen, die differentialdiagnostisch von der Arthritis urica abzugrenzen sind. Im Vordergrund steht die Differentialdiagnose der akuten Mon- oder Oligoarthritis. Praktisch alle rheumatischen Erkrankungen können in Form einer Mon- oder Oligoarthritis beginnen. Durch gezielte anamnestische Fragen sowie präzise klinische und laborchemische Untersuchungen lassen sich die einzelnen Erkrankungen diagnostizieren.

Die Pseudogicht stellt eine kristallinduzierte Arthritis dar, die differentialdiagnostische Probleme zur Gicht aufwerfen kann. Der akute Anfall ist durch eine ausgeprägte entzündliche Reaktion charakterisiert. Am häufigsten werden die Kniegelenke befallen, dann folgen Hand-, Sprung-, Hüft-, Ellenbogen- und Schultergelenke. Diagnostische Kriterien der Pseudogicht sind

Tabelle 7.**9** Differentialdiagnose des Gichtanfalls

Pseudogicht (Chondrokalzinose)
Bakterielle Arthritis
Reaktive Arthritis bei Infektionen mit Salmonellen, Shigellen
Yersinien, Brucellen
Arthritis bei Colitis ulcerosa und Morbus Crohn
Arthritis bei Sarkoidose (Löfgren-Syndrom)
Rheumatisches Fieber
Beginnende chronische Polyarthritis
Arthritis bei Kollagenkrankheiten
Arthritis psoriatica
Periphere Arthritis bei Spondylitis ankylosans
Morbus Reiter
Zustand nach Trauma
Reizzustand einer Arthrose
„Entzündeter Spreizfuß"

- der Nachweis von Calciumpyrophosphatkristallen im Gelenkpunktat,
- der röntgenologische Nachweis von Verkalkungen,
- die akute und chronisch rezidivierende Arthritis vorwiegend großer Gelenke.

Die Sicherung der Diagnose gelingt durch den Kristallnachweis im Gelenkpunktat. Im Polarisationsmikroskop ist der Calciumpyrophosphatkristall positiv doppelbrechend und parallel zur Kompensatorachse blau, senkrecht dazu gelb.

Röntgenologisch sichtbare Verkalkungen findet man bei der Pseudogicht im Bereich der Gelenkknorpel, der Menisci oder Disci intervertebrales. Dieses Phänomen wird Chondrokalzinose bezeichnet. Prädilektionsstellen dieser Verkalkungen sind Hand- und Kniegelenke sowie Symphysenfuge und Hüftgelenke.

Differentialdiagnostische Probleme bereiten gelegentlich Schmerzen, Schwellungen, Rötungen und Überwärmungen, die nicht von einem Gelenk ausgehen, jedoch in der Nähe eines für einen Gichtanfall sehr typischen Gelenkes lokalisiert sind. So kann eine Phlegmone am medialen Vorfuß oder Fußrücken einer akuten Gicht sehr ähnlich sein. Eine Bursitis an der Medialseite eines Großzehengrundgelenkes, hervorgerufen durch mechanische Irritationen, oder ein Zustand nach Trauma stellen weitere differentialdiagnostische Beispiele dar.

Differentialdiagnose des Tophus

Der Tophus ist differentialdiagnostisch von Rheumaknoten, Kalkknoten, Xanthomen, Fingerknöchelpolstern sowie Heberden-Knötchen abzugrenzen. Tab. 7.**10** zeigt die Charakteristika der verschiedenen Knoten.

Tabelle 7.**10** Differentialdiagnose des Tophus (nach *Schattenkirchner* 1980)

Art des Knotens	Lokalisation	Krankheit
Tophus	subkutan, in Sehnenscheiden, an den Streckseiten der Gelenke, an der Ohrmuschel, in Schleimbeuteln	(chronische) Gicht
Rheumaknoten	Streckseite der Gelenke subkutan, häufig distal vom Olekranon	chronische Polyarthritis
Kalkknoten	subkutan, im Sehnenbereich, in der Muskulatur (Finger, Ellenbogen)	Sklerodermie, Dermatomyositis
Tuberöse Xanthome	subkutan, meist an den Streckseiten, im Sehnenbereich. Finger, Ellenbogen, Achillessehne, Patellarsehne	familiäre Hypercholesterinämie
Fingerknöchelpolster (Knuckle pads)	subkutan an der Streckseite der Fingermittelgelenke	
Heberden-Knötchen	Streckseite der Fingerendgelenke, meist paarig, am Daumenendgelenk gelegentlich singulär	Fingerpolyarthrose (Heberden-Arthrose)

Therapie

Da sowohl dic Arbeitsfähigkeit als auch die Lebenserwartung des Gichtkranken durch eine konsequente Therapie günstig beeinflußt werden, ist eine frühzeitige Diagnose und Behandlung wichtig.

Gichtanfall

Zur Behandlung des Gichtanfalls eignen sich Colchicin, Indometacin sowie Phenylbutazon (Tab. 7.**11**). Bei diagnostisch nicht gesicherten Fällen ist Colchicin das Mittel der Wahl. Man gibt im Verlauf von 4 Stunden 4 mg Colchicin (z. B. Colchicum dispert à 0,5 mg), dann in Abständen von 2 Stunden 0,5–1,0 mg. Die Höchstdosis beträgt am 1. Tag 6–8 mg; treten

Tabelle 7.**11** Therapie des Gichtanfalls

	Tagesdosis
Colchicin (z. B. Colchicum dispert)	6–8 mg
Indometacin (z. B. Amuno)	200–400 mg
Phenylbutazon (z. B. Butazolidin)	bis 800 mg

unter Colchicin Diarrhöen auf, so lassen sie sich meist unter Fortsetzung der Colchicinverabreichung durch geeignete Mittel (Tinctura opii, Imodium, Reasec) beherrschen. Nach eindeutiger Besserung reduziert man die Dosis im Verlauf einiger Tage. Bei Fällen, die nicht spätestens am 2. Tag der Colchicinbehandlung eine deutliche Besserung erfahren, sollte Colchicin mit ACTH (80–100 IE Depot) kombiniert werden.

In diagnostisch gesicherten Fällen kann auch Indometacin verabreicht werden. Die notwendige Dosis zur Anfallsbehandlung beträgt 200–400 mg, wobei Nebenwirkungen (z. B. Schwindel, Kopfschmerzen) zu beachten sind.

Phenylbutazon ist zur Behandlung des Gichtanfalls ebenfalls geeignet. Der Einsatz wird jedoch durch die Gefahr von Nebenwirkungen begrenzt.

Eine Reihe weiterer Arzneimittel (z. B. Piroxicam, Acemetacin) sind bei der Behandlung des Gichtanfalls ebenfalls eingesetzt worden.

Langzeittherapie

Die Langzeittherapie strebt eine Verminderung des Harnsäurebestands des Körpers an. Ziel der Behandlung ist die Senkung des Serumharnsäurespiegels auf einen Wert von 5,0–5,5 mg/dl. Neben diätetischen Maßnahmen als Basistherapie stehen hierzu Arzneimittel zur Verfügung, die entweder die Harnsäurebildung hemmen (Urikostatika) oder die renale Harnsäureausscheidung erhöhen (Urikosurika). In Deutschland gibt es auch eine fixe Arzneimittelkombination, die sich aus dem Urikostatikum Allopurinol und dem Urikosurikum Benzbromaron zusammensetzt. Da zu Beginn einer medikamentösen Therapie gehäuft Gichtanfälle auftreten können, sollte etwa 3–6 Monate lang eine Colchicinprophylaxe (0,5–1,5 mg/Tag) durchgeführt werden.

Bei einer asymptomatischen Hyperurikämie bis etwa 8,5–9 mg/dl sind zunächst lediglich Diätvorschriften angebracht. Erst bei Serumharnsäurewerten über 9 mg/dl oder bei Vorliegen von klinischen Komplikationen einer Hyperurikämie (z. B. Gichtanfälle, Nephrolithiasis) sind zusätzliche medikamentöse Maßnahmen indiziert. Diätetische Maßnahmen machen eine Arzneimitteltherapie entweder überflüssig oder führen zur Einsparung von Arzneimitteln.

Diät. Präzise Daten über den Zusammenhang zwischen Nahrungspurinen und Harnsäure konnten durch Verwendung einer isoenergetischen purinfreien Formeldiät und Zulage von chemisch definierten Purinquellen gewonnen werden (Zöllner u. Mitarb. 1972).

Bei vollwertiger, aber purinfreier Ernährung liegen die Serumharnsäurekonzentrationen (mg/dl) um 3,3 bei Frauen, um 4,0 bei Männern. Die entsprechenden Werte für die renale Harnsäureausscheidung betragen 250 bzw. 320 mg täglich. Legt man einer purinfreien Diät Purine in Form von Ribonucleinsäure (RNA) oder Desoxyribonucleinsäure (DNA) zu, so

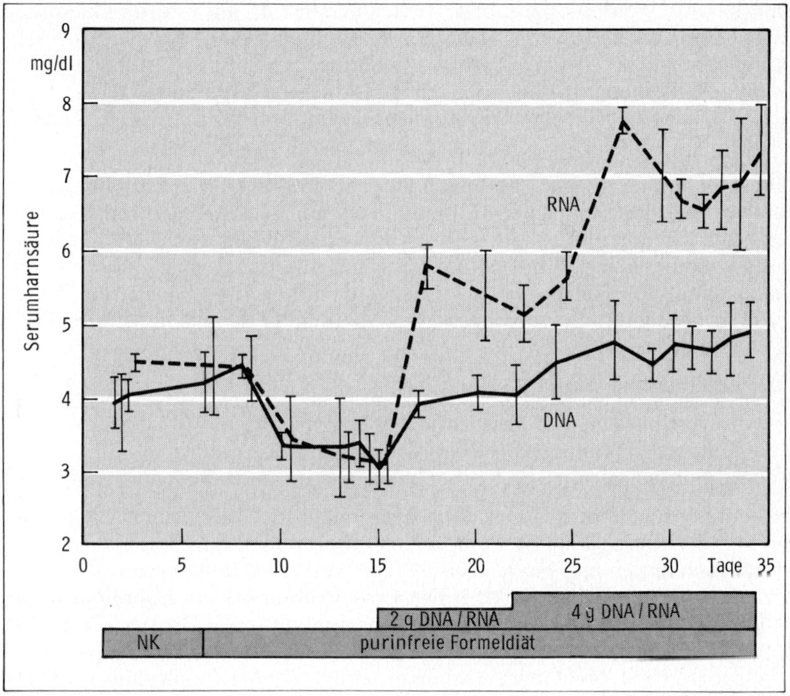

Abb. 7.**5** Verhalten der mittleren Serumharnsäurespiegel (mit Standardabweichung des Mittelwertes) bei Zufuhr von Ribonucleinsäure (RNA) und Desoxyribonucleinsäure (DNA) (nach *Zöllner* u. Mitarb. 1972)

kommt es über einen Bereich von 0–4 g RNA- bzw. DNA-Zulage zu einem dosisabhängigen Anstieg der Serumharnsäure (Abb. 7.**5**) und der renalen Harnsäureausscheidung. Im Vergleich zu RNA ist die Wirkung der DNA auf die Serumharnsäure und renale Harnsäureausscheidung jedoch geringer. Die Berechnung der von Zöllner u. Mitarb. gewonnenen Untersuchungsergebnisse ergab, daß 1 Gramm RNA zu einem Anstieg des Serumharnsäurespiegels um 0,9 mg/dl führt, während unter der gleichen Dosis DNA der Anstieg nur 0,4 mg/dl beträgt. Die entsprechenden Werte für die renale Harnsäureausscheidung betragen 140 mg/Tag pro 1 Gramm RNA bzw. 68 mg/Tag pro 1 Gramm DNA. Bei familiären Hyperurikämikern ergibt die Zulage von RNA und DNA im Vergleich zu Gesunden um 50% höhere Serumharnsäurespiegel, während die renale Harnsäureausscheidung nicht von den Kontrollen abweicht. Dies ist mit der verminderten Fähigkeit der Hyperurikämiker, Harnsäure renal auszuscheiden, gut vereinbar. Werden dieselben Untersuchungen mit Purinnukleotiden wie Adenosin-5-Phosphat (AMP) oder Guanosin-5-Phosphat (GMP) durchgeführt, so ist der Anstieg der Serumharnsäure und renalen Harnsäureausscheidung größer als nach RNA- oder DNA-Gabe. Dies ist auf unterschiedliche Resorptionsraten zurückzuführen (Zöllner u. Mitarb. 1972).

Diese experimentellen Ergebnisse zeigen, daß nicht alle Purinquellen in Lebensmitteln den gleichen Einfluß auf Serumharnsäure und renale Harnsäureausscheidung ausüben, selbst wenn man sie bezüglich ihres Puringehaltes standardisiert. Eine purinreiche Diät, die vorwiegend DNA enthält, kann somit die Harnsäurewerte weniger stark verändern als eine etwas purinärmere Diät, die vorwiegend RNA enthält (Zöllner u. Mitarb. 1972, Colling u. Wolfram 1987).

Die Diättherapie verfolgt 3 Ziele

- eine Verringerung der Purinzufuhr mit der Nahrung,
- eine Einschränkung des Alkoholverbrauchs,
- eine Normalisierung des Körpergewichts.

Eine Übersicht über den Harnsäuregehalt verschiedener Nahrungsmittel ist in Tab. 7.**12** dargestellt. Wir empfehlen unseren hyperurikämischen Patienten täglich nur einmal Fisch, Fleisch oder Wurst (100 bis höchstens 150 g) zu essen und Innereien zu meiden. Die Eiweißzufuhr (12–15 Energieprozent) sollte bevorzugt durch Milch und Milchprodukte sowie Brot erfolgen. Bei den diätetischen Vorschriften darf man nicht nur auf den Puringehalt eines Nahrungsmittels pro Gewichtseinheit achten, sondern man muß vielmehr auch den Puringehalt pro Energieeinheit in Rechnung stellen.

Der Verbrauch alkoholischer Getränke sollte reduziert werden, da Alkohol in größeren Mengen zu einem Anstieg des Serumharnsäurespiegels führt. Eine Verminderung der renalen Harnsäureausscheidung (durch Erhöhung des Lactatspiegels) sowie eine vermehrte Harnsäurebildung (durch gesteigerten Turnover von Adeninnucleotiden) führen zu einem Anstieg des Serumharnsäurespiegels nach Alkoholzufuhr. Schließlich trägt auch der Puringehalt des Bieres zu einer Erhöhung des Serumharnsäurespiegels bei.

Eine Normalisierung des Körpergewichts ist ebenfalls anzustreben. Übergewichtige haben höhere Serumharnsäurespiegel als Normalgewichtige. Durch Normalisierung des Körpergewichts kann bei Übergewichtigen ein Abfall des Serumharnsäurespiegels erreicht werden. Beim Fasten führt jedoch die Ketoazidose des Hungernden zunächst zu einem Anstieg des Serumharnsäurespiegels.

Allopurinol. Allopurinol vermindert die Harnsäurebildung in erster Linie durch Hemmung des Enzyms Xanthinoxidase, das die Oxidation von Hypoxanthin zu Xanthin und Xanthin zu Harnsäure katalysiert (Abb. 7.**6**). Es kommt dadurch zu einer Senkung der Serumharnsäure und renalen Harn-

Tabelle 7.**12** Harnsäuregehalt in mg/100 g eßbarem Anteil des rohen Lebensmittels (nach *Wolfram* u. *Colling* 1987)

Lebensmittel	mg/100 g	Lebensmittel	mg/100 g
Innereien		*Verschiedenes*	
Kalbsbries	918	Reis, natur, gekocht	69
Kalbsleber	221	Reis, poliert, gekocht	54
Kalbslunge	147	Nudeln, trocken	185
Kalbsniere	218	Nudeln, gekocht	42
		Kartoffeln, gekocht	18
Fleisch		Vollei	16
Kalbslende	164	Butter	0
Rindsfilet	154	Margarine	0
Schweinefilet	152	Vollbier, hell	13
Schweinebraten	182	Weißbier	15
		Weißwein	0
Wurstwaren		Kaffee (100 ml)	4
Bierschinken	85	Tee (100 ml)	2
Corned beef	57		
Schinken, gekocht, mager	131		
Frankfurter	69		
Fisch			
Forelle ohne Haut	153		
Forelle mit Haut	311		
Karpfen ohne Haut	104		
Karpfen mit Haut	149		
Anchovis, Sardellen	160		
Thunfisch in Öl	198		
Gemüse			
Spinat	64		
Bohnen, grün, frisch	43		
Broccoli	47		
Blumenkohl	45		
Feldsalat	34		
Spargel	26		
Milch			
Vollmilch	0		
Quark	0		
Brot			
Mischbrot	84		
Weißbrot	73		
Grahambrot	63		

säureausscheidung bei gleichzeitigem Anstieg der Ausscheidung von Hypoxanthin und Xanthin im Urin (Abb. 7.**7**). Bei den meisten Patienten wird die Verringerung der renalen Harnsäureausscheidung nicht durch die vermehrte Oxipurinelimination ersetzt. Dieses sog. Purindefizit beruht auf einer Hemmung der Purinsynthese de novo und/oder einer Hemmung der Xanthinoxidase in der Dünndarmmukosa mit teilweisem Verlust von Hypo-

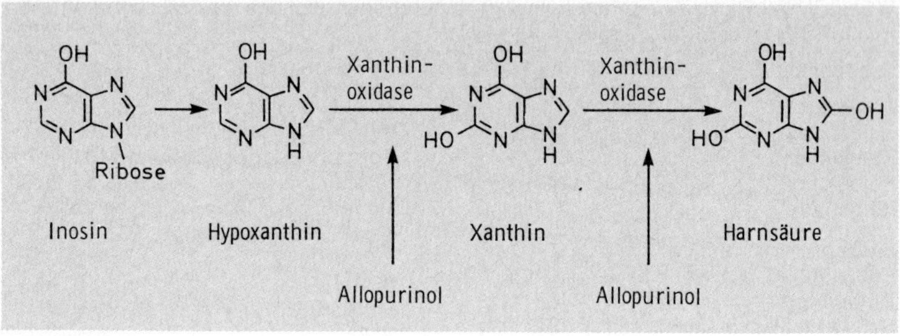

Abb. 7.**6** Allopurinol und die durch Allopurinol hervorgerufene Hemmung der Xanthinoxidase

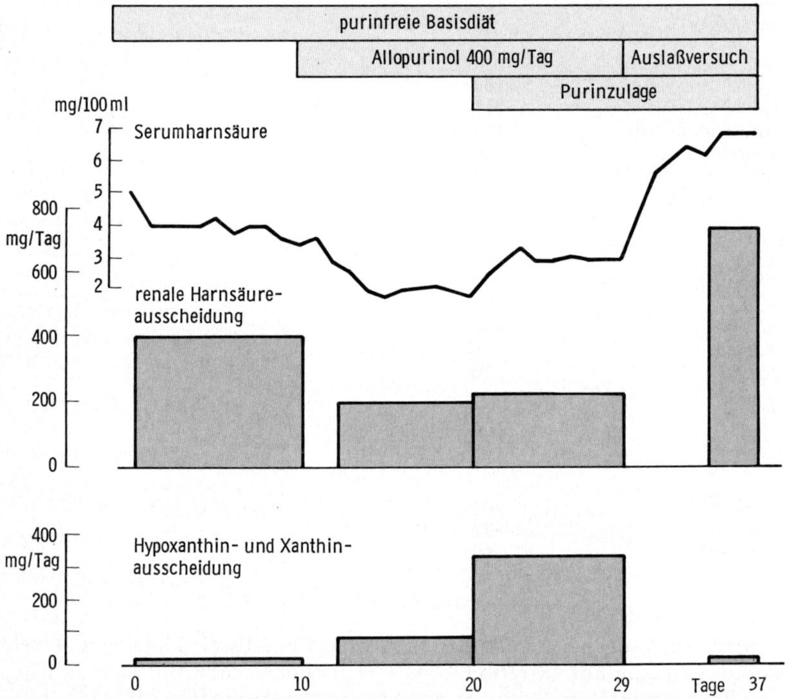

Abb. 7.**7** Serumharnsäure sowie renale Tagesausscheidung (Mittelwerte der Versuchsperioden ohne Übergangsphasen) von Harnsäure, Hypoxanthin und Xanthin unter purinarmer Basisdiät und nach Zulage von Allopurinol sowie Allopurinol und Riboncleinsäure (413 mg Purin-N pro Tag) (nach *Gröbner* u. *Zöllner* 1989)

xanthin und Xanthin über den Darm. Auch eine Hemmung der Purinresorption aus dem Darm ist zu diskutieren (Zöllner u. Gröbner 1987b, Gröbner 1989). Allopurinol beeinflußt außerdem den Pyrimidinstoffwechsel.

Die Tagesdosis von Allopurinol kann auf einmal gegeben werden. Die mittlere therapeutische Dosis liegt bei 200–300 mg, nur in Einzelfällen muß die Dosis gesteigert werden. Man beginnt mit 300 mg und gleicht die Dosis je nach dem Serumharnsäurespiegel an. Bei eingeschränkter Nierenfunktion ist eine Dosisreduktion erforderlich (Tab. 7.**13**). Allopurinol in einer

Tabelle 7.**13** Richtlinien für die Dosierung von Allopurinol bei eingeschränkter Nierenfunktion (*Cameron* u. *Simmonds* 1987)

Kreatinin-Clearance (ml/min.)	Erhaltungsdosis von Allopurinol
0	100 mg jeden 3. Tag
10	100 mg jeden 2. Tag
20	100 mg tägl.
40	150 mg tägl.
60	200 mg tägl.
80	250 mg tägl.
≥100	300 mg tägl.

Form mit verzögerter Resorption (Allopurinol retard) ist hinsichtlich der Senkung des Serumharnsäurespiegels weniger wirksam als Allopurinol. Absetzen von Allopurinol führt zu einem Anstieg von Serumharnsäure und renaler Harnsäureausscheidung, wobei die Ausgangswerte nach einer Woche erreicht werden.

Nebenwirkungen unter einer Allopurinoltherapie sind selten. Am häufigsten werden gastrointestinale Störungen sowie Überempfindlichkeitsreaktionen beobachtet (Tab. 7.**14**). Sehr seltene Fälle von Vaskulitis sind beschrieben worden. Sie sind die Grundlage generalisierter Unverträglich-

Tabelle 7.**14** Nebenwirkungen harnsäuresenkender Arzneimittel

Arzneimittel	Nebenwirkungen
1. Allopurinol	gastrointestinale Störungen, Überempfindlichkeitsreaktionen, sehr selten granulomatöse Hepatitis
2. Uricosurica	
Probenecid	gastrointestinale Störungen, allergische Reaktionen, nephrotisches Syndrom in sehr seltenen Fällen
Sulfinpyrazon	gastrointestinale Störungen, allergische Reaktionen, sehr selten Leukopenie
Benzbromaron	gastrointestinale Störungen, allergische Reaktionen, Kopfschmerzen, vermehrter Harndrang
3. Kombinierte Behandlung:	gastrointestinale Störungen, allergische Reaktionen

keitsreaktionen einschließlich irreversibler Niereninsuffizienz. Diese Nebenwirkungen werden vor allem beobachtet, wenn bei Niereninsuffizienz die Dosis von Allopurinol nicht reduziert wird (Lupton u. Odom 1979, Daul u. Graben 1984, Rundles 1985). Ein Teil der Patienten mit generalisierter Allopurinol-Überempfindlichkeitsreaktion nahm außer Allopurinol auch Thiaziddiuretika ein.

Die Ursache der Überempfindlichkeitsreaktion ist unbekannt, am ehesten kommt eine toxisch-allergische Genese in Frage. Therapeutisch empfiehlt sich sofortiges Absetzen von Allopurinol beim Auftreten der ersten Symptome (meist makulopapulöses Exanthem) sowie eventuell die systemische Verabreichung von Corticoiden.

Einige Interaktionen des Allopurinols mit anderen Arzneimitteln erklären sich durch die Hemmung der Xanthinoxidase durch Allopurinol. Bei gleichzeitiger Gabe von Allopurinol und 6-Mercaptopurin oder Azathioprin muß die Dosis der letztgenannten Substanzen um etwa 75% reduziert werden. Allopurinol beeinflußt außerdem die Pharmakokinetik von Cumarinderivaten. Auch zwischen Allopurinol und Theophyllin können Arzneimittelinteraktionen auftreten.

Der Vorteil des Allopurinols gegenüber den Urikosurika liegt in der Hemmung der Harnsäurebildung und der dadurch bedingten Verminderung der renalen Harnsäureausscheidung. Daraus leiten sich auch die Indikationen zur Allopurinoltherapie ab. In einigen Fällen besteht eine unbedingte Indikation zur Allopurinolbehandlung (Tab. 7.**15**).

Tabelle 7.**15** Unbedingte Indikation zur Allopurinoltherapie

Hyperurikämie auf der Basis von Enzymdefekten des Purinstoffwechsels
Lesch-Nyhan-Syndrom
Verschiedene sekundäre Hyperurikämien
z. B. bei Polycythaemia vera,
bei Bestrahlung oder zytostatischer Therapie
Uratnephropathie
Harnsäurenephrolithiasis
Allergie gegenüber Urikosurika
Unverträglichkeit von Urikosurika
Nichtansprechen auf Urikosurika

Urikosurika. Die Wirkung der Urikosurika (Tab. 7.**16**) beruht auf einer Hemmung der tubulären Harnsäurerückresorption. Es kommt dadurch bis zur Einstellung eines neuen Gleichgewichts zu einer vermehrten renalen

Tabelle 7.**16** Urikosurika

Arzneimittel	Dosierung
Probenecid	1–3 g/Tag
Sulfinpyrazon	200–400 mg/Tag
Benzbromaron	50–80 mg/Tag

Harnsäureausscheidung, die bei Patienten mit chronischer Gicht über Monate anhalten kann. Dadurch entsteht die Gefahr von tubulären Harnsäureausfällungen. Urikosurika müssen einschleichend dosiert werden. Gleichzeitig muß auf eine ausreichende Diurese sowie Harnneutralisierung zu Beginn einer urikosurischen Therapie geachtet werden.

Urikosurika sollten nur noch die Gichtpatienten ohne jegliche renale Symptomatik eingesetzt werden. Auch bei Hyperurikämien, die auf einer vermehrten Harnsäurebildung beruhen, sind Urikosurika nicht indiziert. Als Nebenwirkungen werden in seltenen Fällen Magen-Darm-Störungen sowie allergische Reaktionen beobachtet (Tab. 7.**14**).

Kombination harnsäuresenkender Arzneimittel. In äußerst seltenen Fällen läßt sich eine ausreichende Senkung des Serumharnsäurespiegels durch Allopurinol oder ein Urikosurikum allein nicht erreichen. Es ist dann notwendig, therapeutische Dosen von Allopurinol mit denen eines Urikosurikums zu kombinieren. Die harnsäuresenkende Wirkung läßt sich dabei verbessern, der Abbau von Tophi geht schneller vonstatten. Urikosurika erhöhen jedoch die renale Clearance von Oxipurinol und vermindern dadurch das Ausmaß der Xanthinoxidasehemmung.

Als fixe Arzneimittelkombination sind Präparate im Handel, die 20 mg Benzbromaron und 100 mg Allopurinol enthalten. Die harnsäuresenkende Wirkung der Kombination entspricht etwa derjenigen einer mittleren Dosis der jeweiligen Einzelsubstanz (300 mg Allopurinol, weniger als 100 mg Benzbromaron) (Löffler u. Mitarb. 1983). Während Rüffer u. Mitarb. (1982) sowie Colin u. Mitarb. (1986) bei mehrtägiger Gabe von 100 mg Allopurinol und 20 mg Benzbromaron in fixer Kombination im Vergleich zur alleinigen Gabe von 100 mg Allopurinol eine Erhöhung der Oxipurinol-Clearance fanden, konnten Breithaupt u. Tittel (1982) nach Verabreichung einer Einzeldosis sowie Mertz u. Eichhorn (1984) unter chronischer Verabreichung keine Beeinflussung der Pharmakokinetik von Allopurinol und Oxipurinol durch gleichzeitige Benzbromarongabe beobachten.

Im Vergleich zu Allopurinol hat das Kombinationspräparat keine Vorteile. Eine höhere Rate an unerwünschten Arzneimittelwirkungen unter 300 mg Allopurinol im Vergleich zu der nur 100 mg Allopurinol enthaltenden fixen Kombination konnte in einer von zwei niedergelassenen Ärzten durchgeführten randomisierten Studie an 80 Hyperurikämikern über insgesamt 36 Wochen nicht beobachtet werden (Frerick u. Mitarb. 1987). Im Vergleich zur rein urikosurischen Behandlung hat das Kombinationspräparat den Vorteil, daß bei Therapieeinleitung keine strengen Vorsichtsmaßnahmen bezüglich Diurese und Harnneutralisierung erforderlich sind, da nur geringe Schwankungen der renalen Harnsäureausscheidung beobachtet werden (Löffler u. Mitarb. 1983).

Das Kombinationspräparat hat den Nachteil, daß es zwei verschiedene Substanzen enthält und somit das Risiko nicht dosisabhängiger Nebenwirkungen erhöht wird. Bei Gichtpatienten mit renaler Beteiligung, bei Hyperurikämie infolge vermehrter Harnsäurebildung sowie bei eingeschränkter Nierenfunktion sollte die Kombination nicht eingesetzt werden.

Orotsäure. Orotsäure führt in einer Dosierung von 2–6 g täglich zu einer Senkung des Serumharnsäurespiegels. Diese Wirkung kommt sowohl durch eine vermehrte renale Harnsäureausscheidung als auch durch eine Hemmung der Purinsynthese zustande. Der Einsatz von Orotsäure ist nur noch in Ausnahmefällen gerechtfertigt. Gegen eine bedenkenlose klinische Verwendung von Orotsäure zur Senkung des Serumharnsäurespiegels spricht in erster Linie die bei der Ratte beobachtete Entwicklung einer Fettleber.

Therapie der Uratnephrolithiasis

Bei der Entstehung von Harnsäuresteinen spielen pathogenetisch drei Faktoren eine entscheidende Rolle

- eine Erhöhung der Harnsäurekonzentration im Endharn durch vermehrte renale Harnsäureausscheidung,
- ein veränderter renaler Ausscheidungsmechanismus für Harnsäure bei der familiären Hyperurikämie,
- eine Verringerung der Löslichkeit von Harnsäure durch vermehrte Harnkonzentrierung und/oder Harnsäuerung.

Aus diesen pathogenetischen Gesichtspunkten leiten sich die therapeutischen Konsequenzen ab. Sie umfassen die Senkung der renalen Harnsäureausscheidung durch Verringerung der Zufuhr von Nahrungspurinen sowie unter den medikamentösen Maßnahmen die Verabreichung von Allopurinol, die Neutralisation des Harns zur Verbesserung der Harnsäurelöslichkeit sowie die Senkung der Harnsäurekonzentration im Endharn durch Diuresesteigerung. Die Diurese soll dabei täglich 2–3 l betragen.

Zur Harnneutralisierung eignen sich neben diätetischen Maßnahmen in Form einer alkalisierenden Kost vor allem Natrium-Kalium-Citrat-Gemische (Eisenbergsche Lösung, Uralyt-U).

Die einzunehmende Menge richtet sich nach dem Urin-pH. Das zur Steinauflösung und Rezidivprophylaxe günstigste Harn-pH liegt zwischen 6,4 und 6,8. Werte über 7,0 sind zu vermeiden, da in alkalischem Milieu Phosphatsteine ausfallen.

Therapiekontrolle und Verlauf

Die medikamentöse Therapie der Hyperurikämie ist eine Dauertherapie. Der Harnsäurespiegel soll auf einen Wert von 5,0–5,5 mg/dl (enzymatische Methode) gesenkt werden. Die einmal festgestellte Tagesdosis ist eine Dauerdosis. Der Therapieerfolg ist anfangs durch mehrere Harnsäurebestimmungen im Serum zu sichern, später genügen Analysen in Abständen von 3–6 Monaten. Da zu Beginn der medikamentösen Therapie gehäuft Gichtanfälle auftreten können, sollte etwa 3–6 Monate lang eine Colchicinprophylaxe (0,5–1,5 mg/Tag) durchgeführt werden.

Unter konsequenter Therapie werden die Patienten nach wenigen Monaten anfallsfrei. Weichteiltophi verschwinden, Knochentophi können sich unter Wiederherstellung des Gelenks ebenfalls zurückbilden; meistens beobachtet man jedoch eine Defektheilung. Die Bildung von Harnsäuresteinen kann unter Allopurinoltherapie verhindert werden, Harnsäuresteine können sich auflösen. Keine sicheren Angaben können dagegen bis jetzt bezüglich der therapeutischen Beeinflussung der Gichtniere gemacht werden. Die Progredienz der Gichtniere scheint unter Allopurinolbehandlung jedoch aufgehalten zu werden.

Literatur

Breithaupt, H., M. Tittel: Kinetics of allopurinol after single intravenous and oral dosis – noninteraction with benzbromarone and hydrochlorothiazide. Europ. J. clin. Pharmacol. 22 (1982) 77

Cameron, J. S., H. A. Simmonds: Use and abuse of allopurinol. Brit. Med. J. 294 (1987) 1504

Colin, J. N., R. Farinotti, G. Fredj, M. Tod, J. P. Clavel, E. Vignon, F. Dietlin: Kinetics of allopurinol and oxipurinol after chronic oral administration. Interaction with benzbromarone. Europ. J. clin. Pharmacol 31, (1986) 53

Colling, M., G. Wolfram: Zum Einfluß des Garens auf den Puringehalt von Lebensmitteln. Z. Ernähr.-Wiss. 26 (1987) 214

Daul, A. E., N. Graben: Die generalisierte Allopurinolüberempfindlichkeitsreaktion. Internist. Prax. 24 (1984) 361

Frerick, H., J. Schaefer, K. Rabinovici, U. Schmidt, N. Schenk: Langzeitbehandlung der Hyperurikämie und Gicht. Therapiewoche 37 (1987) 3379

Gröbner, W.: Diet and drug treatment of gout. In Wolfram, G.: Genetic and Therapeutic Aspects of Lipid and Purine Metabolism. Springer, Berlin 1989 (S. 145)

Gröbner, W., N. Zöllner: Differentialindikation Urikosurika and Allopurinol. Klin. Wschr. 67 (1989) 313

Hall, A. P., P. E. Barry, T. R. Dawber, P. M. McNamara: Epidemiology of gout and hyperuricemia. Amer. J. Med. 42 (1967) 27

Kelley, W. N., J. M. Weiner: Uric Acid. Springer, Berlin 1978

Löffler, W., W. Gröbner, N. Zöllner: Harnsäuresenkende Wirkung einer Kombination von Benzbromaron und Allopurinol-Untersuchungen unter standardisierten Ernährungsbedingungen. Arzneimittel-Forsch. / Drug Res. 33 II (1983) 1687

Lupton, G. P., R. B. Odom: The allopurinol hypersensitivity syndrome. J. Amer. Acad. Dermatol. 1 (1979) 365

Mertz, D. P.: Gicht, 5. Aufl. Thieme Stuttgart 1987

Mertz, D. P., R. Eichhorn: Does benzbromarone in therapeutic doses raise renal excretion of oxipurinol? Klin. Wschr. 62 (1984) 1170

Mikkelsen, W. M., H. J. Dodge, H. Valkenburg: The distribution of serum uric acid values in a population unselected as to gout or hyperuricemia. Amer. J. Med. 39 (1965) 242

Müller, M., R. Kuzmits, J. Frassine, P. Lorant: Serumharnsäurespiegel der Wiener Bevölkerung. Wien. klin. Wschr. 93 (1981) 492

Nüssel, E., L. Buchholz, W. Morgenstern, R. Scheidt: Hyperurikämie und Risikofaktoren bei 30- bis 59jährigen Männern und Frauen. In Matzkies, F.: Hyperurikämie – ein latentes Risiko für die Nieren. Perimed, Erlangen 1984 (S. 70)

Nuki, G.: Disorders of purine metabolism. In Weatherall, D. J., J. G. Ledingham, D. A.

Warrell: Oxford Textbook of Medicine, 2nd ed. Oxford Univ. Press., Oxford 1987 (p. 123)

Rüffer, C., G. Zorn, E. Henkel, H. J. Mitzkat: Der Einfluß von Benzbromaron auf die Pharmakokinetik und Pharmakodynamik von Oxipurinol. Arzneimittel-Forsch. / Drug Res. 32 (1982) 1149

Rundles, R. W.: The development of allopurinol. Arch. intern. Med. 145 (1985) 1492

Schattenkirchner, M.: Diagnose des Gichtanfalls. In N. Zöllner: Hyperurikämie und Gicht, Bd. II. Springer, Berlin 1980 (S. 19)

Wolfram, G., M. Colling: Gesamtpuringehalt in ausgewählten Lebensmitteln. Z. Ernähr.-Wiss. 26 (1987) 205

Wyngaarden, J. B., W. N. Kelley: Gout. In Stanbury, J. B., J. B. Wyngaarden, D. S. Fredrickson, J. L. Goldstein, M. S. Brown: The Metabolic Basis of Inherited Disease, 5th ed. McGraw-Hill, New York 1983 (p. 1043)

Zöllner, N.: Moderne Gichtprobleme. Ätiologie, Pathogenese, Klinik. Ergebn. inn. Med. Kinderheilk. 14 (1960) 321

Zöllner, N.: Sekundäre Hyperurikämie und sekundäre Gicht. In Zöllner, N., W. Gröbner: Handbuch der Inneren Medizin, Bd. VII/3. Springer, Berlin 1976 (S. 164)

Zöllner, N.: Hyperurikämie und Gicht, Bd. I–V. Springer, Berlin 1980–1982

Zöllner, N., W. Gröbner: Gicht. Handbuch der Inneren Medizin, Bd VII/3. Springer, Berlin 1976

Zöllner, N., W. Gröbner: Die Gichtniere. In Zöllner, N., W. Gröbner: Handbuch der Inneren Medizin, Bd VII/3. Springer, Berlin 1976 (S. 356)

Zöllner, N., W. Gröbner: Gicht und andere Störungen des Purin- und Pyrimidinstoffwechsels. In Gross, R., P. Schölmerich, W. Gerok: Lehrbuch der Inneren Medizin. Schattauer, Stuttgart 1987a (S. 699)

Zöllner, N., W. Gröbner: Pharmakotherapie der Gicht; Purinstoffwechsel; Urikosurika; Urikostatika. In Forth, W., D. Henschler, W. Rummel: Allgemeine und spezielle Pharmakologie und Toxikologie, 5. Aufl., Bd. I. Bibliograph. Institut, Mannheim 1987b (S. 362)

Zöllner, N., A. Griebsch, W. Gröbner: Einfluß verschiedener Purine auf den Harnsäurestoffwechsel. Ernährungsumschau 3 (1972) 79

Lesch-Nyhan-Syndrom

Das Lesch-Nyhan-Syndrom wurde erstmals 1964 beobachtet. Charakteristisch für dieses Syndrom sind eine an das X-Chromosom gebundene rezessive Vererbung, die klinischen Zeichen der Gicht mit Gichtarthritis, Gichttophi, Gichtniere und Uratnephrolithiasis sowie zentralnervöse und neurologische Störungen. Diese äußern sich in einer meist in den beiden ersten Lebensjahren auftretenden Choreoathetose, geistiger Unterentwicklung sowie in einem eigenartigen, selbstverstümmelndem Beißen der Lippen und Finger. Blutbildveränderungen (Anämie, Panzytopenie usw.) können beobachtet werden. Die augenfälligste biochemische Abnormalität bei diesem von Lesch und Nyhan beschriebenen Syndrom ist ein nahezu vollständiger Verlust der Hypoxanthinguaninphosphoribosyltransferase-Aktivität (HGPRTase). Dieses Enzym katalysiert in Gegenwart von 5-Phosphoribosyl-Pyrophosphat (PRPP) die Bildung von Inosin- und Guanylsäure aus Hypoxanthin bzw. Guanin. Inosin- und Guanylsäure stellen wiederum Feed-back-Inhibitoren der Purinsynthese dar (Abb. 7.**2**). Bei fehlender oder nahezu fehlender Aktivität der HGPRTase kommt es infolge verminderter Bildung von Inosin- und Guanylsäure und dadurch verminderter Rückkopplungshemmung der Purinsynthese sowie infolge einer erhöhten intrazellulären Konzentration von PRPP (durch verminderten Verbrauch) zu einer exzessiven Harnsäurebildung und -ausscheidung (renale Harnsäureausscheidung >1000 mg/die). Eine gesteigerte Aktivität der Adeninphosphoribosyltransferase, Inosinsäuredehydrogenase sowie der Orotatphosphoribosyltransferase und Orotidyldecarboxylase in Erythrozyten stellt eine weitere biochemische Abnormalität bei Patienten mit Lesch-Nyhan-Syndrom dar. Die beiden letztgenannten Enzyme des Pyrimidinstoffwechsels sind für die Umwandlung von Orotsäure zu Uridin-5-phosphat verantwortlich.

Heterozygote Erbträger können durch Bestimmung der HGPRTase-Aktivität in einzelnen Haarfollikeln der Kopfhaut rasch erfaßt werden. Bei Vorliegen einer Schwangerschaft und Verdacht auf diese Chromosomenanomalie kann mittels Amniozentese ebenfalls die Diagnose gestellt werden.

Die Behandlung von Patienten mit Lesch-Nyhan-Syndrom besteht aus Verabreichung von Allopurinol sowie symptomatischen Maßnahmen. Urikosurika sollten nicht eingesetzt werden. Zur Prophylaxe der selten auftretenden Xanthinsteinbildung unter Allopurinol bei diesen Patienten empfiehlt sich eine reichliche Flüssigkeitszufuhr.

Literatur

Davidson, D. L., T. D. Palella, W. N. Kelley: Hypoxanthine-guanine-phosphoribosyltransferase deficiency: molecular basis and clinical relevance. In Wolfram, G.: Genetic and Therapeutic Aspects of Lipid and Purine Metabolism. Springer, Berlin 1989 (S. 57)

Kelley, W. N., J. B. Wyngaarden: Clinical syndromes associated with hypoxanthine-guanine-phosphoribosyltransferase deficiency. In Stanbury, J. B., J. B. Wyngaarden, D. S. Fredrickson, J. L. Goldstein, M. S. Brown: The Metabolic Basis of Inherited Disease, 5th ed. McGraw-Hill, New York 1983 (p. 1115)

Lesch, M., W. L. Nyhan: A familial disorder of uric acid metabolism and central nervous system dysfunction. Amer. J. Med. 36 (1964) 561

Adeninphosphoribosyltransferase-Mangel

Das Enzym Adeninphosphoribosyltransferase (APRTase) katalysiert in Gegenwart von 5-Phosphoribosylpyrophosphat (PRPP) die Bildung von Adenylsäure aus Adenin. Fehlt das Enzym, so ist die Wiederverwertung von Adenin nicht möglich. Adenin wird dann in Anwesenheit von Xanthinoxidase zu dem extrem unlöslichen 2,8-Dihydroxyadenin abgebaut und renal ausgeschieden (Abb. 7.2). Es kommt dadurch meist schon im Kindesalter zum Auftreten von Nierensteinen, Harnwegsinfekten und Niereninsuffizienz.

Der APRTase-Mangel wird autosomal rezessiv vererbt. Zwei Typen von Patienten, die Steine aus 2,8-Dihydroxyadenin bilden, werden unterschieden. Der Typ I weist in Erythrozytenlysaten einen nahezu vollständigen APRTase-Aktivitätsverlust auf, während beim Typ II (bisher nur in Japan beobachtet) die Restaktivität der APRTase aus Erythrozyten ungefähr 25% beträgt. Das mutante Enzym des Typ-II-Defektes unterscheidet sich von der APRTase der Erbträger mit Typ-I-Defekt durch unterschiedliche physiko-chemische Eigenschaften. Heterozygote Erbträger des Typ-I-Defektes weisen keine klinischen Symptome auf.

Die Erfassung von Patienten mit nahezu komplettem APRTase-Mangel erfolgt durch den Nachweis einer erhöhten renalen Ausscheidung von Adenin (normalerweise <2 mg/Tag) und 2,8-Dihydroxyadenin sowie dem Nachweis des fast vollständigen Aktivitätsverlustes der APRTase in Erythrozyten. Dabei ist zu beachten, daß nach Bluttransfusionen die APRTase-Aktivität in Erythrozyten oft monatelang falsch erhöht sein kann. Weiterhin weisen Patienten mit APRTase-Mangel im Harnsediment charakteristische runde Kristalle auf, die infrarotspektrometrisch als 2,8-Dihydroxyadenin-Kristalle identifiziert werden können.

Die Therapie homozygoter Patienten besteht aus der Verabreichung einer purinarmen Diät sowie Allopurinol. Außerdem ist auf eine ausreichende Flüssigkeitszufuhr zu achten.

Literatur

Simmonds, H. A.: Nephrolithiasis in the context of purine metabolism. In Wolfram, G.: Genetic and Therapeutic Aspects of Lipid and Purine Metabolism. Springer, Berlin 1989 (S. 79)

Simmonds, H. A., K. J. von Acker: Adenine phosphoribosyltransferase deficiency: 2,8-dihydroxyadenine lithiasis. In Stanbury, J. B., J. B. Wyngaarden, D. S. Fredrickson, J. L. Goldstein, M. S. Brown: The Metabolic Basis of Inherited Disease, 5th ed. McGraw-Hill, New York 1983 (p. 1144)

8. Porphyrien

H. Mehnert

Die Grundlage dieser Erkrankungen ist eine Störung der Hämsynthese. Die Abbauprodukte des Häms sind die Bilirubine. Hauptbildungsorte des Häms sind das erythropoetische System und die Leber. Die Porphyrien können daher in zwei Gruppen eingeteilt werden, nämlich in die erythropoetischen und in die hepatischen Porphyrien (Tab. 8.**1**). Die Einteilung der Porphyrien wird allerdings von Autor zu Autor verschieden gehandhabt.

Erythropoetische Porphyrien

Kongenitale erythropoetische Porphyrie (Morbus Günther)

Bei der Kondensation von vier Porphobilinogenmolekülen zu Uroporphyrinogen unter Ammoniakabspaltung entsteht mit größter Wahrscheinlichkeit das symmetrisch gebaute Uroporphyrinogen I. Diese Substanz hat aber unter physiologischen Bedingungen keine Bedeutung. Durch eine gekoppelte Isomerase wird ihre Entstehung verhindert, es entsteht statt dessen Uroporphyrinogen III, bei dem ein Pyrrolring „verkehrt herum“ in das Gesamtmolekül eingebaut ist. Unter physiologischen Bedingungen entsteht nur in geringen Spuren Uroporphyrinogen I. Beim Morbus Günther scheint jedoch die Isomerase (Cosynthase) gestört zu sein, es entsteht als Beiprodukt der Uroporphyrinogen-III-Synthese auch in größeren Mengen Uroporphyrinogen I. Ein großer Teil des falschen Uroporphyrinogens wird wahrscheinlich noch vor der Erythrozytenreifung in Gallenfarbstoffe abgebaut und ausgeschieden. Für die Krankheitssymptome verantwortlich sind nicht die primär entstehenden Porphyrinogenderivate, sondern die Porphyrine. Bei den Porphyrinogenen sind die Pyrrolringe mit Methylbrücken verbunden. Diese Methylbrücken werden bei der Synthese der Porphyrine zu Methinbrücken reduziert, es entstehen konjugierte Doppelbindungen über den gesamten Porphyrinring. Aufgrund dieser Doppelbindungen absorbieren die Porphyrine sehr stark und zeigen außerdem eine starke Fluoreszenz. Diese Lichtabsorption, verbunden mit der Fluoreszenz, ist für einen großen Teil der Krankheitssymptome verantwortlich.

Die Erkrankung wird autosomal-rezessiv vererbt, bisher wurden etwa 100 Fälle beobachtet. Die Manifestation erfolgt in den ersten 5 Lebensjahren. Das erste Anzeichen der Erkrankung ist insbesondere die Ausscheidung eines burgunderroten Harns, der vermehrt Uroporphyrin (und zwar Uro-

Tabelle 8.1 Einteilung der Porphyrien (nach *Karlson, Gerok* u. *Groß*)

Bezeichnung mit Synonyma	Biochemischer Defekt	Erbgang	Erhöhte Ausscheidung im Urin	Erhöhte Ausscheidung im Stuhl	Photodermatosen
I. Erythropoetische Porphyrien					
1. Kongenitale erythropoetische Porphyrie (= Morbus Günther)	Cosynthase	autosomal rezessiv	URO I, KOPRO	KOPRO	+++
2. Erythropoetische Protoporphyrie (= Protoporphyrie; erythrohepatische Protoporphyrie)	Ferrochelatase	autosomal dominant	–	PROTO	++
II. Hepatische Porphyrie					
1. Akute intermittierende Porphyrie (schwedischer Typ der genetischen Porphyrie)	Präuroporphyrinogen-Synthase	autosomal dominant	ALA PBG URO KOPRO	–	–
2. Porphyria variegata (Südafrika-Typ der Porphyrie, „mixed porphyria“)	Protoporphyrinogen-Oxidase	autosomal dominant	ALA PBG URO KOPRO	PROTO KOPRO III	+/–
3. Hereditäre Koproporphyrie	Koproporphyrinogen-Oxidase	autosomal dominant	ALA PBG	KOPRO III KOPRO	+/–
4. Porphyria cutanea tarda (chronische hepatische Porphyrie)	Uroporphyrinogen-Decarboxylase	autosomal dominant oder toxisch bedingt	URO		+

URO = Uroporphyrin KOPRO = Koproporphyrin PROTO = Protoporphyrin
ALA = δ-Aminolävulinsäure PBG = Porphobilinogen

porphyrin I), aber kein Porphobilinogen enthält. Das hervorstechendste Symptom ist die Lichtempfindlichkeit. Ursache der Lichtempfindlichkeit sind die in der Haut abgelagerten Porphyrine. Allerdings ist die Lichtempfindlichkeit anscheinend nicht auf bestimmte Wellenlängen beschränkt wie bei der Porphyria cutanea tarda (Soret-Bande!), sondern scheint sich auf das ganze Spektrum zu erstrecken. Es kommt bei den dem Licht ausgesetzten Hautstellen zu Blasenbildungen; in der serösen Flüssigkeit der Blasen lassen sich aufgrund der Rotfluoreszenz Porphyrinderivate nachweisen. Wie die Photodermatose zustande kommt, ist nicht genau bekannt. Es wird angenommen, daß Histamin eine Rolle spielen könnte. Selbst bei vollständigem Lichtschutz läuft die Heilung der durch Licht verursachten Ulzerationen stark verzögert ab, es bleiben Narben zurück. Häufige Komplikationen sind Superinfektionen, auf die geachtet werden muß. Nach langjährigem Verlauf kommt es zu entstellenden Narben im Gesicht und häufig auch zu Gliedmaßenverlusten. Ebenfalls zu den Hautsymptomen zu rechnen ist die Hypertrichose, die auch bei bestimmten hepatischen Porphyrien auftreten kann.

Die Bildung funktionell minderwertiger Erythrozyten bzw. Erythroblasten führt zu einem vermehrten Abbau und damit auch zu einer vermehrten Neubildung der roten Blutkörperchen. Die Folge davon ist eine Hyperplasie des Knochenmarkes, Begleitsymptom ist eine hämolytische Anämie. Ein großer Teil der Erythrozyten, 5–20%, zeigt Rotfluoreszenz. Die Rotfluoreszenz ist nicht auf das Zytoplasma der Erythrozyten beschränkt, auch die Kerne zeigen Rotfluoreszenz. Bei Belichten der Erythrozyten wird regelmäßig eine Hämolyse beobachtet. Dabei werden auch die Erythrozyten hämolysiert, die nicht fluoreszieren. Erythrozyten von gesunden Vergleichspersonen werden bei Kontakt mit den fluoreszierenden Erythrozyten ebenfalls hämolysiert. Auch das Knochenmark zeigt die typische Rotfluoreszenz.

Weitere Symptome sind Splenomegalie und Erythrodontie. Die Erythrodontie kommt dadurch zustande, daß in den Zähnen Porphyrine abgelagert werden. Auch bei Fehlen der roten Pigmentierung fluoreszieren die Zähne im UV-Licht. Auf die vermehrte Bilirubinausscheidung wurde bereits hingewiesen. Die Leber ist an der Erkrankung nicht beteiligt, auch die für die übrigen Porphyrien typischen neurologischen Symptome fehlen.

Therapeutische Möglichkeiten bestehen nicht, wenn man von dem prophylaktischen Vermeiden der Sonnenbestrahlung absieht. Die Prognose wird durch die Schwere der Erkrankung bestimmt, wobei die Zweiterkrankungen, wie Superinfektion der Hautläsionen und Anämie, von Bedeutung sind.

Erythropoetische Protoporphyrie

Diese Erkrankung wurde sehr spät entdeckt, da sie relativ harmlos verläuft. Wahrscheinlich handelt es sich um eine der wenigen dominant vererbten Stoffwechselstörungen. Die Porphyrinsynthese ist an einem späteren Punkt gestört, es wird kein Porphyrinogen vom Typ I gebildet. Die Porphyrinderivate sind alle vom physiologischen Typ III. Der Einbau des Eisens in den Protoporphyrinring (Ferroprotoporphyrinchelatasestörung) ist gestört.

Die Protoporphyrinkonzentration im Plasma ist erhöht. Die Erythrozyten und das Knochenmarkpunktat zeigen die Fluoreszenz wie beim Morbus Günther. Im Gegensatz dazu ist die Fluoreszenz jedoch auf das Protoplasma beschränkt, während beim Morbus Günther auch die Kerne fluoreszieren. Auch die Haut zeigt die Fluoreszenz aufgrund der Protoporphyrinablagerung. Die Protoporphyrinausscheidung im Stuhl ist sehr stark erhöht. In manchen Fällen zeigt der Stuhl Fluoreszenz.

Die Photodermatose ist nur sehr schwach ausgeprägt, sie zeigt sich in der Form einer Sonnenurtikaria oder eines Sonnenekzems. Diese Sonnenurtikaria klingt nach 12- bis 24stündiger Belichtungspause ab. Im allgemeinen kommt es auch nicht zu Narbenbildung, Hautatrophie oder Hyperpigmentation.

Die Fluoreszenz kommt zustande durch die Absorption im langwelligen UV-Bereich bei der Soret-Bande. Andere schwere Symptome wurden bisher nicht beschrieben, die Therapie ist daher rein symptomatisch.

Hepatische Porphyrien

Akute intermittierende Porphyrie

Diese Erkrankung führt häufig zu Fehldiagnosen, da sie viele andere Krankheiten imitieren kann. Die zugrundeliegende biochemische Störung ist wahrscheinlich eine Überproduktion der δ-Aminolävulinsäure in der Leber. Die Rückkopplungshemmung durch Protoporphyrin scheint gestört zu sein. Die Erhöhung des δ-Aminolävulinsäure-Pools im Organismus könnte allerdings auch in einer Störung im Abbau der δ-Aminolävulinsäure über den Glycinsuccinatzyklus zu suchen sein. Für die Überproduktion spricht die Induzierbarkeit durch bestimmte Medikamente und durch Alkohol. Es konnte nachgewiesen werden, daß diese Medikamente sowie Corticonderivate die δ-Aminolävulinsäure-Synthetase in der Leber induzieren. Dadurch wird auch das anfallsweise Auftreten erklärt. Da der Erkrankung eine gesteigerte Synthese der Vorstufen zugrunde liegt, kommt es nicht zur Überproduktion der Protoporphyrine. Damit fehlt die Photosensibilität. Aufgrund der bisherigen Unterlagen scheint es sich ebenfalls um eine dominant vererbte Erkrankung zu handeln. Im allgemeinen manifestiert sie sich im Alter zwischen 16 und 62 Jahren, bei noch jüngeren und noch älteren Patienten ist sie äußerst selten. Man nahm früher an, daß Frauen häufiger befallen werden als Männer. Dies liegt jedoch daran, daß Östrogene ebenfalls anfallsauslösend wirken. Daher ist auch die Manifestation während der Menstruation charakteristisch. Schwangerschaften können für diese Patientinnen sehr gefährlich werden; andererseits gibt es aber eine große Anzahl von Erkrankten, die mehrere Schwangerschaften komplikationslos überstanden haben. Während des Anfalls werden besonders Porphobilinogen und δ-Aminolävulinsäure vermehrt im Harn ausgeschieden, im Intervall kann die Ausscheidung normal sein.

Im Vordergrund stehen die abdominellen Koliken. Diese Koliken können von Übelkeit, Erbrechen und Obstipation begleitet werden. Die Lokalisation der Schmerzen in den Bereich von Magen, Galle oder Niere führt zu differentialdiagnostischen Schwierigkeiten. Nicht selten erfolgen bei nicht diagnostizierten Fällen Laparotomien. Diese Laparotomien sind äußerst gefährlich, da die Narkose zu einer weiteren Verschlimmerung des Zustandes führen kann. Die Leibschmerzen können Stunden, Tage und Monate andauern. Während der akuten Episoden können kurzfristige oder längerfristige Remissionen ablaufen. Diese gastrointestinalen Manifestationen führen häufig zu Gewichtsverlust und in selteneren Fällen zu schwerer Unterernährung. Mitunter können Urämie und Kachexie aufgrund der Unterernährung zum Tode führen.

Äußerst variabel sind die neurologischen Symptome. So können neuritische Schmerzen, Parästhesien und schlaffe Lähmungen mit Ausfall der Sehnenreflexe beobachtet werden. Mitunter kommt es zu Delirien, manischen Depressionen, Halluzinationen und schweren Persönlichkeitsveränderungen. Auch Hochdruckkrisen werden beobachtet.

Unter den häufigsten Fehldiagnosen der abdominellen Erscheinungen sind Nierenkoliken, perforiertes peptisches Ulkus, akute Appendizitis, Gallenkoliken, akute Pankreatitis, Mesenterialvenenthrombose, Pneumonie und Myokardinfarkt. Die neurologischen Manifestationen simulieren Guillain-Barré-Syndrom, Poliomyelitis, familiäre periodische Paralyse, Enzephalitis, progressive Muskeldystrophie, akuten Alkoholismus, Methanol-, Arsen- oder Schwermetallvergiftungen. In vielen Fällen werden die Patienten als Psychopathen und Hypochonder eingestuft.

Die Diagnose der akuten intermittierenden Porphyrie wird durch den Nachweis des Monopyrrolderivates Porphobilinogen im Harn gestellt. Porphobilinogen ist an sich farblos, gibt aber eine intensive rote Farbe mit Ehrlich-Aldehydreagens (p-Dimethylaminobenzaldehyd). Der rote Aldehydkomplex adsorbiert bei 540 mμ und ist nicht durch organische Lösungsmittel wie Chloroform und Butanol zu extrahieren. Diese Ehrlich-Aldehydprobe ist im allgemeinen nur im akuten Anfall positiv, während der Intervalle bleibt sie negativ. Obwohl bei manchen Patienten eine Korrelation zwischen der Schwere der Attacken und der Ausscheidung des Porphobilinogens besteht, fehlt diese Korrelation im allgemeinen. Außerdem enthält der Harn der Patienten auch die übrigen Vorstufen der Protoporphyrinsynthese. Insbesondere wird δ-Aminolävulinsäure vermehrt ausgeschieden. Der frische Harn ist farblos, da er nicht vermehrt Porphyrine enthält. Erst bei längerem Stehen entstehen unabhängig von den Reaktionsbedingungen auch Porphyrinderivate aus den Vorstufen. Daher dunkelt der Harn bei längerem Stehen nach.

Auch bei dieser Erkrankung ist die Therapie rein symptomatisch. Da viele Medikamente zu Anfällen führen, muß bei der Auswahl der Präparate äußerst vorsichtig verfahren werden. Barbiturate z. B. sind dafür bekannt, Anfälle zu provozieren. Dagegen kann Chloralhydrat oder Paraldehyd für die Sedierung verwendet werden. Auch Opiate können in schweren Fällen indiziert sein. Eine Besserung der akuten Attacken durch chelierende Agentien, wie BAL oder EDTA, wurde beschrieben. Die wichtigste Prophylaxe ist die Enthaltsamkeit im Gebrauch von Medikamenten. Da bei Frauen ein Anfall durch die Menstruation ausgelöst werden kann (s. o.), ist in manchen Fällen die Verwendung von Androgenen indiziert. Bei einem Patienten wurde ein interessanter Versuch mit Erzeugung eines Vitamin-B_6-Mangels durchgeführt. Da Pyridoxalphosphat Coferment der δ-Aminolävulinsäure-Synthetase ist, war eine Besserung zu erwarten. Tatsächlich kam es zu einer signifikanten Einschränkung der δ-Aminolävulinsäure-Aussscheidung. Wegen des Auftretens von Vitamin-B_6-Mangelerscheinungen mußte dieser „therapeutische Versuch" allerdings dann abgebrochen werden.

Die Prognose wird durch die rechtzeitige Diagnose und die prophylaktische Vermeidung der Anfälle bestimmt. Es sei nochmals darauf hingewiesen, daß es sich bei dieser Erkrankung um ein chronisches Leiden handelt, dessen anfallsweises Auftreten durch zusätzliche Noxen bestimmt wird.

Porphyria variegata

Diese Porphyrie wurde bisher nur in Südafrika bei einzelnen miteinander verwandten Familien beobachtet. Im Vordergrund steht die vermehrte Ausscheidung von Protoporphyrin und Koproporphyrin III im Stuhl. Im Anfall kommt es auch zur Ausscheidung von Porphyrinvorstufen und Porphyrinen im Urin. Der primäre metabolische Defekt betrifft wahrscheinlich die Protoporphyrinogen-Oxidase. Die Aktivität der δ-Aminolävulinsäure-Synthetase ist gesteigert, so daß auch ein partieller Block der Hämsynthese mit sekundärer Stimulierung der δ-Aminolävulinsäure-Synthetase angenommen wird. Anders als bei der akuten intermittierenden Porphyrie kommt es zur Lichtdermatose mit Blasenbildung, Ulzerationen, Hypertrichose und Hyperpigmentierungen. Diese anfallsartigen Hauterscheinungen sind oft mit abdominellen Beschwerden und neurologischen Symptomen kombiniert. Die Diagnose ergibt sich aus der Feststellung der Ausscheidungsprodukte; eine Therapie ist nicht bekannt. Als prophylaktische Maßnehmen gelten die gleichen wie bei akuter intermittierender Porphyrie.

Hereditäre Koproporphyrie

Wichtigstes Kennzeichen dieser Erkrankung ist die erhöhte Ausscheidung von Koproporphyrin III im Stuhl. Beim akuten Anfall ist die Ausscheidung von δ-Aminolävulinsäure und Koproporphobilinogen gesteigert. Es überwiegen die abdominellen und neurologischen Beschwerden, allerdings meist in abgemilderter Form. Gelegentlich kommt eine Photodermatose hinzu. Viele Erkrankte sind jahrelang beschwerdefrei.

Porphyria cutanea tarda

Inwieweit es sich bei dieser Erkrankung um eine angeborene Stoffwechselstörung oder um eine rein symptomatische Erkrankung handelt, ist noch nicht geklärt. Jedenfalls steht hier die exogene Noxe noch stärker im Vordergrund als bei der Porphyria acuta intermittens. Die Betroffenen sind meist im Alter von 40–60 Jahren.

Der biochemische Defekt der Erkrankung ist wohl in der Verminderung der Aktivität der Uroporphyrinogen Decarboxylase zu sehen. Im Harn und im Stuhl werden vermehrt Koproporphyrin und Uroporphyrin ausgeschieden. Manchmal ist auch die Ausscheidung von Porphobilinogen und δ-Aminolävulinsäure erhöht. Das Serumeisen ist fast regelmäßig erhöht. Möglicherweise besteht eine Beziehung zur Hämochromatose. Im allgemeinen ist eine Leberschädigung nachzuweisen; meist gehen dem Auftreten der Erkrankung zusätzliche Noxen voraus, wie Alkoholabusus, Barbituratabusus, Cholezystopathien oder Hepatitiden. Auch andere Medikamente, wie Griseofulvin, können die Erkrankung auslösen. Da Porphyrinderivate ausgeschieden werden, ist, wie zu erwarten, die Haut beteiligt. In der Regel sind Blasenbildung, vermehrte Hautläsionen und Pigmentverschiebungen zu beobachten. Die Lichtempfindlichkeit ist weitgehend auf den Bereich der Soret-Bande beschränkt. In manchen Fällen kommt es zu sklerodermieartigen Veränderungen. Charakteristisch ist die Rotfluoreszenz der Leberzellen im UV-Licht, während die Fluoreszenz des Sternalpunktats oder der Erythrozyten fehlt.

Eine typische Erkrankung dieser Art trat in der Türkei vor einigen Jahren als Folge einer Vergiftung mit dem Fungizid Hexachlorbenzol auf. Bei dieser Erkrankung waren jedoch insbesondere Kinder und Jugendliche befallen (insgesamt mehr als 5000 Personen). Die Erscheinungen waren allgemein schwerer, zusätzlich kam es zur Entwicklung einer Hypertrichose (Affenkinder). Hierbei handelt es sich offensichtlich um den typischen Fall einer symptomatischen Porphyria cutanea tarda, obwohl auch das nicht unwidersprochen geblieben ist. Durch die Hexachlorbenzolvergiftung wurden gleichzeitig schwere Leberschäden hervorgerufen, die im späteren Verlauf zu Pigmentzirrhosen führten.

Als therapeutisches Prinzip hat sich bei allen chronisch hepatischen Porphyrien eine metabolische Alkalisierung bewährt. Sie soll die Porphyrinausscheidung soweit stimulieren, daß sie stärker als die Neusynthese ist. Entscheidend für den Therapieerfolg ist die konsequente Alkoholabstinenz sowie die Vermeidung anderer hepatotoxischer Substanzen. Östrogenapplikation wirkt sich nachteilig aus. Auch bei diesen Fällen ist eine kohlenhydratreiche Kost zu empfehlen. Chloroquin mobilisiert die Porphyrine im Gewebe und steigert damit die Porphyrinausscheidung im Urin erheblich; etwa 500 mg des Medikaments werden über eine Woche täglich verabreicht. Die Therapieintervalle betragen bei dieser Behandlung dann Monate und Jahre in Abhängigkeit von dem erneuten Anstieg der Porphyrinausscheidung. Auch eine Aderlaßtherapie kann angezeigt sein, wenn man die Kontraindikationen (z. B. bereits bestehende Leberzirrhose) beachtet.

Sekundäre Koproporphyrien

Eine typische symptomatische Porphyrie wird bei der Bleivergiftung beobachtet. Hierbei wird neben Koproporphyrin III auch Koproporphyrin I im Urin und insbesondere im Stuhl ausgeschieden. Daneben werden bei Phosphor- und Quecksilbervergiftungen symptomatische Porphyrien beobachtet. Auch die Pellagra kann gelegentlich von einer massiven Erhöhung der Koproporphyrinausscheidung begleitet sein.

Ähnliches gilt für die Intoxikationen mit anderen organischen Substanzen (Benzol, Alkohol, Tetrachlorkohlenstoff), die zumeist ausschließlich zu einer vermehrten Koproporphyrinausscheidung führen. Das gleiche können auch sehr unterschiedliche Erkrankungen, wie Lymphogranulomatose, aplastische Anämie, Morbus Biermer und Hepatitiden, bewirken.

Literatur

Battersby, A. R., C. J. R. Fookes, G. W. J. Matcham, E. McDonald: Biosynthesis of the pigments of life: formation of the macrocycle. Nature 285 (1980) 17–21

Doss, M.: Porphyrins in Human Diseases. Karger, Basel 1979 (p. 512)

Doss, M.: Clinical biochemistry of acute hepatic porphyrias. In Nordmann, Y.: Porphyrins and Porphyrias. Colloque INSERM/John Libbey Eurotext, vol. 134. 1986 (p. 175)

Karlson, P., W. Gerok, W. Groß: Pathobiochemie, 2. Aufl. Thieme, Stuttgart 1982

Lehr, P. A., M. Doss: Chronische hepatische Porphyrine mit Uroporphyrinogen-Decarboxylase-Defekt in vier Generationen. Dtsch. med. Wschr. 106 (1981) 241

9. Vorwiegend seltene hereditäre Stoffwechselkrankheiten

H. J. Bremer und U. Wendel

Einleitung

Hereditäre Stoffwechselkrankheiten können sämtliche Stoffgruppen betreffen, die für Struktur und Funktion des menschlichen Körpers wichtig sind, wobei die aktive Aufnahme in den Körper, der Intermediärstoffwechsel, die Struktur von Makromolekülen und die Ausscheidung verändert sein können. Es sind Störungen des Wasser-, Elektrolyt-, Spurenelementstoffwechsels ebenso bekannt wie Störungen im Stoffwechsel von Proteinen, Aminosäuren, Fetten, Kohlenhydraten, Vitaminen und der Nucleinsäuren. Ein großer Teil der mit Krankheiten einhergehenden Defekte wird während der Kindheit manifest, so daß die Beschäftigung mit hereditären Stoffwechselkrankheiten, wenn man von einigen häufigen Krankheiten absieht, die Erwachsene betreffen, überwiegend ein Problem der Pädiatrie ist.

Die meisten hereditären Stoffwechselkrankheiten sind, verglichen mit den wesentlichen Stoffwechselstörungen der Erwachsenen, selten. Wegen der großen Zahl der genetischen Defekte mit Krankheitswert machen sie aber als Summe einen wesentlichen Teil der Krankheitsfälle im Kindesalter aus.

Da hereditäre Stoffwechselkrankheiten alle Stoffsysteme und alle Organe betreffen können, ist die klinische Symptomatik außerordentlich vielfältig, und eine einigermaßen sichere Diagnostik setzt zunächst einmal eine gute differentialdiagnostische Kenntnis der Kinderkrankheiten voraus. Eine Diagnosestellung ist dann wahrscheinlich, wenn der Kliniker in seine differentialdiagnostischen Überlegungen auch Stoffwechselkrankheiten einbezieht.

Neben den hereditären Stoffwechselkrankheiten gibt es im Kindesalter in vielfach unterschätzter Häufigkeit erworbene Stoffwechselstörungen, die auf einzelne Altersabschnitte beschränkt sind, wie die häufigen Anpassungsstörungen Frühgeborener und das azetonämische Erbrechen von Kleinkindern. Auf sie wird in diesem Buch nicht eingegangen. Es wird lediglich eine orientierende Übersicht kindlicher Hypoglykämien gegeben, da die differentialdiagnostisch zu berücksichtigenden Krankheiten zum Teil hereditäre Ursachen haben und das diagnostische Vorgehen sich wesentlich von dem im Erwachsenenalter unterscheidet.

Diagnostik

Der übliche Weg zur Diagnose von hereditären Stoffwechselkrankheiten geht vom Symptom aus. Nur bei wenigen Krankheiten sind ungezielte Suchtests angebracht, so zur rechtzeitigen Erkennung einer Phenylketonurie, einer Ahornsirupkrankheit oder einer Galaktosämie neonatale Screening-Tests (z. B. mikrobiologischer Guthrie-Test). Eine Zusammenfassung über Neugeborenen-Screening findet sich in: Bickel, H., U. Wachtel: Neugeborenen-Screening auf hereditäre Stoffwechselstörungen. Thieme, Stuttgart 1983.

Wesentlich ist jedoch die gezielte Diagnostik, wobei, von einzelnen Symptomen ausgehend, mit chemischen Verfahren aus einer größeren Gruppe von Krankheiten eine als Ursache bewiesen werden soll. Es ist hier nicht der Ort, um eine generelle Anleitung zur Diagnostik von hereditären Stoffwechselkrankheiten zu bieten. Die Details finden sich in der Regel in den Abschnitten, in denen die einzelnen Krankheiten abgehandelt werden.

Aufgeführt seien nur einige häufig verwendete Methoden, wie
- dünnschicht- und hochspannungschromatographische Trennung der Aminosäuren im Urin sowie ihre quantitative Bestimmung durch Flüssigkeitssäulenchromatographie,
- dünnschichtchromatographische Trennung der Zucker im Urin,
- dünnschichtchromatographische Trennung von Oligosacchariden im Urin (zur Diagnostik verschiedener lysosomaler Krankheiten),
- Dinitrophenylhydrazin-Test zur Erkennung einer vermehrten Ausscheidung von Ketosäuren und Ketonkörpern,
- Brandsche Probe zur Erkennung einer vermehrten Disulfidausscheidung,
- Bestimmung der Ammoniakkonzentration im Plasma,
- Bestimmung von Lactat, Pyruvat, Acetoacetat und β-Hydroxybutyrat im Blut,
- Trennung von organischen Säuren in Plasma und Urin mittels Gaschromatographie oder HPLC,
- Bestimmung von freiem Carnitin und Acylcarnitin in Plasma und Urin,
- Suchtest für Mucopolysaccharide, Oligosaccharide und ihre Trennung.

Bei sehr vielen hereditären Stoffwechselkrankheiten ist es heute möglich, einen Enzymdefekt durch Bestimmung der Enzymaktivität zu beweisen. Daneben spielen Abbauuntersuchungen in Fibroblastenkulturen, Amnionzellkulturen, Chorionzotten, Lymphozyten usw. eine gewisse Rolle in der Diagnostik. Je nach Stoffwechseldefekt sind jedoch die Kriterien für eine sichere Diagnose verschieden.

Pränataldiagnostik

Eine ständig größer werdende Zahl von hereditären Stoffwechselkrankheiten läßt sich bereits beim Feten diagnostizieren. In der Regel strebt man eine Diagnose zwischen der 8. und 18. Schwangerschaftswoche an, damit im positiven Fall eine Interruptio erwogen werden kann. Dabei stützt man sich auf vier Verfahren:

- Nachweis des Enzymdefekts in kultivierten Amnionzellen oder Trophoblastmaterial (Chorionzotten),
- Nachweis abnormer Metabolitkonzentrationen im Fruchtwasser,
- Nachweis von abnormen Substanzen im Urin der Schwangeren,
- Analyse der fetalen DNA mit Hilfe der Restriktions-Endonucleasen, entweder mit direktem Nachweis einer Punktmutation (mit synthetischen Oligonucleotiden) oder einer größeren Störung in einem Gen oder mit einem indirektem Nachweis eines Gendefekts unter Ausnutzung von DNA-Polymorphismen (in kultiviertem Amnionzellen oder Trophoblastmaterial).

Eine gewisse Bedeutung für die Pränataldiagnostik haben auch Verfahren wie Entnahme fetalen Blutes, Punktion der fetalen Leber zur Enzymuntersuchung usw. In der Regel wird in der 16. Schwangerschaftswoche eine Punktion der Amnionhöhle durchgeführt und das abpunktierte Fruchtwasser (ca. 20 ml), das lebensfähige Amnionzellen enthält, einer Zellkultur unterworfen. Meist ist nach 10–20 Tagen eine ausreichende Menge an Zellmaterial zur Diagnosesicherung durch direkte Enzymuntersuchung oder durch Substratabbaustudien vorhanden. In zunehmendem Maße wird fetales Gewebe durch Trophoblastbiopsie bereits im ersten Schwangerschaftstrimenon (8.–11. Woche) gewonnen und direkt oder nach Kultur für Enzymuntersuchungen genutzt.

Mehrere Stoffwechselkrankheiten lassen sich durch den Nachweis abnormer Metabolite in der Amnionflüssigkeit diagnostizieren, z. B. erhöhte Harnsäurekonzentration beim Lesch-Nyhan-Syndrom (S. 344), Nachweis von Metaboliten bei den meisten Organoazidämien und -urien. Der Nachweis abnormer Metabolite im Urin der Schwangeren ist zur Zeit z. B. zur Diagnostik der Methylmalonazidurie geeignet.

Die Analyse der fetalen DNA ist grundsätzlich bei solchen genetischen Erkrankungen notwendig, bei denen der zugrundeliegende Defekt nicht direkt in dem zur Verfügung stehenden fetalen Gewebe nachweisbar ist, z. B. Hämoglobinopathien, Thalassämien, Phenylketonurie, Duchennesche Muskeldystrophie, Ornithintranscarbamylasemangel. Diese diagnostische Methode gewinnt aber auch für eine rasch wachsende Zahl von Stoffwechselstörungen an Bedeutung, welche zur Zeit durch Enzymanalyse in kultivierten Amnionzellen oder in Chorionzottenmaterial diagnostiziert werden können.

Die Pränataldiagnostik setzt eine sichere Kenntnis der zu erwartenden Krankheiten (z. B. Erkrankungen eines zuvor geborenen Kindes) voraus. Wird in einer entsprechenden Risikofamilie eine Pränataldiagnostik erwogen, so sollte noch vor Schwangerschaftsbeginn die frühestmögliche und sicherste Methode sowie der optimale Zeitpunkt der Diagnostik bekannt sein. Bei genetischen Krankheiten, bei denen eine Analyse der fetalen DNA erforderlich ist, muß bereits vor einer neuen Schwangerschaft durch zeitaufwendige Analyse der DNA aus Zellen des zuvor geborenen kranken Kindes, der Eltern und evtl. weiterer Familienmitglieder geklärt sein, daß mit hoher Sicherheit der Gendefekt bei einem Feten überhaupt zu identifizieren ist.

Eine Liste der auf DNA-Ebene diagnostizierbaren Erbkrankheiten wurde im Januar 1989 im New England Journal of Medicine publiziert.

Literatur

Antonarakis, S. E.: Diagnosis of genetic disorders at the DNA level. New Engl. J. Med. 320 (1989) 153–163

Holton, J. B.: The Inherited Metabolic Diseases. Churchill Livingstone, Edinburgh 1987

Murken, J. D.: Pränatale Diagnostik und Therapie, 2. Aufl. Enke, Stuttgart 1987

Watts, R. W. E., D. A. Gibbs: Lysosomal Storage Diseases. Taylor & Francis, London 1986

Therapieansätze

Bei vielen hereditären Stoffwechselkrankheiten, besonders den lysosomalen Speicherkrankheiten, ist zur Zeit keine Behandlung möglich. Die Therapieansätze bei den anderen Krankheiten sind sehr verschieden:

a) Elimination einer potentiell toxischen bzw. nicht verwerteten Substanz aus der Nahrung (so bei Abbaustörungen der nichtessentiellen Zucker Fructose und Galactose); in den Fällen, in denen man einen Nahrungsbestandteil nicht völlig weglassen kann, Reduktion der Zufuhr (z. B. Protein bei Hyperammonämien).

b) Reduktion einzelner essentieller, potentiell toxisch wirkender Aminosäuren der Nahrung auf die Menge, die für die Eiweißsynthese benötigt wird, z. B. Phenylalanin bei Phenylketonurie, Leucin, Isoleucin und Valin bei der Ahornsirupkrankheit.

c) Substitution großer Mengen nicht normal resorbierter Substanzen oder in großer Menge verlorengegangener Substanzen (z. B. bei der Acrodermatitis enteropathica orale Zufuhr großer Zinkmengen; bei der hypophosphatämischen Form der Vitamin-D-resistenten Rachitis Zufuhr großer Phosphatmengen mit der Nahrung). Bei Bindungsstörungen zwischen Coenzym (Vorstufen häufig Vitamine) und Apoenzym Zufuhr sehr großer Mengen des Vitamins, aus dem das Coenzym gebildet wird.

d) Medikamentöse Behandlung. Bei einigen Krankheiten läßt sich die Symptomatik oder das Entstehen von Krankheitserscheinungen durch Medikamente verhindern oder lindern, z. B. Gabe von Allopurinol bei erhöhter Harnsäurebildung (S. 336), von D-Penicillamin bei der Zystinurie.

e) Mechanischer Schutz, z. B. Benutzung eingefärbter Fensterscheiben bei der Güntherschen Krankheit bzw. von Sonnenbrillen bei Albinismus bzw. Zystinose.

Eine kausale Therapie ist in der Regel heute noch nicht möglich. Es wurden in den letzten Jahren Versuche unternommen, entweder durch Enzymsubstitution oder durch Transplantation nichtenzymopenischer Organe oder Organteile eine Besserung zu erreichen. Dies ist nur durch die Nierentransplantation, z. B. bei der Zystinose, und durch Lebertransplantation in einzelnen Fällen von schweren hepatischen Krankheiten gelungen.

Eine umfassende detaillierte Übersicht vieler hereditärer Stoffwechselkrankheiten findet sich bei SCRIVER–BEAUDET–SLY–VALLE und BONDY–ROSENBERG. Einzelheiten über Diagnostik und Metabolitkonzentration von Störungen des Aminosäurenstoffwechsels können in einer Monographie über diese Störungen von BREMER u. Mitarb. (1981) nachgelesen werden.

Literatur

Bondy, P. K., L. E. Rosenberg: Metabolic Control and Disease. Saunders, Philadelphia 1980

Bremer, H. J., M. Duran, J. P. Kamerling, H. Przyrembel, S. K. Wadman: Disturbances of Amino Acid Metabolism: Clinical Chemistry and Diagnosis. Urban & Schwarzenberg, München 1981

Holten, J. B.: The Inherited Metabolic Diseases. Churchill Livingstone, Edinburgh 1987

Scriver, C.R., A.L. Beaudet, W.S. Sly, D. Valle. The Metabolic Basis of Inherited Disease, 6th ed. McGraw-Hill, New York 1989

Watts, R. W. E., D. A. Gibbs: Lysosomal Storage Diseases. Taylor & Francis, London 1986

Störungen im Aminosäurenstoffwechsel

Abbaudefekte

Defekte im Phenylalaninabbau

Überschüssig zugeführtes Phenylalanin wird normalerweise in Leber und Nieren durch die Phenylalaninhydroxylase zu Tyrosin hydroxyliert. Ein Aktivitätsmangel dieses Enzyms führt zu hohen Blut- und Gewebsspiegeln von Phenylalanin und seinen Metaboliten. Normalerweise unbedeutende Nebenwege des Phenylalaninabbaus – besonders die Transaminierung zum Phenylpyruvat – werden aktiviert, und Phenylalanin und zahlreiche Metabolite (Phenylketone) erscheinen im Urin. Hohe Phenylalaninspiegel beeinträchtigen sekundär im Tyrosin- und Tryptophanstoffwechsel die Synthese von Melanin und den biogenen Aminen wie Dopamin, Noradrenalin und Serotonin.

Tetrahydrobiopterin (BH_4) ist obligater Cofaktor bei der Phenylalaninhydroxylierung. Dieses wird stufenweise im Körper synthetisiert. Bei der Hydroxylierung von Phenylalanin wird Tetrahydrobiopterin in eine oxidierte Chinonform überführt und durch Dihydropteridin-Reduktase (NADH-abhängig) zur aktiven Tetrahydro-Form regeneriert (Abb. 9.**1**). Eine gegenüber der Norm reduzierte Aktivität der Phenylalaninhydroxylase kann folgende Ursachen haben:
- Fehlen (klassische Phenylketonurie, PKU) oder Mangel (Hyperphenylalaninämie, HPA) des Phenylalaninhydroxylase-Apoenzyms,
- Störungen der Biopterinsynthese oder Mangel an Dihydropteridin-Reduktase.

Klassische Phenylketonurie, PKU

Unter normaler Proteinernährung liegt der Phenylalaninblutspiegel permanent oberhalb 1,2 mmol/l, und unbehandelte Patienten entwickeln eine Oligophrenie und Hautveränderungen.

Unbehandelte Phenylketonuriker zeigen etwa ab dem 4. Lebensmonat neurologische Auffälligkeiten und eine progrediente mentale Retardierung.

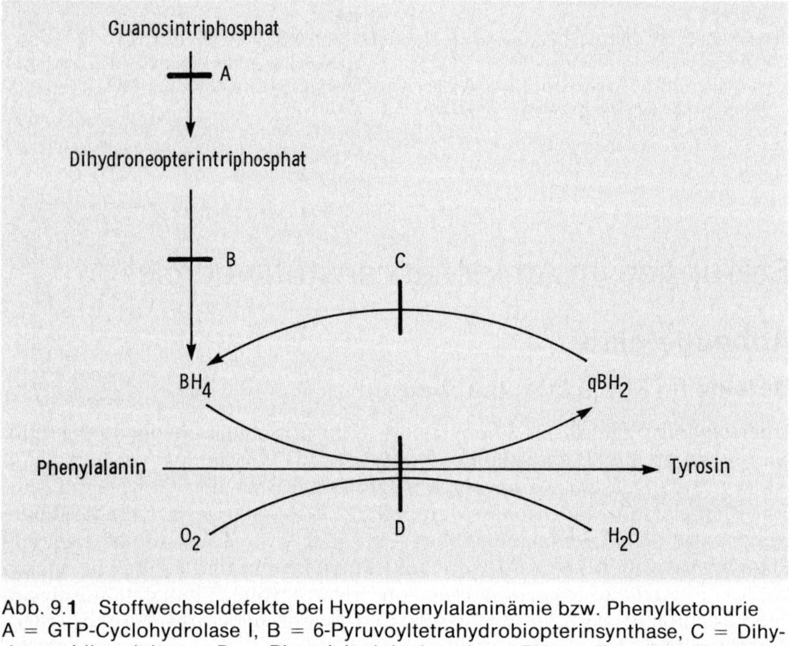

Abb. 9.**1** Stoffwechseldefekte bei Hyperphenylalaninämie bzw. Phenylketonurie
A = GTP-Cyclohydrolase I, B = 6-Pyruvoyltetrahydrobiopterinsynthase, C = Dihydropteridinreduktase, D = Phenylalaninhydroxylase, BH_4 = Tetrahydrobiopterin; pBH_2 = quinoides Dihydrobiopterin

Bereits im 1. Lebensjahr verlieren sie einen großen Teil ihrer Intelligenz (bis 50 IQ-Punkte). Später fallen eine relative Pigmentarmut von Haut und Haaren als Folge der Melaninsynthesestörung und ekzematöse Veränderungen auf. Weiterhin ohne phenylalaninarme Therapie schreitet im 2. und 3. Lebensjahr der irreversible Hirnschaden rasch fort, und schließlich entsteht eine schwere Oligophrenie (IQ selten über 60), kombiniert mit einer Vielfalt neurologischer Symptome (Muskelhypertonie, gesteigerte Sehnenreflexe, Rigor, Tremor, spastische Zerebralparese, Tetraplegie, motorische Stereotypien, athetoide Bewegungen, Haltungs- und Ganganomalien, erethisches, aggressives oder autistisches Verhalten, Krampfanfälle, EEG-Veränderungen, Mikrozephalie). Bisher fehlt eine umfassende Erklärung für den sich postnatal unter persistierenden hohen Phenylalaninspiegeln entwickelnden strukturellen und funktionellen Hirnschaden. Autopsiebefunde weisen auf eine reduzierte Myelinisierung und auf einen gestörten Myelinaufbau hin. Eine normale geistige Entwicklung trotz hoher Phenylalaninspiegel ist eine Rarität.

Die Aktivität der Phenylalaninhydroxylase in der Leber liegt unter 1 % der Norm (Ph^0-Phänotyp). Die Blutphenylalaninkonzentration variiert unter normaler Proteinzufuhr zwischen 1,2 und 4,0 mmol/l. Tyrosin (hinter dem Enzymblock gelegen) sinkt infolge exogener Zufuhr nicht unter den niedrig-normalen Bereich ab. Es besteht eine Phenylalaninurie und bei Phenylalaninblutspiegeln oberhalb 0,7–0,9 mmol/l eine hohe Ausscheidung von Phenylpyruvat (Phenylketonurie). Andere gaschromatographisch nachweisbare Metabolite sind nur von wissenschaftlichem Interesse. Rückschlüsse auf die Enzymaktivität sind durch Messung der Umwandlung von deuteriertem Phenylalanin in deuteriertes Tyrosin möglich.

Auf der Basis der Bestimmung des Restriktionsfragment-Längen-Polymorphismus (RFLP) ist eine Assoziation der DNA-Haplotypen mit normalen und mutierten Phenylalaninhydroxylase-Genen möglich. Danach ist die PKU auf der Genseite eine Krankheit, der verschiedene Mutationen zugrunde liegen. In der deutschen Bevölkerung ist der RFLP-Haplotyp 3, dem eine Splicing-Mutation zugrunde liegt, relativ oft vertreten. Zusammen mit dem Haplotyp 2, der ebenso wie der Haplotyp 3 mit der klassischen Form der PKU assoziiert ist (Compound-Heterozygote von 2 und 3 weisen ebenfalls klinisch das Bild der klassischen PKU auf), erlauben beide Haplotypen in der deutschen Bevölkerung die Charakterisierung von z. Z. maximal 37 % der PKU-Allele. In anderen Ethnien, z. B. der türkischen, überwiegen andere RFLP-Haplotypen. In einem Teil der Fälle kann die Bestimmung der RFLP-Haplotypen also zur Diagnosebestätigung und zur Pränataldiagnose genutzt werden.

Durch phenylalaninarme Ernährung läßt sich der Phenylalaninblutspiegel senken und die mentale Retardierung verhindern. Bei fast vollständigem Ausfall der Phenylalaninhydroxylase toleriert der Phenylketonuriker nur die zur Proteinsynthese erforderliche Phenylalaninmenge, im Säuglingsalter zwischen 40 und 70 mg/kg KG/Tag, im Schulalter etwa 10–30 mg/kg KG/Tag. Der Phenylalaninbedarf wird mit natürlichen Nahrungsproteinen gedeckt, die alle einen Phenylalaningehalt zwischen 4 und 6% haben, der restliche Proteinbedarf muß durch ein phenylalaninfreies Proteinhydrolysat oder Aminosäuregemisch gedeckt werden.

Phenylalaninwerte unter der Therapie von 0,12–0,24 mmol/l sind optimal, bei manchen Patienten muß man sich mit einem Wert um 0,6 mmol/l zufriedengeben. Die Diät ist durch regelmäßige Phenylalaninkontrollen im Blut zu überwachen. Ein kritischer Phenylalaninwert, bei dem langfristig eine Hirnschädigung ausbleibt, kann nicht genannt werden, jedoch zeigen die Erfahrungen, daß es bei Phenylalaninwerten unter 0,6 mmol/l mit großer Sicherheit keine Hirnschädigungen gibt. Katabole Zustände, wie bei Infektionen oder Operationen, führen zum vorübergehenden Anstieg des Phenylalaninblutspiegels, meist ohne Beeinträchtigung der Patienten.

Wichtigste Voraussetzung für eine normale geistige Entwicklung ist ein früher Behandlungsbeginn, noch vor dem 3. Lebensmonat. Eine frühzeitig begonnene und gut kontrollierte Diät kann wahrscheinlich – bei normaler Intelligenz – leichtere Störungen der Sprachentwicklung, der Wahrnehmung und der Psychomotorik nicht vollständig verhindern. Unklarheit herrscht noch über die Dauer der phenylalaninarmen Behandlung. Die Beendigung der Diät mit 6 Jahren ist zumindest nach den vorliegenden Berichten zu früh. Die Empfehlungen gehen heute eher dahin, bis zum 12. oder 14. Lebensjahr streng phenylalaninarm zu behandeln und dann auf eine gelockerte, eiweißarme Kost überzugehen, wobei der Phenylalaninblutspiegel nicht über 1,2 mmol/l ansteigen sollte, oder aber die Diät lebenslang beizubehalten. Funktionelle Zerebralstörungen im Sinne von Psychosyndromen durch hohe Phenylalaninspiegel sind auch nach Abschluß von Hirnwachstum und -reife denkbar, z. B. durch sekundären Einfluß auf den Neurotransmitterstoffwechsel. Ebenso gibt es einen reversiblen toxischen Effekt hoher Phenylalaninspiegel bei PKU-Patienten, der höhere Hirnleistungen beeinflußt, und der eine Beeinträchtigung der Reaktionsfähigkeit hervorrufen kann.

Auch bei Phenylketonurikern mit bereits irreparablem Hirnschaden jenseits des 1. und 2. Lebensjahres kann die retardierte geistige und motorische Entwicklung durch Beginn einer phenylalaninarmen Diät vielfach noch sehr günstig beeinflußt werden.

Hyperphenylalaninämie (HPA, sog. atypische PKU)

Bei diesen genetisch festgelegten Enzymvarianten (Ph^--Phänotyp) sind die biochemischen Veränderungen weniger schwer. Die Aktivität der Phenylalaninhydroxylase in der Leber liegt bei 1–5% der Norm, jedoch wurden Restaktivitäten bis zu 34,5% der Norm gemessen. Diese korrelieren nicht eindeutig mit der Höhe der unter normaler Proteinzufuhr vorherrschenden Phenylalaninblutspiegel.

Die Phenylalaninblutspiegel liegen konstant zwischen 0,2 und 1,2 mmol/l, wobei der obere Wert (besonders in der Neonatalperiode) zeitweilig überschritten werden kann. Während Kinder mit Werten unter 0,9 mmol/l ohne Therapie eine normale geistige Entwicklung zeigen, ist diese bei persistierenden Blutspiegeln zwischen 0,9 und 1,2 mmol/l strittig, und eine phenylalaninarme Diät sollte sicherheitshalber durchgeführt werden. Aufgrund der nur mäßig erhöhten Phenylalaninspiegel wird Phenylpyruvat (Phenylketon) nicht oder nur selten im Urin ausgeschieden.

Diagnostik. Die frühe Diagnostik einer Phenylalaninstoffwechselstörung ist von entscheidender Bedeutung, da nur bei frühem Behandlungsbeginn optimale Resultate erzielt werden. Da es beim Neugeborenen keine pathognomischen Zeichen für einen erhöhten Phenylalaninspiegel gibt, muß die Diagnostik durch Screening-Untersuchung erfolgen. Hierzu wird Blut, welches am 4.–5. Lebenstag, aber frühestens 72 Stunden nach Beginn der Milchfütterung entnommen wurde, im Guthrie-Test untersucht. Ein Wert von über 0,24 mmol/l führt zur Verdachtsdiagnose PKU, die durch quantitative Verfahren (Säulenchromatographie) gesichert werden muß. Bei einem Phenylalaninblutspiegel von über 0,9 mmol/l wird sofort phenylalaninarm behandelt, ebenso wenn der Blutspiegel unter 3tägiger Ernährung mit einer adaptierten Säuglingsmilch (Eiweißgehalt: 1,5 g/100 ml) nicht unter 0,6 mmol/l fällt. Zum Ausschluß einer Biopterinstoffwechselstörung gehören die orale Belastung mit Tetrahydrobiopterin (30 mg BH_4) und ein Pteridin-Urin-Screening zum Standardprogramm. Diese Coenzymsynthesestörungen bedürfen von Anfang an einer medikamentösen Behandlung.

Im Alter von 6 Monaten wird erneut entschieden, ob eine Behandlungsbedürftigkeit vorliegt. Für die Differenzierung wird der orale Phenylalanin-Belastungstest herangezogen, bei dem an 3 Tagen 180 mg Phenylalanin/kg KG/Tag in Form von natürlichem Protein verabreicht wird. Bei der klassischen PKU steigt der Phenylalaninblutspiegel rasch weit über 1,2 mmol/l und fällt unter phenylalaninfreier Diät nur verzögert (innerhalb von Tagen) wieder ab. Eine strikt phenylalaninarme Diät ist fortzuführen. Bei der HPA überschreitet der Blutspiegel 1,2 mmol/l nicht oder nur geringfügig und hat unter phenylalaninfreier Diät eine schnell sinkende Tendenz. Blieb der Wert im Belastungstest unter 0,9 mmol/l, so wird auf eine diätetische Behandlung verzichtet. Ein exakter Grenzwert für die Behandlungsbedürftigkeit existiert nicht.

Maternale PKU und HPA. Ein hoher Phenylalaninblutspiegel einer Schwangeren geht auf den Embryo und Feten über und verursacht Embryo- und Fetopathien, auch wenn das Ungeborene selbst nicht homozygot für PKU oder HPA ist. Durch den hohen Phenylalaninspiegel werden besonders Herzfehler und Zerebralschäden (Mikrozephalus, mentale Retardierung) induziert. Eine streng kontrollierte phenylalaninarme Diät während der gesamten Schwangerschaft mit Beginn noch vor der Konzeption ist unerläßlich. Das gilt auch für Frauen mit sonst nicht behandelter HPA. Minimal erhöhte Phenylalaninblutspiegel heterozygoter Mütter während der Schwangerschaft führen nicht zu einer erhöhten Fehlbildungsrate.

Klassische PKU und HPA sind die häufigsten genetischen Störungen im Stoffwechsel der Aminosäuren. Aufgrund von Screening-Untersuchungen beträgt die Inzidenz in Westeuropa etwa 1:6000 bis 1:16000. Die Heterozygotenfrequenz liegt bei 1:50 in der Gesamtbevölkerung. Regionale und ethnische Unterschiede bestehen für den jeweiligen Anteil der klassischen PKU und der HPA. Während die PKU in Zentraleuropa überwiegt, besteht ein etwa gleiches Verhältnis zwischen PKU und HPA in den westlichen Mittelmeerländern und in Frankreich.

Wie bereits ausgeführt, ist die Heterogenität der Mutanten des Phenylalaninhydroxylase-Gens beträchtlich. Sie erklärt den unterschiedlichen Schweregrad der Krankheit. PKU und HPA sind autosomal-rezessiv erblich, jedoch kommen Compound-Heterozygote unter den Kranken nicht selten vor. Eine zuverlässige Klassifizierung der Heterozygoten mit Phenylalaninbelastung ist nicht möglich. Jedoch zeichnet sich zumindest für einen Teil der Heterozygoten durch Bestimmung der RFLP eine Möglichkeit der Diagnose ab. Es besteht ebenso bei einem Teil der Fälle die Möglichkeit der Pränataldiagnose. Diese erfolgt durch Kopplungsanalyse bei einem bestehenden DNA-Polymorphismus am Phenylalaninhydroxylase-Lokus durch rekombinante Gentechnik.

Hyperphenylalaninämien aufgrund von Störungen im Biopterinstoffwechsel

1–3% der Kinder mit erhöhtem Phenylalaninspiegel im Blut leiden an einer genetischen Störung im Biopterinstoffwechsel. Bei ihnen wird Tetrahydrobiopterin (BH_4) – Cofaktor für die Phenylalaninhydroxylase, aber gleichzeitig auch für die Tyrosin- und Tryptophanhydroxylase im Gehirn – in unzureichender Menge gebildet, was zu einer Einschränkung aller drei Enzymreaktionen führt. Eine Hyperphenylalaninämie ist hier direkt mit einer Mindersynthese der Neurotransmitter L-Dopamin, Adrenalin, Noradrenalin und Serotonin aus den Vorstufen Tyrosin und Tryptophan gekoppelt. Wegen eines fortbestehenden Neurotransmittermangels entwickeln diese Formen trotz adäquater diätetischer Einstellung im 1. Lebensjahr schwere neurologische Symptome (muskuläre Hyper- bzw. Hypotonien, athetoide Bewegungsmuster, Myoklonien, Schluckstörungen). Diese früher als maligne Hyperphenylalaninämie bezeichneten Stoffwechselstörungen mit BH_4-Mangel unterscheiden sich ohne Enzymbestimmung zunächst nicht von der Hyperphenylalaninämie und Phenylketonurie. Sie können aber – und müssen wegen eines anderen Therapieansatzes – bereits in der Neugeborenenperiode durch Messung der Pteridine im Urin oder durch orale Belastung mit BH_4 (30 mg BH_4) identifiziert werden. Solche Kinder zeigen meist nach Verabreichung von BH_4 einen eindeutigen und lang anhaltenden (48 Stunden) Abfall des Plasmaphenylalaninspiegels sowie ein abnormes Pterin-Muster im Urin.

Einer der Enzymdefekte, der zu einer unzureichenden BH_4-Bildung führt, ist der *Dihydropteridin-Reduktase-Mangel.* Dieses Enzym katalysiert die Regenerierung von BH_4 aus seiner oxidierten Chinonform und ist in Leukozyten und kultivierten Hautfibroblasten meßbar. Eine Pränataldiagnostik ist durch Analyse kultivierter Amnionzellen möglich.

Enzymatische Defekte der De-novo-Synthese von BH_4 sind der GTP-Cyclohydrolase-I-Mangel und der 6-Pyruvoyltetrahydrobiopterin-Synthase-Mangel. Daneben gibt es einen Defekt, der zur Synthese sterisch abnormer Pterine führt, dessen defektes Enzym noch nicht charakterisiert werden konnte. Die verschiedenen Formen der BH_4-Synthese-Störungen unterscheiden sich durch unterschiedliche Pterinprofile im Urin.

Bei Patienten mit BH_4-Mangel kann die phenylalaninarme Diät durch tägliche Gaben von BH_4 ersetzt werden. Da exogenes BH_4 die Bluthirnschranke nicht passiert, ist aber zusätzlich die Substitution mit Neurotransmitter-Vorstufen (L-Dopa, 5-Hydroxytryptophan) und einem Dopa-Decarboxylasehemmer (Karbidopa) erforderlich. Eine Therapie ist nur erfolgversprechend, wenn sie bald nach der Geburt beginnt.

Literatur

Bickel, H., F. P. Hudson, E. I. Wolf: Phenylketonuria. Thieme, Stuttgart 1971

Blau, N.: Inborn errors of pterin metabolism. Ann. Rev. Nutr. 8 (1988) 185–209

Curtius, H.-Ch., A. Niederwieser, M. Viscontini, A. Otten, J. Schaub, S. Scheibenreiter, H. Schmidt: Atypical phenylketonuria due to tetrahydrobiopterin deficiency. Diagnosis and treatment with tetrahydrobiopterin, dihydrobiopterin and sepiapterin. Clin. chim. Acta 93 (1979) 251–262

Güttler, F.: Hyperphenylalaninaemia. Acta paediat. scand., Suppl. 280 (1980) 1–80

Lenke, R. R., H. L. Levy: Maternal phenylketonuria and hyperphenylalaninema. An international survey of the outcome of untreated pregnancies. New Engl. J. Med. 303 (1980) 1202–1208

Lichter Konecki, U., M. Schlotter, D. Konecki, S. Labeit, S. L. C. Woo, F. K. Trefz: Linkage disequilibrium between mutation and RFLP haplotype at the phenylalanine hydroxylase locus in the German population. Hum. Genet. 78 (1988) 347–352

Niederwieser, A., N. Blau, M. Wang, P. Joller, M. Atarés, J. Cardesa-Garcia: GTP cyclohydrolase-I-deficiency, a new enzyme defect causing hyperphenylalaninemia with neopterin, biopterin, dopamine, and serotonin deficiencies and muscular hypotonia. Europ. J. Pediatr. 141 (1984) 208–214

Scriver, C. R., C. L. Clow: Phenylketonuria: epitome of human biochemical genetics. New Engl. J. Med. 303 (1980) 1336–1343 und 303 (1980) 1394–1400

Woo, S. L. C., A. S. Lidsky, F. Güttler, T. Chandra, K. J. H. Robson: Cloned human phenylalanine hydroxylase gene allows prenatal diagnosis and carrier detection of classical phenylketonuria. Nature 306 (1983) 151–155

Tyrosinämien

Es gibt mehrere hereditäre Tyrosinabbaustörungen mit sehr unterschiedlicher Symptomatik, der Reihenfolge des Abbaublocks nach:
- Tyrosinämie Typ II,
- 4-Hydroxyphenylpyruvat-Dioxygenase-Mangel,
- Alkaptonurie,
- Tyrosinämie Typ I,
- verschiedene Formen des Albinismus.

Daneben kommen eine Reihe von sekundären Störungen im Tyrosinabbau, hauptsächlich bei Leberkrankheiten, vor.

Tyrosinämie Typ II (Tyrosintransaminase-Defekt; Richner-Hanhart-Syndrom)

Diese autosomal-rezessiv vererbte Störung geht mit einem sehr hohen Tyrosinspiegel im Blut einher (0,4–3,3 mmol/l). Daneben werden große Mengen phenolischer Säuren im Urin ausgeschieden. Klinisch zeigen sich eine der herpetiformen Keratitis ähnelnde Korneadystrophie mit Lichtscheu und Konjunktivitis, schmerzhafte Infiltrationen im Palmo-Plantar-Bereich mit Bevorzugung der Fingerspitzen und der Zehenkuppen und Keratose. Es findet sich ein Defekt der zytosolischen hepatischen Tyrosinaminotransferase. Die subjektiv sehr unangenehmen Beschwerden bessern sich unter einer phenylalanin- und tyrosinarmen Diät. Die Durchführung der Diät entspricht der der Phenylketonurie.

4-Hydroxyphenylpyruvat-Dioxygenase-Mangel

Bisher bei einem Kind mit intermittierender Ataxie beobachtet. Der Tyrosinspiegel im Serum war etwa 10fach erhöht. Die Ausscheidung verschiedener phenolischer Säuren im Urin war erhöht.

Alkaptonurie

Autosomal-rezessiv vererbt, liegt ein Defekt der Homogentisinsäureoxidase mit konsekutiver Homogentisinsäureausscheidung im Urin vor. Die Homogentisinsäure wandelt sich im alkalischen Milieu unter 0_2-Einfluß in ein chemisch nicht identifiziertes dunkles Pigment um, das sich in Knorpel, Knochen und fibrösen Geweben ablagert und zu einer zunehmenden Dunkelfärbung dieser Gewebe führt (Ochronose). Es entwickelt sich eine vorzeitige Arthrose; ebenso ist die Häufung von vorzeitigen Herzinfarkten bei Patienten mit Alkaptonurie hervorzuheben. Die Krankheit wird in der Regel zuerst dadurch bemerkt, daß sich mit Urin benetzte Unterwäsche dunkel verfärbt. Der Urin verfärbt sich in Gegenwart von Sauerstoff im alkalischen Milieu dunkel. Dieses kann zum Nachweis der Krankheit benutzt werden. Außerdem läßt sich Homogentisinsäure dünnschichtchromatographisch sehr leicht darstellen. Homogentisinsäure ist eine stark reduzierende Substanz, so daß Urin eine positive Reduktionsprobe aufweisen kann. Eine Therapie ist nicht bekannt.

Tyrosinämie Typ I (Tyrosinose, hereditäre Hypertyrosinämie, hereditäres hepatorenales Syndrom)

Autosomal-rezessiv vererbt, ist diese Krankheit besonders in einigen Gebieten Skandinaviens und Kanadas häufiger. In den ersten Lebensmonaten kommt es zur Entwicklung einer nodulären Leberzirrhose mit Hepatosplenomegalie und Tubulusfunktionsstörungen (Glukosurie, Hyperaminoazidurie, Phosphaturie, konsekutive Rachitis). Der Tod folgt häufig in den ersten Lebensjahren einer Leberinsuffizienz, jedoch sind chronische Verlaufsformen mit Entwicklung von Hepatomen und hepatozellulären Karzinomen nach 20–30 Jahren beobachtet worden. Die Tyrosinwerte im Blut sind nach der Geburt normal und steigen nach einigen Wochen an. Sie sind in der Regel nicht so hoch wie bei der Tyrosinämie Typ II. Parallel zu der Beeinträchtigung der Leberfunktion steigen auch die Methioninkonzentrationen im Plasma an.

Es liegt ein Defekt der Fumarylacetoacetase im Abbau des Tyrosin vor. Der Enzymdefekt läßt sich im Lebergewebe und in Fibroblasten nachweisen. Wahrscheinlich sind die Aminosäureveränderungen sekundäre Folgen der Stoffwechselstörung. Aus dem sich anstauenden Fumarylacetoacetat bilden sich Succinylacetoacetat und Succinylaceton, letzteres (in der Struktur ähnlich der Maleinsäure) induziert wahrscheinlich die toxischen Organveränderungen. Es besteht außerdem konstant eine vermehrte Ausscheidung von δ-Aminolävulinsäure.

Albinismus

Unter Albinismus versteht man hereditäre Defekte der Melaninsynthese in Melanozyten. Dabei kann entweder das gesamte Integument betroffen sein (Tyrosinase-positiver okulokutaner Albinismus; Tyrosinase-negativer okulokutaner Albinismus) oder nur das Auge (okulärer Albinismus). Daneben gibt es umschriebene hereditäre Hypomelanosen der Haut (z. B. Piëbaldismus) sowie einige mit einer abnormen Pigmentarmut einhergehende Krankheiten (z. B. Chediak-Higashi-Syndrom).

Okulokutaner Albinismus. Es ist eine Tyrosinase-positive und Tyrosinase-negative Form zu unterscheiden, die beide autosomal-rezessiv vererbt werden. Bei der Tyrosinase-positiven Form liegt wahrscheinlich ein Defekt der aktiven Aufnahme von Tyrosin in die Melanozyten vor, bei der negativen Form fehlt die Tyrosinaseaktivität in den Melanozyten. Beide Formen lassen sich durch Inkubation von Haarwurzeln in gepufferter Tyrosinlösung unterscheiden. Beide weisen eine starke Pigmentverminderung der Haut, der Haare und des Augenhintergrundes auf. Die Symptome von seiten der Augen bestehen in einer sehr großen Lichtempfindlichkeit, die das Tragen von die Lichtintensität mindernden Brillen notwendig macht. Auf der Haut können speziell in sonnenreichen Gebieten Lichtkeratosen entstehen, aus denen sich speziell in den Tropen häufig Karzinome entwickeln. In der weißen Bevölkerung beträgt die Häufigkeit des Tyrosinase-negativen Albinismus etwa 1:35000 und die des Tyrosinase-positiven Albinismus etwa 1:60000.

Okulärer Albinismus. Dieser Albinismus ist auf den Augenfundus beschränkt. Er wird X-chromosomal rezessiv vererbt und hat eine Häufigkeit von etwa 1:50000. Die Symptome entsprechen, was Lichtempfindlichkeit angeht, denen des okulokutanen Albinismus.

Piëbaldismus. Autosomal-dominant vererbte umschriebene Hypomelanose mit variablen Mustern von symmetrischen Depigmentationen.

Literatur

Giardini, O., A. Cantani, N. G. Kennaway, P. D'Eufemia: Chronic tyrosinemia associated with 4-hydroxyphenylpyruvate dioxygenase deficiency with acute intermittent ataxia and without visceral and bone involvement. Pediatr. Res. 17 (1983) 25–29

Lindblad, B., S. Linstedt, G. Steen: On the enzyme defects in hereditary tyrosinemia. Proc. nat. Acad. Sci. 74 (1977) 4641

Ahornsirupkrankheit/Leuzinose

Der Name der Erkrankung stammt vom maggiartigen Ahornsirupgeruch des Urins. Aufgrund eines Mangels der verzweigtkettigen α-Ketosäuren-Dehydrogenase ist der Abbau der drei essentiellen verzweigtkettigen Aminosäuren Leucin, Valin und Isoleucin auf der Stufe der α-Ketosäuren blokkiert. Diese Aminosäuren und ihre α-Ketosäuren (und Hydroxysäuren) akkumulieren in den Körperflüssigkeiten und Geweben.

Eine akute Neurotoxizität geht vorwiegend von dem Metabolitpaar Leucin und seiner Ketosäure α-Ketoisocaproat (= Ketoleucin) aus. Diese Substanzen akkumulieren am stärksten. Neurologische Symptome treten bei Blutspiegeln oberhalb von 1 mmol/l auf. Länger bestehende hohe Spiegel führen zur mentalen Retardierung und spastischen Zerebralparese. Der neurotoxische Wirkmechanismus ist ungeklärt.

Der Enzymmangel läßt sich in Leukozyten und kultivierten Hautfibroblasten nachweisen. Bei der klassischen Form der Ahornsirupkrankheit mit dem schwersten Verlauf beträgt die Restaktivität der Dehydrogenase weniger als 2% der Norm. Die Enzymaktivität bei den leichteren Varianten dieser Krankheit erstreckt sich von 2 bis oberhalb 25% der Norm.

Klassische Ahornsirupkrankheit

Die bei Geburt unauffälligen Kinder werden ab dem 4.–5. Lebenstag, sobald Leucin und Ketoisocaproat eine kritische Schwelle überschreiten, apathisch. Sie entwickeln eine Trinkschwäche, evtl. Erbrechen, Areflexie, eine vorgewölbte Fontanelle, Krampfanfälle und Atemstörungen, die oft eine künstliche Beatmung erforderlich machen, und sterben unbehandelt während der ersten 3–4 Lebenswochen im Koma. Die Verdachtsdiagnose wird meist spät aufgrund eines positiven Screening-Befundes oder des typischen maggiartigen Geruchs im Urin gestellt, wenn der Säugling bereits lebensbedrohlich krank ist. Die Plasmaspiegel von Leucin und Ketoisocaproat sind auf das 20- bis 50fache der Norm, die von Valin und Isoleucin weniger stark (etwa 10fach) erhöht, und Alloisoleucin, ein Stereoisomer des Isoleucin, tritt auf. Ein stark positiver Dinitrophenylhydrazin-Test im Urin zeigt eine hohe Ausscheidung von α-Ketosäuren an. Nur durch rasches Senken der sehr hohen Metabolitspiegel durch Blutaustauschtransfusion oder Peritonealdialyse in einen Bereich von 1 mmol/l sind die Kinder zu retten.

Die Patienten müssen eine lebenslange Diät einhalten, die dem Bedarf an essentiellen verzweigtkettigen Aminosäuren genau entspricht. Plasmaleucinspiegel von 0,2–0,5 mmol/l werden als gefahrlos für die neurologische Entwicklung angesehen. Neben natürlichen Nahrungsproteinen muß ein Teil des Proteinbedarfs durch ein Aminosäuregemisch ohne Zusatz von Valin, Leucin und Isoleucin gedeckt werden. Die Toleranz für Leucin liegt bei der klassischen Ahornsirupkrankheit immer unter 600 mg/Tag. Die Patienten sind in hohem Maße während kataboler Stoffwechselphasen, z. B. bei interkurrenten Infekten, gefährdet. Die gesteigerte Muskelproteolyse läßt die verzweigtkettigen Aminosäuren und Ketosäuren rasch auf neurotoxische Konzentrationen ansteigen, die Kinder werden ataktisch, apathisch und zeigen oft Krampfanfälle. In solchen Situationen muß die exogene Zufuhr natürlichen Proteins frühzeitig beendet und der Katabolismus durch hohe Kalorienzufuhr (Glucose, evtl. mit Insulin) unterbrochen werden.

Durch schnelle und konsequente Therapie der schwerkranken Neugeborenen, eine gut kontrollierte diätetische Langzeitbehandlung und eine äußerste Aufmerksamkeit gegenüber interkurrenten Infekten haben sich in letzter Zeit die Aussichten auf eine normale neurologische und geistige Entwicklung bei der klassischen Ahornsirupkrankheit verbessert.

Variante Formen

Der klinische Verlauf der varianten Formen der Ahornsirupkrankheit (sogenannte intermediäre, intermittierende Form) ist milder. Bei der *sogenannten intermittierenden Form* reagieren die Kinder oftmals erst im Alter von Monaten auf Infekte, Impfungen, Operationen oder auf plötzliche übermäßige Eiweißzufuhr mit akuten neurologischen Symptomen wie Ataxie, Somnolenz und Koma. Solche außergewöhnlichen Stoffwechselbelastungen lassen die sonst nur mäßig erhöhten Metabolitspiegel in den neurotoxischen Bereich ansteigen. Der typische Maggigeruch tritt auf und im Urin werden die Ketosäuren in großer Menge ausgeschieden. Oft wird die richtige Diagnose erst nach mehreren Episoden gestellt; einige Kinder starben in solchen Krisen. Im allgemeinen entwickeln sich die Kinder aber neurologisch und geistig normal.

Bei der *sogenannten intermediären Form* führen, ohne daß es zum typischen, episodenhaften, intermittierenden Krankheitsverlauf gekommen wäre, erst eine psychomotorische und geistige Retardierung zur Diagnose. Diese Kinder litten wahrscheinlich langfristig und unkontrolliert unter hohen Metabolitspiegeln in Blut und Geweben, welche durch Einschränkung der Proteinzufuhr gesenkt werden konnten.

Es scheint, daß in der Gruppe der Varianten mit steigender Restaktivität des Enzyms (gemessen in kultivierten Hautfibroblasten) die Neigung zu Stoffwechselkrisen sinkt und die Leucintoleranz steigt. Diese reicht von Leucinmengen wenig mehr als bei der klassischen Form über ein eingeschränktes bis hin zu einem normalen Proteinangebot.

Aufgrund von Screening-Programmen hat sich für diese autosomal-rezessiv erbliche Krankheit eine Inzidenz von etwa 1:200000 ergeben, mit Überwiegen der klassischen Form. Ohne Neugeborenen-Screening-Programme dürften einige sehr leichte Varianten wahrscheinlich zeitlebens unentdeckt bleiben. Eine Pränataldiagnostik – nur bei klassischer Form indiziert – ist in kultivierten Amnionzellen möglich.

Eine *Thiamin-abhängige Variante* ist bekannt, bei der täglich durch 10 mg Thiamin eine drastische Leucinspiegelreduktion zu erreichen war.

Literatur

Clow, C. L., T. M. Reade, C. R. Scriver: Outcome of early and long-term management of classical maple syrup urine disease. Pediatrics 68 (1981) 856–862

Naughten, E. R., J. Jenkins, D. E. M. Francis, J. V. Leonard: Outcome of maple syrup urine disease. Arch. Dis. Childh. 57 (1982) 918–921

Störungen im Stoffwechsel der schwefelhaltigen Aminosäuren

Methionin wird unter Abgabe einer Methylgruppe zu Homocystein abgebaut. Homocystein wird etwa zu gleichen Teilen entweder zu Methionin *remethyliert* und dient so zur Aufrechterhaltung des intrazellulären Methioninspiegels oder auf dem Wege der *Transsulfurierung* über Cystathionin zu Cystein abgebaut. Von dort erfolgt der weitere Abbau, letztlich zu anorganischem Sulfat und Taurin.

Bei der Remethylierung von Homocystein zu Methionin werden exogene Methylgruppen in den körpereigenen Methylgruppen-Pool aufgenommen. Dabei fungiert in allen Geweben N^5-Methyltetrahydrofolat (für die N^5-Methyltetrahydrofolat-Homocystein-Methyltransferase) und in der Leber und einigen anderen Geweben zusätzlich Betain (für die Betain-Homocystein-Methyltransferase) als Methyldonor.

Hypermethioninämie bei Methionin-Adenosyltransferase-Mangel

Diese Patienten weisen außer persistierenden hohen Plasmamethioninspiegeln (20fach der Norm) keine pathologischen Befunde auf. Die Aktivität der hepatischen Methioninadenosyltransferase liegt zwischen 8 und 18% der Norm. Die Lebern der Patienten haben einige elektronenmikroskopische Veränderungen.

Homozystinurie bei Cystathionin-β-Synthetase-Mangel

Die bei Geburt unauffälligen Patienten entwickeln in der Kindheit und Adoleszenz Symptome an Augen, Skelett, Zentralnerven- und Gefäßsystem. Nahezu obligat tritt eine Luxation der Linsen, bilateral und nach unten, zwischen dem 3. und 10. Lebensjahr auf. Weitere okuläre Symptome sind Irisschlottern, Astigmatismus, Glaukom und Katarakt. Netzhautablösungen und Optikusatrophie scheinen Folge eines thromboembolischen Verschlusses der zentralen Retinaarterie zu sein. Etwa die Hälfte der Patienten haben livide Hautveränderungen an Wangen und Extremitäten (Livido reticularis). Ab 2. Lebensjahr ist eine Osteoporose mit Generalisierungstendenz, beginnend an der Wirbelsäule, nachweisbar. Abgeflachte Wirbelkörper, Fischwirbel und schlecht heilende Frakturen der langen Röhrenknochen sind die Folge. 30% der Patienten haben ein marfanähnliches Aussehen mit Langgliedrigkeit und Arachnodaktylie. Skelettdeformitäten an Beinen und Füßen sowie Hühner- und Trichterbrust und Kyphoskoliose sind häufig und nehmen mit dem Alter zu. Aufgrund einer Schwäche der Beckenmuskulatur kann ein watschelnder Gang bestehen. Nach verzögerter psychomotorischer Entwicklung bleibt die Hälfte der Patienten geistig retardiert. 10–15% der Patienten zeigen zerebrale Krampfanfälle, oft begleitet von komatösen Zuständen und nachfolgender Spastik und Hemiplegie. Eindrucksvolle extrapyramidale Bewegungsstörungen können bestehen.

Thromboembolien können in allen venösen und arteriellen Bereichen auftreten, so im Bereich der Lungenarterien, Koronararterien, Beckenvenen, V. cava und der Hirnsinus, und dürften für den frühzeitigen Tod vieler Patienten verantwortlich sein.

Im Plasma sind Homocystin (normalerweise nicht vorhanden, hier bis auf 2 mmol/l erhöht) und Methionin (bis auf das 50fache der Norm) erhöht, während Cystin (nach dem Enzymblock) in subnormaler Konzentration vorliegt. Außer in der frühen Säuglingszeit besteht immer eine Homozystinurie, nachweisbar im Cyanid-Nitroprussid-Suchtest auf Disulfide. Dieser Test ist nicht spezifisch, er zeigt auch andere Disulfide in hoher Konzentration an, wie Cystin, β-Mercaptolactatcysteindisulfid und Homocystinsulfon. Homocystin im Urin kann durch Dünnschichtchromatographie oder Hochspannungselektrophorese wahrscheinlich gemacht werden; der Beweis erfolgt durch säulenchromatographische Analyse. Gleichzeitig liegen erhöhte Spiegel für Methionin- und Homocystinderivate vor.

Das Neugeborenen-Screening auf Hypermethioninämie ist relativ unempfindlich, und keinesfalls alle Patienten lassen sich in diesem Alter so erkennen. Der Nachweis des Cystathionin-β-Synthetase-Mangels kann in Lebergewebe und kultivierten Hautfibroblasten erfolgen.

Eine Pränataldiagnostik ist möglich. Die Frequenz der autosomal-rezessiv erblichen Krankheit wird auf 1:40000 – 1:200000 geschätzt mit starken regionalen Schwankungen.

Wahrscheinlich führt Homocystein – die intrazellulär und im Blut neben dem Homocystin vorliegende Aminosäure – zu Gefäßläsionen, nachfolgenden arteriosklerotischen Veränderungen und Thromboembolien sowie zu Störungen der Kollagenstruktur. Zerebralschäden lassen sich z.T. durch rezidivierende Hirngefäßthromboembolien mit z.T. ausgedehnten Hirninfarkten erklären. Heterozygote Genträger weisen kein erhöhtes Risiko für Herzinfarkt und Schlaganfall auf.

Bei etwa der Hälfte der Patienten läßt sich die Restaktivität des Enzyms durch pharmakologische Dosen von Pyridoxin (200–1200 mg/Tag) steigern. Der Plasmamethioninspiegel sinkt oder normalisiert sich, und Homocystin verschwindet nahezu vollständig aus dem Plasma und dem Urin. Die Methionintoleranz bleibt aber eingeschränkt. Pyridoxinresistente Patienten müssen zur Senkung der Methionin- und Homocystinspiegel methioninarm ernährt werden. Reicht eine proteinarme Ernährung nicht aus, so gestaltet sich die Diät schwierig mit nur wenig natürlichem Protein und unter Verwendung eines methioninfreien Aminosäurengemisches mit zusätzlicher Cystinsubstitution. Der Plasmamethioninspiegel sollte in den normalen Bereich gesenkt werden (unter 35 μmol/l), und Homocystin sollte nur noch in geringen Mengen in Blut und Urin vorhanden sein. Eine inkomplette Besserung durch Pyridoxin bedarf einer zusätzlichen methioninarmen Diät. Die Maßnahmen sind lebenslang durchzuführen, um in erster Linie thromboembolische Komplikationen zu verhindern. Die klinische Symptomatik läßt sich in gewissem Umfang bessern. Möglicherweise kann der Methyldonor Betain – zusätzlich verabreicht – zur Senkung des Homocystin, allerdings auf Kosten eines deutlichen Methioninanstiegs, verwendet werden. Ob sich Thromboembolien durch Hemmung der Thrombozytenaggregation (z. B. mit Pyridamol, Acetylsalicylat) verhindern lassen, ist ungeklärt.

Homozystinurie bei $N^{5,10}$-Methylentetrahydrofolat-Reduktase-Mangel

Bei dieser Form der Homozystinurie ist die Remethylierung von Homocystein zu Methionin wegen mangelnder Bildung des Methyldonors 5-Methyltetrahydrofolat stark eingeschränkt. Es bestehen eine mäßige Homozystinämie und -urie, verbunden mit normalen oder erniedrigten Blut- und Gewebsspiegeln für Methionin. Unterschiedlich schwere neurologische Störungen sind die Regel, im schwersten Fall besteht das Bild einer akuten progressiven neonatalen Leukoenzephalomyelopathie mit Tod im frühen

Säuglingsalter. Die neurologischen Störungen lassen sich durch Methioninmangel in den Geweben, thromboembolische Prozesse aufgrund erhöhter Homocysteinkonzentrationen oder durch einen Mangel bestimmter Folatmetabolite im Gehirn erklären. In manchen Fällen soll sich die Folat-, Vitamin-B_6-, Vitamin-B_{12}-, Methionin- und Carnitinsubstitution günstig ausgewirkt haben. Durch Betain in hohen Dosen (10–20 g/Tag) ließ sich der Blutmethioninspiegel normalisieren und der Homocystinspiegel in für thromboembolische Prozesse ungefährliche Bereiche senken, verbunden mit einer Besserung der neurologischen Symptomatik.

Die Krankheit ist autosomal-rezessiv erblich. Der Enzymdefekt ist in Leukozyten und kultivierten Hautfibroblasten nachweisbar. Eine Pränataldiagnostik ist möglich.

Homozystinurie bei sekundärem N^5-Methyltetrahydrofolat-Homocystein-Methyltransferase-Mangel

Bei diesem zweiten, seltenen und autosomal-rezessiv vererbten Defekt der Homocystein-Remethylierung sind Homozystinämie und -urie ebenfalls mit einem niedrigen Methioninspiegel kombiniert. Zusätzlich besteht eine Methylmalonazidurie. Aufgrund eines bei den CblC- und CblD-Mutanten (s. Methylmalonazidurie S. 397) gestörten Cobalaminstoffwechsels sind die Aktivitäten der Methylmalonyl-CoA-Mutase und der N^5-Methyltetrahydrofolat-Homocystein-Methyltransferase gleichzeitig stark vermindert. Die Patienten zeigten vom Säuglingsalter an z.T. schwere neurologische und mentale Störungen und verstarben meist an den Folgen rezidivierender zerebraler Thromboembolien. Eine wirksame Therapie ist nicht bekannt. Die Enzymdiagnostik ist in kultivierten Fibroblasten und eine Pränataldiagnostik ist möglich.

Zystathioninurie

Ein autosomal-rezessiv erblicher Mangel an β-Cystathioninase führt zur Akkumulation von Cystathionin in Körperflüssigkeiten und Geweben. Diese Anomalie besteht in zwei genetisch unterschiedlichen Formen, einer Pyridoxin-abhängigen und einer Pyridoxin-unabhängigen Form, bei denen mit großer Wahrscheinlichkeit keine Krankheitserscheinungen auftreten.

Sulfitoxidase-Mangel

Bei diesem seltenen Enzymmangel mit Einschränkung der Sulfitoxidation zu Sulfat ist die Sulfatausscheidung im Urin vermindert und die Ausscheidung von S-Sulfo-L-Cystein, Thiosulfat und Sulfit erhöht. Es gibt einen einfachen Urintest auf Sulfit, der als Eintauchtest unkompliziert auf allen Neugeborenenstationen zum Screening auf Sulfitoxidase-Mangel verwendet werden kann. Bei den Patienten kommt es kurz nach der Geburt oder ab dem 2. Lebensjahr zu neurologischen Symptomen wie Hemiplegie, choreoathetoiden Bewegungsmustern und Krampfanfällen. Zwischen dem 1. und 4. Lebensjahr entwickeln sich Linsenluxationen. Eine Pränataldiagnostik ist möglich. Ob es einen isolierten Sulfitoxidase-Mangel gibt oder ob immer ein Synthesedefekt des Molybdäncofaktors der Sulfitoxidase und der Xanthinoxidase vorliegt, muß noch untersucht werden.

Literatur

Przyrembel, H.: Homocystinuria. Ergebn. inn. Med. Kinderheilk. 49 (1982) 77–135

Wilcken, D. E. L., B. Wilcken, N. P. B. Dudman, P. A. Tyrrell: Homocystinuria – the effects of betaine in the treatment of patients not responsive to pyridoxine. New Engl. J. Med. 309 (1983) 448–453

Zystinose

Bei der Zystinose ist das freie Cystin in den Lysosomen erhöht. Die Ursache für diese lysosomale Cystinspeicherung besteht wahrscheinlich in einem Cystintransportdefekt der Lysosomenmembran. Der Cystingehalt ist in Kornea, Konjunktiva, Granulozyten, Knochenmark, lymphatischem Gewebe und im retikuloendothelialen System verschiedener Organe, besonders der Niere – ausgenommen Muskel und Hirnparenchym – erhöht. Die Zystinose läßt sich in drei nicht scharf voneinander abgrenzbare Formen unterteilen:

- infantile – nephropathische Form,
- adoleszente – intermediäre Form,
- adulte – benigne Form.

Die Zystinose ist häufigste Ursache eines tubulären Fanconi-Syndroms (proximal-tubulärer Schaden).

Nephropathische Form. Die Patienten zeigen früh einen schweren proximalen Tubulusschaden (Fanconi-Syndrom). Die Symptome beginnen im 2. Lebenshalbjahr mit Anorexie und Dehydratation, Polyurie und Polydipsie und unklaren Fieberperioden. Bereits am Ende des 1. Lebensjahres bestehen ein Wachstumsrückstand und eine hypophosphatämische Rachitis (Vitamin-D-resistente Rachitis). Verursacht werden diese Symptome durch eine vermehrte renale Ausscheidung von Elektrolyten, Wasser, Phosphat sowie Bicarbonat, Glucose, Aminosäuren und Protein. Exsikkose und Elektrolytimbalancen (besonders Hypokaliämie) können im Kindesalter zu schweren Elektrolytkrisen führen mit Kreislaufkollaps und Tod. Die Haut ist auffallend pigmentarm, das Haar ist meist blond. Seit früher Kindheit besteht eine Photophobie.

Im Kindesalter tritt im weiteren Verlauf eine glomeruläre Insuffizienz in den Vordergrund, die meist noch vor Ende der 1. Lebensdekade in eine dialysepflichtige Niereninsuffizienz mündet. Die Patienten wachsen kaum mehr, entwickeln einen schweren Zwergwuchs und eine schwere Anämie. Die geistige Entwicklung ist normal, mehrfach wurde ein Hydrozephalus beschrieben.

Cystinkristalle in Kornea und Konjunktiva – pathognomisch für die Zystinose – sind ab 2. Lebenshalbjahr mit der Spaltlampe nachweisbar. Als weiteres okuläres Symptom geht eine typische periphere Retinopathie der Hornhautveränderung voraus.

Die *adoleszente – intermediäre Zystinose* ist sehr heterogen. Sie umfaßt alle jene Patienten, deren klinische Symptomatik sich nicht in die beiden Extreme einordnen läßt. Zeichen eines partiellen tubulären Schadens, Polyurie, Polydipsie sowie Proteinurie treten meist zwischen dem 2. und dem 17. Lebensjahr auf, selten kommt es zu dem Bild der Vitamin-D-resistenten Rachitis. Eine glomeruläre Niereninsuffizienz tritt erst später auf und schreitet nur langsam fort. Das Ausmaß der Tubulopathie ist variabel, sie kann völlig fehlen oder eher geringgradig vorhanden sein, selten entwickelt sich ein volles Fanconi-Syndrom. Das Wachstum kann normal sein oder ist, dem Ausmaß der Tubulopathie entsprechend, mäßig beeinträchtigt. Die Haut ist normal pigmentiert. Eine Photophobie ist weniger stark ausgeprägt. Kristallablagerungen in Kornea und Konjunktiva sind konstant vorhanden, aber das Auftreten einer peripheren Retinopathie ist variabel.

Bei der *benignen Form der Zystinose* bestehen keinerlei Nierenfunktionsstörungen und auch keine Retinopathie. Kristallablagerungen in Kornea und Konjunktiva sind konstant vorhanden und werden meist bei ophthalmologischen Routineuntersuchungen mit der Spaltlampe gesehen.

Der Cystingehalt in Leukozyten und kultivierten Hautfibroblasten ist weit gegenüber der Norm erhöht, um das 80- bis 100fache bei der nephropathischen Form, um das 30- bis 50fache bei der benignen Form. Der Cystingehalt in Zellen heterozygoter Genträger liegt im Mittel beim 5- bis 6fachen der Norm.

Die Häufigkeit der beiden ersten Formen der autosomal-rezessiv erblichen Erkrankung wird auf 1:40000–1:60000 geschätzt. Eine Pränataldiagnostik ist möglich.

Die Behandlung ist rein symptomatisch. Sie besteht in genügender Flüssigkeitsgabe, Elektrolytsubstitution, Korrektur der Azidose und Behandlung oder Vorbeugung einer Rachitis und bedarf einer genauen Kontrolle. Es werden orale Gaben von Natrium-Kaliumcitrat-Lösung, Phosphat und hohen Dosen von Vitamin D (zwischen 10000 und 100000 Einheiten/Tag) empfohlen. Trotz optimaler Substitution normalisiert sich das Wachstum nicht.

Versuche, den Cystingehalt der Zellen zu senken, wurden besonders im Hinblick auf eine Verzögerung der Progression einer Niereninsuffizienz vorgenommen. Eine Diät, arm an schwefelhaltigen Aminosäuren, sowie Penicillamin und Ascorbinsäure waren erfolglos. Cysteamin hat einen deutlichen in vitro Cystin-entspeichernden Effekt an Leukozyten. Seine Wirksamkeit in vivo ist noch nicht bewiesen. Inzwischen wurde bei einer Reihe von Patienten nach zwischengeschalteter palliativer Hämodialyse eine Nierentransplantation mit gutem Ergebnis durchgeführt. Transplantierte Patienten können aber später weitere Organschäden wie Zerebralabbau, Hypothyreose und Pankreasinsuffizienz entwickeln.

Literatur

Schärer, K., S. Manz: Hereditäre Tubulopathien. In Losse, H., E. Renner: Klinische Nephrologie, Bd. II. Thieme, Stuttgart 1982 (S. 312–349)

Lysinabbaudefekte

Für fast alle Schritte des Lysinabbaus sind heute hereditäre Defekte bekannt. Einige führen zu einer abnormen Ausscheidung von Aminosäuren, andere nur zur abnormen Ausscheidung organischer Säuren. Es sind folgende Krankheiten:

- Lysinurische Proteinintoleranz (S. 386),
- Hyperlysinämie,
- Saccharopinurie,
- Hyperpipekolatämie (s. u.),
- α-Aminoadipaturie,
- α-Ketoadipaturie,
- Glutarazidurie Typ I (S. 403),
- multipler Acyl-CoA-Dehydrogenase-Defekt (Glutarazidurie Typ II) (S. 399).

Bei einigen dieser Defekte lassen sich klinisch wegen der großen Seltenheit noch nicht eindeutig bestimmte Symptome zuordnen, z. B. bei der *Hyperlysinämie* mit einem Defekt der Lysin-α-Ketoglutarat-Reduktase. Ebenso wahrscheinlich sind die α-*Aminoadipaturie* sowie die α-*Ketoadipaturie* ohne klinische Bedeutung. Die *Saccharopinurie* mit einer stark vermehrten Ausscheidung von Saccharopin und Lysin beruht auf einem Defekt der Saccharopindehydrogenase. Die meisten der beobachteten Patienten mit dieser Krankheit waren schwachsinnig. Alle diese Störungen werden autosomalrezessiv vererbt.

Eine andere Situation findet sich bei der *Hyperpipekolatämie.* Diese Krankheit geht mit einer Hepatomegalie und Leberzirrhose, starker Muskelhypotonie und progredienter statomotorischer Retardierung einher. Der Tod erfolgt im Kleinkindesalter. Es findet sich eine erhöhte Pipekolinsäurekonzentration im Blut. Diese Krankheit wird wegen der schweren Nachweisbarkeit der Pipekolinsäure meistens nicht diagnostiziert, so daß Angaben über die Häufigkeit nicht gemacht werden. Außerdem läßt sich dieses Krankheitsbild pathogenetisch noch nicht sicher vom Zellweger-Syndrom (S. 435) und der neonatalen Form der Adrenoleukodystrophie abgrenzen, bei denen auch eine Vermehrung von Pipekolinsäure gefunden werden kann.

Glycinstoffwechselstörungen

Eine Reihe verschiedener Stoffwechselkrankheiten führt zu einer Erhöhung des Glycinspiegels in den Körperflüssigkeiten. Früher unterschied man nichtketotische von ketotischen Hyperglyzinämien. Von der ketotischen Hyperglyzinämie weiß man jetzt, daß ihr in der Regel eine Propionazidämie (S. 395), eine Methylmalonazidurie (S. 397) und andere Störungen im Stoffwechsel organischer Säuren zugrunde liegen. Da jedoch gelegentlich auch die Propionazidämie ohne Ketose einhergehen kann, ist die Bezeichnung nichtketotische Hyperglyzinämie als die übrigbleibende Krankheitsentität nicht sehr glücklich.

Nichtketotische Hyperglyzinämie

Bei dieser autosomal-rezessiv vererbten Krankheit liegt eine Störung des Glycinabbaus vor. Es lassen sich klinisch drei Typen unterscheiden

– **der neonatale Typ,** der klinisch durch schnell progrediente neurologische Symptomatik wie schwere Muskelhypotonie, Krampfanfälle, Atemstörungen, Schluckstörungen, Lethargie und Koma charakterisiert ist, wobei die Symptome in den ersten Tagen nach der Geburt beginnen und meist innerhalb von wenigen Wochen zum Tode führen. Überlebende Patienten zeigen eine schwerste psychomotorische Retardierung mit Spastik. Innerhalb der ersten 4 Wochen weisen die Patienten typische EEG-Veränderungen auf: Es werden Ausbrüche von 1–3 Sekunden dauernden hohen komplexen Wellen aus einem hypoaktiven Hintergrund heraus beobachtet; diese EEG-Veränderungen verschwinden nach dem 1. Monat;

– **der infantile Typ,** der durch verzögerte psychomotorische Entwicklung charakterisiert ist,

– **der Late-onset-Typ,** bei dem milde neurologische Auffälligkeiten im Vorschul-, Schul- oder Erwachsenenalter beobachtet werden.

Biochemisch finden sich erhöhte Glycinkonzentrationen im Serum und Liquor cerebrospinalis sowie eine stark vermehrte Ausscheidung von Glycin im Urin. Diagnostisch wichtig ist, daß sich im Urin keine organischen Säuren nachweisen lassen. Das Verhältnis der Glycinkonzentration zwischen Liquor und Plasma liegt zwischen 0,09–0,25 (bei anderen Krankheiten mit Hyperglyzinämie $< 0,032$). Es liegt ein Defekt im Glycine-cleavage-System vor, das Glycin in CO_2, NH_3 und Methylentetrahydrofolat spaltet, das in Leber und Gehirn vorkommt. Die Fibroblasten und Amnionzellen enthalten diesen Enzymkomplex nicht.

Eine gewisse Verbesserung des Muskeltonus findet sich unter einer Strychnintherapie, da Strychnin ein Antagonist des Neurotransmitters Glycin ist.

In der Regel wird durch diese Therapie nur bei sehr leichten Krankheitsverläufen eine Verbesserung der Symptomatik gebracht. In der Regel erreicht man nur, daß die Kinder unter der Therapie wieder schlucken können.

Eine zuverlässige Pränataldiagnose gibt es bisher nicht. Jedoch erscheint es wahrscheinlich, daß eine Bestimmung der Aktivität des Glycine-cleavage-Systems in den Chorionzotten der Plazenta zu einer Pränataldiagnose ausgebaut werden kann.

Differentialdiagnostisch muß ein erhöhter Glycinspiegel unter der Therapie mit Dipropylessigsäure (Valproinsäure) berücksichtigt werden.

Literatur

Tada, K., K. Hayasaka: Non-ketotic hyperglycinaemia: clinical and biochemical aspects. Europ. J. Paediatr. 146 (1987) 221–227

Weitere Aminosäurenstoffwechsel-Defekte

Histidinämie

Diese autosomal-rezessiv vererbte Störung der ersten Abbaustufe des Histidin (Histidase) führt zu einer um das 4- bis 10fache erhöhten Histidinkonzentration im Blut. Die nicht seltene Störung führt mit großer Wahrscheinlichkeit nicht zu einer klinischen Symptomatik. Früher anderslautende Mitteilungen beruhten wahrscheinlich auf einer Selektion von untersuchten Patienten.

Literatur

Coulombe, J. T., B. L. Kammerer, H. L. Levy, B. Z. Hirsch, C. R. Scriver: Histidinaemia. Part III: Impact; a prospective study. J. inherit. metab. Dis. 6 (1983) 58–61

Rosemann, A., C. R. Scriver, C. L. Clow, H. L. Levy: Histidinaemia. Part II: Impact; a retrospective study. J. inherit. metab. Dis. 6 (1983) 54–57

Scriver, C. R., H. L. Levy: Histidinaemia. Part I: Reconciling retrospective and prospective findings. J. inherit. metab. Dis. 6 (1983) 51–53

Urokaninazidurie

Es handelt sich um einen Defekt im zweiten Schritt des Histidinabbaus. Es kommt nach einer Histidinbelastung zu einer vermehrten Ausscheidung von Urocaninsäure im Urin. Diese autosomal-rezessiv vererbte Störung geht wahrscheinlich mit Schwachsinn einher.

Formiminotransferase-Mangel

Autosomal-rezessiv vererbte Störung im Histidinabbau mit einer stark vermehrten Ausscheidung von Formiminoglutaminsäure im Urin. Auch bei dieser Störung handelt es sich wahrscheinlich überwiegend um einen genetischen Defekt ohne Krankheitswert, jedoch werden vereinzelt megaloblastäre Anämien gesehen. Da auch bei einem Folsäuremangel eine Formiminoglutaminsäure-Ausscheidung bestehen kann, wäre ein pathogenetischer Zusammenhang mit einem Folsäuremangel denkbar.

β-Aminoisobutyraturie

Es handelt sich um einen autosomal-rezessiv vererbten Defekt der R-β-Aminoisobutyrat: Pyruvataminotransferase der Leber, die zu einer ständig vermehrten Ausscheidung von R-β-Aminoisobuttersäure im Urin führt. Dieser genetische Defekt wird bei etwa 4–10% der Bevölkerung im westlichen Europa gefunden. Dagegen ist die Häufigkeit bei Chinesen und Japanern 25–46%. Die Grenze zwischen Exkretoren und Nicht-Exkretoren wurde etwas willkürlich bei 0,40 mmol/g Kreatinin gesetzt. Neben dieser genetisch bedingten vermehrten Ausscheidung von R-β-Aminoisobuttersäure gibt es auch vermehrte Ausscheidungen bei katabolen Zuständen, z. B. bei konsumierenden Krankheiten. Eine verstärkte Ausscheidung wird auch in der Schwangerschaft mit einem Maximum zwischen der 28. und 32. Woche gesehen.

Hyper-β-alaninämie

Autosomal-rezessiv vererbter Defekt mit erhöhtem β-Alanin-Spiegel im Plasma und stark vermehrter Ausscheidung von β-Alanin, β-Aminoisobuttersäure, γ-Aminobuttersäure und Taurin. Die Hyper-β-alaninämie geht klinisch mit Schwachsinn, starker Bewegungsarmut und Krämpfen einher.

Hyperornithinämien

Eine Hyperornithinämie wird im Zusammenhang mit zwei Krankheitsbildern gesehen:

HHH-Syndrom (S. 387).

Hyperornithinämie mit gyraler Chorioidea- und Retinaatrophie. Ab dem 5.–10. Lebensjahr entwickelt sich ein Visusverlust, der nach 30–40 Jahren in Blindheit endet. Zum Zeitpunkt erster Symptome ist immer schon ein pathognomischer ophthalmologischer Befund vorhanden: In der mittleren Netzhautperipherie finden sich runde, scharf begrenzte (ausgestanzte) Bezirke einer chorioretinalen Atrophie mit verstärkter Randpigmentierung. Mit 40–50 Jahren liegt eine komplette chorioretinale Atrophie vor.

Im Plasma, Liquor und Augenwasser sind die Ornithinspiegel um das 10- bis 20fache der Norm erhöht. Die hohe renale Ausscheidung von Ornithin führt zu erhöhten renalen Clearance-Raten für Lysin, Arginin und Cystin. Eine Hyperammonämie liegt nicht vor.

Der Krankheit liegt ein autosomal-rezessiv vererbter Defekt der Ornithin-δ-Aminotransferase zugrunde. Die Restaktivität dieses mitochondrialen Enzyms betrug in kultivierten Hautfibroblasten (Leberbiopsat und Haarwurzeln) zwischen 0 und 5%. Therapien mit Pyridoxin, α-Aminoisobuttersäure zur Induktion einer vermehrten Ornithinausscheidung sowie eine

Kreatininsubstitution wurden versucht. Die Krankheit hat besonders in Finnland eine hohe Inzidenz (1:50000).

Prolin- und Hydroxyprolinabbau-Defekte

Hyperprolinämie Typ I. Es liegt ein Defekt der Prolinoxidase vor, der zu einem mäßig erhöhten Plasmaprolinspiegel und zu einer Iminoglyzinurie führen kann. Interessant wurde der Defekt dadurch, daß in einigen Stammbäumen gleichzeitig diese Störung und das Alport-Syndrom gefunden wurden. Jedoch weisen Stammbäume mit dem Alport-Syndrom in der Regel keine Hyperprolinämie auf. Wahrscheinlich hat diese autosomal-rezessiv vererbte Abbaustörung keine klinische Bedeutung.

Bei der **Hyperprolinämie Typ II,** ebenfalls autosomal-rezessiv vererbt, findet sich ein sehr hoher Prolinspiegel im Blut und eine vermehrte Ausscheidung von Δ_1-Pyrrolin-5-carbonsäure im Urin, neben einer Iminoglyzinurie. Es liegt ein Defekt der Δ_1-Pyrrolin-5-carbonatdehydrogenase vor. Klinische Symptome sind wahrscheinlich psychische Retardierung und Krämpfe.

Hydroxyprolinämie. Autosomal-rezessiv vererbt, ohne klinische Symptome.

Iminopeptidurie. Eine vermehrte Ausscheidung von Prolindipeptiden findet sich sekundär bei Krankheiten mit vermehrtem Knochenumsatz. Daneben gibt es den *Prolidasemangel* mit einer stark vermehrten Ausscheidung von prolinhaltigen Dipeptiden. Er wird autosomal-rezessiv vererbt und geht mit auffälligen klinischen Symptomen einher: erythematöse, trockene Haut, chronische Beinulzera, tiefer Haaransatz im Stirn- und Nackenbereich, lange Augenbrauen, leichte Ptosis, gelegentlich Splenomegalie. Mangan ist Cofaktor der Prolidase. Die Therapie mit hohen Dosen von Mangansalzen soll in einigen Fällen zu einer Verbesserung der Hautsymptomatik geführt haben. Der Enzymmangel ist in Erythrozyten nachweisbar.

Sarkosinämie

Autosomal-rezessiv vererbt, erhöhter Sarkosinspiegel im Plasma und Urin. Verminderte Aktivität der Sarkosindehydrogenase. Wahrscheinlich keine klinische Symptomatik.

Karnosinämie

Autosomal-rezessiv vererbt, zeigt sich eine Karnosinurie auch unter fleischfreier Ernährung. Im Säuglingsalter beginnende progrediente psychomotorische Retardierung mit Myoklonien, Blindheit, Taubheit und spastischer Zerebralparese. Eine Therapie ist nicht bekannt.

Acetylasparaginazidurie

Es handelt sich um einen Defekt der *N*-Acetylasparagylamidohydrolase, die von einer starken Ausscheidung von *N*-Acetylasparaginsäure im Urin begleitet wird. Die *N*-Acetylasparaginsäure ist ninhydrinnegativ und deshalb im normalen Aminosäurenchromatogramm nicht zu entdecken.

Klinisch weist diese Krankheit eine in den ersten Lebenswochen manifeste und danach progrediente psychomotorische Retardierung auf, die mit schwerer axialer Hypotonie und peripherer Hypertonie und Hyperreflexie begleitet wird. Die Kinder sind blind und häufig taub. Der Tod tritt in Enthirnungsstarre in den ersten Lebensjahren auf. Im Computertomogramm des Gehirns findet man wie bei den Leukodystrophien eine starke gleichmäßige Hypodensität der weißen Substanz. Histologisch sind die Gehirnveränderungen mit denen der Canavan-van-Bogaert-Krankheit identisch. Wahrscheinlich handelt es sich bei beiden Krankheiten um die gleiche Entität.

Das Enzym kann in Fibroblastenkulturen nachgewiesen werden.

Literatur

Hagenfeldt, L., J. Bollgren, N. Venizelos: N-acetylaspartic aciduria due to aspartoacetylase deficiency. J. inherit. metab. Dis. 10 (1987) 135–141

Störungen des Harnstoffzyklus

Beim Abbau der Aminosäuren entstehen Ammoniumionen. Sie werden überwiegend in die Harnstoffsynthese eingeschleust. Die Synthese verläuft in der Leber in zwei Zellkompartimenten der Leberzelle, in den Mitochondrien und im Zytosol. Der Übertritt von Ornithin aus dem Zytosol in die Mitochondrien erfolgt durch aktiven Transport. Die Schritte der Harnstoffsynthese sind in Abb. 9.**2** dargestellt.

Für jedes Enzym sowie für den aktiven Ornithintransport sind erbliche Defekte bekannt. Mit Ausnahme des X-chromosomal vererbten Ornithintranscarbamylase-Mangels sind alle anderen hereditären Defekte autosomal-rezessiv erblich. Sie alle weisen neben spezifischen biochemischen Befunden und einigen spezifischen klinischen Symptomen Zeichen der Hyperammonämie auf. Ammoniak in erhöhter Konzentration (normale Plasmakonzentration bis 35 μmol/l) wirkt neurotoxisch und verursacht Erbrechen, beim Säugling Trinkschwäche, eine gesteigerte Irritabilität, Änderungen im Muskeltonus, Ataxie, grobschlägigen Tremor, Krampfanfälle sowie Lethargie und Koma. Eine chronische Hyperammonämie führt zur Hirnatrophie und psychomotorischen Retardierung.

Patienten mit Harnstoffsynthese-Störungen haben eine eingeschränkte Proteintoleranz. Die Hyperammonämie ist Folge einer zu hohen *exogenen Proteinbelastung* oder Folge einer *endogenen Proteinbelastung* im Rahmen eines gesteigerten Gewebsabbaus bei interkurrenten Infekten. Bei vollständigem Ausfall der einzelnen Enzyme führt allein die katabole Situation des

Neugeborenen zu exzessiven, tödlichen Hyperammonämien mit Werten von über 1000 µmol/l.

Durch Aminosäureanalyse im Blut und Urin sowie Analyse des Urins auf Orotsäure und organische Säuren lassen sich die verschiedenen erblich bedingten Formen der Hyperammonämie (Gruppe 1, 2 und 3 in Tab. 9.**1**)

Tabelle 9.**1** Ursachen der Hyperammonämie (nach *Bachmann* u. *Colombo*)

1. *Erbliche Defekte der Harnstoffzyklusenzyme*
   N-Acetylglutamatsynthetase-Mangel
   Carbamylphosphatsynthetase-(CPS-)Mangel
   Ornithintranscarbamylase-(OTC-)Mangel
   Zitrullinämie
   Argininbernsteinsäurekrankheit
   Argininämie
2. *Störungen des Transports von Harnstoffzyklusmetaboliten*
   Lysinurische Proteinintoleranz
   Hyperornithinämie-Homozitrullinurie-Hyperammonämie-(HHH-)Syndrom
3. *Organische Azidurien*
   Isovalerianazidämie
   Methylkrotonylglyzinurie
   3-Methyl-3-hydroxyglutaraturie
   Propionazidämie
   Methylmalonazidurie
4. *Sekundäre oder unbekannte Ursachen*
   Transiente Hyperammonämie des Frühgeborenen
   Reye-Syndrom
   Gefäßmißbildungen (Shunt)
   Valproattherapie
   Unspezifische Leberinsuffizienz

relativ sicher gegeneinander abgrenzen. Der Beweis eines Enzymdefekts kann aber nur durch direkte Enzymuntersuchung, meist im Lebergewebe, erbracht werden. Die Enzymdefekte 4, 5 und 6 in Abb. 9.**2** der Harnstoffsynthese weisen ein spezifisches Aminosäuremuster im Blut und Urin auf. Bei den Enzymdefekten 2 und 3 in Abb. 9.**2** ist das Aminosäuremuster unspezifisch, ihre Unterscheidung ist aber durch Messung der Orotsäureproduktion möglich. Sobald sich Carbamylphosphat bei der Harnstoffbildung anstaut, gelangt es ins Zytosol und fließt in die Orotsäure- und Pyrimidinsynthese. Entsprechend fehlt eine Orotazidurie bei eingeschränkter Carbamylphosphatsynthese, so beim Carbamylphosphatsynthetase-Mangel und bei der sekundären Hyperammonämie bei Organoazidämien und -urien (S. 392).

Das Therapiekonzept ist bei allen Harnstoffsynthese-Störungen ähnlich. Hohe und bedrohliche Plasmaammoniakspiegel (>300–400 µmol/l) müssen schnell durch Peritoneal- oder Hämodialyse gesenkt werden. Weiteres

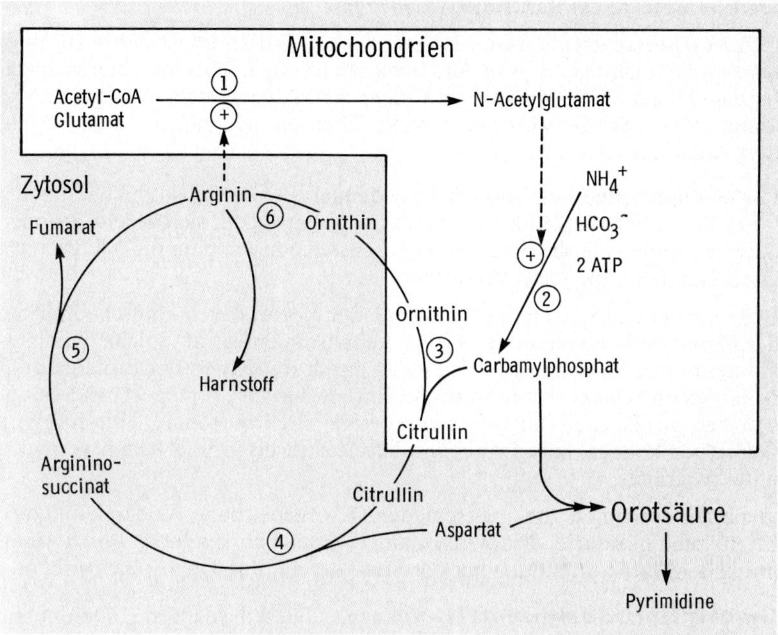

Abb. 9.2 Schema des Harnstoffzyklus.
Die drei ersten Enzymreaktionen erfolgen in den Mitochondrien. Sie werden durch folgende Enzyme katalysiert: 1. Acetylglutamatsynthetase, 2. Carbamylphosphatsynthetase (Anwesenheit von N-Acetylglutamat erforderlich), 3. Ornithintranscarbamylase. Citrullin tritt ins Zytosol über und die 3 folgenden Reaktionen verlaufen im Zytosol. Sie werden durch 4. Argininosuccinatsynthetase, 5. Argininosuccinatlyase und 6. Arginase katalysiert. Arginin stimuliert die Acetylglutamatsynthese und damit auch die Harnstoffsynthese. Ornithin wird aktiv aus dem Zytosol in die Mitochondrien transportiert. Transportdefekte sind bekannt (nach *Bachmann* u. *Colombo*)

Protein darf nicht zugeführt werden. Zur Vermeidung eines gesteigerten Abbaus körpereigenen Proteins bedarf es einer hohen Kalorienzufuhr (Glucose, evtl. mit Insulin). Durch Arginin (1–4 mmol/kg KG/Tag) (außer bei Argininämie) läßt sich die verbliebene Harnstoffsynthese-Rate häufig optimieren. Große Stickstoffmengen lassen sich auch mit Na-Benzoat (bis zu 350 mg/kg KG/Tag i. v. oder per os) nach seiner Koppelung mit endogen gebildetem Glycin als Hippurat im Urin eliminieren. In allen Fällen ist eine proteinarme Ernährung erforderlich. Häufig muß zusätzlich ein Teil des natürlichen Proteins durch essentielle Aminosäuren oder Ketosäureanaloge ersetzt werden.

Erbliche Defekte der Harnstoffzyklusenzyme

N-Acetylglutamatsynthetase-Mangel. Dieser Enzymdefekt führt zu einer Hyperammonämie bereits in der Neonatalperiode und ist mit einer unspezifischen Hyperaminoazidämie und einer normalen Orotsäureausscheidung kombiniert. Die Entwicklung ist trotz Therapie mit N-Carbamylglutamat und Arginin retardiert.

Carbamylphosphatsynthetase-(CPS-)Mangel. Bei der schweren neonatalen Form mit nahezu fehlender Enzymaktivität entwickelt sich bereits Stunden nach der Geburt ein hyperammonämisches Koma, in dem die Kinder trotz intensiver Therapie meist versterben.

Beim partiellen Enzymmangel (5–20% der Norm) treten klinische Zeichen der Hyperammonämie in den ersten Lebensmonaten auf. Solche hyperammonämischen Phasen lassen sich meist durch Reduktion der Proteinzufuhr beherrschen. Die psychomotorische Entwicklung ist verzögert, und es finden sich oft Zeichen der frontalen kortikalen Hirnatrophie. Heterozygote Genträger können eine Proteinintoleranz aufweisen und leiden vermehrt unter Migräne.

Hyperammonämien bei verschiedenen organischen Azidämien (z. B. Methylmalonazidurie, Propionazidämie) entstehen sekundär durch Hemmung der Harnstoffbildung auf der Stufe der Carbamylphosphatsynthese.

Ornithintranscarbamylase-(OTC-)Mangel. Dieser häufigste Defekt im Harnstoffzyklus wird X-chromosomal-rezessiv vererbt. Auch hier ist zwischen der schweren, *neonatalen,* tödlichen Form und einer *spät-manifesten* leichteren Form zu unterscheiden. Von der neonatalen Form sind nur Jungen betroffen. Die Hyperammonämie wird von einer starken Orotazidurie begleitet. Meist liegen eine Hepatomegalie und erhöhte Serumtransaminasen vor. Selten manifestiert sich auch bei Jungen die Krankheit erst später mit rezidivierenden, zum Teil schweren, tödlich verlaufenden hyperammonämischen Krisen. Wahrscheinlich besteht eine gewisse Restaktivität des Enzyms in vivo.

Mädchen können nur heterozygot für diesen Enzymdefekt sein. Entsprechend der Lyon-Hypothese kann in der Gruppe der Anlageträger die Enzym-Restaktivität weit streuen. Manifestationszeitpunkt und Schweregrad der Symptomatik sind abhängig von der vorhandenen Enzymaktivität. Während manche Anlageträger bereits in der späten Neonatalperiode hyperammonämische Phasen mit entsprechenden Symptomen entwickeln, fallen andere erst durch eine psychomotorische Retardierung auf dem Boden einer chronischen Hyperammonämie auf. Viele Anlageträger bleiben völlig asymptomatisch. Meist entwickeln sie noch im ersten Lebensjahr eine Aversion gegen proteinreiche Nahrung. Asymptomatische Anlageträger zeigen häufig eine erhöhte Orotsäureausscheidung im Urin nach einer Belastung mit 1–2 g Protein/kg KG.

Die Enzymaktivität kann in Leber und Dünndarmmukosa gemessen werden.

Weibliche Anlageträger benötigen z. T. eine streng proteinarme Diät (je nach Alter 0,7–1,2 g Protein/kg KG/Tag, gegebenenfalls mit Zusatz von Arginin oder Citrullin.

Zitrullinämie, Argininosuccinatsynthetase-Mangel. Diese Krankheit tritt in unterschiedlichen Schweregraden auf. Die *neonatale Form* mit totalem Ausfall der Argininosuccinatsynthetase in der Leber zeigt einen schnellprogredienten Verlauf mit Tod im hyperammonämischen Koma in den ersten Lebenstagen. Die Überlebenschancen sind trotz intensiver Therapie gering.

Der Plasmacitrullinspiegel ist auf das 50- bis 200fache der Norm erhöht. Bei der *subakuten Form* mit partiellem Enzymmangel (etwa 5% der Norm) treten erste Symptome im ersten Lebensjahr auf. Ausgelöst durch Hyperammonämien kommt es zu periodischem Erbrechen, Krampfanfällen und einer mentalen Retardierung. Bei der *spät-manifesten Form,* bisher fast nur aus Japan berichtet, treten Krämpfe und Stupor auf einer oftmals vorbestehenden mentalen Retardierung erst bei Jugendlichen und Erwachsenen auf. Plasmacitrullin ist auf das 10- bis 30fache der Norm erhöht, und es werden sehr hohe Blutammoniak-Spiegel gefunden. Bei einigen Patienten ließ sich eine Progredienz durch proteinarme Diät verhindern. Die Aktivität der Argininosuccinatsynthetase ist auf 7–30% der Norm eingeschränkt.

Neben Ammoniak hat wahrscheinlich auch Citrullin selbst neurotoxische Wirkung. Sehr selten bleiben Patienten mit Zitrullinämie asymptomatisch. Hyperammonämien lassen sich durch eine proteinarme Diät, kombiniert mit großen Mengen von Arginin, verhindern. Zusätzlich läßt sich die Stickstoffausscheidung durch Medikation von Natriumbenzoat oder Phenylacetat stimulieren. Heterozygote Genträger können durch Citrullin-Belastung (100 mg/kg) identifiziert werden. Eine Pränataldiagnostik ist möglich.

Argininbernsteinsäurekrankheit (Argininosuccinatlyase-Mangel). Dieses ist die zweithäufigste genetische Störung im Harnstoffzyklus (in manchen Gegenden, USA, mit einer Frequenz von etwa 1:70000). Patienten mit der schweren *neonatalen Form* kommen während der ersten Lebenstage in ein hyperammonämisches Koma und sind nur durch Intensivtherapie zu retten. Bei der *subakuten* und *spät-manifesten Form* treten die typischen Begleitsymptome hyperammonämischer Krisen wie periodisches Erbrechen, Krampfanfälle, Bewußtseinsstörungen, Ataxie und Apathie mehr oder weniger schwer im ersten Lebensjahr oder später auf. Die Patienten bleiben geistig retardiert und motorisch auffällig.

Häufig besteht eine Trichorrhexis nodosa: trockenes, brüchiges, schütteres Haar mit knotenförmigen Auftreibungen im Haarschaft. Asymptomatische Fälle sind selten.

Die Diagnose beruht auf dem Nachweis großer Mengen von Argininbernsteinsäure und ihrer Anhydride im Urin. Hyperammonämien sind bei dieser Krankheit überwiegend Folge eines Arginin- und Ornithinmangels, der durch die hohe Ausscheidung von Argininbernsteinsäure und Citrullin verursacht wird. Entsprechend ist bei der milden Form der Krankheit bereits eine Zufuhr von Arginin in einer Dosis von 1–2 mmol/kg KG/Tag ausreichend. Auch bei schwersten hyperammonämischen Krisen bei der neonatalen Form wirkte die Substitution von Arginin (4–5 mmol/kg KG/Tag) lebensrettend. Für die Dauerbehandlung ist eine eiweißarme Kost in Kombination mit einer Argininsubstitution erforderlich. Ein anderer Therapieansatz, der die mögliche Neurotoxizität der Argininbernsteinsäure berücksichtigt, geht von einer extrem proteineingeschränkten Diät und der Verwendung von Gemischen von essentiellen Aminosäuren und ihren Ketoanalogen aus.

Der Enzymmangel läßt sich in der Leber und in kultivierten Hautfibroblasten nachweisen. Die Pränataldiagnostik ist möglich.

Argininämie (Arginasemangel). Bei der seltenen Krankheit entwickelt sich nach einem symptomfreien Intervall von wenigen Lebensmonaten eine schwere mentale Retardierung mit spastischer Diplegie der Beine, schweren Bewegungsstörungen, Tremor, Ataxie, Choreoathetose, Schluckstörungen, Krampfanfällen und psychotischen Zuständen.

Es besteht eine Hyperargininämie mit Werten des 4- bis 20fachen der Norm, während die Ornithin- und auch die Harnstoffkonzentration im Serum normal sind. Neben Arginin werden, bedingt durch kompetitive Hemmung der tubulären Rückresorption, auch Lysin, Ornithin und Cystin vermehrt im Urin ausgeschieden. Intermittierend besteht eine Hyperammonämie mit erhöhter Orotsäureproduktion. Der Enzymdefekt, ein Fehlen von Arginaseaktivität, ist in *Erythrozyten,* nicht aber in kultivierten Hautfibroblasten nachweisbar. Eine Pränataldiagnostik gelingt nur durch Untersuchung fetaler Erythrozyten.

Die Therapie besteht in einer eiweißarmen Diät, angereichert mit essentiellen Aminosäuren und ihren Ketosäureanalogen.

Störungen des Transports von Harnstoffzyklus-Metaboliten

Lysinurische Proteinintoleranz. Der Transport der dibasischen Aminosäuren (Arginin, Ornithin und Lysin) an bestimmten Membranen, wie an Jejunum und renalen Tubulusepithelien, wahrscheinlich aber auch an Hepatozyten sowie ihren Mitochondrienmembranen, ist gestört. Es resultiert ein funktioneller intramitochondrialer Ornithinmangel mit eingeschränkter Harnstoffsynthese, Hyperammonämie und Orotazidurie. Eine vermehrte Ausscheidung von Lysin, Ornithin und Arginin im Urin liegt vor.

Im allgemeinen treten Symptome wie Gedeihstörung, Anorexie, Erbrechen und Durchfall zur Zeit des Abstillens auf. Die Patienten entwickeln später eine Aversion gegen Protein. Später sind sie minderwüchsig, mental retardiert und weisen eine Hepatosplenomegalie auf.

Ein standardisierter Test (6,6 mmol L-Alanin/kg KG i. v.) führt zu einer Hyperammonämie und Orotazidurie, die durch gleichzeitige Gabe von Ornithin oder Citrullin verhindert werden können.

Durch Gabe von Citrullin (2 mmol/kg KG/Tag per os) kann die Proteintoleranz gesteigert werden. Eine ausreichende Citrullinsubstitution kann die postprandiale Hyperammonämie und Orotazidurie verhindern, und die Orotsäureausscheidung im Urin kann für die Therapieüberwachung genutzt werden.

Hyperornithinämie-Homozitrullinurie-Hyperammonämie-(HHH-)Syndrom. Plasmaornithin ist etwa auf das 5fache der Norm erhöht. Im Urin finden sich große Mengen von Ornithin mit Spitzen während hyperammonämischer Phasen sowie Homocitrullin. Der Krankheit liegt wahrscheinlich ein mitochondrialer Transportdefekt für Ornithin zugrunde. Zur Vermeidung postprandialer Hyperammonämien ist eine Proteinrestriktion der Nahrung erforderlich. Zur Überwindung eines möglichen Transportdefekts wurde auch eine Therapie mit großen Mengen von Ornithin oder Arginin versucht.

Literatur

Bachmann, C., J. P. Colombo: Hyperammonämie: Ein Vorschlag für das diagnostische und therapeutische Vorgehen. Pädiat. u. Pädol. 17 (1982) 141–148

Bartshaw, M. I., S. Brusilow, L. Waber, W. Blom, A. M. Brubakk, B. K. Burton, H. M. Cann, D. Kerr, P. Mamunes, R. Matalon, D. Myerberg, I. A. Schafer: Treatment of inborn errors of urea synthesis. Activation of alternative pathways of waste nitrogen synthesis and excretion. New Engl. J. Med. 306 (1982) 1387–1392

Aminosäurentransport-Störungen

Die Aufnahme der meisten Aminosäuren in Zellen erfolgt über aktive spezifische Transportsysteme. Auch im Dünndarm finden sich – neben den quantitativ wichtigen Dipeptid-Aufnahmesystemen – spezifische aktive Systeme für freie Aminosäuren. Die Reabsorption im Nierentubulus erfolgt über folgende Systeme:

- L-System für neutrale Aminosäuren (besondere Affinität zu *L*eucin),
- A-System für neutrale Aminosäuren (besondere Affinität für *A*lanin),
- System für Diaminosäuren (Lysin, Arginin, Ornithin), das mit einem System zur Sekretion bzw. Aufnahme von Cystin gekoppelt ist,
- System für Glycin, Hydroxyprolin und Prolin,
- System für die Dicarbonsäuren Glutaminsäure und Asparaginsäure.

Für die meisten dieser Reabsorptionssysteme sind hereditäre Störungen bekannt, die entweder zu Krankheiten führen oder differentialdiagnostisch bedacht werden müssen. Das wesentliche diagnostische Verfahren zur Diagnose ist die dünnschichtchromatographische oder hochspannungselektrophoretische Trennung der Urinaminosäuren. In der Regel werden bei Störungen spezifische Muster von Aminosäuren ausgeschieden, so daß eine Diagnose ohne weiterführende Verfahren (säulenchromatographische Trennung und quantitative Bestimmung der Aminosäuren bzw. Clearance-Verfahren) möglich ist. Allerdings setzt die Deutung von Chromatogrammen eine große Erfahrung voraus. Fehldiagnosen sind deswegen häufig.

Hartnup-Syndrom

Es handelt sich um einen autosomal-rezessiv vererbten hereditären Transportdefekt, der das L-System für neutrale Aminosäuren in Niere und Dünndarm betrifft und zu einem charakteristischen Aminosäuren-Ausscheidungsmuster führt. Im Urin findet sich eine stark vermehrte Ausscheidung von Leucin, Isoleucin, Alanin, Serin, Threonin, Asparagin, Glutamin, Valin, Phenylalanin, Tyrosin und Tryptophan. Zur Abgrenzung von unspezifischen allgemeinen Hyperaminoazidurien ist diagnostisch wichtig, daß Glycin, Lysin, Cystin, Methionin, Prolin, Hydroxyprolin und Arginin nicht vermehrt im Urin ausgeschieden werden. Die vermehrt ausgeschiedenen Aminosäuren werden auch vermindert im Dünndarm resorbiert. Insbesondere durch die herabgesetzte Resorption von Tryptophan im Darm werden im Urin eine Reihe von Tryptophanmetaboliten ausgeschieden, die im Darminhalt entstehen bzw. Metabolite dort entstandener Indolsäuren sind, wie Indoxylsulfat, Indoxyl-β-glucuronid, Indolessigsäure, Indolacetylglutamin und Indolakryloylglycin. Während viele homozygote Genträger asymptomatisch bleiben, zeigen einige Patienten intermittierende und variable Symptome der Pellagra. Pellagra-typische Hauterscheinungen finden sich an den lichtexponierten Stellen im Gesicht und Nacken und an Händen und Armen. Daneben gibt es reversible zerebellare Ataxien, Nystagmus, Diplopie, Muskelschmerzen, Kopfschmerzen sowie pathopsychologische wie auch psychotische Verhaltensstörungen. Sie beruhen wahrscheinlich auf einem Mangel an Niacin, das im Körper aus dem Tryptophan entstehen kann, wobei ein Tryptophanmangel bei manchen Patienten auch einen Niacinmangel induziert. Die Häufigkeit beträgt etwa 1:15000.

Zystinurie

Die Zystinurie ist durch die stark vermehrte Ausscheidung von Cystin, Lysin, Arginin und Ornithin im Urin charakterisiert. Es handelt sich um einen Defekt im Transport dieser Aminosäuren im Dünndarm und im Nierentubulus. Im Tubulus scheint jedoch neben der verminderten Reabsorption der Diaminosäuren auch eine vermehrte Sekretion von Cystin vorzuliegen. Zieht man die intestinale Absorption der oben genannten Aminosäuren zur Unterscheidung heran, so kann man drei Typen der homozygoten Zystinurie, die auf allelen Mutationen beruhen, festlegen:

Typ I: vermehrte Ausscheidung von Cystin, Lysin, Arginin und Ornithin im Urin; in vitro (Mukosabiopsie) kein intestinaler Transport von Cystin, Lysin, Arginin und Ornithin; Heterozygote scheiden die Diaminosäuren in normalen Mengen aus.

Typ II: vermehrte Ausscheidung von Cystin, Lysin, Arginin und Ornithin; in vitro kein intestinaler Transport von Lysin, stark reduzierter Transport von Cystin; Heterozygote scheiden Cystin und Lysin sehr stark vermehrt aus, quantitativ jedoch geringer als Homozygote.

Typ III: stark vermehrte Ausscheidung von Cystin, Lysin, Arginin und Ornithin im Urin; in vitro leicht reduzierte oder normale intestinale Aufnahme von Cystin und unterschiedlich reduzierter Transport von Lysin und Arginin; Heterozygote scheiden Cystin und Diaminosäuren nur leicht vermehrt aus.

Genetische Compounds (Doppelt-Heterozygote) kommen vor und machen im Einzelfall eine sichere Zuordnung zu diesen drei Typen schwierig.

Die klinischen Erscheinungen kommen durch die Fällung von Cystin im Urin zustande, dessen Konzentration weit oberhalb der Löslichkeitsgrenze zwischen 150–200 mg/l liegt. Etwa die Hälfte aller Homozygoten entwickelt ein rezidivierendes Steinleiden. Die Steine sind wegen ihres Schwefelgehaltes bei der Röntgenuntersuchung schattengebend. Die Nephrolithiasis kann sich vom Säuglings- bis zum Greisenalter erstmals manifestieren. Besonders gefährdet sind Individuen, die infolge ungenügender Wasseraufnahme einen konzentrierten Urin ausscheiden. Die Rezidivneigung der Steinbildung ist beträchtlich. Die Häufigkeit der autosomal-rezessiv vererbten Zystinurie beträgt zwischen 1:5000 und 1:20000. Als einfacher Suchtest kann die Brandsche Probe (Nachweis von Disulfiden im Urin) benutzt werden. Diese Probe ist jedoch unspezifisch. Grundsätzlich muß deshalb wenigstens einmal eine säulenchromatographische quantitative Bestimmung der Aminosäuren im Urin zur Sicherung der Diagnose erfolgen.

Da Cystin im Urin in übersättigter Konzentration vorliegt, ist die wichtigste prophylaktische Maßnahme zur Vermeidung einer Steinbildung die Steigerung der Urinmenge, um die Cystinkonzentration unter die Präzipitationsgrenze (etwa 200 mg/l) zu drücken. Das ist – in Abhängigkeit von der ausgeschiedenen Cystinmenge und dem Lebensalter – in der Regel bei einer täglichen Flüssigkeitszufuhr zwischen 2 und 8 l möglich. Wichtig ist, daß Patienten lernen, Tag und Nacht gleichmäßig entsprechende Flüssigkeitsmengen zu sich zu nehmen. In der Regel ist eine klinische Eingewöhnungszeit erforderlich. Menge und Verteilung der Trinkflüssigkeit über den Tag richten sich nach der Cystinkonzentration der einzelnen Urinportionen (soll unter 200 mg/l liegen). Bei erfolgter Steinbildung wird in Abhängigkeit von den Symptomen entweder operativ eingegriffen oder eine konservative Behandlung mit D-Penicillamin versucht. Obstruierende Nierensteine sowie solche in einer funktionell insuffizienten Niere müssen operativ entfernt werden. In allen anderen Fällen kann man versuchen, die Nierensteine mit D-Penicillamin aufzulösen. Dieses bildet mit dem Cystin ein gemischtes Disulfid, welches besser löslich ist als das Cystin. Die Dosis des D-Penicillamin richtet sich nach der Höhe der Cystinausscheidung. Je größer die Flüssigkeitsaufnahme ist, desto geringer kann außerdem die D-Penicillamin-Dosis sein. Gewöhnlich liegen die Dosen zwischen 0,9–3 g/Tag. Wegen des Antipyridoxineffekts von D-Penicillamin müssen unter der Therapie 50 mg Vitamin B_6/Tag gegeben werden.

D-Penicillamin besitzt zahlreiche Nebenwirkungen, die den Therapieverlauf beeinflussen. Zu Beginn der Therapie kann eine Serumkrankheit auftreten, später kann sich eine Nephritis entwickeln, deren erstes Symptom eine Proteinurie ist und die im allgemeinen nach Absetzen von D-Penicillamin wieder verschwindet; ein Verlust der Geschmacksempfindung für salzig ist häufig; Hautveränderungen (Blasenbildung) können vorkommen. In der Regel lassen sich Steine mit D-Penicillamin innerhalb von 4–10 Monaten auflösen. Zur Zeit wird auch eine Therapie mit hohen Dosen von Ascorbinsäure empfohlen. Endgültige Erfahrungen liegen mit dieser Therapie noch nicht vor.

Differentialdiagnose. Ein ähnliches Aminosäuren-Ausscheidungsmuster findet man bei hohen Argininspiegeln (Hyperargininämie). Eine vermehrte Ausscheidung von Lysin, Arginin und Ornithin, jedoch ohne Cystin, kommt bei der lysinurischen Proteinintoleranz vor. Zur Diagnose ist deswegen neben der Bestimmung der Aminosäuren im Urin auch eine Aminosäurenbestimmung im Plasma notwendig.

Iminoglyzinurie

Es handelt sich um eine tubuläre Transportstörung von Glycin, Prolin und Hydroxyprolin mit einer Häufigkeit von 1:17000 und autosomal-rezessiver Vererbung. Diese drei Aminosäuren werden vermehrt im Urin ausgeschieden. Wahrscheinlich gibt es keine assoziierten klinischen Symptome. Wichtig ist die Iminoglyzinurie aus differentialdiagnostischer Sicht; so gibt es eine sekundäre Iminoglyzinurie bei der Hyperprolinämie Typ I und II, gelegentlich bei Niereninsuffizienz; außerdem weisen Säuglinge normalerweise während der ersten 6 Lebensmonate eine Iminoglyzinurie auf.

Dicarboxylaminazidurie

Tubuläre Reabsorptionsstörung von Glutaminsäure und Asparaginsäure mit vermehrter Ausscheidung im Urin. Über einen noch unbekannten Mechanismus besteht die Neigung zu Hypoglykämien.

Generalisierte Hyperaminoazidurie

Als Folge eines proximalen Tubulusschadens kann es zu einer vermehrten Ausscheidung aller Aminosäuren kommen. Außerdem können verschiedene Störungen mit erhöhten Plasmaspiegeln aus prärenaler Ursache zu einer generalisierten Hyperaminoazidurie führen. Dabei sind die einzelnen Reabsorptionssysteme unterschiedlich stark betroffen, so daß in der Regel einzelne Aminosäuren (besonders Glycin, Alanin, Glutamin, Serin, Threonin, Prolin, Histidin, Lysin) vermehrt ausgeschieden werden. Diese generalisierte Hyperaminoazidurie kann kombiniert sein mit Glukosurie, proximaler und auch distaler renaler Azidose, Wasserreabsorptionsstörung und Phosphatreabsorptionsstörung. Liegt eine Kombination von Hyperaminoazidurie, Glukosurie und Phosphaturie vor, so spricht man von einem tubulären *Fanconi-Syndrom.* In der Regel bestehen gleitende Übergänge zwischen leichteren Formen (nur mit Hyperaminoazidurie) und schweren Formen (mit dem Vollbild des Fanconi-Syndroms).

Eine leichte Hyperaminoazidurie ist ein häufiger Befund, der auch passager im Zusammenhang mit sonst harmlosen Erkrankungen wie Durchfallerkrankungen, Infekten der oberen Luftwege auftreten kann. Aus diesem Grunde muß eine konstante Hyperaminoazidurie vorliegen, bevor man sie als klinisches Symptom werten kann.

Eine tubulär bedingte Hyperaminoazidurie kommt als Symptom folgender Krankheiten vor: Glykogenose mit Fanconi-Syndrom (s. u.), Galaktosämie (S. 407), Fructoseintoleranz (S. 409), Tyrosinämie Typ I (S. 367), Zystinose (S. 374), Wilsonsche Krankheit (S. 460), Cytochrom-c-Oxidasemangel (S. 423). Daneben kommt sie vor beim Lowe-Syndrom sowie beim tubulären Fanconi-Syndrom bei Kindern und bei Erwachsenen. Nicht selten werden generalisierte Hyperaminoazidurien bei Patienten mit Schwachsinn unklarer Ätiologie gefunden. Sie können auch durch exogene Intoxikationen (Tetracyclin-Abbauprodukte, bei Lysolvergiftung, durch Blei-, Kadmium- und Uranvergiftung) induziert werden. Daneben gibt es eine allgemeine Hyperaminoazidurie bei bestimmten Formen der Rachitis (Vitamin-D-Mangelrachitis, Pseudovitamin-D-Mangelrachitis (S. 458), Rachitis unter Antikonvulsivatherapie).

Fanconi-Syndrom bei Kindern. Die häufigste Ursache eines Fanconi-Syndroms bei Kindern ist die Zystinose (S. 374). Daneben kann ein Fanconi-Syndrom beim Morbus Wilson (S. 460), bei der Tyrosinämie Typ I (S. 367), beim Lowe-Syndrom (S. 392) sowie sekundär nach Vergiftungen und Nierenvenenthrombose gesehen werden. Selten ist ein idiopathisches, wahrscheinlich autosomal-rezessiv vererbtes Fanconi-Syndrom, das im späten Säuglingsalter und bei Kleinkindern manifest wird und dessen Ursache nicht geklärt werden konnte.

Adultes Fanconi-Syndrom. Das adulte Fanconi-Syndrom ist wahrscheinlich nicht erblich. Man findet klinisch eine Osteomalazie mit Knochenschmerzen, häufig Knochendeformitäten, Frakturen, Pseudofrakturen und Gangstörungen. In einzelnen Fällen ließ sich ein Plasmozytom oder eine Wilsonsche Krankheit nachweisen. Die Therapie wird durch die Osteomalazie bestimmt und besteht in gleichmäßig über den Tag verteilt gegebenen großen Phosphatdosen (Reducto special) sowie Vitamin D_3 bzw. 1,25-Dihydroxycholecalciferol.

Lowe-Syndrom (Okulo-zerebro-renales Syndrom)

Das Lowe-Syndrom ist eine autosomal-rezessive Stoffwechselkrankheit, bei der der Stoffwechseldefekt noch nicht bekannt ist. Es findet sich ein tubulärer Schaden mit generalisierter Hyperaminoazidurie, Proteinurie, Phosphaturie und renaler Azidose. Daneben bestehen eine kongenitale Katarakt, eine starke muskuläre Hypotonie mit Areflexie oder Hyporeflexie sowie eine psychomotorische Retardierung. Die Lebenserwartung kann herabgesetzt sein. Die Krankheit ist X-chromosomal-rezessiv erblich. Es ist nur eine symptomatische Behandlung möglich.

Hyperaminoazidurie bei Rachitis

Eine allgemeine Hyperaminoazidurie findet man bei der Vitamin-D-Mangel-Rachitis, bei der Pseudomangelrachitis Typ I (verminderte Bildung von 1,25-Dihydroxycholecalciferol), Pseudomangelrachitis Typ II (verminderte Rezeptoren für 1,25-Dihydroxycholecalciferol) und bei der durch Antikonvulsiva induzierten Rachitis. Dagegen zeigt die klassische Vitamin-D-resistente Rachitis (Phosphatdiabetes) keine vermehrte Aminosäureausscheidung.

Störungen im Abbau organischer Säuren

Den meisten dieser Störungen liegt ein Enzymdefekt in den Abbauwegen verschiedener Aminosäuren (verzweigtkettige Aminosäuren, Lysin, aromatische Aminosäuren) und der aliphatischen langkettigen Fettsäuren zugrunde. Viele ähneln sich in ihrer klinischen Symptomatik: meist lassen sich zwei Schweregrade unterscheiden: eine *akute neonatale Form,* bei der zunächst unauffällige Neugeborene in den ersten Lebensstunden bis -tagen schwerste (keto-)azidotische Krisen mit Trinkschwäche, Erbrechen, muskulärer Hypotonie, Lethargie und Koma entwickeln, und eine *chronisch-intermittierende Form* mit mehr oder weniger schweren rezidivierenden (keto-)azidotischen Krisen mit Erbrechen, Hyperventilation, Lethargie und Koma bei einem oftmals hypotonen und psychomotorisch retardierten Säugling. Ausgelöst werden diese Krisen vorwiegend durch zu hohe Eiweißzufuhr in der Nahrung (exogene Proteinbelastung) oder durch einen beschleunigten Gewebskatabolismus während Infekten (endogene Proteinbelastung). Die schweren Krisen bei den neonatalen Formen werden durch den mit der Neugeborenenphase verbundenen Katabolismus erzeugt. Der Körper wird mit organischen Säuren überschwemmt. Die Bewältigung solcher azidotischer Krisen gelingt zunächst nur durch Vermeidung jeglicher Proteinzufuhr, intensive Pufferung und eine hohe intravenöse Kalorienzufuhr (Glucose, evtl. Insulin). Bei den Abbaustörungen der aliphatischen langkettigen Fettsäuren sind die Krisen ebenfalls durch Gewebskatabolismus ausgelöst.

Eine aufschlußreiche *Diagnostik* ist nur durch gaschromatographisch-massenspektrometrische Metabolitanalyse von Plasma und Urin möglich. Es können viele Metabolite – organische Säuren in freier Form, in Form von Konjugaten (z. B. mit Glycin) oder als Acylcarnitin-Verbindungen – auftreten. Im Plasma kommt es zu einem Anstieg des Verhältnisses von Acylcarnitin/freiem Carnitin (normal < 1), und regelmäßig kommt es infolge einer gesteigerten renalen Acylcarnitin-Ausscheidung zu einer Hypokarnitinämie (sek. Carnitinmangel). Die Metabolitmuster lassen Rückschlüsse auf den zugrundeliegenden Enzymmangel zu und sind zunächst für ein therapeutisches Vorgehen ausreichend. Der zugrundeliegende – überwiegend mitochondriale – Enzymdefekt kann nur durch direkte Enzymanalyse geklärt werden. Das gelingt in überwiegendem Maße mit Material von kultivierten Hautfibroblasten der Patienten. Die Inzidenz der einzelnen Krankheiten ist gering. Bei einer Inzidenz von etwa 1:3000 Lebendgeborenen für die Gesamtgruppe der Organoazidopathien ist diese Gruppe von Stoffwechselstörungen jedoch von großer klinischer Bedeutung.

Bei den Organoazidopathien ist eine möglichst frühe und genaue Diagnostik essentiell, da sich nur so, in Verbindung mit einem sofortigen Therapiebeginn, die Prognose deutlich bessern läßt und mit einer bestmöglichen physischen und mentalen Entwicklung gerechnet werden kann.

Mit nur wenigen Einschränkungen ist für die Organoazidämien die Pränataldiagnostik möglich, entweder durch direkte Metabolitanalyse des Fruchtwassers oder durch Untersuchung kultivierter Amnionzellen und zunehmend in Chorionzottenmaterial.

Isovalerianazidämie

Der Abbau des Leucin ist auf der Stufe der Isovaleryl-CoA-Dehydrogenase blockiert. Bei der akuten neonatalen Form entwickelt sich in den ersten Lebenstagen eine schwere Ketoazidose mit schnell-progredienter Symptomatik bis hin zum Koma. Trotz Therapie verstarben die meisten Kinder. Typischerweise besteht ein penetranter Schweißfußgeruch. Leukopenie, Thrombopenie und bakterielle Infektionen sind häufig.

Bei der chronisch-intermittierenden Form wiederholen sich ketoazidotische Episoden mit Erbrechen, Lethargie und Koma im Verlauf des 1. Lebensjahres meist während Infektionen oder hoher Proteinzufuhr. Später entwikkeln die Patienten Aversion gegen große Proteinmengen und die Frequenz der Episoden nimmt ab. Etwa 70% der Patienten entwickeln sich normal, die restlichen sind psychomotorisch mäßig bis stark retardiert.

In der akuten Phase ist die Isovaleriansäure im Blut stark erhöht (0,1 bis 3,0 mmol/l). Der Urin enthält neben Isovaleriansäure 3-Hydroxyisovaleriansäure und vorwiegend Isovaleryl-Glycin. Die ketoazidotischen Krisen verlangen eine intensive Pufferung, eine hohe Kalorienzufuhr sowie die Medikation mit Glycin (250 mg/kg KG/Tag per os). Eine eiweißarme (oder leucinarme) Diät sollte Glycin in einer solchen Menge enthalten, daß anfallende Isovaleriansäure durch Glycin gekoppelt werden kann. Die ständige Glycinsubstitution ermöglicht in einzelnen Fällen eine Lockerung der Proteinrestriktion.

Folge einer gesteigerten renalen Ausscheidung von Isovalerylcarnitin ist eine sekundäre Hypokarnitinämie. Wie auch bei anderen Organoazidurien scheint die Dauersupplementierung von L-Carnitin eine günstige Wirkung zu haben. Die Pränataldiagnostik ist möglich.

Literatur

Berry, G. T., M. Yudkoff, S. Segal: Isovaleric acidemia: medical and neurodevelopmental effects of long-term therapy. J. Pediat. 113 (1988) 58–64

Sousa, C., R. A. Chalmers, T. E. Stacey, B. M. Tracey, C. M. Weaver, D. Bradley: The response to L-carnitine and glycine therapy in isovaleric acidaemia. Europ. J. Pediat. 144 (1986) 451–456

Weitere Defekte im Abbau der verzweigtkettigen Aminosäuren sind:

3-Methylcrotonyl-CoA-Carboxylase-Mangel

Die Patienten scheiden große Mengen von 3-Methylcrotonyl-Glycin und 3-Hydroxyisovaleriansäure aus und zeigen eine unterschiedliche Neigung zu ketoazidotischen Episoden, begleitet von Hypoglykämien. Zum Teil wurde unter vorsichtiger Eiweißzufuhr eine normale mentale Entwicklung erreicht. Der isolierte Enzymmangel ist sehr selten, meist ist er Teil eines multiplen Carboxylasemangels (S. 400).

Literatur

Bartlett, K., M. J. Bennet, R. P. Hill, L. S. Lashford, R. J. Pollitt, H. G. J. Worth: Isolated biotin-resistant 3-methyl-crotonyl-CoA carboxylase deficiency presenting with life-threatening hypoglycaemia. J. inherit. metab. Dis. 7 (1984) 182

3-Methylglutakonaturie

Die wenigen bisher beschriebenen Patienten scheiden große Mengen von 3-Methylglutaconsäure und 3-Methylglutarsäure aus. Mindestens zwei unterschiedliche Stoffwechselstörungen liegen zugrunde. Besteht ein in Fibroblasten nachweisbarer Aktivitätsmangel der 3-Methylglutaconyl-CoA-Hydratase, so zeigten die Patienten nur leichtere azidotische Episoden und leichte bis mäßige neurologische Auffälligkeiten (gestörte Sprachentwicklung). Bei Patienten mit normaler Aktivität des genannten Enzyms in Fibroblasten bestand hingegen eine schwerste neurologische Symptomatik.

Literatur

Gibson, K. M., W. L. Nyhan, L. Sweetman, K. Narisawa, W. Lehnert, P. Divry, B. H. Robinson, K. S. Roth, F. A. Beemer, F. J. van Sprang, M. Duran, S. K. Wadman, B. Cartigny: 3-methylglutaconic aciduria: a phenotype in which activity of 3-methylglutaconyl-CoA-hydratase is normal. Europ. J. Pediat. 148 (1988) 76–82

3-Hydroxy-3-Methylglutaryl-CoA-Lyase-Mangel

Dieser Enzymmangel auf der letzten Stufe des Leucinabbaus führte in einigen Fällen in der Neonatalperiode zu letalen azidotischen und *hypoglykämischen* Krisen, in anderen Fällen nur zu geringen Azidosen und Hypoglykämien, immer aber mit schweren zerebralen Defekten. Bei akuten Episoden besteht eine dem Reye-Syndrom ähnliche Symptomatik mit Hepatomegalie, Lethargie und Koma, Hypoglykämie, Hyperammonämie und Laktazidose. Es besteht eine 3-Hydroxy-3-methylglutarazidurie, die Ketonkörperproduktion ist stark vermindert. Eine Pränataldiagnostik ist möglich.

Literatur

Gibson, K. M., J. Breuer, W. L. Nyhan: 3-hydroxy-3-methylglutaryl-CoA-lyase-deficiency: review of 18 reported patients. Europ. J. Pediat. 148 (1988) 180–186

β-Ketothiolase-Mangel

Hier ist das letzte Enzym im Isoleucinabbau, eine mitochondriale Acetoacetyl-CoA-spezifische Thiolase, betroffen. Die Patienten leiden unter rezidivierenden ketoazidotischen Krisen, z. T. mit Hyperammonämie, solange der Proteingehalt der Nahrung nicht eingeschränkt ist. Die psychomotorische Entwicklung ist normal. Es besteht eine hohe Ausscheidung von 2-Methyl-3-Hydroxybuttersäure und Tiglylglycin. Eventuell besteht eine Hyperglyzinämie, die Ketogenese ist normal. Die Diagnostik ist in kultivierten Fibroblasten möglich.

Propionazidämie

Es liegt ein isolierter Defekt der Propionyl-CoA-Carboxylase vor. Dieses mitochondriale Enzym katalysiert die Umwandlung von Propionyl-CoA zu D-Methylmalonyl-CoA. Die Patienten zeigen eine Intoleranz für Valin, Isoleucin, Methionin und Threonin, den Präkursor-Aminosäuren von Propionyl-CoA. Dieses entsteht auch beim Abbau der Cholesterin-Seitenketten und der ungeradzahligen langkettigen Fettsäuren. Auch Darmbakterien können bedeutende Mengen von Propionat bilden.

Auch diese Krankheit manifestiert sich als kaum beherrschbare schwerste ketoazidotische Krise bereits in der Neugeborenenphase oder durch mehrere ketoazidotische Episoden während des 1. Lebensjahres bei Infektionen der oberen Luftwege und einer hohen Eiweißzufuhr. Manche Patienten zeigen eine Entwicklungsverzögerung ohne faßbare ketoazidotische Krisen. Besonders während ketoazidotischer Phasen kommt es zu Hypoglykämien, Neutropenien, Thrombopenien, Lethargie aufgrund einer Hyperammonämie. Langfristig entsteht eine Osteoporose.

Die Propionsäurekonzentration im Plasma ist während ketoazidotischer Phasen um mehr als das 100fache der Norm (auf über 5 mmol/l) erhöht. Im Urin werden Propionsäure sowie ihre Metaboliten Methylcitrat, Propionylglycin, 3-Hydroxypropionat, aber auch weitere Metabolite proximal des Blocks im Isoleucin-Valin-Stoffwechsel sowie Butanon und langkettige Ketone ausgeschieden. Nahezu konstant besteht eine deutliche Hyperglyzinämie.

Bei einer gesteigerten intrazellulären Propionyl-CoA-Konzentration werden vermehrt ungeradzahlige langkettige Fettsäuren synthetisiert und in die verschiedenen Lipide eingebaut. Über eine Hemmung anderer mitochondrialer Enzymsysteme führen hohe Propionyl-CoA-Konzentrationen zu einer oftmals hartnäckigen Hyperammonämie (durch Hemmung der N-Acetyl-Glutamat-Synthese), zu Hyperglyzinämie, Hypoglykämie und Laktazidose. Ein sekundärer Carnitinmangel ist Folge einer gesteigerten renalen Ausscheidung von Propionylcarnitin.

Die Therapie besteht in einer sehr proteinarmen Diät (je nach Alter 0,5–1,5 g Protein/kg KG/Tag) oder in einer Diät, in der selektiv die Propionat-Vorstufen reduziert und dem Bedarf angepaßt sind (unter Verwendung von Aminosäuren-Gemischen, in denen die Propionat-Vorstufen fehlen). Durch die Diät können ketoazidotische Krisen verhindert werden, sie treten jedoch auch weiterhin während kataboler Phasen und bei interkurrenten Infekten auf.

Der Erfolg der Diättherapie läßt sich nur indirekt anhand der Wachstumsdaten, der Ausscheidung der organischen Säuren im Urin und der Konzentration der ungeradzahligen Fettsäuren in den Körperlipiden beurteilen. Durch Supplementierung von L-Carnitin (100–400 mg/kg/Tag) läßt sich die renale Propionatausscheidung steigern und der sekundäre Carnitinmangel beheben. Oftmals läßt sich der klinische Zustand der Patienten – besonders die Inappetenz – durch Hemmung der bakteriellen Propionatproduktion im Darm mittels geeigneter Antibiotika entscheidend bessern. Meist zeigen die Patienten trotz intensiver Behandlung ein schlechtes Wachstum, muskuläre Hypotonie, neurologische Symptome und eine mentale Retardierung. Die Krankheit ist autosomal-rezessiv erblich. Eine Pränataldiagnostik ist möglich.

Literatur

Wolf, B., Y. E. Hsia, L. Sweetman, R. Gravel, D. J. Harris, W. L. Nyhan: Propionic acidemia: a clinical update. J. Pediat. 99 (1981) 835–846

Methylmalonazidurien

Methylmalonyl-CoA ist Bindeglied zwischen Propionyl-CoA und Succinyl-CoA (im Citratzyklus). Seine Isomerisierung zu Succinyl-CoA wird durch Methylmalonyl-CoA-Mutase katalysiert. Dieses mitochondriale Enzym benötigt als Cofaktor Adenosylcobalamin, eine in mehreren Schritten gebildete Form des Vitamin B_{12} (Cyanocobalamin). Während Methylmalonsäure normalerweise niemals im Blut und nur in Spuren (5 mg/Tag) im Urin erscheint, akkumuliert diese Substanz bei jeglicher Aktivitätseinschränkung der Mutase, sei es durch einen diätetischen Mangel an Vitamin B_{12}, durch Defekte in der Synthese des Adenosylcobalamin, der Bindung von Adenosylcobalamin an das Mutase-Apoenzym oder durch direkte Defekte der Methylmalonyl-CoA-Mutase.

Wie für die Propionsäure (S. 395) sind auch für die Methylmalonsäure Valin, Isoleucin, Methionin und Threonin sowie die ungeradzahligen Fettsäuren Vorstufen. Auch Anaerobia im Kolon können erhebliche Mengen von Propionat bilden.

Bei total fehlender Aktivität der Methylmalonyl-CoA-Mutase (Mut^o-Mutante) tritt die Erkrankung meist (zu 80%) frühzeitig in der Neugeborenenphase auf, verläuft extrem schwer und ist durch Vitamin B_{12} nicht zu bessern. Bei einer verbleibenden Restaktivität der Mutase (Cbl A-, Cbl B-, Mut^--Mutante) (Abb. 9.**3**) verläuft die Krankheit günstiger, sie manifestiert sich meist erst später (im 1. Lebensjahr) und ist oftmals (Cbl A, Cbl B = Defekte in der Synthese des Cobalamin, Abb. 9.**3**) Vitamin-B_{12}-abhängig. Bei den Mutanten Cbl C und Cbl D besteht neben der Methylmalonazidurie gleichzeitig eine Homozystinurie (S. 373).

Die Symptome unterscheiden sich nicht wesentlich von denen der Propionazidämie. Während schwerer ketoazidotischer Krisen (pH < 7,0) liegen hohe Methylmalonsäurespiegel im Plasma (2,6–34 mg/dl) vor, und im Urin werden extreme Mengen an Methylmalonsäure (50- bis 1000faches der Norm) zusammen mit großen Mengen an Methylcitrat, 3-Hydroxypropionsäure und anderen Metaboliten von Propionyl-CoA ausgeschieden. Konstant bestehen eine Hyperglyzinämie und Hyperglyzinurie, sehr häufig eine Hyperammonämie unterschiedlichen Schweregrades sowie eine Laktazidämie, Hypoglykämie und Leuko- und Thrombopenie. Die Serumcobalaminspiegel sind normal. Hypoglykämie, Hyperglyzinämie, z.T. schwere Laktazidämien und oftmals hartnäckige Hyperammonämien sind Folge der Hemmung spezifischer mitochondrialer Prozesse aufgrund akkumulierter organischer Säuren und ihrer Ester. Eine hohe Ausscheidung von verschie-

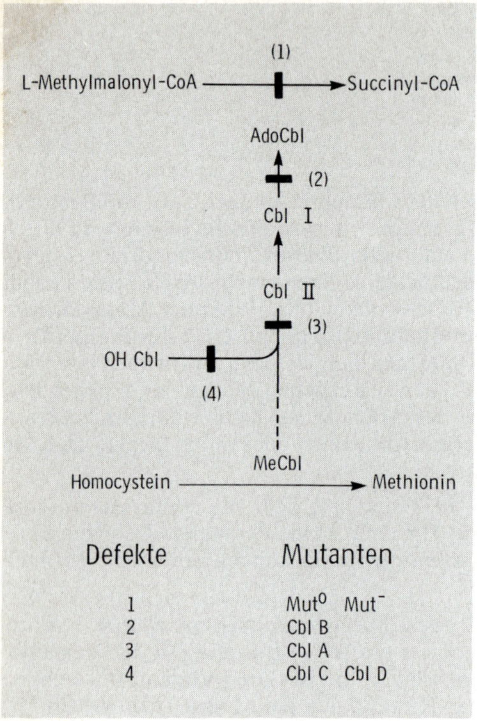

Abb. 9.**3** Verschiedene genetische Störungen, die zu einer Methylmalonazidurie führen. (1) Verminderte (Mut$^-$) oder fehlende (Mut^o) Aktivität des Methylmalonyl-CoA-Mutase-Apoenzyms. (2) Defekt der Cob(I)alamin-Adenosyltransferase. (3) Defekt der mitochondrialen Cobalaminreduktase. (4) Verschiedene Störungen im zytosolischen Cobalaminstoffwechsel mit Synthesestörung von Adenosylcobalamin (AdoCbl) und Methylcobalamin (MeCbl) gleichzeitig. Hier wird die Methylmalonazidurie von einer Homozystinurie (S. 373) begleitet (nach *Rosenberg*)

denen Acylcarnitinen im Urin verursacht einen sekundären Carnitinmangel.

Bei Bekanntwerden der Diagnose ist eine Cyanocobalamintherapie (1 bis 2 mg/kg KG/Tag) zu beginnen und über 3 Wochen fortzuführen, um eine evtl. bestehende Cobalaminabhängigkeit auszunutzen.

Patienten mit nachgewiesener Vitamin-B_{12}-Abhängigkeit wachsen und entwickeln sich unter täglich 10 mg Vitamin B_{12} per os und einer leichten Einschränkung des Nahrungsproteins normal. Durch Vitamin-B_{12}-Gabe in pharmakologischer Menge läßt sich die Methylmalonsäure-Konzentration im Blut und im Urin stark senken.

Die Vitamin-B_{12}-unabhängige Form kann langfristig mit einer Proteinrestriktion behandelt werden. Das verhindert nicht das Auftreten metabolischer Azidosen in katabolen Situationen während interkurrenter Infektionen. Ähnlich wie bei Patienten mit Propionazidämie werden selektiv die Propionat-Vorstufen in der Nahrung reduziert und der Toleranz abgepaßt. Oftmals ist eine Supplementierung mit Leucin und Alanin erforderlich. Durch langfristige Supplementierung mit L-Carnitin läßt sich der sekundäre Carnitinmangel beheben. Ein unzureichender Erfolg der Diättherapie läßt sich oftmals durch Hemmung der bakteriellen Propionatproduktion im Darm mittels Neomycin, Amoxicillin oder Metronidazol erheblich verbessern. Durch Verabreichung dieser Antibiotika ließ sich die Ausscheidung der Methylmalonsäure und anderer Metabolite im Urin erheblich senken, und durch Verbesserung des Appetits ließ sich die Auslösung kataboler Zustände vermeiden. Trotz sorgfältiger Therapie treten regelmäßig Wachstumsstörungen, neurologische Störungen mit muskulärer Hypotonie und athetoiden Bewegungen auf. Mit der Zeit kann es zu einer Osteoporose kommen, zu einer Hyperurikämie und einer eingeschränkten Nierenfunktion.

Die einzelnen Formen der Methylmalonazidurie werden autosomal-rezessiv vererbt. Die Inzidenz liegt bei über 1:50000.

Literatur

Bain, M. D., M. Jones, S. P. Borriello, P. J. Reed, B. M. Tracey, R. A. Chalmers, T. E. Stacey: Contribution of gut bacterial metabolism to human metabolic disease. Lancet 1988/I, 1078–1079

Matsui, S. M., M. J. Mahoney, L. E. Rosenberg: The natural history of the inherited methylmalonic acidemias. New Engl. J. Med. 308 (1983) 857–861

Walter, J. H., A. Michalski, W. M. Wilson, J. V. Leonard, T. M. Barratt, M. J. Dillon: Chronic renal failure in methylmalonic acidaemia. Europ. J. Pediat. 148 (1989) 344–348

Glutarazidurie Typ II (Multipler Acyl-CoA-Dehydrogenase-Mangel)

Bei der *neonatalen* Manifestation (schwere Variante) liegt eine oftmals kaum zu beeinflussende metabolische Azidose ohne Ketose, kombiniert mit schweren Hypoglykämien, bisweilen auch mit Hyperammonämien, vor. Häufig besteht ein penetranter Geruch nach Schweiß wie bei Isovalerianazidämie. Einige neonatale Fälle hatten Nierenfehlbildungen und Dysmorphien und verstarben nach foudroyantem Krankheitsverlauf innerhalb der ersten drei Lebenstage im Koma. Einige schwer betroffene Patienten ohne Fehlbildungen überlebten unter intensiver Therapie bis zu 5 Monaten. Diese schweren Varianten werden autosomal-rezessiv vererbt.

Bei der *spät-manifesten* Variante (Aethylmalonat-Adipaturie) liegt ein milderer Krankheitsverlauf vor mit rezidivierenden azidotischen Zuständen, kombiniert mit nicht-ketotischer Hypoglykämie und neurologischen Zeichen besonders im Rahmen leichter Infekte, meist mit Beginn bereits im Säuglingsalter. Fälle mit sehr mildem Verlauf wurden erst im Erwachsenenalter diagnostiziert.

Verschiedene organische Säuren finden sich in großen Mengen im Plasma und Urin. Neben Lactat sind dies kurzkettige Fettsäuren, verschiedene Dicarbonsäuren und Hydroxysäuren sowie im Urin verschiedene N-Acylglycin-Konjugate.

Es liegt eine unterschiedlich schwere genetische Störung im Elektronentransfer zwischen verschiedenen (mindestens 6) mitochondrialen Acyl-CoA-Dehydrogenasen und Coenzym Q in der Atmungskette vor. Hier kann das elektronenübertragende Flavoenzym ETF oder das Enzym ETF-Dehydrogenase betroffen sein. Leichte Formen lassen sich durch hohe Dosen von Riboflavin beeinflussen.

Die Enzymdiagnostik ist in kultivierten Hautfibroblasten möglich. In isolierten Mitochondrien kann der zugrundeliegende Defekt direkt demonstriert werden. Eine Pränataldiagnostik, entweder direkt durch Metabolituntersuchungen des Fruchtwassers oder durch Abbaustudien mit verschiedenen Substraten in kultivierten Amnionzellen, ist möglich.

Literatur

Vianey-Liaud, C., P. Divry, N. Gregersen, M. Mathieu: The inborn errors of mitochondrial fatty acid oxidation. J. inherit. metab. Dis. 10, Suppl. 1 (1987) 159–198

Multipler Carboxylase-Mangel

Der multiple Carboxylase-Mangel existiert in zwei Formen. Die *neonatale Form* manifestiert sich bald nach der Geburt durch eine schwere metabolische Azidose mit Apathie und Muskelhypotonie sowie exfoliativer Dermatitis, die *spät-manifeste Form* jenseits des 2. Lebensmonats mit Hautveränderungen (Hautrötung, Kandidiasis, Konjunktivitis), Alopezie und motorischen Störungen (Ataxie) sowie ketoazidotischen Episoden. Die Patienten zeigen eine Laktazidämie und Ketoazidosen und scheiden verschiedene organische Säuren aus. Solche sind Metaboliten, die sich infolge einer kombinierten Störung der biotinabhängigen Carboxylasen, Propionyl-CoA-Carboxylase, Pyruvat-Carboxylase, β-Methylkrotonyl-CoA-Carboxylase, Acetyl-CoA-Carboxylase, anstauen. Bei der *neonatalen Form* liegt ein Mangel der Holocarboxylase-Synthetase zugrunde, des Enzyms, welches kovalent Biotin mit verschiedenen Apocarboxylasen zu aktivem Enzym verbindet. Bei der *spät-manifesten Form* liegt ein schwerer Mangel (0–2%) der Biotinidase vor, des Enzyms, welches die Freisetzung von Biotin aus einer kovalenten Bindung an die Carboxylasen katalysiert, um diese Substanz für den Wiedergebrauch zurückzugewinnen. Patienten mit Biotinidase-Mangel sind nahezu vollständig von exogen zugeführtem Biotin abhängig. Die Biotinkonzentration in den Körperflüssigkeiten ist bei der neonatalen Variante normal, bei der spät-manifesten Form zu tief. Beide Enzymdefekte lassen sich in kultivierten Hautfibroblasten diagnostizieren, der Biotinidase-Mangel auch im Plasma.

Unter pharmakologischen Dosen von täglich 5–10 mg Biotin per os zeigen die Patienten eine dramatische Besserung aller Symptome außer der beim Biotinidase-Mangel vorkommenden Optikusatrophie und zentralen Hörstörung.

Literatur

Sweetman, L., W. L. Nyhan: Inheritable biotin-treatable disorders and associated phenomena. Ann. Rev. Nutr. 6 (1986) 317–343

Acyl-CoA-Dehydrogenase-Mangel für mittelkettige Fettsäuren

Diese autosomal-rezessiv erbliche Erkrankung ist relativ häufig. Aufgrund des weiten klinischen Spektrums wurden wahrscheinlich viele Fälle in der Vergangenheit nicht diagnostiziert. Die Patienten zeigen rezidivierend, oftmals vom frühesten Säuglingsalter an, ein dem Reye-Syndrom ähnliches Bild mit Lethargie bis hin zur Bewußtlosigkeit, metabolischer Azidose, schwerer Hypoglykämie, aber ohne begleitende Ketose, besonders im Rahmen von Infekten mit Erbrechen, Durchfall oder Inappetenz oder nach längeren Nüchternphasen. Während solcher Zustände sind die Serumtransaminasen leicht erhöht, ebenso kann eine leichte bis mäßige Hyperammonämie bestehen. In der Leberbiopsie zeigt sich eine feintropfige fettige Infiltration. Eine unbekannte Zahl von Betroffenen bleibt während der ganzen Kindheit asymptomatisch und wird erst im Rahmen von Familienuntersuchungen identifiziert.

Während akuter Episoden werden im Urin große Mengen von C_6- bis C_{10}-(mittelkettigen) Dicarbonsäuren sowie ihre Glycinkonjugate und besonders Octanoylcarnitin ausgeschieden. Folge einer gesteigerten Ausscheidung von Acylcarnitinen ist ein sekundärer Carnitinmangel. Aufgrund eines Mangels der mittelkettigen Acyl-CoA-Dehydrogenase (Apoenzym) ist die β-Oxidation der C_6- bis C_{10}-Fettsäuren gestört, und die Dicarbonsäuren und ω-1-Hydroxyfettsäuren werden durch eine gesteigerte mikrosomale ω-Oxidation der C_{10}- bis C_{12}-Fettsäuren gebildet. Die entsprechenden Säuren von kürzerer Kettenlänge werden dann durch peroxisomale β-Oxidation gebildet. Aufgrund der gestörten Fettsäurenoxidation sind Acetyl-CoA- und Ketonkörperbildung beeinträchtigt. Die Bildung und Ausscheidung der Dicarbonsäuren kann durch Hungern provoziert werden, was aber nicht ohne Gefahr für den Patienten ist.

Die Diagnose ist nicht immer leicht zu stellen, da die Patienten im symptomfreien Intervall nicht immer eine Dikarbonazidurie aufweisen. Meist scheiden sie auch dann, wenn auch in geringen Mengen, Glycinkonjugate und Octanoylcarnitin aus. Nach diesen Konjugaten muß speziell gesucht werden. Die Diagnostik ist auch mittels Harnmetabolitanalyse nach einer oralen Belastung mit Phenylpropionat möglich.

Im Plasma sind während der akuten Krise die Konzentrationen verschiedener Dicarbonsäuren sowie der Oktan-, Dekan- und Dekensäure erhöht. Das Vorhandensein von Dekensäure im Blut ist spezifisch für diesen Stoffwechseldefekt und läßt eine Abgrenzung gegenüber einem Metabolitprofil, verursacht durch vermehrte Zufuhr von MCT-Fetten, in der Nahrung zu.

Der Enzymdefekt läßt sich durch Abbaustudien verschiedener Fettsäuresubstrate in kultivierten Hautfibroblasten studieren oder auch direkt in isolierten Mitochondrien von Fibroblasten nachweisen. Die Restaktivität des Enzyms kann 15–45 % betragen. Eine Pränataldiagnostik ist möglich.

Wichtigste therapeutische Maßnahme in der akuten Krise ist die Korrektur der Hypoglykämie. Durch Einsatz von L-Carnitin kann die Ausscheidung der akkumulierten Acyl-Gruppen in Form von Acylcarnitinen gesteigert werden. Die Patienten bedürfen einer sorgfältigen Dauerüberwachung zur Vermeidung längerer Nüchternperioden. Unter einer mäßig eingeschränkten Fett- und einer gesteigerten Kohlenhydratzufuhr (besonders in Form einer Spätmahlzeit) ist die Prognose bei dieser Erkrankung meist gut. Allerdings scheint in einigen Fällen von plötzlichem Kindstod dieser Stoffwechseldefekt die ausschlaggebende Rolle zu spielen (s. auch „Systemischer Carnitinmangel“, S. 425).

Acyl-CoA-Dehydrogenase-Mangel für langkettige Fettsäuren

Die klinische Symptomatik bei diesem seltenen Defekt ähnelt der bei der entsprechenden Abbaustörung der mittelkettigen Fettsäuren, nur ist die Symptomatik schwerer und tritt im allgemeinen früher (vor dem 18. Lebensmonat) auf. Zusätzliche Symptome sind Kardiomegalie, muskuläre Hypotonie und z. T. mentale Retardierung. Gewebsuntersuchungen zeigen eine großtropfige fettige Infiltration der Leber, des Herzens und anderer Gewebe. Hier ist die mitochondriale Oxidation der Fettsäuren vorwiegend der Kettenlängen C_{14} und C_{16} blockiert. Zum Teil wird die verminderte mitochondriale β-Oxidation der langkettigen Fettsäuren durch die peroxisomale β-Oxidation kompensiert, wobei mittelkettige (C_{12}-, C_{14}-)Dicarbonsäuren entstehen. Die Plasmakonzentration für das freie Carnitin ist vermindert bei relativ erhöhter Acylcarnitin-Konzentration. Langkettige Acylcarnitine, einschließlich Palmitoylcarnitin, werden vermehrt im Urin ausgeschieden.

Der Enzymdefekt ist in Fibroblasten nachweisbar, und eine Pränataldiagnostik ist möglich. In Fibroblasten ist der Palmitoyl-Abbau gegenüber der Norm um 75–95 % reduziert.

Eine gewisse Beeinflussung der Symptomatik wurde durch eine Diättherapie mit hohem Kohlenhydrat- und geringem Fettanteil sowie unter Supplementierung von MCT-Fetten erzielt. Der Wert einer zusätzlichen L-Carnitin-Behandlung wird widersprüchlich beurteilt.

Der bisher extrem selten diagnostizierte **Acyl-CoA-Dehydrogenase-Mangel**

für kurzkettige Fettsäuren mit gestörter Oxidation – vorwiegend der Buttersäure – wird hier nicht näher dargestellt.

Literatur

Vianey-Liaud, C., P. Divry, N. Gregersen, M. Mathieu: The inborn errors of mitochondrial fatty acid oxidation. J. inherit. metab. Dis. 10, Suppl. 1 (1987) 159–198

Glutarazidurie Typ I

Bei dieser seltenen, neurodegenerativen Krankheit führt ein schwerer isolierter Mangel der Glutaryl-CoA-Dehydrogenase (mitochondriales Enzym, welches im Lysin-Tryptophan-Stoffwechsel lokalisiert ist) zu einer Glutarazidurie. Meist ohne irgendwelche azidotische Episoden entwickeln die Kinder ab dem 2. Lebenshalbjahr progrediente schwere motorische Störungen mit Hyperkinesen, Choreoathetosen und Dystonien und dysarthrischer Sprache, mit vollständiger Hilflosigkeit am Ende der 1. Lebensdekade. Intelligenz und Sozialverhalten müssen nicht beeinträchtigt sein. Es liegt eine Funktionsstörung der Basalganglien vor.

Eine proteinarme (lysin- und tryptophanarme) Diät, kombiniert mit pharmakologischen Dosen von Riboflavin, können die Metabolitausscheidung im Urin vermindern, führen aber kaum zu einer Besserung des Krankheitsbildes. Die zusätzliche Verabreichung eines GABA-Analogs kann zu einer leichten Besserung führen. Des weiteren kann L-Carnitin supplementiert werden. Eine wirksame Behandlung ist bisher nicht bekannt. Der Enzymdefekt läßt sich in Fibroblasten und Leukozyten diagnostizieren. Eine Pränataldiagnostik ist möglich.

Literatur

Lipkin, P. H., C. R. Roe, S. I. Goodman, M. L. Batshaw: A case of glutaric acidemia type I: effect of riboflavin and carnitine. J. Pediat. 112 (1988) 62–65

Yager, J. Y., B. M. McClarty, S. S. Seshia: CT-scan findings in an infant with glutaric aciduria type I. Develop. Med. Child Neurol. 30 (1988) 808–820

Mevalonazidurie

Kinder mit dieser seltenen genetischen Störung zeigen folgende Symptome: schwere Gedeihstörung mit rezidivierendem Fieber und rezidivierenden Diarrhöen, mäßige Hepatosplenomegalie, Gesichtsdysmorphien mit beidseitiger Katarakt, neurologische Zeichen mit muskulärer Hypotonie und Gangataxie. Im Plasma und Urin ist die Mevalonsäure, ein normalerweise nur in Spuren vorhandenes Intermediat der Cholesterin-Biosynthese, sehr stark erhöht ohne Zeichen der metabolischen Azidose. Die weiteren Laborparameter: ausgeprägte Anämie, mäßig erhöhte Serumtransaminasen, stark erhöhte Kreatinkinase, Hypocarnitinämie, leicht vermindertes Serumcholesterin. Die Aktivität der Mevalonatkinase ist in Fibroblasten, Lymphozyten und anderen Geweben stark vermindert. Eine Pränataldiagnostik ist möglich.

Literatur

Hoffmann, G., K. M. Gibson, I. K. Brandt, P. I. Bader, R. S. Wappner, L. Sweetman: Mevalonic aciduria – an inborn error of cholesterol and nonsterol isoprene biosynthesis. New Engl. J. Med. 314 (1986) 1610–1614

4-Hydroxybutyraturie

Bei Patienten mit ausgeprägter muskulärer Hypotonie, nicht-progredienter Ataxie, okulärer Dyspraxie und mentaler Retardierung fand sich eine vermehrte Ausscheidung von 4-Hydroxybuttersäure. Der primäre Stoffwechseldefekt betrifft die Succinatsemialdehyd-Dehydrogenase, ein Schlüsselenzym im 4-Aminobuttersäure-(GABA-)Stoffwechsel.

Literatur

Rating, D., F. Hanefeld, H. Siemes, J. Kneer, C. Jakobs, M. Hermier, P. Divry: A new disorder-4-hydroxyburyric aciduria. Clinical review. J. inherit. metab. Dis. 7, Suppl. 1 (1984) 90–92

Primäre Hyperoxalurie Typ I und II

Eine vermehrte Bildung und Ausscheidung von Oxalsäure (Oxalose) findet sich bei zwei verschiedenen genetischen Defekten. Typ I geht mit einer vermehrten Ausscheidung von Glykolsäure einher, Typ II zeigt neben der Hyperoxalurie eine vermehrte Ausscheidung von L-Glycerinsäure. Typ I ist bei weitem häufiger. Die Oxalose führt zu einer Ablagerung von Calciumoxalatkristallen in allen Körpergeweben, zu einer rezidivierenden renalen und vesikalen Lithiasis sowie zu einer Nephrokalzinose. Der Krankheitsverlauf ist variabel und reicht von sehr akuten Verläufen in der frühen Kindheit bis zu leichteren adulten Verläufen. Gewöhnlich sterben die Patienten in der 2. Lebensdekade an einer Niereninsuffizienz, gelegentlich aber auch an Herzversagen, verursacht durch kardiale Oxalsäureablagerungen. Eine milde Form einer Myopathie kann ebenfalls vorliegen. Alle biochemischen Abnormitäten bei der Hyperoxalurie Typ I lassen sich durch das vollständige Fehlen der peroxisomalen Alanin : Glyoxylat-Aminotransferase erklären. Bei der Oxalose Typ I konnte, mehrfach beobachtet, die Oxalsäureausscheidung durch Gabe sehr großer Mengen von Vitamin B_6 vermindert werden.

Der Typ II beruht auf einem Defekt der D-Glycerat-Dehydrogenase. Bei diesen Patienten kommt es nicht zur extra-renalen Oxalose und sie können bis in die 5. Lebensdekade überleben. Eine sekundäre Oxalurie kann nach Darmresektion und bei Malabsorption vorkommen. Um differentialdiagnostisch die verschiedenen Formen zu trennen, kommt dem gaschromatographischen Nachweis von Glykolsäure bzw. L-Glycerinsäure, die nur bei den primären Formen der Oxalose vorkommen, eine wesentliche Bedeutung zu.

Literatur

Danpure, C. J., P. R. Jennings: Peroxisomal alanine: glyoxylate aminotransferase deficiency in primary hyperoxaluria type I. FEBS Lett. 201 (1986) 20–24

Störungen im Stoffwechsel der Ketonkörper – Primäre kongenitale Ketoazidose

Defekt der zytosolischen Acetoacetyl-CoA-Thiolase

Die Patienten weisen schwere psychomotorische Symptome im Säuglingsalter auf bei persistierender Ketose und Ketonurie. Die Blutkonzentrationen für 3-Hydroxybutyrat, Acetoacetat, Lactat und Pyruvat sind erhöht; andere biochemische Auffälligkeiten fehlen.

Succinyl-CoA: 3-oxo-acid-CoA-Transferase-Mangel

Dieser Enzymdefekt manifestiert sich entweder unter dem Bild einer schweren metabolischen Azidose mit Ketonämie, Ketonurie und Hyperurikämie bereits im Neugeborenenalter oder mit einem milderen Verlauf im 1. Lebensjahr. Bei diesen Störungen im Ketonkörperstoffwechsel ist die neurologische Entwicklung immer stark beeinträchtigt. Wahrscheinlich wurde in der Vergangenheit bei einigen Säuglingen und Kleinkindern mit persistierender Ketoazidose der zugrundeliegende Defekt nicht diagnostiziert.

Störungen im Kohlenhydratstoffwechsel

Intestinale Störungen des Kohlenhydratmetabolismus

Alle Zuckerresorptionsstörungen führen zu einer „Gärungsdyspepsie", wobei wenige Stunden nach der Zuckeraufnahme ein aromatisch riechender Stuhl mit erhöhtem Gehalt an Lactat, Essigsäure, Porpionsäure und – fakultativ – nicht verdauten Zuckern abgesetzt wird. In der Regel ist der Stuhl-pH auf 6,0–5,5 herabgesetzt. Eine orale Belastung mit den betreffenden Zuckern (2 g/kg KG) führt schnell zur Entleerung eines durchfälligen Stuhls. Blutzuckerbestimmungen sind zur Diagnostik wenig verläßlich. Eine Diagnose kann über den Wasserstoffexhalationstest erreicht werden.

Saccharase-Isomaltase-Mangel

Autosomal-rezessiv ererbter Mangel an Saccharase-Isomaltase in der Dünndarmschleimhaut. Die Säuglinge entwickeln schwere chronische Diarrhöen, sobald die Nahrung Saccharose enthält. Stärke wird in der Regel toleriert. Der Enzymmangel läßt sich im Dünndarmbiopsat nachweisen. Die Diät muß saccharosearm sein.

Lactoseintoleranz

Kongenitale Lactoseintoleranz. Extrem selten, führt unter lactosehaltiger Nahrung schon in den ersten Lebenstagen zu chronischen Diarrhöen und Gedeihstörungen, die unbehandelt zum Tode führen. Im Dünndarmbiopsat liegt bei normaler Zottenmorphologie ein erheblicher Lactasemangel vor. Eine lactosefreie Nahrung ist notwendig (Soja-Milchen).

Die bei weitem häufigste Form eines **isolierten Lactasemangels** mit besonders hoher Prävalenz in bestimmten Rassen ist der erblich festgelegte, spätmanifeste Lactasemangel. Besonders stark betroffen sind die schwarzen Amerikaner, Asiaten, Afrikaner und Indianer. Oft besteht eine enge Beziehung zwischen der Prävalenz des Lactasemangels und dem Milchkonsum in einer Bevölkerungsgruppe. Die Lactoseintoleranz vollzieht sich allmählich, etwa ab dem 4. Lebensjahr, und im Erwachsenenalter haben Personen mit Lactasemangel nur eine mäßige Lactoseintoleranz bei entsprechenden Belastungsversuchen. Träger dieser erblichen Anomalie bestimmen den von ihnen tolerierten Lactosegehalt der Nahrung selbst. Die Diagnose kann nur in der Dünndarmbiopsie gestellt werden. Der orale Lactosetoleranztest mit alleiniger Blutzuckerbestimmung gibt keine verläßlichen Ergebnisse, da bei Kindern ein Blutzuckeranstieg auch ohne Vorliegen einer Lactoseintoleranz ausbleibt.

Daneben gibt es einen **erworbenen Lactasemangel** aufgrund chronischer Schädigung der Dünndarmschleimhaut.

Glucose-Galactose-Malabsorption

Die intestinale Transportstörung für beide Substanzen führt zu Durchfällen, Dehydratation und Gedeihstörung sofort nach Geburt, da praktisch alle Nahrungsmittel des Neugeborenen eine der beiden Substanzen enthalten. Ein Blutzuckeranstieg resultiert nur nach Fructosegabe, da Fructose überwiegend passiv aus dem Darmlumen heraus aufgenommen wird. Die Diät darf nur Fructose als Kohlenhydrat enthalten (in gewissen Mengen auch Saccharose), z. B. Inulin (in Topinambur).

Störungen im Galactosestoffwechsel

Lactose ist das Hauptkohlenhydrat der Milch. Nach ihrer Spaltung im Darm in Glucose und Galactose und Resorption kann die Galactose nur nach Umwandlung in Glucose als Energieträger genutzt werden. Die Umwandlung erfolgt ohne Zerstörung des Kohlenstoffgerüsts durch Umlagerung (Epimerisierung) der Hydroxylgruppe am C-4-Atom mit Hilfe von drei Enzymen: Galactokinase, Galactose-1-phosphat-uridyltransferase und Uridindiphosphat-galactose-4'-epimerase. Erbliche Mangelzustände der drei Enzyme führen zu unterschiedlichen Krankheitsbildern mit Manifestation im frühen Säuglingsalter.

Galactokinase-Mangel

Die Galactose wird nicht phosphoryliert, und der Umbau zu Glucose ist auf unterster Stufe blockiert. Ein Teil der freien Galactose wird zu Dulcit (Galactitol) reduziert, welches sich in den Körperflüssigkeiten und Geweben verteilt. Als einziges Symptom bildet sich unter Milchernährung in den ersten Lebensmonaten eine beidseitige Katarakt aus. Die Katarakt wird durch Dulcit verursacht. Leichtere Linsentrübungen sind unter galactosefreier Nahrung reversibel. Nach Milchfütterung kommt es zu hohen Galactosespiegeln im Blut und Urin mit positiver Reduktionsprobe im Urin. Der Enzymmangel läßt sich in Erythrozyten nachweisen. Die Inzidenz der autosomal-rezessiv erblichen Krankheit liegt zwischen 1:40000 und 1:100000. Sie scheint besonders unter Zigeunern vorzukommen.

Galactose-1-phosphaturidyltransferase-Mangel (klassische Galaktosämie)

Beim Transferase-Mangel ist der Galactoseumbau auf der Stufe von Galactose-1-phosphat blockiert. Diese Substanz wirkt in hoher Konzentration toxisch auf Leber, Nieren und Gehirn. Eine Kataraktbildung ist auch bei dieser Krankheit auf Dulcit (s. Galactokinase-Mangel) zurückzuführen.

Erbrechen, Durchfälle, Gedeihstörung und Hinfälligkeit wenige Tage nach Beginn der Milchfütterung sowie eine rasch progrediente Leberfunktionsstörung mit Hepatomegalie, Ikterus und Splenomegalie sind typische Symptome. Oft pfropft sich eine Sepsis mit gramnegativen Keimen und eine Hämolyse auf. Innerhalb von wenigen Wochen kann sich eine beidseitige Katarakt entwickeln. Ein mehr chronischer Krankheitsverlauf mit Hepatomegalie, Entwicklungsverzögerung und Katarakt kann bei Enzymvarianten mit Restaktivität vorkommen.

Die Labordaten weisen auf einen Leberschaden (Erhöhung der Transaminasen, Hyperbilirubinämie) und einen renal-tubulären Schaden (Hyperaminoazidurie, Albuminurie, metabolische Azidose) hin. Selten besteht eine Hypoglykämie. Im Blut ist Galactose, in den Erythrozyten ist die Konzentration von Galactose-1-phosphat erhöht. In Abhängigkeit von der Milchfütterung besteht eine Galaktosurie.

Bei frühzeitiger und vollständiger Eliminierung der Galactose aus der Nahrung bilden sich die toxischen Symptome schnell zurück. Für die Säuglingsernährung stehen verschiedene Präparate auf der Basis von Soja- und Rinderherz-Protein zur Verfügung. Eine streng galactosefreie Diät ist lebenslang beizubehalten. Unter galactosefreier Diät entwickeln sich die Kinder physisch normal und tragen keinen Leber- und Nierenschaden davon. Leichte Katarakte bilden sich oftmals zurück. Bei adoleszenten Mädchen entwickelt sich oftmals eine Ovarialinsuffizienz, deren Pathogenese noch unklar ist.

In vielen Fällen besteht trotz frühzeitiger und streng galactosefreier Diät eine mäßiggradige mentale Retardierung (IQ > 70) mit Störungen besonders der visuellen Formerfassung, sozialer Anpassung und des Lernverhaltens. Bei einigen Patienten könnte eine mögliche Selbstintoxikation, durch endogen (über Galactose-UDP-pyrophosphorylase) gebildetes Galactose-1-phosphat, für eine eingeschränkte mentale Entwicklung verantwortlich sein.

Der Enzymmangel ist am einfachsten in Erythrozyten nachweisbar. In Erythrozyten, kultivierten Hautfibroblasten sowie einigen anderen Geweben findet sich keine nennenswerte Transferaseaktivität. Ein Galactosetoleranztest sollte diagnostisch nicht eingesetzt werden. Die Frühdiagnose ist durch Neugeborenen-Screening möglich. Meist wird die Galactosekonzentration im Blut bestimmt (z. B. mit dem mikrobiologischen Paigen-Test). Die autosomal-rezessiv erbliche Krankheit hat eine Inzidenz von 1:60000 mit starken regionalen Schwankungen. Eine Pränataldiagnostik ist möglich.

Screening-Programme haben einen Polymorphismus für die Galactose-1-phosphaturidyl-Transferase ergeben. Bei den einzelnen Varianten bestehen partielle Ausfälle der Enzymaktivität und strukturell veränderte Enzymproteine. Homozygote Genträger der häufigsten, der *Duarte-Variante*, haben eine Enzymaktivität von 50% der Norm und sind klinisch unauffällig. Doppelt-heterozygote Genträger (klassische Galaktosämie/Duarte-Variante) können während der ersten Lebenswochen einen erhöhten erythrozytären Galactose-1-phosphat-Gehalt aufweisen. Bei den anderen Varianten (*Rennes-, Indiana-, Münster*-Variante; Ausnahme: *Los-Angeles*-Variante mit einer Enzymaktivität von 140% der Norm) bestehen noch geringere Enzymaktivitäten, so daß entsprechende doppelt-heterozygote Genträger (klassische Galaktosämie/Variante) in der frühen Säuglingszeit wegen klinischer Galaktosämiezeichen eine temporäre galactosefreie Ernährung benötigen. Bei der *Negro*-Variante fehlt die Transferaseaktivität in Erythrozyten; aufgrund einer Restaktivität von 10% in Leber und Dünndarmschleimhaut bleiben trotz Milchernährung häufig Symptome aus.

Literatur

Gitzelmann, R. G., R. G. Hansen: Galactose metabolism, hereditary defects and their clinical significance. In Burman, D., J. B. Holton, C. A. Pennock: Inherited Disorders of Carbohydrate Metabolism. MTP, 1980 (p. 61–101)

Uridin-diphosphatgalactose-4'-epimerase-Mangel

Ein auf Erythrozyten und Leukozyten beschränkter Enzymmangel führt zu einem erhöhten erythrozytären Galactose-1-phosphat-Gehalt, nicht aber zur Galaktosämie oder zu Krankheitszeichen. Betrifft der Enzymmangel aber Erythrozyten *und* andere Gewebe (nachweisbar an kultivierten Hautfibroblasten), so entwickelt sich unter Milchernährung das Bild einer schweren klassischen Galaktosämie mit erhöhtem erythrozytären Galactose-1-phosphat- und UDP-Galactose-Gehalt. Eine Galactoserestriktion ist notwendig. Für die Synthese von Gehirngalactosiden scheint eine ständige geringe Galactosezufuhr erforderlich zu sein. Die Prognose ist trotz entsprechender Diät durch eine erhebliche Entwicklungsverzögerung getrübt. Eine Pränataldiagnostik ist möglich.

Literatur

Henderson, M. J., J. B. Holton, R. MacFaul: Further observations in a case of uridine diphosphate galactose-4-epimerase deficiency with a severe clinical presentation. J. inherit. metab. Dis. 6 (1983) 17–20

Störungen im Fructosestoffwechsel

Fructose wird vorwiegend in der Leber, Nierenrinde und Dünndarmschleimhaut verstoffwechselt. Durch die drei Enzyme Fructokinase, Fructaldolase B und Triokinase wird sie in phosphorylierte C-3-Metabolite umgebaut, die in Glucose oder Pyruvat-Lactat überführt werden. Für die beiden ersten Enzyme sind Defekte bekannt. Fructose, Saccharose und Sorbit, der in Fructose umgewandelt wird, sind von diesen Abbaustörungen betroffen.

Essentielle Fruktosurie

Dieser Anomalie liegt ein Fructokinasemangel in Leber, Darm und Nieren zugrunde. Betroffene Personen bleiben ohne klinische Symptomatik. Das Auftreten von Fructose im Urin ist alimentär bedingt und wird meist zufällig entdeckt. Eine Behandlung ist unnötig. Die Inzidenz dieser autosomalrezessiv erblichen Anomalie liegt bei 1:130000.

Hereditäre Fructoseintoleranz, Fructaldolasemangel

Träger dieses Enzymmangels entwickeln Symptome erst nach Aufnahme fructose-(saccharose-)haltiger Nahrungsmittel. Je jünger ein Kind und je größer die aufgenommene Fructosemenge ist, desto schwerere Reaktionen sind zu erwarten. Ein Säugling, der von Geburt an teiladaptierte (fructosehaltige) Säuglingsmilch erhielt, kann bereits am Ende der ersten Lebenswoche einen lebensbedrohlichen Leberschaden mit schwerer Gerinnungsstörung aufweisen. Jedoch sind auch bei Erwachsenen Todesfälle nach Fructose- oder Sorbitinfusionen bekannt.

Bei jungen Säuglingen treten unter fructosehaltiger Nahrung zunächst unspezifische Symptome wie Erbrechen und Gedeihstörungen auf. Bei weiterer Fructosezufuhr entsteht eine progrediente Leberfunktionsstörung (Hepatosplenomegalie, Ikterus prolongatus, schwere Gerinnungsstörungen, Aszites und Ödeme) mit letalem Ausgang. Immer ist auch ein renaltubulärer Schaden (Hyperaminoazidurie, Glukosurie, Proteinurie) vorhanden. Nach Elimination der Fructose aus der Nahrung tritt schnelle Erholung ein. Verbunden mit einem mehrfachen Wechsel der Nahrung beim kranken Säugling wird unwissentlich auch die Fructosezufuhr geändert, so daß die richtige Diagnose meist erst nach mehreren Phasen des „Auf und Ab" im Befinden des Kindes gestellt wird.

Einen protrahierten Verlauf mit Hepatomegalie, gastrointestinalen und Gedeihstörungen zeigen ältere Säuglinge, die während des Abstillens erstmalig Fructose bekommen. Wegen fructoseinduzierter gastrointestinaler Beschwerden entwickeln sie früh eine Aversion gegen fructosehaltige Speisen. Diese verhindert eine frühzeitige Erkennung und stellt einen Selbstschutz dar. Solche unerkannt gebliebenen Patienten haben ein hohes Risiko, bei Infusionen von fructose- oder sorbithaltigen Lösungen (z. B. während Operationen) akut im hypoglykämischen Koma zu versterben. Kariesfreiheit im Erwachsenenalter ist ein dringender Hinweis auf Fructoseintoleranz.

Diagnostisch läßt eine mit dem klinischen Verlauf koordinierte Nahrungsanamnese an die Krankheit denken. Die nur kurzzeitig nach Fructosezufuhr auftretenden Hypoglykämien werden häufig übersehen.

Bei Verdacht auf Fructoseintoleranz muß vollständig fructosefrei ernährt werden. Ein rascher Rückgang der Symptome innerhalb von Tagen ist die erste Bestätigung der Verdachtsdiagnose. Einige Wochen später, bei normaler Leberfunktion wird ein kontrollierter intravenöser Fructosetoleranztest (200 mg/kg KG Fructose i.v.) durchgeführt. Im Falle der Fructoseintoleranz sinken Glucose- und Phosphorspiegel im Blut in charakteristischer Weise ab, während die Harnsäure- und Magnesiumkonzentration ansteigen (genauer Testverlauf s. B. Steinmann und R. Gitzelmann). Die Diagnose muß letztlich durch Aktivitätsmessung der Fructaldolase in einer funktionell normalen Leber (Leberblindpunktion) gestellt werden. Die Sicherheit der Diagnostik mit Hilfe einer Dünndarmbiopsie ist noch zu beweisen.

Zugrunde liegt ein Defekt der Fructaldolase B in Leber, Dünndarm und Nieren. Während die Enzymaktivität gegenüber Fructose-1-phosphat stark reduziert ist (0–15 % der Norm), ist sie gegenüber Fructose-1,6-diphosphat weniger stark eingeschränkt. Die Gluconeogenese ist nicht gestört, und lange Hungerperioden werden in normaler Weise toleriert. Demgegenüber akkumuliert zugeführte Fructose als Fructose-1-phosphat in Leber, Niere und Dünndarm und wirkt toxisch durch Reduktion des intrazellulären ATP-Gehaltes (Hemmung der Syntheseleistung der Leber, renal-tubulärer Schaden, gastrointestinale Symptome). Die fructoseinduzierte Hypoglykämie ist Folge einer gehemmten Glykogenolyse.

Bei einigen Kindern bleibt trotz fructose- und sorbitfreier Diät über Monate und Jahre eine Hepatomegalie bestehen. Mit zunehmendem Alter erhöht sich die Toleranz gegenüber Fructose leicht, so daß Kinder täglich bis zu

0,5–1 g und Erwachsene bis zu 2,5 g Fructose in der Regel klinisch tolerieren. Die Prognose ist unter kontrollierter Diät gut, wenn auch gewisse, histologisch nachweisbare Leberveränderungen bestehen bleiben können.

Die Inzidenz der autosomal-rezessiv vererbten Krankheit liegt zwischen 1:20000 und 1:40000.

Fructose-1,6-diphosphatase-Mangel

Bei dieser seltenen, autosomal-rezessiv erblichen Krankheit ist die Aktivität der Fructose-1,6-diphosphatase, einem Schlüsselenzym der Gluconeogenese, vermindert. Die endogene Glucoseproduktion (Gluconeogenese) aus den Vorstufen Lactat, Pyruvat, Alanin und Glycerin ist unterbunden. Sobald nach längerem Fasten (8–16 Std.) die hepatischen Glykogenreserven erschöpft sind, fällt der Blutzucker in den hypoglykämischen Bereich, und es entwickelt sich eine schwere Laktazidämie bei gleichzeitig deutlicher Hungerketonämie.

In der Hälfte der Fälle manifestiert sich eine schwere Laktazidose mit Hyperventilation, muskulärer Hypotonie, Lethargie und Koma in der ersten Lebenswoche. Die Leber ist nur leicht vergrößert. Die verbleibenden Patienten werden bis zum 4. Lebensjahr auffällig. Bei fieberhaften Infekten oder Inappetenz, zu Zeiten vermehrter Abhängigkeit von der Gluconeogenese, entwickeln sie dramatisch verlaufende ketoazidotische und hypoglykämische Krisen. Die Leber ist nur leicht vergrößert, die somatische und psychomotorische Entwicklung ist normal. Die Diagnose wird meist erst nach mehreren Krisen gestellt. Die Kinder entwickeln keine Aversion gegen Süßes und Obst.

Die Fructose-1,6-diphosphatase-Aktivität der Leber und Dünndarmschleimhaut ist meist nur in Spuren nachweisbar. Ein separates, nicht betroffenes Enzym liegt im Skelettmuskel vor. Der Verlauf eines kontrollierten Hungertests ist pathognomonisch: nach längerer Nüchternperiode bis zur Erschöpfung der Glykogenreserven (beim Kleinkind nach mehr als 16 Std.) wird der Patient rasch hypoglykämisch. Die Hypoglykämie ist glucagonrefraktär und immer mit einer ausgeprägten Ketonämie und Ketonurie kombiniert. Die Lactat-, Pyruvat- und Alaninplasmaspiegel steigen stark an, es tritt eine schwere metabolische Azidose auf mit Erbrechen, Hyperventilation, Somnolenz und Koma.

Die Toleranz gegenüber Fructose und Sorbit ist mäßig eingeschränkt. Fructose führt nicht zu gastrointestinalen Symptomen. Eine intravenöse Fructosebelastung (200 mg/kg KG i.v.) erlaubt eine diagnostische Abgrenzung (Lactatanstieg) gegenüber der hereditären Fructoseintoleranz. Schwere hypoglykämische und ketoazidotische Krisen müssen mit Glucose und reichlich Bicarbonat bekämpft werden. Lange Nüchternperioden sind zu meiden, und bei Infekten und bei Nahrungsverweigerung ist frühzeitig die intravenöse Gabe von Glucose indiziert. Fructose ist weitgehend aus der Nahrung fortzulassen, eine fett- und eiweißreiche Ernährung ist ungünstig.

Literatur

Baerlocher, K., R. G. Gitzelmann, B. Steinmann: Clinical and genetic studies of disorders in fructose metabolism. In Burman, D., J. B. Holton, C. A. Pennock: Inherited Disorders of Carbohydrate Metabolism. MTP, 1980 (p. 163–190)

Steinmann, B., R. G. Gitzelmann: The diagnosis of hereditary fructose intolerance. Helv. paediat. Acta 36 (1981) 297–316

Sonstige Störungen

Sorbitdehydrogenase-Mangel

Der Sorbitdehydrogenase-Mangel führt zu einem angeborenen Kernstar, der wahrscheinlich in der Fetalperiode entsteht. Die fehlende Enzymaktivität ist in Erythrozyten bestimmbar. Vererbung wahrscheinlich dominant.

Literatur

Shin, Y. S., M. Rieth, K. Haas, W. Endres: Sorbitol dehydrogenase in a family with congenital cataracts. Europ. J. Pediat. 141 (1984) 265

Desoxyribose-5-phosphataldolase-Mangel

Es handelt sich um einen Defekt im Abbau von 2-Desoxyribose-5-phosphat, das im Abbau von DNA anfällt und durch die spezifische Aldolase in Acetaldehyd und Glyceraldehyd-3-phosphat umgewandelt wird. Der Enzymdefekt läßt sich in Erythrozyten nachweisen. Er führt zur vermehrten Harnausscheidung von 2-Desoxyerythropentonsäure, 2-Desoxyerythropentono-1,5-lacton, 2-Desoxyerythropentono-1,4-lacton und 2-Desoxyribit-Metabolite der 2-Desoxyribose. Diese Substanzen lassen sich nur schwer extrahieren, und sie dürften deshalb üblicherweise bei der gaschromatographischen Analyse übersehen werden. Aus diesem Grunde ist zur Zeit nichts über die Häufigkeit bekannt, noch läßt sich sicher sagen, ob es sich um einen klinisch unbedeutenden genetischen Defekt handelt.

Literatur

Truscott, R. J. W., B. Halpern, J. Hammond, S. M. Hunt, R. G. M. Cotton, E. A. Haan, D. M. Danks: Abnormal desoxyribose metabolites in the urine of a child with a possible new inborn error of metabolism. Biomed. Mass Spectrom. 6 (1979) 453–459

Glykogenosen

Die Glykogenosen gehören zu den häufigsten hereditären Stoffwechselkrankheiten. Es handelt sich um Speicherungen von Glykogen, bei denen meistens die Leber (Glykogenosen Typ Ia–c, Typ III, IV, VI), die Muskeln (die Typen V und VII) oder alle Gewebe (Typ II) betroffen sind. Die hepatischen Formen führen gewöhnlich zu ausgeprägten Hepatomegalien (Ausnahme: Typ IV mit oftmals normaler Lebergröße, bei den Typen III und VI verschwindet häufig die Hepatomegalie gegen Ende der Kindheit spontan, beim Typ I wird die Lebergröße nach der Pubertät gelegentlich unter adäquater diätetischer Therapie kleiner). Die infantile Form der Glykogenose Typ II weist eine Herzinsuffizienz im frühen Säuglingsalter auf, bei der juvenilen und adulten Form des Typs II sowie den Typen V und VII stehen Muskelschwächen sowie Hypotonien im Vordergrund der Symptomatik.

Die Glykogenosen Typ II können durch elektronenoptische Untersuchung von Gewebe oder Leukozyten erkannt werden; die anderen Formen lassen sich sicher nur durch biochemische Bestimmung des Glykogengehalts der Gewebe *und* durch den Nachweis des Enzymdefektes diagnostizieren, wobei eine Gefrierkette nach Entnahme des Biopsats (in der Regel Nadelbiopsie) bis zur Bestimmung gewährleistet sein muß. Die histologische oder histochemische Untersuchung führt oftmals zu Fehlbeurteilungen, und reicht für eine sichere Diagnose allein nicht aus.

Metabolitbestimmungen im Blut (Lactat, Ketonkörper) sind als zusätzliche diagnostische Verfahren hilfreich, Belastungstests (Glucose, Glucagon, Dihydroxyaceton, Hungertests) jedoch kaum je nötig, außerdem für Kinder sehr belastend.

Neben den hereditär bedingten Glykogenspeicherkrankheiten gibt es auch sekundäre Glykogenspeicherungen (besonders bei Laktazidosen), so daß der Nachweis eines erhöhten Glykogengehaltes in den Geweben noch nicht die Diagnose „Glykogenose“ gestattet.

Glykogenosen Typ Ia–c

Bei den Glykogenosen Typ Ia–c handelt es sich um einen Defekt der Glucose-6-phosphatase. Die Glucose-6-phophatase-Gesamtaktivität wird durch mehrere, am endoplasmatischen Retikulum gebundene Enzyme bestimmt; einer Glucose-6-phophattranslokase, die Glucose-6-phosphat in die Zisternen des endoplasmatischen Retikulums einschleust, einer unspezifischen Phosphohydrolase-Phosphotransferase an der Lumenoberfläche der Zisternen und einer Phosphattranslokase, die den Efflux des anorganischen Phosphats aus den Zisternen katalysiert. Die freigesetzte Glucose diffundiert heraus. Für alle drei Enzyme sind Defekte bekannt: der Defekt der Glucose-6-phosphattranslokase führt zur Glykogenose Typ Ib, der der Phosphohydrolase-Phosphotransferase zum Typ Ia und der der Phosphattranslokase zum Typ Ic.

Glykogenose Typ Ia (v. Gierkesche Krankheit). Bei diesem Defekt ist die Bildung freier Glucose aus Vorstufen, die über verschiedene Stoffwechselwege (Glykogenolyse, Gluconeogenese, aus Galactose und Fructose) angeliefert werden, blockiert. Beim Mangel der Glucose-6-phosphatase-Gesamtaktivität stimulieren niedrige Blutzuckerwerte die Glykogenolyse und Glykogensynthese gleichzeitig. Im Rahmen der Glykogenolyse können 7% der im Leberglykogen polymerisierten Glucose, unter Vermittlung der Amylo-1,6-Glucosidase, direkt als freie Glucose ins Blut abgegeben werden, während über den Hauptabbauweg, vermittelt durch die Phosphorylase, nur phosphorylierte Glucose entsteht. Diese wandert quantitativ in die Glykolyse und führt zu einer hohen Lactatproduktion. Bei andauernd niedrigen Blutzuckerwerten werden in der Peripherie zusätzlich gluconeogenetische Vorstufen gebildet, die in der Leber die Glykogensynthese stimulieren. Somit wird in einem extrem beschleunigten Substratkreislauf zwischen Glykogen und Lactat die, insgesamt dennoch geringe, Ausbeute an freier Glucose auf höchstmöglichem Niveau gehalten. Oft liegt eine pathologische Glucosetoleranz vor. Eine Hyperurikämie ist Folge einer gesteigerten Harnsäureproduktion und einer eingeschränkten renalen Harnsäure-Clearance.

Typischerweise besteht seit Geburt eine Hepatomegalie mit stark protuberantem Abdomen. Während die Extremitäten eher dünn sind, wird die subkutane Fettablagerung, vorwiegend im Bereich der Wangen, am Stamm und am Gesäß, gefördert. Die Nieren sind ebenfalls vergrößert, es besteht keine Splenomegalie. Unbehandelte Patienten weisen einen proportionierten Minderwuchs, eine Osteopenie und gelegentlich Xanthome an den Streckseiten der Extremitäten auf. Wegen einer gestörten Plättchenfunktion besteht eine Blutungsneigung (häufiges Nasenbluten).

Die Patienten leiden unter Nüchtern-Hypoglykämien, immer in Kombination mit einer Laktazidämie (mit erhöhtem Pyruvat- und Alaninspiegel im Blut). Weiterhin besteht eine oft extreme Lipoproteinämie sowie eine Hyperurikämie. Schubweise können erhöhte Serumtransaminasen auftreten.

Die Nüchtern-Hypoglykämie ist variabel. Sie kann bereits nach kurzen Nüchternperioden auftreten. Oft bleiben die Patienten auch unter extremer Hypoglykämie (unter 10 mg/dl) symptomlos, was nur durch Vorhandensein alternativer Substrate für das Gehirn (z. B. Lactat) zu erklären ist. Variabel ist der Zeitpunkt der Diagnosestellung: während ein Teil der Fälle symptomatische Hypoglykämien mit Krampfanfällen bereits in den ersten Lebenstagen aufweist, geben oft die massive Lebervergrößerung oder eine erhebliche metabolische Azidose und ein retardiertes Wachstum jenseits des 1. Lebensjahres zur weiteren Diagnostik Anlaß. In seltenen Fällen besteht in der Kindheit eine Symptomarmut mit normalem Wachstum, mäßiger Hepatomegalie und fehlenden Hypoglykämien trotz längerer Nüchternperioden von über 12 Stunden. Permanent sind bei diesen Fällen aber die Spiegel für Lactat, Plasmalipide und Harnsäure erhöht. Hier dürfte die endogene Glucoseproduktion aus Glykogen (aus der 1,6-glykosidischen Bindung) ausreichend hoch sein.

Ein typischer Befund der 2. Lebensdekade sind multiple Leberadenome, die später karzinomatös entarten können. Ebenso führt die Hyperurikämie, die von früher Kindheit an besteht, unbehandelt ab der 2. Lebensdekade zur Gicht.

Zur Differenzierung verschiedener Glykogenosen können Toleranztests herangezogen werden. Ein Abfall der Lactatspiegel unter oraler Glucosezufuhr ist typisch für Glykogenose Typ I.

Die Diagnose läßt sich durch direkte Enzymbestimmung in nadelbioptischem Lebergewebe stellen.

Therapie. Häufige, relativ kohlenhydratreiche Mahlzeiten mit Kohlenhydraten in Form von Stärke, Oligosacchariden (Maltose) oder Glucose verhindern bzw. mildern Hypoglykämie und Laktazidämie. Da Galactose und Fructose nicht zu Glucose umgewandelt werden können, sondern den Lactatspiegel erhöhen, sollten sie aus der Nahrung eliminiert werden. Ebenso sollte der Proteingehalt der Nahrung eingeschränkt sein. Die beste Behandlung besteht derzeit in häufigen Mahlzeiten über Tag und einer kontinuierlichen nächtlichen Zufuhr von Maltodextrinen in einer Mageninfusion (6–8 g Glucoseäquivalente/kg KG/12 Stunden). Eine normalisierte Milchsäureausscheidung im Urin (Lactat/Kreatinin-Quotient) ist der sicherste Test einer ausreichenden intragastralen Kohlenhydratinfusion. Eine ständige Blutzuckerhomöostase kann die metabolischen und hormonellen Veränderungen des Glucose-6-phosphatase-Mangels korrigieren. Unter dieser Behandlung zeigen Wachstum und Lebergröße sowie Laktazidämie, erhöhte Plasmalipide und Harnsäurespiegel Normalisierungstendenzen. Bei fortbestehender Hyperurikämie ist Allopurinol einzusetzen. Die Ergebnisse mit der nächtlichen Mageninfusion sind denen des portokavalen Shunts überlegen. Durch eine Lebertransplantation (bei beginnender maligner Entartung der Leberadenome) konnte eine komplette metabolische Korrektur erzielt werden.

Glykogenose Typ Ib. Die Patienten haben die klassischen Zeichen der Glykogenose Typ I. Zusätzlich besteht eine Granulozytopenie mit abnormer Chemotaxis und Neigung zu bakteriellen Infektionen. In einigen Fällen bestand eine Agranulozytose.

Der **Typ Ic** weist die klinischen Zeichen der Glykogenose Typ Ia auf.

Der Typ Ia ist in Mitteleuropa die häufigste Glykogenoseform.

Literatur

Lange, A. J., W. J. Arion, A. L. Beaudet: Type Ib glycogen storage disease is caused by a defect in the glucose-6-phosphate translocase of the microsomal glucose-6-phosphatase system. J. biol. Chem. 255 (1980) 8381–8384

Malatack, J. J., S. Iwatsuki, J. C. Gartner, T. Roe, D. N. Finegold, B. W. Shaw jr., B. J. Zitelli, T. E. Starzl: Liver transplantation for type I glycogen storage disease. Lancet 14 (1983) 1073–1074

Schaub, J., K. Heyne: Glycogen storage disease type Ib. Europ. J. Pediat. 140 (1983) 283–288

Glykogenose Typ II (α-1,4-Glucosidase-[saure-Maltase-]Mangel) (Pompesche Krankheit)

Diese generalisierte Glykogenose wird in drei Gruppen unterteilt.

Bei der *infantilen Form* ist das Hauptsymptom eine extreme Muskelhypotonie. Die Kinder fallen in den ersten 3 Lebensmonaten auf. Gewöhnlich führt Herzversagen innerhalb des 1. Lebensjahres zum Tode. Vor Beginn der kardialen Dekompensation besteht keine Hepatomegalie. Am Herzen liegt eine biventrikuläre Hypertrophie mit Einengung der linken Ausflußbahn vor. Die Glucosehomöostase ist ungestört; die Blutspiegel für Lactat, Harnsäure und Lipide sind normal.

Nahezu alle Körperzellen weisen eine Speicherung normal strukturierten Glykogens in den Lysomonen auf. Besonders befallen sind die Ventrikelwände des vergrößerten Herzens, Leber, Muskeln und Zentralnervensystem, hier besonders die motorischen Kerne in Hirnstamm und Rückenmark. Lymphozytenvakuolen sind konstant vorhanden. Die Glykogenspeicherung findet bereits in der Fetalperiode statt.

Bei der *juvenilen Variante* sind erste Krankheitszeichen in der frühen Kindheit vorhanden. Hauptsymptome sind Muskelschwäche und Muskelhypotonie, während eine Herzbeteiligung fehlt. Es besteht eine langsame Progredienz mit letalem Ausgang in der 2. Lebensdekade.

Die *adulte Variante* zeigt eine langsam progrediente Muskelschwäche, die erst im Erwachsenenalter manifest wird. Im Sarkoplasma finden sich eine Glykogenspeicherung und pathologisch vergrößerte Mitochondrien. Die Elektromyographie ist pathologisch verändert. Herz, Leber und Gehirn sind frei von Glykogenspeicherung.

Bei allen drei Varianten besteht ein generalisierter hochgradiger Mangel der lysosomalen α-1,4-Glucosidase. Bei allen Varianten ist die Ausscheidung von Oligosacchariden im Urin erhöht.

Die Diagnose beruht auf dem Nachweis eines erhöhten Glykogengehalts in verschiedenen Geweben (z. B. in der Muskelbiopsie) sowie auf dem Nachweis eines α-1,4-Glucosidase-Mangels in Leukozyten und kultivierten Hautfibroblasten. Außerdem findet sich eine vermehrte Urinausscheidung von Oligosacchariden. Die Krankheit ist autosomal-rezessiv erblich. Es scheint, daß die infantilen und juvenilen Formen der Erkrankung genetische Compounds verschiedener Allele sind. Die Pränataldiagnostik ist möglich.

Verschiedene Therapieansätze mit saurer Maltase aus Aspergillus niger sowie mit α-1,4-Glucosidase aus menschlicher Plazenta waren erfolglos.

Glykogenose Typ III (Cori-Krankheit, Amylo-1,6-Glucosidase-Mangel)

Bei fehlender Aktivität des Debranching-Enzyms werden zwar die Außenketten des Glykogens im Rahmen der Glykogenolyse durch Phosphorylase abgebaut, hingegen werden die inneren Verzweigungen des Moleküls nicht angegriffen. Das in Leber, Muskel und Herzmuskel gefundene Glykogen hat kurze äußere Seitenketten (Struktur eines Grenzdextrins). Bei Kindern unterscheidet sich diese Form klinisch gelegentlich wenig von dem Typ I. In anderen Fällen verläuft sie nur mit geringen Symptomen. Es besteht eine Hepatomegalie, die von einer Splenomegalie begleitet sein kann. Die Lebergröße normalisiert sich, zumindest bei einigen Patienten, nach der Pubertät. Das Wachstum kann im Kindesalter retardiert sein, oft besteht das Bild einer Myopathie mit Muskelschwäche. Der klinische Verlauf ist milder als bei Glykogenose Typ I. Die Prognose für die weitere Entwicklung ist günstig. Selten kommt es zu Hypoglykämien. Im Gegensatz zur Glykogenose Typ I kann eine ausgeprägte Hungerketose ohne begleitende Laktazidämie auftreten. Eine Hyperlipidämie kann bestehen; ebenso können die Serumtransaminasen mäßig erhöht sein. Der Harnsäurespiegel ist normal.

Der Enzymdefekt dieser autosomal-rezessiv erblichen Krankheit ist in Lebergewebe, aber auch in Fibroblasten und Leukozyten nachweisbar. Auf der Basis der Aktivitätsmessung des Enzyms mit verschiedenen Substraten in Leber- und Muskelgewebe lassen sich verschiedene Varianten unterscheiden.

Eine diätetische Behandlung ist nur notwendig, wenn Hypoglykämien und Hyperurikämie bestehen. Sie entspricht dann der Behandlung beim Typ I, jedoch mit relativ hohem Proteinanteil.

Glykogenose Typ IV (Andersen-Krankheit, Amylo-(1,4)-(1,6)-Transglucosidase-Defekt)

Durch das Fehlen des Brancher-Enzyms (Amylo-[1,4]-[1,6]-Transglucosidase) werden keine Verzweigungsstellen im Glykogen gebildet, und das in der Leber abgelagerte Glykogen ähnelt mit längeren äußeren Seitenketten in der Struktur dem Amylopectin.

Die Kinder entwickeln im 1. Lebensjahr eine Leberzirrhose, an der sie bereits im 2. Jahr versterben. Die Blutzuckerregulation ist nicht beeinträchtigt. Der Leberzirrhose könnte eine Fremdkörperreaktion gegen das strukturell abnorme Glykogen zugrunde liegen. Da der Glykogengehalt der Leber normal sein kann, kommen der enzymatischen Diagnostik, die am besten an Leukozyten durchgeführt wird, und der chemischen Charakterisierung des Glykogens entscheidende diagnostische Bedeutung zu. Die Aktivität des Brancher-Enzyms beträgt in Leber und Leukozyten etwa 10 % der Norm. Die Krankheit ist autosomal-rezessiv erblich. Eine Pränataldiagnostik ist theoretisch möglich.

Glykogenose Typ V (McArdle-Krankheit, Muskelphosphorylase-Defekt)

Bei dieser Erkrankung ist die Aktivität der Muskelphosphorylase stark gegenüber der Norm (unter 0,5 %) vermindert. Muskelglykogen kann für die Muskelarbeit nicht genutzt werden.

Klinisches Leitsymptom sind belastungsabhängige schmerzhafte Muskelkrämpfe. Bei starker muskulärer Belastung kann es zu einer Myoglobinurie (mit Erhöhung der muskelständigen Enzyme im Blut) kommen. Leichte Beschwerden, wie Ermüdbarkeit und Muskelschwäche, können bereits in der Kindheit beginnen. Das Vollbild mit schweren Muskelkrämpfen und Myoglobinurie ist erst zwischen dem 20. und 40. Lebensjahr vorhanden. Später treten Muskelschwäche und Muskelschwund in den Vordergrund. Eine normale körperliche Belastung wird gut toleriert. Die Blutzuckerregulation ist ungestört. Im Muskelischämietest fehlt die Lactatproduktion. Der Nachweis des Enzymdefekts erfolgt durch Muskelbiopsie. Der Glykogengehalt im Muskelgewebe ist mäßig erhöht, die Aktivität der Muskelphosphorylase hochgradig vermindert. Die Krankheit ist autosomal-rezessiv erblich.

Eine *infantile Variante* dieser Krankheit führt bereits in den ersten Lebenswochen zum Tode unter dem Bild der progressiven Muskelschwäche mit Ateminsuffizienz.

Glykogenose Typ VI (Leberphosphorylase-Defekt)

Die Patienten haben lediglich eine z.T. massive Hepatomegalie in der Kindheit, die sich aber mit zunehmendem Alter deutlich zurückbilden kann. Das Wachstum ist normal. Hypoglykämien bestehen nicht. Die Serumlipide und die Transaminasen können leicht erhöht sein. Die Aktivität der Leberphosphorylase ist vermindert. Die Leukozytenphosphorylase kann ebenfalls betroffen sein. Der Enzymdefekt läßt sich meist in Leukozyten nachweisen. Die Krankheit ist autosomal-rezessiv erblich. Eine Therapie ist nicht erforderlich.

Die gleiche Symptomatik besteht bei einer Störung im Leberphosphorylase-aktivierenden System – bei Mangel der Phosphorylase-b-kinase (Aktivität unter 10 % der Norm). Es gibt eine autosomal-rezessiv und eine X-chromosomal erbliche Form sowie Formen mit unterschiedlichen Aktivitäten in verschiedenen Geweben. Der Glykogengehalt in der Leber ist erhöht. Die Phosphorylase ist sehr instabil, was bei unsachgemäßer Lagerung des Biopsats zu falsch-positiven Ergebnissen führen kann.

Glykogenose Typ VII (Phosphofructokinase-Defekt der Muskeln)

Die Symptome des Phosphofructokinase-Mangels ähneln der Glykogenose Typ V. Schmerzen und Muskelkrämpfe nach Muskelarbeit sind aber leichter ausgeprägt. Bei einem Defekt dieses in der Muskelglykolyse lokalisierten Enzyms (Restaktivität: 1–3% der Norm) ist die Nutzung des Glykogens, aber auch der Glucose für die Muskelarbeit beeinträchtigt. Der Muskelglykogengehalt, subsarkolemmal gelegen, ist mäßig erhöht. Meist liegt parallel eine Reduktion der Erythrozyten-Phosphofructokinase vor, was zu einer hämolytischen Anämie führen kann.

Andere Glykogenoseformen

Klinisch auffällig ist die sogenannte Glykogenose mit Fanconi-Syndrom, bei der gleichzeitig Zeichen des renal-tubulären Schadens mit extrem starker Glukosurie vorliegen. Der Enzymdefekt ist unbekannt, jedoch findet man zumindest in der Neonatalperiode eine Störung im Galactosestoffwechsel. Ein erhöhter Glykogengehalt in der Leber findet sich außerdem bei der Fructoseintoleranz und dem Fructose-1,6-diphosphatase-Mangel. Manche Glykogenosen lassen sich bisher nicht einordnen.

Literatur

Brivet, M., N. Moatti, A. Corriat, A. Lemonnier, M. Odievre: Defective galactose oxidation in a patient with glycogen storage disease and Fanconi syndrome. Pediat. Res. 17 (1983) 157–161

Glykogensynthetase-Defekt

Diese seltene Krankheit manifestiert sich im Kleinkindesalter unter dem Bild der ketotischen Hypoglykämie mit morgendlichen Hypoglykämien, Krampfanfällen und sehr starker Ketonämie und Ketonurie. Die Glykogensynthese der Leber (nicht des Muskels) ist stark vermindert, ebenso der Leberglykogengehalt. Die Aktivität der Glykogensynthetase liegt unter 2% der Norm. Während Nüchternphasen kann Leberglykogen nicht zur Blutzuckerhomöostose beitragen, aber die Lipolyse und Ketonkörperproduktion sowie die Gluconeogenese sind sehr aktiv. Nach Glucose kommt es zu einem überhöhten Blutglucoseanstieg. Therapeutisch sind häufige Mahlzeiten mit einem hohen Proteinanteil sinnvoll. Die Krankheit ist autosomal-rezessiv erblich.

Störungen im Pyruvat-Lactat-Stoffwechsel

Unter normalen Bedingungen (einschließlich postprandialer Situationen, langer Nüchternperioden und üblicher Erkrankungen) liegt die Lactatkonzentration im Blut konstant zwischen 1 und 2 mmol/l, bei Kindern wurden 1,5 mmol/l kaum überschritten. Die Produktion von Lactat, Endprodukt der anaeroben Glykolyse, steigt aber unter anaeroben Stoffwechselbedingungen wie schwerer Muskelarbeit, Hypoxie (Sepsis) und Kreislaufkollaps. Bei extremem Lactatanstieg wird die Pufferkapazität überschritten, und der pH-Wert kann unter 7,0 fallen. Das täglich anfallende Lactat (bei Erwachsenen über 100 g) wird in der Skelettmuskulatur zu Kohlendioxid und Wasser oxidiert und in der Leber (unter Ruhebedingungen zu 60–70%) durch Gluconeogenese wieder in Glucose überführt.

Verschiedene genetische Stoffwechselstörungen führen zur Laktazidämie, entweder aufgrund eines Defekts der Gluconeogenese oder durch Störungen im oxidativen Pyruvatabbau.

Störungen der Gluconeogenese

Die vier gluconeogenetischen Schlüssel-Enzyme sind:
Glucose-6-phosphatase,
Fructose-1,6-diphosphatase,
Phosphoenolpyruvatcarboxykinase,
Pyruvatcarboxylase.
Defekte der beiden erstgenannten Enzyme S. 414f. u. S. 411.
Bei ihnen tritt die Laktazidämie im Hungerzustand bei fallender Blutglucose auf.

Ein **Phosphoenolpyruvatcarboxykinase-Mangel** wurde bisher selten beschrieben. Die Patienten weisen ebenfalls Hypoglykämien und Laktazidosen auf. Die verminderte Aktivität der mitochondrialen Phosphoenolpyruvatcarboxykinase kann in Fibroblasten nachgewiesen werden.

Pyruvatcarboxylase-Mangel. Leitsymptom ist eine chronische Laktazidämie, parallel sind Pyruvat und Alanin im Blut erhöht, und alle drei Substanzen werden in großen Mengen im Urin ausgeschieden. Die Blutlactatspiegel liegen bei 4–5 mmol/l und können unter Streßbedingungen und bei Infektionen – auch schon in der Neugeborenenphase – bis auf 10–20 mmol/l ansteigen. Kinder, die solche azidotische Krisen überleben, sind schwerst psychomotorisch retardiert und zeigen vielfältige neurologische Symptome (Störungen des Muskeltonus, dystone Bewegungsstörungen, Ataxie, abnorme Augenbewegungen, Krampfanfälle). Hypoglykämien sind selten. Unter ständiger Zufuhr großer Mengen von Bicarbonat läßt sich oftmals die Azidose ausgleichen. Bei einer Sonderform ist die Laktazidose mit einer Hyperammonämie, Zitrullinämie und Ketonämie kombiniert. Die Patienten verstarben bereits in der Neonatalperiode.

Die Aktivität der Pyruvatcarboxylase – die Messung sollte in kultivierten Hautfibroblasten erfolgen – liegt unter 5% der Norm. Die Aktivität läßt sich durch Biotin (Cofaktor der Carboxylasen) nicht stimulieren. Eine Pränataldiagnostik ist bei der autosomal-rezessiv erblichen Erkrankung möglich.

Literatur

Haworth, J. C., B. H. Robinson, T. L. Perry: Lactic acidosis due to pyruvate carboxylase deficiency. J. inherit. metab. Dis. 4 (1981) 57–58

Störungen der Pyruvatoxidation

Pyruvatdehydrogenase-Mangel. Die Pyruvatdehydrogenase katalysiert den Abbau von Pyruvat zu Acetyl-CoA und CO_2. Sie ist ein Enzymkomplex, der neben drei strukturell zusammenhängenden Enzymen aus einer inaktivierenden spezifischen Phosphatase und einer aktivierenden spezifischen Kinase besteht. Die drei strukturell zusammenhängenden Enzyme sind E_1 = Pyruvatdecarboxylase, E_2 = Dihydrolipoyltransacetylase, E_3 = Dihydrolipoyldehydrogenase. Dieser nicht reversible Enzymschritt liegt an zentraler Stelle im Stoffwechsel zwischen Glykolyse und Citratzyklus. Er ist regulatorischen Prozessen unterworfen und beeinflußt die Energiebilanz und Brennstoffverteilung einzelner Gewebe, besonders des Gehirns.

Beim Pyruvatdehydrogenase-Mangel liegt eine Laktazidose in Kombination mit neurologischen Symptomen vor. Bei schwerem Aktivitätsmangel ist die psychomotorische Entwicklung stark beeinträchtigt und es bestehen schwerste neurologische Symptome, wie Muskelhypotonie, Koordinationsstörungen, Krampfanfälle, Bulbärparese, mangelnde Reaktionen auf visuelle und akustische Reize. Weiterhin finden sich Mikrozephalie, ausgedehnte Hirnsubstanzdefekte und oftmals Gesichtsdysplasien. Schwere angeborene Laktazidosen verlaufen bereits in den ersten Lebensmonaten tödlich. Bei etwas größerer Restaktivität treten neurologische Symptome (Ataxie, Choreoathetose, Polyneuropathie, Optikusatrophie) im Kleinkindesalter oder später auf.

Die chronische oder auch nur periodisch auftretende Laktazidämie ist von einer Pyruvat- und Alaninerhöhung begleitet (meist konstantes Verhältnis der drei Substanzen zueinander). Die Metabolite werden auch im Urin ausgeschieden und finden sich erhöht im Liquor cerebrospinalis. Die Lactatwerte im Blut liegen ohne Therapie zwischen 2,5 und 6,0 mmol/l, in seltenen Fällen oder periodenweise bei 10 mmol/l. Nach Kohlenhydratbelastung resultiert ein deutlicher, zum Teil lebensbedrohlicher Lactatanstieg.

Der Enzymdefekt sollte in kultivierten Hautfibroblasten nachgewiesen werden. Meist ist das E_1-Enzym (Decarboxylase) betroffen, und die Restaktivität der Gesamt-Pyruvatdehydrogenase liegt zwischen 10 und 20% der Norm. Geringere Aktivitäten von 5% sind selten. Bei einer Restaktivität von unter 15% manifestiert sich die schwere Laktazidämie im Säuglingsalter, Aktivitäten von 20–35% führen zu leichteren Symptomen mit Ataxie und Neuropathie, und bei Enzymaktivitäten von 35 und 50% sind milde Verläufe beschrieben. Die Enzymmessung ist auch im Muskelbiopsat möglich. Defekte in den regulierenden Enzymen (Kinase, Phosphatase) wurden nachgewiesen.

Schwere Laktazidosen benötigen permanente Pufferung. Oftmals lassen sich durch kohlenhydratarme und fettreiche Ernährung die Lactatproduktion senken und die Ketonkörperproduktion stimulieren. Letztere stehen dem Gehirn dann als alternatives Substrat zur Verfügung. Nur in Einzelfällen lassen sich Laktazidosen und klinische Symptomatik durch pharmakologische Dosen von Thiamin (Cofaktor des Enzymkomplexes) beeinflussen.

Nicht in jedem Fall von primärer Laktazidämie läßt sich ein Enzymdefekt finden. Selbst wenn alles auf einen gestörten Pyruvatabbau deutet, ist ein Enzymdefekt in kultivierten Fibroblasten nur in etwa 30% der Fälle nachweisbar. In seltenen Fällen ist ein Pyruvatdehydrogenase-Mangel auf nur ein Organ, z. B. auf das Gehirn, beschränkt. Bei dem isolierten Pyruvatdehydrogenase-Defekt des Gehirns findet sich neben der schweren Zerebralsymptomatik nur ein deutlich erhöhter Lactatspiegel im Liquor. Der Enzymdefekt ist nur im Gehirnbiopsat nachzuweisen, ein diagnostisches Verfahren, das sich im Regelfall verbietet. Der Pyruvatdehydrogenase-Komplex ist bei der Friedreichschen Ataxie primär nicht gestört.

Im Falle eines **Dihydrolipoyldehydrogenase-(sog. E_3-)Mangels** akkumulieren neben Lactat, Pyruvat und Alanin auch die verzweigtkettigen Aminosäuren Leucin, Valin und Isoleucin sowie ihre Ketoanaloge und α-Ketoglutarat in den Körperflüssigkeiten. Dieses Enzym ist Bestandteil der Pyruvat-, verzweigtkettigen Ketosäuren- (s. Ahornsirupkrankheit) und α-Ketoglutaratdehydrogenasen.

Literatur

Prick, M., F. Gabreëls, W. Renier, F. Trijbels, H. Jaspar, K. Lamers, J. Kok: Pyruvate dehydrogenase deficiency restricted to brain. Neurology 31 (1981) 398–404

Robinson, B. H., J. Taylor, W. G. Sherwood: The genetic heterogeneity of lactic acidosis: Occurrence of recognizable inborn errors of metabolism in a pediatric population with lactic acidosis. Pediat. Res. 14 (1980) 956–962

Hereditäre Defekte der mitochondrialen Atmungskette

Es sind mehrere hereditäre Defekte der mitochondrialen Atmungskette bekannt, die mit klinischen Symptomen einhergehen. Diese klinischen Symptome weisen eine große phänotypische Heterogenität auf. Jedoch läßt sich aus den bisherigen Beobachtungen folgern, daß die Defekte der mitochondrialen Atmungskette immer vergesellschaftet sind mit Muskelschwäche und Belastungsinsuffizienz, wobei Störungen anderer Organe hinzukommen können wie des Zentralnervensystems (Poliodystrophie oder Veränderungen, die der subakuten nekrotisierenden Enzephalomyelopathie Leigh entsprechen), des Herzens (Kardiomyopathien), der Niere (tubuläres Fanconi-Syndrom). Dabei schälen sich einige Symptomkombinationen heraus wie Myopathie mit Kardiomyopathie (z. T. kombiniert mit Kleinwuchs,

Laktazidose, Katarakt oder multiplen Hirninfarkten); progrediente externe Ophthalmoplegie oder okulopharyngeale Myopathie; bald nach der Geburt manifeste schwere Muskelhypotonie („floppy infant"), Areflexie, Ateminsuffizienz, Laktazidose mit oder ohne Fanconi-Syndrom oder Alpers-Syndrom (Poliodystrophie); Hypermetabolismus.

Histologisch oder elektronenmikroskopisch weisen die Muskeln eine abnorme Verteilung und Struktur der Mitochondrien auf, wobei diese häufig Fetttröpfchen und Glykogen enthalten. Es besteht fast konstant eine Lactaterhöhung im Blut, die sich sehr stark bei körperlicher Belastung verstärkt.

Nachgewiesene hereditäre Defekte sind ein Mangel an Cytochrom b bzw. eine verminderte Aktivität der Cytochrom-c-Oxidase, der NADH-CoQ-Reduktase und der Succinat-Cytochrom-c-Reduktase. Daneben gibt es aber zweifellos auch sekundäre Defekte der Atmungskette, z. B. beim Kupfermangel (herabgesetzte Aktivität der Cytochrom-c-Oxidase bei dem Zellweger-Syndrom). Insbesondere bei Cytochrom-c-Oxidase-Mangel läßt sich heute nicht immer sicher sagen, ob es sich um primäre hereditäre Defekte oder um sekundäre Funktionsstörungen handelt.

Bei den meisten dieser Krankheiten besteht ein autosomal-rezessiver Erbgang, in einigen Fällen wurde aber auch ein dominanter oder ein geschlechtsgebundener Erbgang dokumentiert.

Zur Diagnostik dieser Krankheiten gehören der Nachweis der Lactaterhöhung im Blut, der Nachweis der gestörten Atmungskettenfunktion in isolierten Mitochondrien bzw. der Enzymdefekte in Biopsiematerial der Muskeln sowie der elektronenoptischen Veränderungen der Mitochondrien.

Eine kausale Therapie ist nicht bekannt.

Literatur

Luft, R., D. Ikkos, G. Palmierí, L. Ernster, B. Afzelius: A case of severe hypermetabolism of nonthyroid origin with a defect in the maintenance of mitochondrial respiratory control: a correlated clinical, biochemical and morphological study. J. clin. Invest. 41 (1962) 1776–1804

Sengers, R. C. A., A. M. Stadhouders, J. M. F. Trijbels: Miochondrial myopathies. Clinical, morphological and biochemical aspects. Europ. J. Pediat. 141 (1984) 192–207

Trijbels, J. M. F., R. C. A. Sengers, W. Ruitenbeek, J. C. Fischer, J. A. J. M. Bakkeren, A. J. M. Janssen: Disorders of the mitochondrial respiratory chain; clinical manifestations and diagnostic approach. Europ. J. Pediat. 148 (1988) 92–97

Störungen im Carnitinstoffwechsel

Carnitin ermöglicht den Transport langkettiger Fettsäuren in die Mitochondrien und ist somit für ihre β-Oxidation unerläßlich. Der tägliche Bedarf wird z. T. durch Eigensynthese in der Leber, zum größten Teil aber aus tierischen Produkten über die Nahrung gedeckt. Durch aktive Transportprozesse gelangt Carnitin aus dem Plasma in die Gewebe der Peripherie. Die höchsten Gewebsspiegel finden sich in der Skelettmuskulatur, gefolgt von Leber und Herzmuskel.

Bei Bedarf werden langkettige Fettsäuren aus dem Blut in Muskel- und Leberzellen aufgenommen, wo sie im Zytosol zu den entsprechenden Coenzym-A-Estern umgewandelt werden. Der Transport der Coenzym-A-Ester der langkettigen Fettsäuren in die Mitochondrienmatrix kann nur nach Veresterung mit Carnitin erfolgen. Hierfür ist die Carnitin-Palmityltransferase, ein an den Oberflächen der inneren Mitochondrienmembran lokalisiertes Enzym, das wahrscheinlich in zwei Formen vorliegt, notwendig.

Glykogen ist die primäre Energiequelle für Muskelarbeit. Mit Erschöpfung der Glykogenspeicher, während langdauernder Belastung, oder auch nach langdauerndem Fasten tritt die Fettsäureoxidation in den Vordergrund und wird zur Hauptenergiequelle. Entsprechend werden Störungen im Lipidmetabolismus, bei dem Carnitin eine wesentliche Rolle spielt, während längerdauernder Fastenperioden oder längerdauernder Muskelarbeit manifest.

Es werden im weiteren einige primäre Carnitinstoffwechselstörungen dargestellt. In wachsender Zahl werden sekundäre Carnitinmangelzustände – im Blut oder verschiedenen Geweben – bei verschiedenen angeborenen und erworbenen Krankheiten berichtet: Propionazidämie, Methylmalonazidurie, multipler Acyl-CoA-Dehydrogenase-Mangel und anderen Fettsäureoxidationsstörungen, bei verschiedenen Muskel-, Leber- und Nierenerkrankungen, bei Mangelernährung und Diabetes mellitus.

Carnitin-Palmityltransferase-Mangel (muskulärer Typ)

Körperliche Überanstrengung, seltener längere Nahrungskarenz und fieberhafte Infekte führen zur Rhabdomyolyse. Viele der etwa 25 beschriebenen Patienten litten bereits in der Kindheit unter Muskelschmerzen und rezidivierenden Myoglobinurien. Schmerzen, Schwellungen und Schwächen im Bereich belasteter Muskelgruppen sowie Pigmenturie treten spätestens einige Stunden nach stärkerer körperlicher Belastung (Wandern, Fußballspielen) auf. Akutes myoglobinurisches Nierenversagen tritt häufig auf, ebenso wie eine respiratorische Insuffizienz durch Beteiligung der Atemmuskulatur zur assistierten Beatmung zwingt.

Im Muskelischämietest kommt es zur regelrechten Lactatproduktion. Der Plasmacarnitinspiegel liegt im Normbereich.

Der Enzymmangel läßt sich durch direkte Enzymbestimmung im Muskelgewebe (im freien Intervall) sichern; die Enzymaktivitäten liegen zwischen 5 und 20% der Norm. Leukozyten, Thrombozyten und kultivierte Hautfibroblasten sind ebenfalls zum Nachweis des Enzymmangels geeignet. Der Lipidgehalt der Muskulatur ist normal oder leicht erhöht.

Ein Hinweis auf die Erkrankung findet sich nach 2- bis 3tägigem Hungern durch einen CK-Anstieg (und eine Myoglobinurie). Ein mangelhafter Anstieg der Plasmaketonkörper ist nur zu erwarten, wenn der Enzymmangel auch die Leber betrifft. Die Krankheit ist autosomal-rezessiv erblich. Als Prophylaxe zur Verhinderung von Rhabdomyolyseschüben empfiehlt sich, schwere körperliche Belastungen, längere Nahrungskarenz und Kälteexpositionen zu meiden und die Diät fettarm und kohlenhydratreich zu gestalten.

Hepatischer Carnitin-Palmityltransferase-Mangel

Bei diesem seltenen, auf die Leber beschränkten Enzymdefekt unterbleibt die Ketonkörperproduktion während des Hungerns, und es entwickelt sich eine Hypoglykämie. Eine Muskelsymptomatik fehlt. Durch Zufuhr von mittelkettigen Triglyceriden, für deren Mitochondrientransport Carnitin nicht erforderlich ist, kann die Ketonkörperproduktion wiederhergestellt und eine Hypoglykämie verhindert werden.

Systemischer Carnitinmangel

Die Symptomatik des systemischen Carnitinmangels ist nicht einheitlich. Alle bisher berichteten Patienten hatten eine Hypotonie und Muskelschwäche – meist angeboren und langsam progredient – und eine exzessive Lipidspeicherung in der Skelettmuskulatur. Meist war das klinische Bild geprägt durch akute Episoden einer Enzephalopathie mit Somnolenz und Koma mit Beginn im Säuglings- oder Kleinkindalter. Dabei ähnelte die Symptomatik mit Fettleber, erhöhten Leberenzymen, Hyperammonämie und hartnäckigen Hypoglykämien sehr dem *Reye-Syndrom*. Bei einigen Patienten trat eine kongestive Kardiomegalie hinzu. Ein Teil der Patienten verstarb unter dem Bild der kardiorespiratorischen Insuffizienz, andere erholten sich spontan oder nach Carnitinsubstitution. Mehrfach war die *hypoketonämische Hypoglykämie* von einer starken Ausscheidung von kurz- und mittelkettigen Dicarbonsäuren und ihren Konjugaten begleitet. Konstant erhöhte Serum-CK-Werte können auftreten.

Eine weitere Manifestation des systemischen Carnitinmangels ist die familiäre kindliche Kardiomyopathie mit Kardiomegalie und Herzinsuffizienz, die unbehandelt im frühen Kindesalter zum Tode führt.

Alle Patienten wiesen einen extrem niedrigen Carnitinspiegel im Plasma (meist unter 5% der Norm), in der Leber, in der Skelettmuskulatur und im Herzmuskel auf. Eine Carnitinsubstitution ist indiziert. Unter hohen Dosen von L-Carnitin (bis zu 250 mg/kg/Tag) besserte sich bei einigen Patienten die Muskelkraft. Die Carnitinspiegel im Blut, nicht aber in allen Geweben, stiegen in den Normbereich an.

Inzwischen wurde für viele der oben beschriebenen Patienten nachgewiesen, daß kein primärer Carnitinmangel vorlag, sondern daß es sich um sekundäre Carnitinmangelzustände aufgrund von Enzymdefekten der intramitochondrialen β-Oxidation der Fettsäuren handelte (meist um einen Acyl-CoA-Dehydrogenase-Mangel für die mittelkettigen Fettsäuren, S. 402).

Kürzlich wurde bei wenigen Patienten, welche im Säuglingsalter nach längerer Nüchternperiode komatös wurden und schwere hypoketonämische Hypoglykämien entwickelten, als Ursache für extrem tiefe Carnitinspiegel in Plasma, Leber und Skelettmuskulatur ein gestörter Carnitintransport in der Niere, in der Muskulatur und in Fibroblasten, nicht aber in der Leber, aufgedeckt. Entsprechend ließ sich durch Substitution von L-Carnitin der Plasma- und Leber-Carnitinspiegel normalisieren, nicht aber der in der Muskulatur.

Myopathischer Carnitinmangel

Charakteristika dieser Krankheit sind eine generalisierte Muskelschwäche, eine Lipidspeicher-Myopathie und ein verminderter Carnitingehalt im Muskel. Die Muskelschwäche, begleitet von erhöhten Plasma-CK-Aktivitäten, manifestiert sich meist in der Kindheit, betrifft besonders proximale Extremitäten- und Stammuskulatur und ist langsam progredient.

In der Muskelbiopsie liegt eine ausgeprägte Fettinfiltration, besonders der Typ-I-Fasern (in Mitochondriennähe), vor. Der Carnitingehalt des Muskels liegt (9 Patienten) bei 5–30% der Norm, während der Plasmacarnitinspiegel im Normbereich liegt. Im Fastentest ist die Ketonkörperproduktion normal, was auf einen ungestörten Lipidmetabolismus in der Leber hinweist. Der primäre Defekt betrifft wahrscheinlich den aktiven Transport von Carnitin in den Muskel.

Die Krankheit wird wahrscheinlich autosomal-rezessiv vererbt. Eine Besserung der Symptomatik wurde mit Prednison und durch orale Gaben von Carnitin erzielt. Unter der Therapie wurde eine Verminderung der Lipidspeicherung in Muskelbiopsien berichtet, obwohl der Muskelcarnitinspiegel dadurch unbeeinflußt blieb.

Literatur

Gitzelmann, R., K. Baerlocher, B. Steinmann: Carnitin in der Medizin. Schattauer, Stuttgart 1987

Rebouche, C. J., D. J. Paulson: Carnitine metabolism and function in humans. Ann. Rev. Nutr. 6 (1986) 41–66

Treem, W. R., C. A. Stanley, D. N. Finegold, D. E. Hale, P. M. Coates: Primary carnitine deficiency due to a failure of carnitine transport in kidney, muscle, and fibroblasts. New Engl. J. Med. 319 (1988) 1331–1336

Waber, L. J., D. Valle, C. Neill, S. DiMauro, A. Shug: Carnitine deficiency presenting as familial cardiomyopathy: a treatable defect in carnitine transport. J. Pediat. 101 (1982) 700–705

Kindliche Hypoglykämien

Hypoglykämien im Kindesalter sind definiert als Blutzuckerspiegel von weniger als 40 mg/dl, in der Neugeborenenperiode von weniger als 30 mg/dl. Hypoglykämien können zerebrale Symptome hervorrufen (symptomatische Hypoglykämien) wie Bewußtseinseinschränkung und Krampfanfälle. Bei jungen Säuglingen können sie sich lediglich in Apathie, Unruhe, Zittrigkeit, aber auch in Atemstörungen, Apnoen und Herzstillstand äußern.

Glucose ist obligates energielieferndes Substrat für das Gehirn. Die Glucoseoxidation kann beim Kind weitgehend, z. B. während des Hungerns, durch Ketonkörper-Oxidation (β-Hydroxybutyrat, Acetoacetat) ersetzt werden, und auch Lactat kann als alternatives Substrat dienen. Die Utilisation der Ketonkörper durch das Gehirn ist im Säuglingsalter hoch und proportional der arteriellen Konzentration. So ist das Ausmaß der Ketonämie bei vorliegender Hypoglykämie entscheidend dafür, ob diese zur zerebralen Symptomatik führt. Entsprechend ihrer Ätiologie treten die einzelnen Hypoglykämieformen nach unterschiedlich langen Nüchternperioden auf und weisen während der Hypoglykämie spezifische Metabolitmuster auf.

Während des Hungerns werden, vermittelt durch niedrige Insulin- und hohe Glucagonspiegel, alle Mechanismen zur Aufrechterhaltung eines ausreichend hohen Blutzuckerspiegels und zur Bereitstellung von Ketonkörpern durch gesteigerte Lipolyse und hepatische Ketogenese aktiviert. In der frühen Hungerperiode bilden hepatische Glykogenspeicher die Hauptglucosequelle: d. h. die Blutzuckerspiegel hängen ausschließlich von der Rate der Glykogenolyse ab. Später, 17–20 Stunden nach Hungerbeginn, ist die Gluconeogenese einzige Quelle der Glucoseproduktion. Dabei limitiert die Konzentration gluconeogenetischen Ausgangssubstrats (besonders Alanin, das dem Pyruvat und Lactat der Glykolyse und dem Muskelprotein entstammt, sowie Glycerin aus der Lipolyse) die Geschwindigkeit der Gluconeogenese. Gleichzeitig steigt die Plasmakonzentration der freien Fettsäuren und Ketonkörper drastisch an. Zur Integration aller Prozesse ist ein normales endokrines System erforderlich. Hypoglykämien entstehen bei einem Ungleichgewicht von Glucoseangebot aus der Leber und der Nachfrage in der Peripherie. Ketonkörper haben einen glucosesparenden Effekt.

Kinder neigen während des Hungerns stärker zu Hypoglykämien als Erwachsene. Eine ausgeprägte Ketose mit Ketonurie sowie ein deutlicher Blutzuckerabfall bis hin in den hypoglykämischen Bereich sind nach 24stündigem Hungern normale Reaktionen im Kindesalter. Das Ausmaß beider Reaktionen nimmt mit zunehmendem Alter ab.

Hypoglykämien im Kindesalter können transitorisch vorkommen oder persistieren. Den transitorisch-neonatalen Formen der Hypoglykämie liegt entweder ein transitorischer Hyperinsulinismus (Kinder diabetischer Mütter, Rh-Inkompatibilität, Wiedemann-Beckwith-Syndrom) oder eine spezifische funktionelle Störung im Kohlenhydrat- und Fettstoffwechsel zugrunde.

Die häufigste Form der persistierenden Hypoglykämie im Kindesalter ist die *sogenannte ketotische Hypoglykämie,* gefolgt von *Hypoglykämien* aufgrund eines *Hyperinsulinismus* und von *Enzymdefekten der Leber inkl. defekter Ketogenese.* In seltenen Fällen ist ein Hypopituitarismus Ursache

Tabelle 9.**2** Metabolitkonstellation bei verschiedenen Formen von Hypoglykämie

Hypoglykämie	bei
a) mit Hypoketonämie und niedrigen Fettsäurekonzentrationen im Serum	– Hyperinsulinismus – Glucagonmangel – Nebennierenrindeninsuffizienz – Hypopituitarismus
b) mit Hypoketonämie und erhöhter Fettsäurekonzentration im Serum	– Carnitinmangel – Carnitin-Palmityltransferase-Mangel – Reye-Syndrom – multipler Acyl-CoA-Dehydrogenase-Mangel – β-Hydroxy-β-methylglutarazidurie – Acyl-CoA-Dehydrogenase-Mangel für mittelkettige Fettsäuren
c) mit (Hyper)ketonämie, ohne Lactaterhöhung	– Ketotische Hypoglykämie – Hypopituitarismus – Glykogenose Typ III – Glykogensynthetase-Mangel
d) mit Lactaterhöhung	– Glykogenose Typ I – Fructose-1,6-diphosphatase-Mangel – Phosphoenolpyruvat-Carboxykinase-Mangel – Pyruvatcarboxylase-Mangel
e) mit Lactaterhöhung und (Hyper)-ketonämie	– Fructose-1,6-diphosphatase-Mangel

einer Hypoglykämie. Die persistierenden kindlichen Hypoglykämien können folgendermaßen eingeteilt werden:
Hypoglykämie bei
- endokrinen Störungen,
- Enzymdefekten der Glykogenolyse und Gluconeogenese,
- gestörter Abstimmung von Kohlenhydrat- und Fettstoffwechsel (funktionelle Hypoglykämie),
- primärer Störung der Ketonkörperbildung.

Die Metabolitkonstellation bei den einzelnen Formen ist in Tab. 9.**2** dargestellt.

Endokrine Störungen

Hyperinsulinismus ist die häufigste Ursache persistierender Hypoglykämien im 1. Lebensjahr. Die meisten der früher als idiopathische, persistierende, nicht behandelbare, familiäre, kindliche Hypoglykämie bezeichneten Fälle sowie die leucininduzierte Form der Hypoglykämie sind hier einzuordnen.

Hypoglykämien aufgrund eines Hyperinsulinismus sind *hypoketonämisch,* d. h. während der Hypoglykämie bleiben die Blutketonkörperspiegel abnorm tief als direkte Folge der schon durch mäßig erhöhte Insulinkonzentration gehemmten Lipolyse und Ketogenese. Diese Form der Hypoglykämie geht immer mit zerebralen Symptomen einher, da dem Gehirn zu wenig primäres (Glucose) und auch alternatives (Ketonkörper) energielieferndes Substrat zur Verfügung steht. Sie ist prognostisch sehr ungünstig für die motorische und geistige Entwicklung der Kinder.

Schwerste Hypoglykämien können als Folge einer Hyperinsulinämie bereits in den ersten Lebensstunden auftreten, und selbst hochdosierte parenterale Glucosezufuhr (15 mg/kg KG/min) kann meist weitere Hypoglykämien nicht verhindern. In leichteren Fällen zeigen die Patienten im ersten Lebensjahr eine geringe Hungertoleranz, instabile Blutglucosespiegel und unvorhersehbare Hypoglykämien. Fehlende Ketonkörper im Urin nach einem hypoglykämischen Anfall weisen auf einen Hyperinsulinismus hin. Die Plasmainsulinspiegel können während kurzer Intervalle stark fluktuieren, und der Nachweis eines in Relation zum Blutzucker zu hohen Insulinspiegels kann sich schwierig gestalten. Plasmainsulinspiegel von 12 μU/ml bei einem Blutzuckerwert von 40 mg/dl sind eindeutig zu hoch.

Hyperinsulinismus im Kindesalter ist so gut wie immer durch eine diffuse Inselzellhyperplasie, fokale Inselzelladenomatose oder eine Nesidioblastose bedingt. Zum Teil liegt bei Nesidioblastosen ein relatives Überwiegen von insulinproduzierenden Zellen bei mäßiger Reduktion glucagonproduzierender und einer starken Reduktion somatostatinproduzierender Zellen vor. Nesidioblastosen sind autosomal-rezessiv erblich. Isolierte Insulinome treten praktisch erst jenseits der Adoleszenz auf.

Hypopituitarismus. Rezidivierende, symptomatische Nüchternhypoglykämien bei Neugeborenen und Säuglingen sind oft erstes Zeichen einer angeborenen Hypophyseninsuffizienz. Die Plasmainsulinspiegel sind an die Hypoglykämie adäquat angepaßt, aber die Insulinantagonisten wie Cortisol und/oder Wachstumshormon werden unzureichend stimuliert.

Wachstumshormon und Cortisol begünstigen die Verfügbarkeit und Ausnutzung der aus dem Fett stammenden energieliefernden Substrate. Bei niedrigem Plasmainsulinspiegel während des Hungerns können erhöhte Ketonkörperspiegel vorliegen, und die Patienten zeigen das Bild der sogenannten ketotischen Hypoglykämie.

Ketotische Hypoglykämie = funktionelle Nüchternhypoglykämie

Die sogenannte ketotische Hypoglykämie, die häufigste Form der kindlichen Hypoglykämien, tritt erst jenseits des 1. Lebensjahres auf, mit einem Maximum zwischen dem 2. und 7. Lebensjahr, und verschwindet später. Kinder mit dieser Symptomatik waren oft untergewichtig bei der Geburt oder hatten eine gestörte Perinatalperiode. Sie sind aktiv und untergewichtig. Der Verlauf ist meist leicht mit nur wenigen morgendlichen Hypoglykämien mit Bewußtseinseinschränkungen oder Krampfanfällen, häufig im Zusammenhang mit Infektionen.

Während der Hypoglykämien bestehen hohe Plasmaspiegel für die freien Fettsäuren und Ketonkörper und eine Ketonurie. Das Hormonprofil ist adäquat an die Hypoglykämie angepaßt. Innerhalb der Gluconeogenese liegt keine Störung vor, die Lactat-, Pyruvat- und Alaninspiegel sind niedrig. Wahrscheinlich unterscheiden sich Patienten mit ketotischer Hypoglykämie in ihrer Hungerreaktion nur quantitativ von symptomlosen gesunden Kindern. Eine im Verhältnis zur Hypoglykämie zu geringe Ketonämie dürfte für das Auftreten zerebraler Symptome verantwortlich sein. Wahrscheinlich liegt eine gestörte Feinregulation im Bereich der Leber in der Abstimmung von Fettsäureoxidation und Kohlenhydratstoffwechsel vor. Einige Kinder mit funktioneller Nüchternhypoglykämie sind während der hypoglykämischen Phasen unfähig zur gegenregulatorischen Katecholaminausschüttung (Adrenalin-hyporeaktive Hypoglykämie, Typ Broberger-Zetterström).

Ein ähnliches Manifestationsalter der symptomatischen Nüchternhypoglykämie, auch begünstigt durch Infektionen, können Störungen der Glykogenolyse (Glykogenose Typ III, Glykogensynthetase-Mangel) (S. 417, 419), Störungen der Gluconeogenese (Fructose-1,6-diphosphatase) (S. 411) sowie genetische Erkrankungen mit primärer Störung in der Fettsäureoxidation haben.

Bei *Störungen in der Glykogenmobilisierung* läuft die normale Adaptation an das Hungern beschleunigt ab. Gluconeogenese, Fettmobilisation und

Ketogenese verlaufen (bei niedrigen Plasmainsulinspiegeln) ungestört. Bei diesen Störungen liegt eine relative (Hyper-)Ketonämie ohne Lactaterhöhung vor. Die Glykogenose Typ III (Mangel an Amylo-1,6-glucosidase) kann an der Hepatosplenomegalie erkannt werden.

In diese Gruppe sind auch die Fructoseintoleranz (S. 409) und Galaktosämie (S. 407) einzuordnen, mit Hypoglykämien nur nach Belastung mit Fructose bzw. Galactose durch Hemmung der Glykogenolyse.

Bei *Defekten der Gluconeogenese,* z. B. Fructose-1,6-diphosphatase, entsteht während der Nüchtern-Hypoglykämie immer auch eine Laktazidose mit hohen Plasmaspiegeln von Pyruvat, Alanin, freien Fettsäuren und Ketonkörpern (im Falle der Glykogenose Typ I sind die Ketonkörper nicht erhöht).

Bei *hypoglykämischen Zuständen bei primär gestörter Fettsäureoxidation* (z. B. systemischer Carnitinmangel, hepatischer Carnitin-Palmityltransferase-Mangel, multipler Acyl-CoA-Dehydrogenase-Mangel, mittelkettiger Acyl-CoA-Dehydrogenase-Mangel) liegen zwar hohe Plasmaspiegel für freie Fettsäuren vor, aber die Ketonkörperproduktion ist sehr gering. Somit liegt eine *hypoketonämische Hypoglykämie* vor. Die Kinder sind nicht in der Lage, eine altersentsprechende Ketose während des Hungerns zu entwickeln, obwohl das Hormonprofil dem Hungerzustand entspricht. Die gluconeogenetischen Substrate wie Lactat, Pyruvat, Alanin oder andere Aminosäuren sind in normalen Konzentrationen vorhanden. Ungeklärt ist, ob die Hypoglykämie auf einem fehlenden glucosesparenden Effekt der Ketonkörper beruht oder auf direkter Hemmung der Gluconeogenese in der Leber bei fehlender Fettsäureoxidation.

Diagnostik. Die einzelnen Formen persistierender kindlicher Hypoglykämien unterscheiden sich voneinander in ihrem Metabolitspektrum während der Hypoglykämie. Zur Diagnostik muß die Metabolit- und Hormonanalyse im Blut zu diesem Zeitpunkt erfolgen. Glucose, Lactat, Pyruvat, β-Hydroxybutyrat, Acetoacetat, Alanin, die freien Fettsäuren und Insulin und in Erweiterung die Spiegel von Cortisol, Wachstumshormon und Glucagon sollten gemessen werden. Der Urin ist auf Aceton zu untersuchen. Durch einen Glucagontest können Glykogenspeicherung und -mobilisierung untersucht werden. Defekte der Ketogenese können über spezifische Muster der organischen Säuren diagnostiziert werden.

Differentialdiagnostisch sind der Zeitpunkt des erstmaligen Auftretens hypoglykämischer Zustände, der körperliche Untersuchungsbefund (z. B. Lebergröße), die Dauer möglicher Nüchternperioden und die familiäre Belastung (z. B. bei Enzymdefekten) zu berücksichtigen.

Bleibt ein Neugeborenes trotz hoher parenteraler Glucosezufuhr hypoglykämisch, so handelt es sich um einen schweren Hyperinsulinismus und therapeutische Konsequenzen wie Einsatz von Somatostatin und eine subtotale

Pankreasresektion sind zu erwägen. Bei älteren Kindern weisen eine Hypoketonämie bei Hypoglykämie im Hungertest bei normalen Konzentrationen freier Fettsäuren im Serum auf einen Hyperinsulinismus, erhöhte Lactat-Pyruvat-Alanin-Spiegel auf einen Block in der Gluconeogenese hin. Eine deutliche Ketonämie und Ketonurie (Acetest positiv) im Hungertest zeigt meist eine funktionelle Nüchternhypoglykämie an (ketotische Hypoglykämie), bei gleichzeitiger Hepatosplenomegalie liegt wahrscheinlich eine Glykogenose Typ III vor. Nach Zuordnung eines Patienten zu einer der o.g. Gruppen kann die genaue Ätiologie durch Belastungstests, im Falle endokriner Störungen durch weitere Provokationstests geklärt werden. Bei Enzymdefekten soll die Diagnostik mit dem biochemischen Nachweis enden.

Literatur

Aynsley-Green, A., J. M. Polak, S. R. Bloom, M. H. Gough, J. Keeling, S. J. H. Ashcroft, R. C. Turner, J. D. Baum: Nesidioblastosis of the pancreas: definition of the syndrome and the management of the severe neonatal hyperinsulinaemic hypoglycaemia. Arch. Dis. Childh. 56 (1981) 496–508

Cornblath, M., M. Poth: Hypoglycemia. In Kaplan, S. A.: Clinical Pediatric and Adolescent Endocrinology. Saunders, Philadelphia 1982 (p. 157–170)

Senior, B., J. T. Wolfsdorf: Hypoglycemia in children. Pediat. Clin. N. Amer. 26 (1979) 171–185

Wendel, U.: Hypoglykämien im Säuglings- und Kindesalter. Akt. Endokrinol. Stoffw. 4 (1983) 42–47

Wendel, U.: Diagnostisches Vorgehen bei kindlichen Hypoglykämien. Mschr. Kinderheilk. 136 (1988) 592–596

Weitere Defekte im Fettstoffwechsel

(s. auch Kap. 6)

Refsum-Krankheit (Heredopathia atactica polyneuritiformis)

Autosomal-rezessiv vererbte Abbaustörungen der verzweigtkettigen Fettsäure Phytansäure durch einen Defekt der Phytansäure-α-hydroxylase. Phytansäure entsteht im Körper aus dem mit pflanzlicher Nahrung aufgenommenen Alkohol Phytol. Durch den Einbau von Phytansäure in die verschiedenen Fette entstehen durch physikalische Veränderung der Membranen die charakteristischen Symptome wie Retinitis pigmentosa, zerebellare Ataxie, Gelenkschmerzen und ichthyosiforme Hautveränderungen. Die Krankheit kann nach dem 4. Lebensjahr in jedem Alter manifest werden. Durch früh einsetzende phytolfreie Diät lassen sich die Symptome vermeiden. Die Diagnose führt über den Nachweis der Phytansäure in Fettfraktionen des Serums. Eine Pränataldiagnose über den Nachweis des Enzymdefekts in Amnionzellkulturen ist möglich.

Infantile Form der neuronalen Zeroidlipofuszinose
(Hagberg-Santavuori-Variante)

Die autosomal-rezessiv vererbte Krankheit wird im späten Säuglings- oder beginnenden Kleinkindalter mit einer Retinitis pigmentosa sowie einem progredienten Zerebralabbau manifest. Der Tod tritt gewöhnlich im Schulalter ein. Es liegt eine Speicherung von mehrfach ungesättigten Fettsäuren (Arachidonsäure) in Phospholipiden vor, was durch Serumanalyse nachgewiesen werden kann. Die Ursache der Krankheit ist nicht geklärt.

Cholesterinester-Speicherkrankheit

Autosomal-rezessiv vererbt, zeigt diese Krankheit eine asymptomatische Hepatomegalie mit normaler Leberfunktion und eine Hypercholesterinämie. Der Cholesterinestergehalt der Leber ist um das 100- bis 500fache erhöht. Die Speicherung findet sich überwiegend in den Hepatozyten. Es besteht ein Defekt der lysosomalen sauren Lipase der Leber.

Wolman-Krankheit
(familiäre Xanthomatose mit Nebennierenbeteiligung)

Autosomal-rezessiv vererbt, findet sich eine Speicherung von Cholesterinestern und Neutralfetten in verschiedenen Organen. Die Serumlipide sind zunächst normal. Die Speicherung läßt sich überwiegend in Zellen des RES nachweisen. Innerhalb der ersten 6 Monate kommt es meist zum Tod.

Die Symptome sind: die Entwicklung von Bewegungsstörungen, punktförmige Verkalkungen in den vergrößerten Nebennieren, eine sehr ausgeprägte Hepatosplenomegalie sowie Durchfälle. Im Knochenmark findet man Speicherzellen, die den Speicherzellen der Niemann-Pick-Krankheit ähneln. Die Lymphozyten weisen zytoplasmatische Vakuolen auf. Wie bei der Cholesterinester-Speicherkrankheit (CESD) findet sich ein Defekt der lysosomalen sauren Lipase.

Zerebro-tendinöse Xanthomatose

Sehr selten, autosomal-rezessiv vererbt, findet sich eine Speicherung von 5-α-Cholesterin-3β-ol und Cholesterin in bestimmten Bereichen des Hirnstamms, des Kleinhirns sowie in Form von Xanthomen in Sehnen und in der Haut. Manifestation nach dem 10. Lebensjahr mit Demenz und Sehnenxanthomen, zu denen später Katarakt und Ataxie hinzukommen. Nach progredientem Zerebralabbau tritt der Tod in der 4.–5. Lebensdekade ein.

β-Sitosterinämie mit Xanthomatose

Die Krankheit ist autosomal-rezessiv vererbt und selten. Vermehrte Resorption des pflanzlichen Sterins β-Sitosterin. Bei einem normalen Cholesterinspiegel im Serum kommt es zur Ausbildung von Sehnenxanthomen und zu stark erhöhten Konzentrationen von Sitosterin und anderen pflanzlichen Sterinen im Serum. Sie können durch Gaschromatographie nachgewiesen werden.

Peroxisomale Stoffwechselstörungen

Die Erforschung dieser Gruppe von genetischen Krankheiten mit gestörter Peroxisomenfunktion hat in den letzten Jahren eine rasante Entwicklung erfahren. Fast jede Körperzelle enthält Peroxisomen, von einer Membran umgebene Zellorganellen, welche für eine große Zahl von Stoffwechselprozessen essentiell sind. Es sind dies die folgenden:

- Biosynthese von Äther-Phospholipiden, z. B. Plasmalogenen (wichtige Zellmembranbestandteile besonders des Gehirns),
- Biosynthese von Gallensäuren,
- β-Oxidation bestimmter Fettsäuren mit einem sich von der mitochondrialen β-Oxidation unterscheidenden System,
- Abbau der sehr-langkettigen Fettsäuren (Kettenlänge > C 22),
- Abbau bestimmter Dicarbonsäuren (Glutarsäure, C_{12}-Dicarbonsäuren),
- Abbau von Pipecolsäure,
- Abbau der Phytansäure,
- Oxidation von Polyaminen,
- Abbau von Wasserstoffperoxid durch Katalase.

Peroxisomale Krankheiten treten auf, wenn eine oder mehrere dieser Funktionen gestört sind. Eine entsprechende Einteilung der genetischen peroxisomalen Krankheiten wird in Tab. 9.**3** vorgenommen.

Tabelle 9.**3** Klassifikation der peroxisomalen Krankheiten

A. *Krankheiten mit Beeinträchtigung sämtlicher peroxisomaler Funktionen*
1. Zellweger-(Zerebro-hepato-renales)Syndrom
2. Neonatale Adrenoleukodystrophie
3. Infantile Refsum-Krankheit
4. Hyperpipekolazidämie

B. *Krankheiten mit Beeinträchtigung mehrerer peroxisomaler Funktionen*
1. Chondrodysplasia punctata (Rhizomeler-Typ)
2. Kombinierter Enzymmangel der peroxisomalen β-Oxidation (Zellweger-ähnliche Syndrome)

C. *Krankheiten mit Beeinträchtigung nur einer peroxisomalen Funktion*
1. Akatalasämie
2. Adulte (klassische) Refsum-Krankheit
3. X-gebundene Adrenoleukodystrophie
4. Primäre Hyperoxalurie Typ I
5. Thiolasemangel (Pseudo-Zellweger-Syndrom)
6. Acyl-CoA-Oxidase-Mangel (pseudo-neonatale Adrenoleukodystrophie)

Tabelle 9.4 Klinische Symptomatik bei peroxisomalen Krankheiten

Biochemische Untersuchung ist indiziert, wenn zwei oder mehr der folgenden Symptome vorhanden sind:
Kranio-faziale Symptome
Neurologische Symptome
Hypotonie
Krampfanfälle
Psychomotorische Retardierung
Okuläre Symptome
Abnorme Retinapigmentierung
Blasse Papille
Hepatische Symptome
Hepatomegalie
Funktionsstörungen
Fibrose/Zirrhose
Skelett-Symptome
Punktförmige Verkalkungen
Rhizomele Extremitäten

Die Tab. 9.4 gibt eine Reihe von klinischen Symptomen bei peroxisomalen Krankheiten an. Sind zwei oder mehr dieser Symptome bei einem Patienten vorhanden, so empfiehlt sich die weitere biochemische Aufarbeitung. Da, bis auf wenige Ausnahmen, bei fast allen peroxisomalen Krankheiten die *sehr-langkettigen aliphatischen Fettsäuren* in Plasmalipiden in erhöhter Konzentration vorliegen, kommt der Bestimmung dieser Fettsäuren mehr oder weniger die Bedeutung eines Screening-Tests auf die peroxisomalen Krankheiten zu. In vielen Fällen gibt es jeweils ein spezifisches Krankheitsbild, in sehr vielen Fällen jedoch kann die Diagnosestellung nur durch ausgefeilte biochemische Untersuchungen, oft unter Zuhilfenahme der Fibroblastenkultur, erfolgen. Für die peroxisomalen Krankheiten ist im allgemeinen eine Pränataldiagnostik möglich, entweder durch verschiedene biochemische Tests in Amnionzellkulturen oder Chorionzottenmaterial oder auch in einigen Fällen durch direkte Bestimmung abnormer Metabolite im Fruchtwasser.

Im folgenden werden die wichtigsten peroxisomalen Krankheiten kurz beschrieben.

Krankheiten mit Beeinträchtigung sämtlicher peroxisomaler Funktionen

Zellweger-Syndrom (zerebro-hepato-renales Syndrom)

Diese autosomal-rezessiv vererbte Krankheit ist der Prototyp der peroxisomalen Krankheiten mit Beeinträchtigung aller peroxisomalen Funktionen. Klinisch ist die Krankheit charakterisiert durch eine kraniofaziale Dysmorphie mit hoher Stirn, flachem Okziput, weit offenen Nähten und Fontanellen, Ohrdeformitäten und weiten Hautfalten am Nacken. Okuläre Veränderungen schließen Katarakt, abnorme Retinapigmentierung und blasse Papillen ein. Im neurologischen Bereich bestehen eine schwere Hypotonie, eine Abschwächung der Reflexe und eine Verminderung der Spontanbewegungen sowie eine schwere psychomotorische Retardierung. Ein Ikterus prolongatus, erhöhte Transminasen, eine mäßige Hepatomegalie deuten auf eine Beteiligung der Leber hin, in der sich progredient eine Fibrose und Zirrhose entwickeln. Im Röntgenbild sind häufig punktförmige Verkalkungen der Patella, des Zungenbeins und des Azetabulums vorhanden. Die meisten Patienten sterben noch während des ersten Lebenshalbjahres, aber es sind auch Patienten bekannt, welche älter als 5 Jahre wurden. Bei dieser und bei den nachfolgend beschriebenen Krankheiten besteht bereits pränatal eine schwere Hirnreifungsstörung.

Eine dem Zellweger-Syndrom sehr ähnliche Symptomatik haben Säuglinge mit der autosomal-rezessiv vererbten **neonatalen Adrenoleukodystrophie.** Auch hier besteht die Symptomatik bereits von Geburt an. Ähnlich wie bei den Patienten mit Zellweger-Syndrom bestehen kraniofaziale Dysmorphien, eine schwere Hypotonie, Krämpfe, psychomotorische Retardierung, okuläre Symptome, Zeichen der Leberbeteiligung und Gedeihstörung. Inkonstant bestehen Zeichen der Nebennierenrindeninsuffizienz. Die punktförmigen Verkalkungen der Epiphysen fehlen.

Infantile Refsum-Krankheit

Eine ebenfalls sehr ähnliche klinische Symptomatik haben Säuglinge mit der autosomal-rezessiv vererbten infantilen Refsum-Krankheit. Auch hier sind kraniofaziale Dysmorphien, retinale Veränderungen, zentraler Hörverlust, Hypotonie, Krämpfe, Hepatomegalie, gestörte Leberfunktion und schwere psychomotorische Retardierung vorhanden. Der klinische Verlauf ist etwas milder als bei den beiden erstgenannten Erkrankungen, und die Kinder überleben zum Teil die erste Lebensdekade.

Auch bei der **Hyperpipekolazidämie** liegen folgende Symptome vor: geringe Dysmorphiezeichen, abnorme Retinapigmentierung, blasse Papillen, muskuläre Hypotonie, progrediente neurologische Verschlechterung mit Krampfanfällen, Hepatomegalie, Leberfibrose und eine schwere psychomotorische Retardierung.

Bei diesen vier genannten Krankheiten ist die Zahl der Peroxisomen (z. B. in der Leber) reduziert oder sie fehlen ganz. Bei ihnen sind die an Peroxisomen gekoppelten Enzymaktivitäten und Stoffwechselvorgänge beeinträchtigt: u. a. sind das der Abbau der sehr-langkettigen aliphatischen Fettsäuren (Kettenlänge $> C_{22}$), die Plasmalogensynthese, die Biosynthese der Gallensäuren, die Oxidation von Pipecolsäure und Phytansäure und das Fehlen der partikulären Katalase. Es besteht eine große genetische Heterogenität innerhalb der Gruppe der peroxisomalen Krankheiten, aber z. B. auch innerhalb des Zellweger-Syndroms selbst. Beim Zellweger-Syndrom werden die verschiedenen peroxisomalen Enzym-Proteine in normaler Weise synthetisiert, aber rasch wieder abgebaut. Der Defekt betrifft wahrscheinlich die Translokation der peroxisomalen Proteine durch die Peroxisomenmembran.

Krankheiten mit Beeinträchtigung mehrerer peroxisomaler Funktionen

Chondrodysplasia punctata (rhizomeler Typ)

Diese autosomal-rezessiv vererbte Erkrankung ist charakterisiert durch einen disproportionierten Minderwuchs, der vorwiegend die proximalen Extremitätenanteile betrifft, faziale Dysmorphien mit charakteristischen Dysplasien der Ohrmuscheln, Katarakt und Korneaveränderungen, Gelenkkontrakturen und schwerer mentaler Retardierung. Das Skelett weist ausgeprägte Veränderungen der Metaphysen auf sowie epiphysäre Verkalkungen. Der Tod tritt noch im ersten Lebensjahr ein.

Auch **Zellweger-ähnliche Krankheitsbilder** sind hier einzuordnen. Bei ihnen besteht ein kombinierter Defekt verschiedener Enzyme, die an der peroxisomalen β-Oxidation der Fettsäuren beteiligt sind.

Krankheiten mit Beeinträchtigung nur einer peroxisomalen Funktion

Refsum-Krankheit (Erwachsenen-Typ) (S. 432)

X-gebundene Adrenoleukodystrophie

Bei dieser Erkrankung kommt es zu einer progredienten zentralen Demyelinisierung und zu einer Nebennierenrindeninsuffizienz. Die Symptome dieser Krankheit beginnen zwischen dem 3. und 12. Lebensjahr. Es sind zunächst Verhaltensauffälligkeiten, Gedächtnisstörungen und Schulschwierigkeiten, gefolgt von Gangstörungen, Dysarthrie, Dysphagie, Erblindung und zentralem Hörverlust. Etwa 1–5 Jahre nach Auftreten erster Symptome führt die Krankheit zum Endstadium und Tod. Im allgemeinen geht die neurologische Symptomatik den klinischen Zeichen der Nebennierenrindeninsuffizienz voraus, letzte entwickelt sich etwa bei einem Drittel der Patienten.

Bei der Adrenomyeloneuropathie tritt die Nebennierenrindeninsuffizienz in Assoziation mit langsam-progredienten Paresen und peripherer Neuropathie auf. Die Patienten können bis in die 5. Lebensdekade überleben. In seltenen Fällen entwickeln auch weibliche Überträger dieser X-chromosomal-rezessiv vererbten Erkrankung progrediente Paraparesen. Der biochemische Defekt betrifft die Oxidation der sehr-langkettigen Fettsäuren, welche als Folge in den verschiedenen Körperlipiden akkumulieren. Lipide, extrahiert aus Plasma, Leukozyten, Fibroblasten und vielen anderen Geweben, zeigen eine erhöhte Konzentration von Fettsäuren der Kettenlänge C_{24}–C_{30} (Maximum: Kettenlänge C_{26}). Heterozygote Frauen lassen sich ebenfalls über die Messung der sehr-langkettigen Fettsäuren in den Lipiden identifizieren. Eine Pränataldiagnostik ist möglich.

Versuche mit einer speziellen Diättherapie (Reduktion der sehr-langkettigen Fettsäuren in der Nahrung, Supplementierung mit Ölsäure) haben bisher keine überzeugende Besserung der Symptomatik ergeben.

Primäre Hyperoxalurie Typ I (S. 404)

In diese Gruppe gehören auch das **Pseudo-Zellweger-Syndrom** und die **pseudo-neonatale Adrenoleukodystrophie** mit Defekten der peroxisomalen β-Oxidation auf dem Niveau der Thiolase bzw. der Acyl-CoA-Oxidase. Die Zahl der hepatozellulären Peroxisomen ist nur gering reduziert. Das klinische Bild kann deutlich variieren. Während einige Patienten in ihrer Symptomatik vom Zellweger-Syndrom nicht zu unterscheiden sind, liegt bei anderen Patienten eine sehr viel mildere Symptomatik vor. Bei diesen autosomal-rezessiv vererbten Krankheiten werden die entsprechenden Enzyme der peroxisomalen β-Oxidation mit herabgesetzter Aktivität synthetisiert. Die Unterscheidung dieser Krankheiten gegenüber dem echten Zellweger-Syndrom und anderen Krankheiten aus der Gruppe B gelingt durch eine breitgefächerte biochemische Untersuchung der verschiedenen peroxisomalen Funktionen.

Weitere Krankheiten dürften auf peroxisomalen Störungen beruhen, so einige Fälle von *Leberscher kongenitaler Amaurose, X-gebundener Chondrodysplasia punctata* und die *zerebrotendinöse Xanthomatose.*

Literatur

Lazarow, P. B.: The role of peroxisomes in mammalian cellular metabolism. J. inherit. metab. Dis. 10, Suppl. 1 (1987) 11–22

Monnens, L., H. Heymans: Peroxisomal disorders-clinical characterization. J. inherit. metab. Dis. 10, Suppl. 1 (1987) 23–32

Schutgens, R. B. H., H. S. A. Heymans, R. J. A. Wanders, H. van den Bosch, J. M. Tager: Peroxisomal disorders: a newly recognised group of genetic diseases. Europ. J. Pediat. 144 (1986) 430–440

Wanders, R. J. A., H. S. A. Heymans, R. B. H. Schutgens, P. G. Barth, H. van den Bosch, J. M. Tager: Peroxisomal disorders in neurology. J. neurol. Sci. 88 (1988) 1–39

Watkins, P. A., S. Naidu, H. W. Moser: Adrenoleukodystrophy: biochemical procedures in diagnosis, prevention and treatment. J. inherit. metab. Dis. 10, Suppl. 1 (1987) 46–53

DNA-Reparaturdefekte

Die Desoxyribonucleinsäure der Gene kann durch energiereiche Strahlung und chemische Substanzen im Körper chemisch verändert werden. Es sind drei enzymatische Reparatursysteme bekannt, die diese Veränderungen im Bereich der einsträngigen DNA beseitigen und auf diese Weise den genetischen Apparat schützen: Photoreaktivierung, „excision repair“ und „post replication repair“. Hereditäre Defekte in diesen Reparatursystemen sind bei der Xeroderma pigmentosum bewiesen, bei anderen Krankheiten sind aufgrund erhöhter Empfindlichkeit von Zellen gegenüber DNA-schädigenden Substanzen ähnliche Defekte zu vermuten: Teleangiektatische Ataxie (Louis-Bar-Syndrom); Cockayne-Syndrom; Fanconi-Anämie; Bloom-Syndrom).

Xeroderma pigmentosum

Bei dieser autosomal-rezessiv vererbten Störung besteht eine erhöhte Empfindlichkeit der Haut gegenüber dem UV-Anteil des Lichtes. Sie führt zu Erythemen, Blasenbildung, Narben, Hypopigmentationen, Atrophien, Teleangiektasien. Auf dieser vorgeschädigten Haut entwickeln sich Basaliome, Karzinome, Melanome, Angiome, Sarkome, die die Lebenserwartung vorzeitig begrenzen. Daneben gibt es eine Unterform, die mit geistiger Retardierung und Mikrozephalie kombiniert ist (De-Sanctis-Cacchione-Syndrom). Eine Verhinderung der Tumoren ist nur durch Expositionsprophylaxe möglich.

Das Xeroderma pigmentosum ist genetisch nicht einheitlich. Es werden sowohl Defekte photoreaktivierender Enzyme als auch (durch Hybridisierungsuntersuchungen) sieben Defekte im „excision repair“ gefunden.

Sphingolipidosen

Die Sphingolipidosen sind lysosomale Speicherkrankheiten, bei denen der Abbau bestimmter Sphingolipide defekt ist, so daß es zu einer Anhäufung der nicht abgebauten Substanzen in den Lysosomen kommt. Sphingolipide sind Lipide, die den Aminoalkohol Sphingosin enthalten. Durch Veresterung der Aminogruppe des Sphingosins mit einer langkettigen Fettsäure entsteht die Substanzgruppe der Ceramide, die aufgrund der Veresterung der Seitenkette in Ganglioside, Cerebroside, Sulfatide und Sphingomyelin weiter unterteilt wird.

Gangliosidosen

G_{M1}-Gangliosidosen

Es gibt mehrere allele Mutanten, die die β-Galactosidase betreffen, die eine große klinische Variabilität verschiedener G_{M1}-Gangliosid-Speicherkrankheiten bedingen. Nach klinischen Gesichtspunkten teilt man gewöhnlich die G_{M1}-Gangliosidosen in infantile, juvenile, adulte Varianten sowie in die Morquio-Krankheit Typ B (S. 449) ein. Das Enzym spaltet β-Galactose aus G_{M1}-Gangliosid sowie aus Galactose enthaltenden Oligosacchariden. So liegt z. B. bei der Morquio-Krankheit Typ B eine Enzymmutante vor, die eine relativ hohe Restaktivität für das G_{M1}-Gangliosid mit einer geringen für das spezifische Proteoglykan dieser Mukopolysaccharidose vereinigt. Alle Formen lassen sich diagnostizieren durch Enzymaktivitätsbestimmungen im Urin, in Leukozyten, Fibroblastenkulturen sowie – für die Pränataldiagnose wichtig – Amnionzellkulturen und Chorionzottenmaterial.

Infantile Form der G_{M1}-Gangliosidose. Die Symptome zeigen sich bald nach der Geburt und bestehen in Muskelhypotonie, Gesichtsdysmorphien wie vorgewölbter Stirn, eingesunkener Nasenwurzel und tiefsitzenden Ohren. Es entwickeln sich bald die röntgenologisch nachweisbaren Symptome einer Dysostosis multiplex (S. 446). Nach wenigen Monaten findet sich immer eine Hepatosplenomegalie. Ein kirschroter Makulafleck liegt bei der Hälfte der Patienten vor. Charakteristisch ist ein degenerativer Zerebralabbau, der zum Tod innerhalb der ersten Lebensjahre führt.

Juvenile Form der G_{M1}-Gangliosidose. Diese Krankheit beginnt gewöhnlich im 1. Lebensjahrzehnt mit schwerer Ataxie, Strabismus, Verlust erlernter Fähigkeiten und Muskelhypotonie. Es folgt ein progredienter Zerebralabbau, der in einen dezerebrierten Zustand und Spastik mündet. Der Tod tritt gewöhnlich zwischen dem 3. und 10. Lebensjahr ein. Skelettsymptome sind vorhanden, aber meist schwach ausgeprägt; eine Hepatosplenomegalie fehlt. Die Lymphozyten weisen zytoplasmatische Vakuolen auf.

Adulte Form der G_{M1}-Gangliosidose. Die ersten Symptome erscheinen in der Adoleszenz und bestehen in zerebellärer Dysarthrie. Es stellt sich eine langsam progrediente Spastik und Ataxie ein. Ein langsamer intellektueller Abbau kann hinzukommen. Die Lebenserwartung ist nicht wesentlich verkürzt.

G_{M2}-Gangliosidosen

Die G_{M2}-Gangliosidosen werden nach klinischen und biochemischen Gesichtspunkten in folgende Krankheiten unterschieden:

- Tay-Sachs-Krankheit,
- Sandhoff-Krankheit,
- Variante AB(+) der G_{M2}-Gangliosidosen (Mutante eines Enzymaktivators),

- juvenile G_{M2}-Gangliosidose mit Hexosaminidase-A-Mangel,
- adulte G_{M2}-Gangliosidose mit Hexosaminidase-A-Mangel.

Allen diesen autosomal-rezessiv vererbten Krankheiten liegt ein Defekt der Hexosaminidase A zugrunde. Die Sandhoff-Krankheit weist zusätzlich einen Defekt der Hexosaminidase B auf. Bei der Variante AB(+) fehlt ein Aktivatorenzym der Hexosaminidase A; die Aktivität der Hexosaminidase A gegen synthetische Substrate ist bei dieser Variante normal, gegen natürliches Substrat aber vermindert.

Die Enzymaktivität kann im Plasma bestimmt werden, was für ein Heterozygoten-Screening der Tay-Sachs-Krankheit, die unter Aschkenazim-Juden mit einer Frequenz von 1:38 (in den USA bei Nicht-Juden 1:344) besonders häufig ist, benutzt werden kann. In Leukozyten, Fibroblasten, kultivierten Ammionzellen und Chorionzotten läßt sich das Enzym ebenfalls nachweisen. Eine Pränataldiagnose ist möglich.

Tay-Sachs-Krankheit. Die Tay-Sachs-Krankheit wird klinisch meist zwischen dem 3. und 6. Lebensmonat manifest, wobei eine Hyperakusis (starkes Erschrecken auf plötzliche Geräusche) sowie ein Zurückbleiben hinter der normalen psychomotorischen Entwicklung die ersten Symptome sind. Dann folgen eine schnelle Verschlechterung der psychomotorischen Fähigkeiten, Muskelhypotonie, Schluckschwierigkeiten, Sehverlust, Krämpfe, wobei über einen dezerebrierten Zustand nach etwa 2- bis 3jährigem Verlauf der Tod eintritt. In der letzten Phase ist der Gegensatz zwischen einem Makrozephalus und einer meist schweren Abmagerung auffällig. Leitsymptom ist der kirschrote Makulafleck, der sich bei etwa 90% der Patienten findet.

Die **Sandhoff-Krankheit und die Variante AB(+)** weisen klinisch annähernd die gleichen Symptome auf.

Die **juvenile G_{M2}-Gangliosidose** wird im Alter von 2–6 Jahren klinisch manifest. Eine Ataxie ist das erste Symptom. Es folgen Sprachverlust, fortschreitende Spastik und Zerebralabbau. Der Tod tritt nach 5- bis 15jährigem Verlauf ein. Die Retinaveränderungen sind variabel (Optikusatrophie, Retinitis pigmentosa, kirschroter Fleck).

Bei der sehr seltenen **adulten G_{M2}-Gangliosidose** fanden sich eine noch spätere Manifestation und noch langsamere Progredienz.

Zerebrosidosen

Fabry-Krankheit

(Angiokeratoma corporis diffusum, α-Galactosidase-A-Mangel)

Die Fabry-Krankheit ist eine X-chromosomal vererbte Speicherkrankheit von Glykosphingolipiden mit terminalen α-Galactosyleinheiten. Die Krankheit wird hervorgerufen durch einen Mangel an α-Galactosidase A, der in Leukozyten, Plasma, Fibroblastenkulturen sowie – eine pränatale

Diagnose gestattend – in Amnionzellen und Chorionzotten nachgewiesen werden kann. Das Material wird in Gefäßendothelien, Muskulatur der Blutgefäße, in Ganglienzellen, in Nieren, Herz und Augen gespeichert. Die wesentlichen klinischen Symptome betreffen die Niere, das Herz, die Haut und die Augen. Wichtiges subjektives Symptom sind schwere Schmerzzustände. Die Einlagerungen in die Nieren verursachen als erstes Symptom eine Proteinurie, eine langsame Verschlechterung der Nierenfunktion sowie ein Nierenversagen, gewöhnlich zwischen dem 20. und 50. Lebensjahr. Die zusätzlichen Nierensymptome können Isosthenurie, Polyurie und Hypertonie sein. Im Urin kann man im Polarisationsmikroskop doppelbrechende „Malteserkreuze", die Lipidkörperchen entsprechen, sehen. Bei den meisten Patienten treten gefäßbedingte Herzsymptome (Stenokardien, Herzinfarkte, Herzinsuffizienz) auf. Als eines der ersten Symptome, oft schon in der Kindheit auftretend, kommt es zur Entwicklung von Angiokeratomen der Haut, haufenartig zusammenliegenden Angiektasien, die besonders um den Nabel, am Skrotum, am Penis, am Gesäß, jedoch auch an anderen Hautpartien liegen können. Bei Spaltlampenuntersuchungen finden sich bei den meisten Hemi- und Heterozygoten Korneatrübungen: Cornea verticillata. Daneben gibt es bei ⅓ der Hemizygoten eine charakteristische Katarakt. Häufig bereits im Kindesalter beginnend, weisen etwa 80% der Patienten schwere, rezidivierende Schmerzzustände auf, die anfangs besonders Handinnenflächen und Fußsohlen betreffen, jedoch in andere Körperteile ausstrahlen können, die „Fabry-Krisen". Sie können mit etwas erhöhter Körpertemperatur und erhöhter Blutsenkungsgeschwindigkeit einhergehen. Die Frequenz der Krankheit dürfte etwa bei 1:40000 liegen. Ähnliche Angiokeratome der Haut finden sich bei der Fukosidose Typ II.

Krabbe-Krankheit
(Galactosylceramid-Lipidose; Globoidzell-Leukodystrophie)

Bei dieser seltenen, autosomal-rezessiv vererbten Leukodystrophie kommt es durch eine herabgesetzte Aktivität der Galactocerebrosid-β-galactosidase zu einer Speicherung von Galactocerebrosiden und Psychosin. Die Enzymaktivität kann in Serum, Leukozyten, Fibroblasten und Amnionzellkulturen nachgewiesen werden. Eine Pränataldiagnose ist möglich.

Klinisch zeichnet sich die Krabbe-Krankheit durch einen in den ersten Lebensmonaten manifesten, rasch progredienten Zerebralabbau aus, wobei schnell eine schwere spastische Zerebralparese auftritt. Der Tod tritt innerhalb der ersten zwei Lebensjahre ein. Die Eiweißkonzentration im Liquor cerebrospinalis ist erhöht; die Nervenleitgeschwindigkeit ist herabgesetzt. Einzelne, in späteren Altersstufen manifeste Fälle mit langsamerer Progredienz der Symptome wurden beobachtet.

Gaucher-Krankheit (Glucosylceramid-Lipidose)

Die verschiedenen Varianten der Glucosylceramid-Lipidosen werden autosomal-rezessiv vererbt. Die Speicherung findet überwiegend in den Zellen des RES statt, bei den Typen II und III auch in Nervenzellen. Sie wird durch eine herabgesetzte Aktivität der Glucocerebrosidase verursacht, die in Leukozyten und Fibroblastenkulturen nachgewiesen werden kann. Eine Pränataldiagnose durch Enzymbestimmungen in Amnionzellen und Chorionzotten ist möglich. Das Speichermaterial findet sich in charakteristischen großen Speicherzellen, die in Milz, Leber und – diagnostisch zugänglich – im Knochenmark gefunden werden. Sie besitzen einen exzentrisch liegenden Zellkern und ein Zytoplasma, das Ähnlichkeit mit zerknittertem Filterpapier hat. Sie sind leicht im Knochenmarkspunktat zu finden. Klinisch zeigen alle Typen als Leitsymptom eine Splenomegalie und – geringer ausgeprägt – eine Lebervergrößerung. Die *Typ-I-Variante* (adulte Form) zeigt keine Ablagerung der Speichersubstanz im Gehirn und weist daher nur viszerale Symptome auf. Die Splenomegalie findet sich bereits in der Kindheit. Sekundär kann dieser Hypersplenismus eine Anämie, Thrombozytopenie und Leukozytopenie auslösen. Häufig sind Knochenkomplikationen mit schweren rezidivierenden Knochenschmerzen, die mit aseptischen Nekrosen und verminderter Dichte einzelner Knochenbezirke einhergehen. Bei einzelnen Patienten kann eine Einlagerung in die Lungen, die zu herabgesetzter Lungenfunktion, Cor pulmonale und Neigung zu Pneumonien führen kann, beobachtet werden. Die Lebenserwartung kann durch die Komplikationen herabgesetzt sein. Die Aktivität der nicht durch Tartrat hemmbaren sauren Serumphosphatase ist meist erhöht. Eine Enzymersatztherapie mit humanem Enzym wird erprobt.

Die *akute neuronopathische Form (Typ II)* der Gaucher-Krankheit wird zwischen Geburt und dem 18. Monat klinisch manifest, wobei häufig die Trias Trismus, Opisthotonus und Strabismus auftritt. Schluckstörungen, progrediente Spastik und Krämpfe zusammen mit einem Zerebralabbau kommen hinzu. Der Tod tritt häufig im 1. Lebensjahr ein. Leitsymptome sind die Hepatomegalie und die im Knochenmark nachweisbaren Speicherzellen.

Der *Typ III,* die *subakute neuronopathische Form,* weist zunächst nur eine Hepatosplenomegalie auf, während die Zerebralsymptome anfangs nur diskret sind, wobei relativ häufig eine motorische okuläre Apraxie vorhanden ist. Später kommen Ataxie, psychomotorische Retardierung und Krämpfe hinzu.

Sulfatidosen

Metachromatische Leukodystrophie

Bei dieser autosomal-rezessiv vererbten Speicherkrankheit von Sulfolipiden (Sulfatiden) und einem Defekt der Arylsulfatase A, die spezifisch auch

Cerebrosidsulfat spaltet, kommt es zu einer Anhäufung von metachromatisch sich anfärbendem Material besonders in Nervengeweben, weniger in extraneuralen Geweben. Das induziert eine Demyelinisierung im Zentralnervensystem und in den peripheren Nerven und das pathologische Bild einer Leukodystrophie („metachromatische Leukodystrophie"). Die fehlende Aktivität der Arylsulfatase A kann im Urin sowie – sicherer – in Leukozyten und Fibroblastenkulturen nachgewiesen werden. Eine Pränataldiagnose ist möglich.

Klinisch kann die metachromatische Leukodystrophie in jedem Lebensalter manifest werden, so daß sie bei allen neurodegenerativen Krankheiten differentialdiagnostisch in Erwägung gezogen werden muß. Meist wird sie zwischen dem 1. und 2. Lebensjahr manifest mit Gangstörung (erhöhte Fallneigung), an die sich Verlust erlernter Fähigkeiten, Ataxie, Muskelschwäche, Optikusatrophie und dann eine progrediente spastische Zerebralparese und das Bild einer Dezerebrierung anschließen. Nach einem unterschiedlich langen Verlauf (je jünger der Patient bei der Manifestation ist, um so schneller verläuft die Krankheit) kommt es zum Tod. Die Nervenleitgeschwindigkeit ist herabgesetzt.

Bei der postpubertär manifesten, adulten Form ist ein Persönlichkeitsverfall meist das erste Symptom. Neben den klassischen Formen mit der skizzierten Symptomatik gibt es den „multiplen Sulfatase-Mangel", bei dem gleichzeitig eine Mukopolysaccharidurie, eine Hepatosplenomegalie, Dysostosis multiplex (S. 446) und – häufig – eine Ichthyose bestehen. Neben einem Defekt der Arylsulfatase A findet man bei dieser Krankheit Defekte der Arylsulfatase B und C, zweier Steroidsulfatasen, und von Sulfatasen, die Mucopolysaccharide abbauen.

Sphingomyelinosen

Niemann-Pick-Krankheit (Sphingomyelin-Lipidose)

Die Niemann-Pick-Krankheit ist eine Sphingomyelin-Speicherkrankheit, bei der die Typen A, B und C durch allele Mutationen hervorgerufen werden, die die Aktivität der Sphingomyelinase betreffen. Sie wird autosomal-rezessiv vererbt, und die herabgesetzte Aktivität der Sphingomyelinase kann in Leukozyten, Fibroblasten sowie in Amnionzellen und Chorionzotten (Möglichkeit der Pränataldiagnose bei den Typen A und B) bestimmt werden. Bei einem Typ D, der bei Familien auftritt, die aus einer Gegend der kanadischen Provinz Nova Scotia stammen, findet sich eine Sphingomyelinspeicherung neben Symptomen wie bei Niemann-Pick-Krankheit Typ C, jedoch eine normale Sphingomyelinase-Aktivität.

Alle Varianten weisen eine Hepatosplenomegalie mit Speicherzellen im Knochenmark auf. Die Speicherzellen zeigen ein mehr vakuolisiertes („maulbeerartiges") Zytoplasma und unterscheiden sich so eindeutig morphologisch von den Gaucher-Zellen. Ähnliche Speicherzellen finden sich jedoch bei der Wolman-Krankheit (S. 431) und den Hyperlipoproteinämien Typ I und V.

Die **akute neuronopathische Form** (Typ A) zeigt meist mit 6 Monaten eine Hepatosplenomegalie. Fütterungsschwierigkeiten führen zur Abmagerung. Nach Verlust der psychomotorischen Funktionen werden die Patienten muskelhypoton und sterben gewöhnlich im 3. Lebensjahr. In den Lungenalveolen besteht eine stärkere Lipidbeladung, die häufig zu Atemstörungen und Röntgenveränderungen führt. Bei 50% findet sich ein kirschroter Makulafleck.

Bei der **chronischen Form ohne Beteiligung des Nervensystems** (Typ B) bestimmt die massive Splenomegalie die Symptomatik. Lungeninfiltrationen führen oft zur Dyspnoe bei Anstrengung. Die Lebenserwartung ist nicht wesentlich eingeschränkt.

Bei den **chronisch-neuronopathischen Formen** (Typ C und D) ist die Hepatosplenomegalie weniger ausgeprägt als bei den Typen A und B. Der Zerebralabbau beginnt zwischen dem 1. und 3. Lebensjahr, und nach einem Verlauf von 5–15 Jahren tritt der Tod ein.

Zeramidose

Farber-Krankheit (Lipogranulomatose, Ceramidase-Mangel)

Bei dieser autosomal-rezessiv vererbten Störung der Ceramidase findet sich eine sehr charakteristische Symptomatik, die eine Blickdiagnose gestattet: Säuglinge entwickeln schmerzhafte Schwellungen der Gelenke und gelenknaher Partien durch subkutane Knötchen mit langsamer Deformierung. Gleichzeitig besteht durch Befall der Stimmbänder eine starke Heiserkeit beim Schreien. Es kommt außerdem durch Ceramidspeicherung im Gehirn zum Zerebralabbau und Tod meist vor dem Alter von 4 Jahren. Jedoch gibt es leichter betroffene Patienten mit längerem Verlauf. Die Aktivität der Ceramidase läßt sich in Leukozyten, Fibroblastenkulturen und Amnionzellkulturen (Möglichkeit der Pränataldiagnose) bestimmen.

Mukopolysaccharidosen

Als Mukopolysaccharidosen werden lysosomale Mucopolysaccharidabbaustörungen bezeichnet. Bei allen Mukopolysaccharidosen findet man dabei – wenigstens in bestimmten Altersabschnitten – eine Mucopolysaccharidausscheidung im Urin. Mucopolysaccharide sind Substanzen, die sich sowohl im histologischen Gewebsschnitt als auch im Urin, auf Papier aufgetragen, metachromatisch färben und dadurch relativ einfach durch Suchtests nachweisen lassen. Lediglich Heparansulfat, eines der verschiedenen Mucopolysaccharide, vermehrt ausgeschieden bei der MPS III, zeigt nur eine geringe Metachromasie und wird dadurch häufig übersehen.

Klinisch machen alle Mukopolysaccharidosen in verschieden starkem Ausmaß Skelettveränderungen, die gewöhnlich nicht im Säuglingsalter auftreten und im Vollbild als *Dysostosis multiplex* bezeichnet werden. Unter Dysostosis multiplex versteht man eine Kombination von Skelettveränderungen wie verbreiterte und schräg verlaufende Metaphysen, aufgetriebene Phalangen, verkürzte Röhrenknochen, Coxa valga, verdickte Rippen, ovoid verformte Wirbelkörper und Makrozephalie. Diese Dysostosis multiplex kann sich auch bei Mukolipidosen finden. Hepatosplenomegalie, Hornhauttrübung, Zerebralabbau, Bewegungseinschränkungen der Gelenke sind weitere häufige Befunde. Das Ausmaß dieser Symptome ist bei den verschiedenen Krankheiten dieses Formenkreises verschieden.

α-L-Iduronidase-Mangel (MPS I)
(Pfaundler-Hurler-Krankheit; Hurler-Krankheit)

Für diesen Enzymdefekt gibt es drei klinisch unterschiedliche Formen: Hurler-Krankheit, MPS I H; Scheie-Krankheit, MPS I S; Hurler-Scheie-Krankheit, MPS I H/S.

Die **Hurler-Krankheit,** Prototyp für alle Mukopolysaccharidosen, zeigt den schwersten Verlauf mit Tod noch in der ersten Lebensdekade. Obwohl diskrete Krankheitszeichen schon vorher bestehen, werden die Kinder spätestens im 2. Lebensjahr auffällig mit einem ungewöhnlich großen Kopf, groben Gesichtszügen, breiter, flacher Nasenwurzel. Außerdem treten Inguinal- oder Umbilikalhernien auf. Die Entwicklung ist verzögert. Die Kinder bleiben im Wachstum weit zurück und nach dem 4. Lebensjahr wachsen sie kaum noch. Sämtliche Gelenke werden im Laufe der Krankheit bewegungseingeschränkt. Eine Hornhauttrübung setzt ein, und eine geistige Retardierung wird immer deutlicher. Der Hals ist sehr kurz. Viele Knochen sind verbreitert und verplumpt und zeigen das Vollbild der Dysostosis multiplex. Im 2. Lebensjahr entwickeln die Patienten eine Kyphose mit Gibbus im thorakolumbalen Übergangsbereich aufgrund verschmälerter Wirbelkörper. Bei vorzeitigem Schluß der Schädelnähte besteht eine Skaphozephalie. Die Sella turcica kann erweitert sein. Wegen fibröser Verdickung der Meningen sind die Impressiones digitatae gering ausgeprägt.

Die Patienten werden etwa 1 m groß. Sie haben breite, tatzenartige Hände und ein stark vergröbertes „gargoylhaftes" Gesicht. Das Abdomen ist protuberant infolge Leber- und Milzvergrößerung. Die Haut ist dick und blaß, das Haupthaar struppig, und am Rücken findet sich eine deutliche Lanugobehaarung. Infolge der Beugekontrakturen in Knien und Hüften gehen die Kinder unbeholfen und vornübergebeugt. Die Kinder werden schwerhörig, eventuell blind, und verlieren den Kontakt zur Umwelt. Bei erschwerter Atmung treten häufig Infektionen der oberen Luftwege auf. Herzklappenfehler führen schließlich zur Herzinsuffizienz. Die Kinder sterben schwerstretardiert an einer Herz- und Ateminsuffizienz noch vor dem 10. Lebensjahr.

Grundlage der Organveränderungen ist die Mucopolysaccharidspeicherung in den Lysosomen der parenchymatösen und mesenchymalen Gewebe inklusive Gefäßwände, die zur Atheromatose führt (Hurler-Gargoyl-Zellen). In den Neuronen werden eher Lipide gespeichert. Eine Überproduktion von Collagen, möglicherweise ausgelöst durch Dermatansulfat, könnte für die Gelenkversteifungen und Verdickungen der Meningen verantwortlich sein.

Aufgrund eines Ausfalls der α-L-Iduronidase ist der Abbau von Heparan- und Dermatansulfat blockiert. Beide Substanzen sowie durch Endoglykosidasen gebildete Mucopolysaccharidfragmente werden im Urin ausgeschieden und sind mit den üblichen Screening-Methoden (Metachromasie mit Toluidinblau, Fällung von Cetylpyridinsalzen) nachweisbar.

Der Enzymmangel ($<3\%$ der Norm) ist in Serum, Leukozyten, kultivierten Hautfibroblasten und Haarwurzeln, Amnionzellen und Chorionzotten nachweisbar. Eine Pränataldiagnostik ist möglich. Die Inzidenz der autosomal-rezessiv erblichen Krankheit wird auf 1:100000 geschätzt.

Behandlungsversuche mit Plasma- oder Leukozytentransfusion sowie Fibroblastentransplantationen blieben erfolglos.

MPS I S, Scheie-Krankheit

Hier liegt der gleiche Enzymdefekt wie bei der Hurler-Krankheit vor, jedoch ist bei normaler Intelligenz, normalem Wachstum und langer Lebenserwartung der klinische Verlauf wesentlich milder. Typische Symptome sind Hornhauttrübung, tatzenhafte Hände, vergröberte Gesichtszüge mit breitem Mund, Makroglossie und nach unten abgebogenen Mundwinkeln. Es bestehen Flexionskontrakturen der Finger und Zehen sowie ein Karpaltunnelsyndrom. Auch andere Gelenke sind bewegungseingeschränkt. Meist sind Genua valga vorhanden. Häufig entwickeln sich Aortenvitien.

Viele Gewebe zeigen die typischen Ablagerungen, nicht aber die kortikalen Neurone des Gehirns. Der Mucopolysaccharidgehalt des Gehirns ist, im Gegensatz zur MPS I H, nur leicht erhöht. Das Urin-Screening auf Mucopolysaccharide ist positiv. Die Aktivität der α-L-Iduronidase ist ebenfalls weit eingeschränkt, und Varianten der MPS I lassen sich zur Zeit nur aufgrund der klinischen Symptomatik unterscheiden. Wegen des gutartigen Verlaufes sollten auftretende Deformitäten chirurgisch korrigiert werden. Die ebenfalls autosomal-rezessiv erbliche Krankheit hat eine Inzidenz von 1:500000. MPS I S und MPS I H sind allele Erkrankungen.

MPS I H/S, Hurler-Scheie-Krankheit

Hierbei handelt es sich um eine Mischform der Hurler- und Scheie-Krankheit mit entsprechender Symptomatik. Die Patienten bleiben klein, sind mental ratardiert und zeigen eine schwere Dysostosis multiplex, Hornhauttrübungen sowie Gelenkkontrakturen und Herzklappenfehler. Sie überleben bis ins 3. Lebensjahrzehnt.

Idurono-2-Sulfat-Sulfatase-Mangel (MPS II, Hunter-Krankheit)

Diese X-chromosomal-rezessiv erbliche Krankheit verläuft milder als die MPS I H. Insbesondere fehlt die Hornhauttrübung, und die Lebenserwartung ist länger. Führende Symptome sind auch hier Gelenkkontrakturen, Zwergwuchs, grobe gargoyle Gesichtszüge, Dysostosis multiplex, trockene, struppige Haare, Hautverdickungen, Inguinal- und Umbilikalhernien, Hepatosplenomegalie und Herzfehler. Regelmäßig tritt eine progrediente Schwerhörigkeit auf. Die geistige Retardierung ist weniger stark ausgeprägt. Oft treten schwer beherrschbare Durchfälle auf. Der Schweregrad des Krankheitsverlaufes unterliegt großen Schwankungen sowohl in bezug auf die geistige Beeinträchtigung (normal-intelligente Patienten wurden beschrieben) als auch auf die Überlebensdauer mit Schwankungen zwischen 15 und 80 Jahren.

Der Abbau von Dermatansulfat und insbesondere Heparansulfat ist durch das defekte Enzym Idurono-2-Sulfat-Sulfatase gestört. Die hohe Mucopolysaccharidausscheidung (Dermatan- und Heparansulfat) läßt sich im Urin-Screening leicht nachweisen. Sowohl milde als auch schwere Formen haben einen nahezu totalen Ausfall der Idurono-2-Sulfat-Sulfatase (weniger als 0,5% der Norm). Da hier eine X-chromosomal-rezessive Vererbung vorliegt, wäre eine präzise Klassifizierung von Konduktorinnen wichtig. Solche Heterozygotentests sind sehr aufwendig, und die Sicherheit ist noch fraglich. Eine Pränataldiagnostik ist möglich.

Sämtliche Behandlungsversuche mit Enzymsubstitution in Form von Plasmainfusionen und Plasmaaustauschtransfusionen blieben erfolglos. Dem Plasmaenzym fehlt der Erkennungsmarker, der zur Aufnahme durch rezeptorvermittelte Pinocytose in die Zellen verschiedener Organe erforderlich ist.

Sanfilippo-Krankheit (MPS III, Typ A, B, C und D)

Die Sanfilippo-Krankheit ist gut gegen die anderen Mukopolysaccharidosen abgrenzbar. Bisher wurden vier Enzymdefekte im Abbauweg des Heparansulfats aufgedeckt (Typ A–D), ohne daß eindeutige Unterschiede im Krankheitsbild erkannt werden konnten.

Typisch sind nur geringe somatische Veränderungen bei einer relativ spät auftretenden progredienten geistigen Retardierung. Nach anfänglich normaler Entwicklung sind Verhaltensstörungen, Unruhezustände und

Sprachverlust die typischen Anfangssymptome im 4.–7. Lebensjahr. Die Gesichtszüge sind leicht vergröbert mit typischem Zusammenwachsen der Augenbrauen. Außerdem ist eine deutliche Hypertrichose vorhanden. Die typischen Zeichen der Mukopolysaccharidose, wie Gelenkkontrakturen, Dysostosis multiplex und Hepatosplenomegalie, sind nur geringgradig ausgeprägt. In vielen Organen (Leber, Niere, Lymphknoten, Herzklappen und Gefäßwänden) finden sich Speicherphänomene, besonders auch im Zentralnervensystem und in den peripheren Nerven.

Den vier Subtypen liegt ein nahezu totaler Ausfall folgender Enzyme zugrunde: Heparansulfaminidase (Defekt bei Typ A), α-N-Acetylglucosaminidase (Defekt bei Typ B), N-Acetyltransferase (Defekt bei Typ C) und α-N-Acetylglucosamin-6-Sulfat-Sulfatase (Defekt bei Typ D).

Die Patienten scheiden im Urin Heparansulfat aus, aber auch kleine Fragmente dieses Mucopolysaccharids, die den üblichen Screening-Methoden entgehen können und daher falsch-negative Testergebnisse liefern. Wahrscheinlich bleiben einige Patienten unentdeckt. Zur Sicherung der Verdachtsdiagnose ist der relativ einfache Nachweis der gesteigerten Akkumulation radioaktiv markierter Mucopolysaccharide in kultivierten Hautfibroblasten möglich. Die Enzymdefekte sind in Leukozyten und kultivierten Hautfibroblasten nachweisbar, der Defekt für Typ B auch im Serum.

Die Sanfilippo-Krankheit ist wahrscheinlich die häufigste Mukopolysaccharidose. Jeder Subtyp kann in allelen Formen auftreten. Eine spezifische Therapie gibt es nicht. Pränataldiagnostik ist möglich.

Mukopolysaccharidose IV, Morquio-Krankheit, Typ A und B

Bei dieser seltenen, autosomal-rezessiven Krankheit sind die Veränderungen im wesentlichen auf das Skelettsystem und die Hornhaut beschränkt. Die Krankheit beginnt im 2. Lebensjahr und führt zu einer extremen Wachstumsverminderung. Die Gesichtszüge sind leicht vergröbert, der Kopf ist normal, erscheint aber in Relation zum Körper zu groß. Eine Hornhauttrübung ist ab dem 6. Lebensjahr stets vorhanden. Erwachsene Patienten sind schwerhörig. Die Wirbelsäule weist ausgesprochene Kyphosen und Skoliosen auf mit ausgeprägter Platyspondylie. Der Hals ist kurz, so daß der Kopf scheinbar direkt auf den Schultern sitzt. Die Extremitäten sind kurz, die Knie stehen in ausgeprägter X-Stellung. Die Endgröße der Patienten liegt unter 115 cm. Die Gelenke sind ausgesprochen locker. Atlantoaxiale Subluxation kann zu Kompressionserscheinungen des Rückenmarks führen. Alle Patienten entwickeln eine zervikale Myelopathie, die sich bis zur akuten Quadriplegie steigern kann. Eine neurologische und orthopädische Überwachung mit frühzeitiger Schienung der Halswirbelsäule ist notwendig.

Die Patienten scheiden Keratansulfat aus. Bei älteren Patienten kann der Screening-Test falsch-negativ sein.

Der stufenweise Abbau von Keratansulfat ist an zwei Stellen gestört. Da Keratansulfat Bestandteil von Knorpel, Nucleus pulposus und Kornea ist, sind diese Gewebe am meisten verändert. Beim Typ A ist die N-Acetylgalactosamin-6-Sulfat-Sulfatase defekt, beim Typ B, der klinisch leichter verläuft, die β-Galactosidase. Die Aktivität der β-Galactosidase ist auch bei der G_{M1}-Gangliosidose (S. 440) vermindert. Bei der Mukopolysaccharidose IV verliert das veränderte Enzym die Fähigkeit, Galactoseenden des Keratansulfats zu spalten, während bei der G_{M1}-Gangliosidose zusätzlich die Fähigkeit zum Gangliosidabbau beeinträchtigt ist.

Mukopolysaccharidose VI, Maroteaux-Lamy-Krankheit

Die Patienten werden etwa ab dem 2. Lebensjahr auffällig. Sie sind deutlich minderwüchsig. Genu valgum, lumbodorsale Kyphose, Deformierung des Brustkorbs mit vorstehendem Brustbein, eine grobe Fazies, deutliche Hornhauttrübung, eingeschränkte Gelenkbeweglichkeit mit Ausbildung von Tatzenhand und Karpaltunnelsyndrom sowie Herzklappenveränderungen sind typisch. Die Skelettveränderungen ähneln in Art und Schweregrad mehr der Hurler-Krankheit, jedoch ist die Intelligenz normal. Myelopathien entstehen durch atlantoaxiale Subluxation oder durch Kompression des Rückenmarks durch eine verdickte Dura. Die Leukozyten enthalten metachromatische Einschlüsse.

Unterschiedliche Schweregrade des Krankheitsbildes entsprechen allelen Varianten. So wurden milde Formen mit nur minimalen Gelenkveränderungen beschrieben.

Der zugrundeliegende Defekt betrifft die N-Acetylgalactosamin-4-Sulfat-Sulfatase, die beim Abbau von Dermatansulfat und Chondroitin-4-Sulfat beteiligt ist. Die Patienten scheiden vornehmlich Dermatansulfat aus.

Die Krankheit ist autosomal-rezessiv erblich. Eine Pränataldiagnostik ist möglich. Die differentialdiagnostische Abgrenzung gegenüber der MPS I S kann schwierig sein. Bei der Mukopolysaccharidose VI bestehen immer ein Minderwuchs sowie Einschlüsse in den Leukozyten.

Mukopolysaccharidose VII, Sly-Krankheit

Dieser seltenen Form liegt ein β-Glucuronidase-Mangel zugrunde. Der Phänotyp variiert. Während manche Patienten neben einer groben Fazies eine ausgeprägte Hepatosplenomegalie, Umbilikalhernien, thorakolumbalen Gibbus, verbreiterte Hände und Füße sowie eine Hornhauttrübung hatten, zeigten andere eine nahezu normale Statur, eine normale Intelligenz und eine klare Kornea. Die Patienten haben metachromatische Einschlüsse in den Granulozyten. Das Enzym β-Glucuronidase ist beim Abbau von Dermatansulfat und Heparansulfat, aber auch beim Abbau von Chondroitinsulfat und Hyaluronsäure beteiligt. Die Patienten scheiden ausschließlich Dermatansulfat und Heparansulfat sowie kleine Oligosaccharide im Urin aus. Dieser Enzymdefekt liegt in multiplen allelen Formen vor.

Störungen im Glykoproteinabbau

Mannosidose (α-Mannosidase-Mangel)

Diese autosomal-rezessiv erbliche lysosomale Krankheit ist heterogen und läßt sich in eine schwere *infantile* Form (Typ I) und eine leichtere *juvenil-adulte* Form (Typ II) unterteilen. Das klinische Bild der infantilen Form ist Hurler-ähnlich und umfaßt eine schwere psychomotorische Retardierung, Minderwuchs, grobe Gesichtszüge, eine Dysostosis multiplex, Taubheit, Hepatomegalie und Hernien. Aufgrund eines Defektes in der Leukozytenchemotaxis neigen die Patienten zu bakteriellen Infektionen. Typische Befunde am Auge sind eine speichenförmige Katarakt sowie Hornhauttrübungen. Nach schnell-progredientem Verlauf versterben die Patienten zwischen dem 3. und 10. Lebensjahr.

Beim Typ II kommt es vermehrt in der Kindheit oder Adoleszenz zu einer mäßigen mentalen Retardierung, oft ohne Progredienz. Die Dysostosis multiplex ist nur leicht ausgeprägt, oft besteht eine asymmetrische Arthropathie an den unteren Extremitäten. Eine progrediente Schwerhörigkeit tritt auch hier auf.

Die Aktivität der sauren lysosomalen α-D-Mannosidase A und B ist vermindert und führt zu einer Akkumulation von mannosereichen glykosylierten Substanzen. Verschiedene mannosereiche Oligosaccharide erscheinen im Urin und geben in der Dünnschichtchromatographie ein charakteristisches Muster. Konstant finden sich Lymphozytenvakuolen sowie große Speicherzellen mit schaumig-granulärem Zytoplasma im Knochenmark. Der Enzymdefekt läßt sich in Plasma, Leukozyten und kultivierten Fibroblasten nachweisen. Die klinische Heterogenität entspricht wahrscheinlich allelen Erkrankungen. Eine Pränataldiagnostik ist möglich.

β-Mannosidase-Mangel

Hauptsymptome dieser seltenen, autosomal-rezessiv vererbten Krankheit sind eine ausgeprägte Schwerhörigkeit, Sprachentwicklungsverzögerung, Verhaltensstörungen und leichte mentale Retardierung. Es werden vermehrt Oligosaccharide im Urin ausgeschieden. Es ist keine Aktivität der β-Mannosidase in Leukozyten und Plasma nachweisbar. Die Aktivität der α-Mannosidase ist normal.

Fukosidose

Auch diese Krankheit tritt in einer *infantilen, rasch-progredienten* Form (Typ I) und in einer *milderen* Variante (Typ II) auf, bei der die Patienten bis ins Erwachsenenalter überleben.

Beim Typ I sind die Patienten bereits im 1. Lebensjahr psychomotorisch retardiert. Sie zeigen Gesichtsvergröberung, Wachstumsrückstand, Dysostosis multiplex und neurologische Symptome sowie fakultativ Hepatosplenomegalie, Kardiomegalie und eine ausgesprochene Infektionsneigung. Der Chlorgehalt im Schweiß ist erhöht.

Beim Typ II beginnt die mentale Retardierung etwa ab dem 2. Lebensjahr. Die Patienten haben eine milde Dysostosis multiplex mit eiförmiger und schnabelförmiger Deformierung der Wirbelkörper sowie Hüftgelenksdeformitäten. Ein Angiokeratoma und Teleangiektasien im Mund sowie geschlängelte Konjunktivagefäße und eine Retinopathie können auftreten.

Die Aktivität der α-L-Fucosidase ist vermindert und führt zur neuroviszeralen Speicherung verschiedener Oligosaccharide, Glykoasparagine und Glykopeptide. Entsprechende Glykoprotein-Bruchstücke erscheinen auch im Urin. Der Enzymdefekt läßt sich in Leukozyten und kultivierten Hautfibroblasten diagnostizieren. Eine Pränataldiagnostik ist möglich.

Sialidosen, Neuraminidase-Mangel

Normosomatischer Typ, dysmorpher Typ. Patienten vom normosomatischen Typ haben keinerlei Hurler-ähnliche Zeichen und keine Demenz. Typischerweise besteht das sogenannte Kirschroter-Retinafleck-Myoklonie-Syndrom, das sich ab der 2. Lebensdekade in progredientem Visusverlust und schwer behandelbaren Myoklonien äußert. Eine punktförmige Katarakt, schmerzhafte Neuropathien, verminderte Nervenleitgeschwindigkeit, Ataxie, Gangstörungen und Nystagmus sind weitere Symptome. Lymphozytenvakuolen können vorhanden sein.

Der dysmorphe Typ manifestiert sich in verschiedenen Lebensabschnitten als *kongenitaler, infantiler* und *juveniler Typ.* Beim *juvenilen Typ* treten Dysmorphiezeichen ähnlich dem Hurler-Syndrom (S. 446) sowie eine Demenz zwischen dem 2. und 20. Lebensjahr auf. Ein kirschroter Retinafleck, punktförmige Katarakt, progredienter Sehverlust sowie Myoklonien, Gangataxie und herabgesetzte Nervenleitgeschwindigkeit, eventuell Angiokeratom, treten auch hier auf. Die Patienten überleben bis in die 4. Dekade.

Beim *infantilen Typ* beginnt die Symptomatik im 1. Lebensjahr mit einem schweren Hurler-Syndrom, einem kirschroten Retinafleck und schwerer mentaler Retardierung. Überleben bis in die 2. Dekade ist möglich.

Kongenitale (hydropische) Form. Schwerster Verlauf mit Hurler-ähnlichen Symptomen bereits bei Geburt. Überleben nur wenige Monate.

Alle Patienten des dysmorphen Typs haben Lymphozytenvakuolen, Schaumzellen im Knochenmark und neuroviszerale Speicherphänomene. Dem dysmorphen Typ liegt ein Ausfall der Neuraminidase (Sialidase) zugrunde, bei der normosomatischen Form ist die Aktivität dieses Enzyms partiell eingeschränkt. Der Enzymdefekt ist in Leukozyten und kultivierten Hautfibroblasten nachweisbar. In den Geweben werden sialylhaltige Oligosaccharide gespeichert und sehr große Mengen finden sich auch im Urin.

Galaktosialidose

Eine eigenständige Krankheit liegt beim kombinierten β-Galactosidase-Neuraminidase-Mangel vor. Die Patienten haben ebenfalls Skelettabnormitäten, Hautläsionen, einen kirschroten Retinafleck, Myoklonien und Demenz. Der kombinierte β-Galactosidase-Neuraminidase-Mangel wird wahrscheinlich durch den genetischen Mangel eines Glykoproteins verursacht, das beide Enzyme gegen exzessiven intralysosomalen Abbau schützt und so ihre volle hydrolytische Aktivität gewährleistet.

Mukolipidose Typ IV

Hier liegt ein Gangliosid-Neuraminidase-Mangel vor. Ab dem 2. Lebensjahr beginnt eine fortschreitende psychomotorische Retardierung, kombiniert mit muskulärer Hypotonie und Rumpfataxie. Bereits sehr früh kommt es zu einer Hornhauttrübung. Gesichtsdysmorphie, Viszeromegalie, Dysostosis multiplex und eine abnorme Oligosaccharid-Ausscheidung fehlen.

Sialinsäure-Speicherkrankheit

Patienten mit der schweren Form dieser Krankheit weisen rezidivierende Infektionen und Durchfälle sowie eine Hepatosplenomegalie und einen schweren Entwicklungsrückstand schon bald nach der Geburt auf.

Eine mildere Form der Sialinsäure-Speicherkrankheit ist als **Salla-Krankheit** bekannt. Sie kommt fast nur bei Finnen vor. Ab dem 2. Lebenshalbjahr ist die psychomotorische Entwicklung retardiert und es besteht eine muskuläre Hypotonie. Später ist die Koordination der Motorik stark beeinträchtigt und die Kinder können nicht mehr laufen. Eine Sprachentwicklung findet kaum statt. Ältere Kinder sind schwerst mental beeinträchtigt mit Dysarthrie und Dyspraxie und können dann auch eine muskuläre Rigidität und Spastizität sowie Dystonien aufweisen. Bei diesem autosomal-rezessiv vererbten Defekt werden intrazellulär große Mengen freier N-Acetylneuraminsäure (Sialinsäure) gespeichert und auch im Urin ausgeschieden. Wahrscheinlich kann aufgrund eines gestörten Transports freie Sialinsäure die Lysosomen nicht verlassen.

Mukolipidose II (I – cell disease)

Skelett- und Bindegewebsveränderungen sind schon bei Geburt vorhanden. Die Kinder entwickeln schnell eine gargoylhafte Fazies, eine schwerste Dysostosis multiplex ähnlich dem Hurler-Syndrom, Gelenkkontrakturen und eine Kardiomegalie und sind in Wachstum und mentaler Entwicklung extrem retardiert. Die Haut ist derb und dick, die Gingiva hyperplastisch, und die Augenlider sind geschwollen. Eine wesentliche Splenomegalie fehlt, ebenso bestehen nur leichte Hornhauttrübungen. Die Kinder sterben noch vor dem 5. Lebensjahr an einer der häufig rezidivierenden Atemwegsinfektionen und an Herzinsuffizienz.

Die renale Mucopolysaccharidausscheidung ist normal. Das Zytoplasma kultivierter Hautfibroblasten enthält zahlreiche Einschlüsse mit heterogenem Speichermaterial. Auch das subepitheliale Bindegewebe, die Schwannschen Zellen, axonale Fortsätze der peripheren Nerven und insbesondere Myokard, Herzklappen und Gefäßwände sind stark vakuolisiert. Die Speicherung betrifft vornehmlich mesenchymales und kaum parenchymales Gewebe. Speicherphänomene sind bereits in fetalem Gewebe und in der Plazenta vorhanden. Enzymdefekt s. unter Mukolipidose III.

Mukolipidose III (Pseudopolydystrophie, Pseudo-Hurler-Polydystrophie)

Die Patienten entwickeln im 4.–5. Lebensjahr multiple Gelenkversteifungen inkl. der Fingergelenke, und fälschlicherweise wird eine rheumatoide Arthritis diagnostiziert. Wachstum und geistige Entwicklung sind kaum beeinträchtigt, und das Gesicht zeigt nur leichte gargoyloide Züge. In der 1. Lebensdekade entwickeln sich Hornhauttrübungen, Aortenklappenfehler und Hüftgelenksdeformierungen und -zerstörungen. Die Gelenkversteifungen kommen im allgemeinen bis zur Pubertät zum Stillstand, und operative Korrekturen sind später möglich.

Die renale Mucopolysaccharidausscheidung ist normal. Kultivierte Fibroblasten zeigen Einschlußkörper, aber weniger ausgeprägt als bei der Mukolipidose II.

Bei der Mukolipidose II und III sind die Aktivitäten vieler lysosomaler Enzyme (z. B. β-Hexosaminidase, Arylsulfatase, β-Glucosidase) intrazellulär vermindert, aber im Plasma und Urin gesteigert.

Beiden Krankheiten liegt eine Synthesestörung von Oligosaccharidgruppen zugrunde, die an neugebildete lysosomale Enzyme angeheftet werden. Der primäre Defekt scheint im Fehlen oder Mangel der UDP-N-Acetylglucosamin : Lysosomal-Enzym-N-Acetylglucosamin-1-Phosphotransferase (N-Acetylglucosamin-Phosphotransferase) zu liegen. Dieser Defekt führt zu einem vollständigen (Mukolipidose II) oder partiellen (Mukolipidose III) Ausfall der Bildung des Erkennungsmarkers, ohne den die Enzymvorstufen nicht in die Lysosomen gelangen können und statt dessen die Zellen verlassen. Die intralysosomale partielle Proteolyse der Enzymvorstufe zum reifen Enzym bleibt aus, und die Enzyme liegen in ihrer höhermolekularen Precursor-Form vor (veränderte elektrophoretische Wanderungsgeschwindigkeiten). Der intralysosomale Mangel verschiedener Hydrolasen führt zu Mucopolysaccharid-, Lipid- und Oligosaccharidspeicherungen in den Zellen.

Beide Krankheiten werden autosomal-rezessiv vererbt. Beide Formen sind klinisch und biochemisch heterogen.

Zur Diagnostik wird der Nachweis einer 10- bis 20fach erhöhten Aktivität leicht meßbarer Hydrolasen (β-Hexosaminidase, Iduronatsulfatase, Arylsulfatase) im Serum herangezogen. Die Unterscheidung zwischen der

Mukolipidose II und Mukolipidose III basiert auf der klinischen Symptomatik. Eine Pränataldiagnostik ist möglich.

Aspartylglukosaminurie

Bei der in Finnland häufigen, außerhalb dieses Landes bisher selten beobachteten Krankheit leiden die Kinder im 1. Lebensjahr unter Diarrhöen und rezidivierenden Infektionen. Nach anfänglich bis auf eine verzögerte Sprache normaler geistiger Entwicklung zeigen die Patienten ab dem 5. Lebensjahr eine mentale Retardierung und Hirnatrophie. Im Erwachsenenalter sind sie unkontrolliert und leicht reizbar. Ihre Bewegungen sind unkoordiniert, und es besteht eine Hypotonie.

Die Patienten sind leicht minderwüchsig, mikrozephal, haben grobe Gesichtszüge mit weiten Hautfalten, eine Makroglossie und rauhe Stimme. Sie neigen zu Akne und sind empfindlich gegen Sonne. Jenseits des 10. Lebensjahres kann eine beidseitige Katarakt auftreten. Die Skelettbeteiligung ist sehr gering. Oft besteht eine Überstreckbarkeit der Gelenke. Lymphozytenvakuolen und eine Neutropenie sind häufig vorhanden. Der zugrundeliegende Defekt, eine Aktivitätsminderung der Aspartylglucosaminidase, läßt sich in Plasma, Leukozyten und kultivierten Hautfibroblasten nachweisen. Im Urin erscheinen große Mengen von Aspartylglucosamin, aber auch viele andere Glucoasparagine, welche in der Oligosaccharid-Dünnschichtchromatographie ein spezifisches Muster liefern. Aspartylglucosamin läßt sich als ninhydrinpositive Substanz auch bei dünnschichtchromatographischer Trennung der Harnaminosäuren nachweisen.

Häufig werden auch die G_{M1}-*Gangliosidosen* (S. 440) dem Formenkreis der Mukolipidosen zugerechnet.

Literatur

Spranger, J.: Mini review: inborn errors of complex carbohydrate metabolism. Amer. J. med. Genet. 28 (1987) 489–499

Watts, R. W. E., D. A. Gibbs: Lysosomal storage disease: biochemical and clinical aspects. Taylor & Francis, London 1986

Purin- und Pyrimidinsynthese- und -abbaudefekte

Neben den verschiedenen Varianten der Gicht (s. Kap. 7) finden sich folgende Defekte im Abbau bzw. der Synthese von Pyrimidin und Purin:

- Orotazidurie Typ I und Typ II,
- Xanthinurie,
- Adeninphosphoribosyltransferase-Mangel (S. 345),

- Adenosin-Desaminase-Mangel mit schwerer kombinierter Immundefizienz,
- Nucleosidphosphorylase-Defekt mit Defekt der T-Lymphozyten,
- Myoadenylat-Desaminase-Defekt.

Orotazidurie

Die hereditäre Orotazidurie kann durch zwei Stoffwechseldefekte der Pyrimidinsynthese hervorgerufen werden. Dem Typ I entspricht ein Doppelenzymdefekt der Orotidylpyrophosphorylase und der Orotidyldecarboxylase, dem Typ II ein isolierter Defekt der Orotidyldecarboxylase. Beide Formen werden autosomal-rezessiv vererbt. Sie zeigen im frühen Säuglingsalter eine megaloblastäre Anämie, Neutropenie, Gedeihstörung, Minderwuchs und motorische Retardierung. Die Orotsäureausscheidung ist um das 200- bis 1000fache erhöht, so daß die Orotsäure im sauren Urin als spitze Nadeln ausfällt. Eine sekundäre Orotazidurie tritt beim Ornithintranscarbamylase-Defekt und bei weiteren Defekten im Harnstoffzyklus (mit Ausnahme der Carbamylphosphatsynthetase) auf (S. 384). Eine wirksame Therapie ist mit einer oralen Substitution von Uridin (150 mg/kg KG/Tag) möglich.

Literatur

Girot, R., M. Hamet, J.-L. Perignon, M. Guesnu, R. M. Fox, P. Cartier, A. Durandy, C. Griscelli: Cellular immune deficiency in two siblings with hereditary orotic aciduria. New Engl. J. Med. 308 (1983) 700–704

Xanthinurie

Bei dieser seltenen, autosomal-rezessiv vererbten Störung fehlt die Aktivität der Xanthinoxidase, so daß die Umwandlung von Hypoxanthin und Xanthin in Harnsäure blockiert ist. Statt Harnsäure wird überwiegend Xanthin ausgeschieden. Es kann zur Bildung von Xanthinsteinen in den ableitenden Harnwegen kommen. Diagnostisches Leitsymptom ist die Hypourikämie mit Harnsäurekonzentrationen im Serum unter 1,6 mg/dl. Bei Erwachsenen kann es zu einer Myopathie durch Ablagerung der Xanthinkristalle in der Muskulatur kommen. Die Xanthinoxidase läßt sich in Lebergewebe und in der Dünndarmmukosa bestimmen. Eine kombinierte Störung der Xanthinoxidase und der Sulfitoxidase findet sich bei einer hereditären Bildungsstörung des Molybdän-Cofaktors, den beide Enzyme für ihre Aktivität benötigen.

Adenosin-Desaminase-Mangel

Diese autosomal-rezessiv vererbte Störung führt zu einem schweren kombinierten Immundefektsyndrom, das gewöhnlich den Tod an bakteriellen Erkrankungen im Kindesalter herbeiführt, jedoch liegt nicht allen Fällen von kombiniertem Immundefektsyndrom ein Adenosin-Desaminase-Mangel zugrunde. Die Patienten weisen eine Thymusaplasie, eine Lymphopenie und eine gestörte Synthese von Immunglobulinen und Antikörpern auf. Im Harn wird vermehrt Desoxyadenosin ausgeschieden. Der Stoffwechseldefekt läßt sich in Erythrozyten und Fibroblasten nachweisen. Eine Pränataldiagnose ist möglich.

Nucleosidphosphorylase-Mangel

Autosomal-rezessive vererbte Störung mit vermehrter Ausscheidung von Inosin, Guanosin und ihrer Desoxyriboside im Urin. Es findet sich ein Defekt der T-Lymphozyten. Der Nachweis des Enzymdefekts ist in Lymphozyten und Erythrozyten möglich.

Myoadenylat-Desaminase-Defekt

Ein Defekt der Myoadenylat-Desaminase wurde bei Patienten mit Muskelhypotonie gefunden. Ob sie die Ursache oder Folge dieser Krankheit ist, muß sich noch zeigen.

Genetisch bedingte Rachitisformen

Als Rachitis (bei Säuglingen und Kleinkindern) bzw. als Osteomalazie (bei Schulkindern und Erwachsenen) wird eine Systemerkrankung der Knochen bezeichnet, die durch ungenügende Kalkeinlagerung in osteoide Gewebe gekennzeichnet ist, wobei bei Kindern eine breite Zone von proliferierendem Knorpel, der unregelmäßig von kapillärem Osteoidgewebe durchsetzt ist, in den Wachstumsfugen gefunden wird. Durch die Weichheit der Knochen kann es zu mechanischen Veränderungen kommen wie Becherung der Metaphysenbereiche, Verbiegung der Knochen, Frakturen, Kraniotabes. Als Osteomalazie wird das Rachitis-Äquivalent nach Beendigung des Wachstums und weitgehendem Schluß der Epiphysenfugen bezeichnet.

Die Rachitis/Osteomalazie beruht auf einer ungenügenden Verkalkung. Für eine normale Verkalkung des Osteoidgewebes müssen adäquate Calcium- und Phosphatkonzentrationen am Ort der Verkalkung und eine normale Aktivität der alkalischen Phosphatase zusammenkommen. Entsprechend können eine ungenügende Calciumzufuhr, eine ungenügende Phosphatzufuhr oder eine erniedrigte Phosphatkonzentration sowie eine Inaktivität der alkalischen Phosphatase an den Knochen zur Rachitis führen. Bei eutrophen Säuglingen und Kleinkindern liegt in unseren Breiten in der Regel eine Vitamin-D-Mangel-Rachitis vor, ebenfalls relativ häufig in unseren Zonen ist eine durch Antikonvulsiva induzierte Rachitis. Bei gestillten Frühgeborenen kann die Kombination einer ungenügenden Phosphatzufuhr mit herabgesetzter Empfindlichkeit von Rezeptoren für 1,25-Dihydroxycholecalciferol zur frühen Rachitis führen. Bei diätetisch behandelten Kindern sowie in Südafrika bei sonst gesunden Kindern gibt es

jedoch auch eine Calcium-Mangel-Rachitis. Hereditäre Rachitisformen finden sich besonders im Kindesalter. Es sind die
Pseudo-Mangel-Rachitis Typ I,
Pseudo-Mangel-Rachitis Typ II,
die klassische Vitamin-D-resistente Rachitis (Phosphatdiabetes),
Krankheiten mit Ausbildung eines tubulären Fanconi-Syndroms (S. 391) wie Zystinose (S. 374), Tyrosinose (S. 367), Lowe-Syndrom (S. 392) u. a.

Pseudo-Mangel-Rachitis Typ I und II (Vitamin-D-Dependency)

Bei diesen autosomal-rezessiv vererbten Krankheiten ist beim Typ I die Umwandlung von 25-Hydroxycholecalciferol in 1,25-Dihydroxycholecalciferol gestört. Es findet sich folglich ein niedriger 1,25-Dihydroxycholecalciferol-Spiegel im Serum. Der klinisch nicht davon unterscheidbare Typ II zeigt eine verminderte Zahl von Rezeptoren für 1,25-Dihydroxycholecalciferol. Der 1,25-Dihydroxycholecalciferol-Spiegel im Serum ist folglich sehr stark erhöht. Die ersten Symptome finden sich im frühen Säuglingsalter und entsprechen mit den typischen Knochenveränderungen, einer Hyperaminoazidurie und häufig einer Hypokalzämie einer schweren Vitamin-D-Mangel-Rachitis. Die Aktivität der alkalischen Phosphatase ist stark erhöht. Beim Typ I kann eine Dauertherapie mit größeren Mengen Vitamin D_3, 0,25–1 mg/Tag, erfolgen. Daneben ist ein therapeutischer Einsatz von Dihydroxycholecalciferol möglich. Beim Typ II sind höchste Dosen Dihydroxycholecalciferol (bis 30 mg/Tag!) zur Behandlung notwendig.

Hereditäre hypophosphatämische Vitamin-D-resistente Rachitis (Phosphatdiabetes)

X-chromosomal-dominant vererbt, führt diese Krankheit bei weiblichen Patienten zu entweder keinen, leichten oder mittelschweren klinischen Symptomen. Männliche Patienten zeigen dagegen das Vollbild der Krankheit mit schwerer Osteomalazie und Verbiegung der Knochen. Typische Metaphysenveränderungen sind gewöhnlich besonders gut im frühen Kleinkindesalter zu erkennen. Später stehen die sekundären Entkalkungen bzw. Knochenverbiegungen röntgenologisch im Blickpunkt. Die Patienten zeigen einen ausgesprochenen Kleinwuchs, Gelenk- und Muskelschmerzen und folglich Gehstörungen. Der Muskeltonus ist im Gegensatz zu den mit einem Vitamin-D_3-Mangel einhergehenden Rachitisformen normal. Das klinisch-chemische Leitsymptom ist die starke Hypophosphatämie. Die Aktivität der alkalischen Phosphatase im Serum ist in Abhängigkeit von der Aktivität des Knochenumbaus erhöht. Im Gegensatz zu anderen Rachitisformen läßt sich keine Hyperaminoazidurie nachweisen. Der Parathormonspiegel im Plasma ist normal.

Es liegt eine vermehrte Ausscheidung von Phosphat im Urin durch verminderte tubuläre Reabsorption vor. Da bisher keine Störung im Vitamin-D-Stoffwechsel nachgewiesen werden konnte, liegt möglicherweise in dieser verminderten Phosphatrückresorption und der konsekutiven Hypophosphatämie die Ursache der Rachitis bzw. Osteomalazie.

Die Behandlung besteht in einer gleichmäßig über den Tag verteilten Phosphatsubstitution durch Zufuhr einer Mischung von Na_2HPO_4 und NaH_2PO_4 im molaren Verhältnis von 4:1, in einer Dosis, die 1–2 g/Tag Phosphor entspricht. Es müssen in gleichmäßigen Abständen 6 Dosen am Tag gegeben werden, damit der Phosphatspiegel im Serum angehoben wird. Zusätzlich ist meistens eine Vitamin-D_3-Gabe von 0,5–2,5 mg/Tag notwendig, wobei bei diesen hohen Dosen durchaus eine Vitamin-D-Intoxikation auftreten kann. Man wählt unter sorgfältiger Überwachung der Calciumwerte im Blut die niedrigste Dosis von Vitamin D_3, die die Knochenveränderungen röntgenologisch weitgehend beseitigt. Klinisch registrieren die Patienten die Besserung in der Regel in dem Verschwinden der Knochenschmerzen. Bei einer Immobilisation, z. B. bei langdauernden Krankheiten und Operationen, muß die Therapie mit Vitamin D_3 ausgesetzt werden. Bei vorauszusehender Immobilisation wird die Therapie 1 Monat vorher unterbrochen, sonst besteht die Gefahr einer Hyperkalzämie. Eine besser steuerbare Therapie ist heute mit dem Dihydroxycholecalciferol in Dosen zwischen 1–3 µg/Tag möglich. Die Symptome bessern sich oft spontan während der Pubertät. Ob nach der Pubertät eine Behandlung fortgeführt werden muß, entscheidet sich aufgrund der fortbestehenden Knochensymptome.

Mineral-, Spurenelement- und Vitaminstoffwechselstörungen

Angeborene Chloridmalabsorption
(angeborene Alkalose, kongenitale Chloriddiarrhö)

Diese autosomal-rezessiv vererbte Krankheit zeichnet sich durch einen in der Neugeborenenzeit beginnenden Durchfall mit schwerer Gedeihstörung aus. Es findet sich eine gestörte Chloridresorption im Kolon infolge eines gestörten Chlorid-Bicarbonat-Austausches. Dieses führt zu vermehrten Chlorid- und Wasserverlusten mit dem Stuhl. Es besteht eine kompensierte oder dekompensierte metabolische Alkalose mit einem sehr niedrigen Chloridspiegel im Blut. Im Urin läßt sich gewöhnlich kein Chlorid nachweisen. Die Wasser- und Chloridverluste werden bei akuter Krankheit durch Infusionstherapie und im Intervall durch orale Kaliumchlorid- und Natriumchloridgaben ausgeglichen.

Angeborene Magnesiummalabsorption (primäre Hypomagnesiämie)

Diese autosomal-rezessiv vererbte Krankheit führt in der Säuglingszeit zu einer schweren Hypomagnesiämie und, über einen begleitenden Hypoparathyreoidismus, zu einer Hypokalzämie. Tetanische Krämpfe treten in der Regel wenige Wochen nach der Geburt auf und führen unbehandelt innerhalb des 1. Lebensjahres zum Tode. Die tetanischen Krämpfe sprechen nicht auf Calciumgabe allein an. Durch Zufuhr von Magnesium normalisieren sich die Calciumspiegel spontan. Es liegt eine Störung der aktiven Aufnahme von Magnesium im Dünndarm vor. Diese Aufnahmestörung kann durch orale Zufuhr sehr großer Mengen von Magnesiumsalzen (Sulfat oder Aspartat) überwunden werden. Sie müssen über den Tag verteilt mit der Nahrung gegeben werden. Magnesiumsalze haben eine stark laxative Wirkung. Die zur Therapie benötigte Menge induziert in der Regel eine erhöhte Stuhlfrequenz. In der akuten Phase kann die Hypomagnesiämie durch intramuskuläre Injektion von Magnesiumsulfat behandelt werden (6 Dosen, 120 mg Magnesium/Tag). Eine Magnesiumsubstitution ist lebenslang notwendig.

Literatur

Becker, K., I. Lombeck, H. J. Bremer: Primäre Hypomagnesiämie. Mschr. Kinderheilk. 127 (1979) 37–42

Acrodermatitis enteropathica

Als Acrodermatitis enteropathica wird die Symptomatik eines chronischen Zinkmangels bezeichnet. Sie kann als hereditäre Krankheit auf der Basis einer angeborenen Zinkmalabsorption oder als sekundäres Symptom einer Zinkverarmung im Körper (am häufigsten bei Patienten mit Morbus Crohn und ausgedehntem Befall des Dünndarms sowie unter langdauernder parenteraler Ernährung) gefunden werden. Die Acrodermatitis zeichnet sich durch Durchfälle, durch erythematöse Veränderungen mit nachfolgender Blasenbildung um die Körperöffnungen (Mund, After) sowie Infiltrationen um die Nägel herum aus. Außerdem kommt es zum Haarverlust. Bei schwerem Zinkmangel können die Hautveränderungen den ganzen Körper betreffen und zum Tode, meistens durch Sekundärinfektionen, führen. Liegt eine autosomal-rezessiv vererbte intestinale Zinkmalabsorption vor, so werden die ersten Symptome gewöhnlich nach dem Abstillen manifest. Durch ständige orale Substitution großer Dosen von Zinksalzen (20–150 mg/Tag Zink, z. B. in Form von Zinksulfat) lassen sich alle Symptome beseitigen. Die Hautveränderungen beruhen möglicherweise auf einer Störung des Fettstoffwechsels.

Literatur

Lombeck, I.: The significance of trace elements in childhood. Ergebn. inn. Med. Kinderhk. 44 (1980) 1–27

Wilsonsche Krankheit (hepatolentikuläre Degeneration)

Es handelt sich um eine seltene, autosomal-rezessiv vererbte Kupferstoffwechselkrankheit, bei der es zu einer Kupferspeicherung in verschiedenen

Organen, besonders aber Leber, Gehirn, Rückenmark, Nieren und Kornea, kommt. Mit großer Wahrscheinlichkeit bedingt dies eine veränderte Kupferbindungskonstante von Kupferthionein, dem Kupferspeicherprotein im Zytosol der Zellen. Dadurch ist die Überführung von Kupfer von Kupferthionein auf das Apocaeruloplasmin gestört. Sekundär ist dadurch das kupfertragende Protein im Plasma, das Caeruloplasmin, meist stark vermindert, parallel ist der Kupferspiegel im Serum herabgesetzt. Die Kupferausscheidung im Urin ist gewöhnlich vermehrt; sie läßt sich durch die Verabreichung von Chelatbildnern noch weiter erhöhen.

Die Symptome werden durch eine Gewebsschädigung als Folge der hohen Kupfergehalte hervorgerufen. Dabei kommt es im wesentlichen zu hepatischen und zentral-nervösen Symptomen. Das Manifestationsalter der Symptome liegt nach dem 5. Lebensjahr. Beim Kind gehen die hepatischen Symptome den zentral-nervösen meist voraus und zeigen sich gewöhnlich bereits im Schulalter manifest. In der Regel findet man klinisch-chemische Veränderungen, wie sie auch bei chronischen oder akuten Hepatitiden gesehen werden. Ein akutes Leberversagen ist möglich. Fehldiagnosen (Verwechslung mit Hepatitiden) sind in dieser Altersstufe relativ häufig. Neurologische Symptome finden sich meist erst nach dem 10. Lebensjahr, wobei Unbeholfenheit der Sprache, der Schrift und der Bewegungen auffallen. Daneben werden psychopathologische Verhaltensauffälligkeiten (Angst, unmotivierte Heiterkeit, Jähzorn, Launenhaftigkeit), Verschlechterung der Schulleistungen, gelegentlich auch psychotische Bilder, gesehen. Die Symptomatik dieser Krankheit ist jedoch außerordentlich vielfältig. So weisen andere Patienten Fieber, Appetitlosigkeit, Diarrhöen, Schmerzattacken im Abdomen, hämolytische Anämien, tetanische Phasen mit Trismus, Opisthotonus auf. Ein charakteristisches Zeichen ist die Kupferspeicherung in der Descemet-Membran der Kornea, der braun-grüne Kayser-Fleischer-Ring. Eine Nierenbeteiligung mit Proteinurie, Hyperaminoazidurie oder komplettem Fanconi-Syndrom ist möglich. Ein Drittel der Patienten stirbt unbehandelt vor dem 15. Lebensjahr, 90 % sterben vor dem 30. Lebensjahr.

Das diagnostisch wichtigste Symptom ist die Erniedrigung des Caeruloplasminspiegels im Serum. Allerdings schließt ein normaler Caeruloplasminspiegel die Krankheit nicht aus. Zum Nachweis der Krankheit ist der erhöhte Kupfergehalt im Punktionszylinder der Leber zu fordern, wobei jedoch beachtet werden muß, daß auch bei biliären Leberzirrhosen Erhöhungen des Kupfergehaltes im Lebergewebe vorkommen können. Sind jedoch weitere Zeichen, wie Kayser-Fleischer-Ring, typische Zerebralsymptomatik, erniedrigtes Caeruloplasmin, vorhanden, so ist die Krankheit sehr wahrscheinlich. Bleiben (in wenigen Fällen) noch Zweifel an der Diagnose, so kann mit radioaktiv markiertem Kupfer der herabgesetzte Einbau in Caeruloplasmin nachgewiesen werden. Hervorgehoben werden muß jedoch, daß es kein einzelnes Symptom gibt, das die Diagnose gestattet, und daß in Einzelfällen die sichere Diagnose erhebliche Probleme bereiten kann.

Durch Gabe des Komplexbildners D-Penicillamin (900–1200 mg/Tag in 3–4 Dosen) läßt sich eine Entspeicherung von Kupfer aus den Geweben erreichen. Daneben muß die Kupferzufuhr durch Fortlassen stark kupferhaltiger Nahrungsmittel (Schokolade, Nüsse u. a.) sowie durch Verwendung kupferarmen Wassers vermindert werden. Eine Überwachung des Kupfergehaltes der Leber unter der Therapie ist nötig, da gelegentlich, nach 2–3 Jahren, ein Kupfermangel im Gewebe gefunden werden kann. Die D-Penicillamin-Behandlung kann schwere toxische Nebenwirkungen erzeugen, die bei der Zystinurie (S. 388) kurz angedeutet wurden.

Eine orale Zinktherapie mit konsekutiver Reduktion der Kupferresorption aus dem Darm und zur Verdrängung des Kupfers aus den Geweben scheint ebenfalls effektiv zu sein. Sie ist bei Nebenwirkungen des D-Penicillamins indiziert.

Literatur

Editorial: Wilson's disease and copper-associated protein. Lancet 1981/I, 644–646

Hoogenraad, T. K., C. J. A. van den Hamer, R. Koevoet, E. G. W. M. DeRuyter Korver: Oral zinc in Wilson's disease. Lancet 1978/II, 1262

Menkes-Syndrom (steely hair disease)

Diese X-chromosomal-rezessiv vererbte Krankheit beruht auf einer abnormen Kupferbindung in Metallothioninen bestimmter Gewebe, wobei die Kupferbindung der Leber offenbar normal ist. Abnorme Kupfergehalte und -bindungen findet man u. a. in Dünndarm, Nieren, Fibroblasten. Es entsteht ein sekundärer Kupfermangel, der durch die Kupfermalabsorption verursacht ist, mit stark erniedrigtem Kupfer- und Caeruloplasminspiegel im Serum. Die Hauptsymptome sind bis zum 3. Lebensmonat sich entwikkelnde Zerebralsymptome wie Entwicklungsstillstand, Krämpfe, Zerebralabbau, Hypothermie. Dazu kommen Haarveränderungen (glanzlos, struppig, brüchig, grau bis weiß), Osteopenie, Metaphysenveränderungen. Es bestehen Arterienveränderungen mit Wandanomalien und Thrombosen. Der Tod tritt meist zwischen dem 3. Lebensmonat und dem 3. Lebensjahr ein. Durch die abnorme ^{64}Cu-Aufnahme und -Kinetik in Fibroblastenkulturen und Amnionzellkulturen ist eine Diagnosesicherung und eine Pränataldiagnose möglich.

Andere Krankheiten mit Kupferstoffwechselstörungen

Die *Indische kindliche Leberzirrhose* (Indian childhood cirrhosis) weist extrem hohe Kupferwerte in der Leber auf bei normalem Caeruloplasmin und Kupfer im Plasma. In 30% Familiarität. Wahrscheinlich exogene Kupferintoxikation durch Wasser oder Speisen.

Das *Åagenes-Syndrom* (angeborenes Lymphödem und Cholestase) scheint zunächst in einzelnen Fällen mit starker Kupferspeicherung in Leber und Gehirn einherzugehen.

Die *primär-biliäre Leberzirrhose* kann sehr hohe Kupferwerte in der Leber und eine Besserung der Lebersymptome nach D-Penicillamin-Gabe aufweisen.

Literatur

Tanner, M. S., B. Portmann: Indian childhood cirrhosis. Arch. Dis. Childh. 56 (1981) 4–6

Pyridoxinabhängige Krämpfe
(s. auch Kap. 4, S. 109)

Bei dieser autosomal-rezessiv vererbten Krankheit werden Stunden bis Tage nach der Geburt manifest werdende, rezidivierende, tonisch-klonische Krämpfe beobachtet. Ein Krampfanfall läßt sich mit 100–300 mg Pyridoxin i.v. sofort durchbrechen. Unter einer täglichen oralen Zufuhr von 30–50 mg Pyridoxin bleiben die Patienten krampffrei und entwickeln sich normal. Ohne Zufuhr von Pyridoxin sinkt die Urinausscheidung der Tryptophanmetabolite Hydroxykynurenin und Hydroxyanthranilsäure auf subnormale Werte ab. Außerdem wird im Urin ein Tryptophanmetabolit, die 5-Hydroxychinaldinsäure, ausgeschieden, der möglicherweise pathogenetische Beziehungen zum Krampfgeschehen hat. Der zugrundeliegende Stoffwechseldefekt ist nicht bekannt.

Folsäuremalabsorption
(s. auch Kap. 4, S. 111)

Die autosomal-rezessiv vererbte Folsäuremalabsorption führt zu einer bereits im Säuglingsalter beginnenden megaloblastären Anämie mit psychomotorischer Retardierung und Krämpfen. Durch parenterale Zufuhr von Folsäure läßt sich die megaloblastäre Anämie beseitigen. Wegen eines offensichtlich gleichzeitig bestehenden Transportdefektes der Folsäure durch die Bluthirnschranke gelangt jedoch in den meisten Fällen keine Folsäure in das Gehirn, so daß sich die zerebrale Symptomatik durch die Folsäuretherapie nicht beeinflussen läßt.

Dihydrofolat-Reduktase-Mangel

Bei dieser Krankheit findet sich eine megaloblastäre Anämie bereits im frühen Säuglingsalter. Diese Anämie spricht weder auf Folsäure noch auf Vitamin-B_{12}-Zufuhr, jedoch auf 5-Formyltetrahydrofolat (Folinsäure) an. Der Enzymdefekt läßt sich in der Leber nachweisen. Offensichtlich muß Formyltetrahydrofolat ständig zugeführt werden.

Methenyltetrahydrofolat-Cyklohydrolase-Mangel

Bei dieser bisher nur in Japan bei geistig retardierten Kindern beobachteten Störung mit einem erhöhten Folsäurespiegel im Serum ist in Erythrozyten und in der Leber die Aktivität dieser spezifischen Cyklohydrolase reduziert.

Es sind zwei weitere Störungen im Folsäuremetabolismus beschrieben, der Methylentetrahydrofolat-Reduktase-Mangel, der sekundär den Homozystinabbau betrifft (S. 373), und der Formiminotransferase-Mangel, der den Histidinabbau betrifft (S. 378).

Vitamin-B_{12}-Stoffwechselstörung
(s. auch Kap. 4, S. 112)

Es sind verschiedene Vitamin-B_{12}-Stoffwechselstörungen bekannt:
- die Vitamin-B_{12}-Malabsorption,
- der Transcobalamin-II-Mangel,
- ein Defekt der zellulären Aufnahme von Cobalamin (Methylmalonazidurie mit Homozystinurie) (S. 397),
- verschiedene Defekte der Umwandlung von Cobalamin in Adenosylcobalamin mit konsekutiver Methylmalonazidurie (S. 398),
- lysosomale B_{12}-Speicherung (besondere Form der Methylmalonazidurie).

Vitamin-B_{12}-Malabsorption (Imerslund-Gräsbeck-Syndrom). Es handelt sich um eine autosomal-rezessiv vererbte Krankheit der intestinalen Aufnahme von Vitamin B_{12}, mit der Folge einer megaloblastären Anämie, die bereits im Säuglingsalter auftritt, einer pathogenetisch unklaren Proteinurie sowie weiterer, mit dem Vitamin-B_{12}-Mangel zusammenhängender Symptome wie Glossitis, Brechattacken, Fieber und Diarrhö. Nach parenteraler Gabe von Vitamin B_{12} (etwa 100 µg/Monat) verschwinden alle Symptome.

Transcobalamin-Mangel-Zustände. Drei Transcobalamine transportieren das Cobalamin im Plasma. Von diesen hat Transcobalamin II eine vermittelnde Funktion bei der Vitamin-B_{12}-Resorption im Darm. Außerdem verschwindet der Transcobalamin-II-Cobalamin-Komplex direkt in die Lysosomenfraktion der Leber und der Nieren, so daß das Vitamin B_{12} offensichtlich in dieser Form in die Zellen aufgenommen wird. Ein hereditärer Transcobalamin-I-Defekt verursacht keine klinischen Symptome, jedoch ist der Vitamin-B_{12}-Spiegel im Plasma sehr stark vermindert. Der autosomal-rezessiv vererbte Transcobalamin-II-Defekt führt zu einer megaloblastären Anämie, stark erniedrigten Immunglobulinkonzentrationen im Plasma und häufigen bakteriellen Infektionen. Durch die ständige Zufuhr großer Cobalaminmengen gelingt es, die klinische Symptomatik zu bessern.

Zur Physiologie bzw. Pathophysiologie von Vitaminstoffwechselstörungen s. auch S. 50ff. bzw. S. 98ff.

Tabellenanhang (zu Kapitel 5, Diabetes mellitus)

Für die nachstehenden Tabellen ist folgendes zu beachten:

Die Angaben zum Energiebedarf zur Gewichtsabnahme beruhen auf der groben Schätzung, daß zur Reduzierung des Körpergewichts um 1 kg Fettgewebe die Nahrung über einen beliebigen Zeitraum 6000 kcal weniger enthalten soll, als es zur Aufrechterhaltung des bisherigen Körpergewichts erforderlich ist. Abweichungen vom vorausgesagten Ausmaß der Gewichtsabnahme können z. B. deswegen auftreten, weil Änderungen im Wasser- und Elektrolythaushalt das Körpergewicht stark beeinflussen. Die Angaben sind lediglich Vorschläge und können beliebig variiert werden. Entscheidend ist, daß der Patient weniger zu sich nimmt, als er verbraucht.

Bei einem Vergleich zwischen der angestrebten Gewichtsreduzierung (z. B. 2,5 oder 5,0 kg pro Monat) und dem tatsächlichen Körpergewicht des Patienten nach einem oder mehreren Monaten läßt sich aber auch feststellen, ob der Patient seine Diät wirklich eingehalten hat.

Bei korrekter Einhaltung der Diät ist stets eine Gewichtsabnahme zu erzielen, gleichgültig, ob innerhalb kürzerer Zeit eine stark kalorienreduzierte Kost oder innerhalb eines längeren Zeitraum eine nur mäßig kalorienreduzierte Kost verabreicht wird.

Der Kaloriengehalt von Alkohol und den Zuckeraustauschstoffen (Fructose, Sorbit) ist unbedingt zu beachten.

Bei Kostformen um und unter 1000 kcal pro Tag sollte zusätzlich ein Multivitaminpräparat verabreicht werden.

Tabelle **1** Empfehlungen für den täglichen Energiebedarf bei Frauen[1] im Alter von 36–55 Jahren

	Körpergröße	Energiebedarf bei Idealgewicht			Energiebedarf zur Gewichtsabnahme von 2,5 kg pro Monat		von 5,0 kg pro Monat	
	cm	kg	kcal	kJ	kcal	kJ	kcal	kJ
Leichte Arbeit –	150	43	2000	8400	1500	6300	1000	4200
körperlich nicht Arbeitende	155	47	2000	8400	1500	6300	1000	4200
	160	51	2100	8820	1600	6720	1100	4620
z. B. Lehrerin, Näherin, Sekretärin,	165	55	2100	8820	1600	6720	1100	4620
Rentnerin, Dolmetscherin,	170	60	2200	9240	1700	7140	1200	5040
Straßenbahnschaffnerin	175	64	2200	9240	1700	7140	1200	5040
	180	68	2300	9660	1800	7560	1300	5460
	185	72	2300	9660	1800	7560	1300	5460
Mittelschwere Arbeit	150	43	2500	10500	2000	8400	1500	6300
	155	47	2500	10500	2000	8400	1500	6300
z. B. Hausfrau, Putzfrau, Fabrik-	160	51	2600	10920	2100	8820	1600	6720
arbeiterin, Verkäuferin, Kellnerin,	165	55	2600	10920	2100	8820	1600	6720
Krankenschwester, Stewardess	170	60	2700	11340	2200	9240	1700	7140
	175	64	2700	11340	2200	9240	1700	7140
	180	68	2800	11760	2300	9660	1800	7560
	185	72	2800	11760	2300	9660	1800	7560

[1] Untergewichtige Personen können 100–300 kcal mehr als Personen mit Idealgewicht zu sich nehmen, Patienten von 19–35 Jahren benötigen ca. 100 kcal mehr, Patienten über 55 Jahren benötigen ca. 100–200 kcal weniger.

Tabelle **2** Empfehlungen für den täglichen Energiebedarf bei Männern[1] im Alter von 36–55 Jahren

	Körpergröße	Energiebedarf bei Idealgewicht			Energiebedarf zur Gewichtsabnahme von 2,5 kg/Monat		von 5 kg/Monat	
	cm	kg	kcal	kJ	kcal	kJ	kcal	kJ
Leichte Arbeit –	155	50	2100	8820	1600	6720	1100	4620
körperlich nicht Arbeitende	160	54	2200	9240	1700	7140	1200	5040
	165	59	2300	9660	1800	7560	1300	5460
z. B. Lehrer, Beamter, Buchhalter,	170	63	2400	10080	1900	7980	1400	5880
Uhrmacher	175	68	2400	10080	1900	7980	1400	5880
	180	72	2500	10500	2000	8400	1500	6300
	185	77	2600	10920	2100	8820	1600	6720
	190	81	2700	11340	2200	9240	1700	7140
Mittelschwere Arbeit	155	50	2700	11340	2200	9240	1700	7140
	160	54	2800	11760	2300	9660	1800	7560
z. B. Schreiner, Schlosser,	165	59	2900	12180	2400	10080	1900	7980
Mechaniker, Weber, Arzt, Vertreter	170	63	3000	12600	2500	10500	2000	8400
	175	68	3000	12600	2500	10500	2000	8400
	180	72	3100	13020	2600	10920	2100	8820
	185	77	3200	13440	2700	11340	2200	9240
	190	81	3300	13860	2800	11760	2300	9660

[1] Untergewichtige Personen können 100–300 kcal mehr als Personen mit Idealgewicht zu sich nehmen, Patienten von 19–35 Jahren benötigen ca. 100 kcal mehr, Patienten über 55 Jahren benötigen ca. 100–200 kcal weniger.

Die für die ersten 18 Lebensjahre ermittelten Durchschnittszahlen des Kalorienbedarfs gemäß der für die Altersklasse errechneten Mittelwerte von Körpergröße und Körpergewicht können der Tab. **3** entnommen werden. Außerdem wurden Werte berücksichtigt, die bei außergewöhnlicher Körpergröße als Richtzahl dienen können *(Zahlen im grauen Feld)*. Dabei muß berücksichtigt werden, ob der Patient sich noch in der Wachstumsphase befindet (höherer Kalorienbedarf!). In jedem Fall soll das der Körpergröße entsprechende Idealgewicht angestrebt werden. Je nach Abweichung von dem angegebenen Idealgewicht sollten bei Untergewichtigen 100–500 kcal zugelegt, bei Übergewichtigen 100–1000 kcal abgezogen werden. Je nach körperlicher Tätigkeit sind mitunter erhebliche Zulagen erforderlich.

Tabelle **3** Vorschläge zur Berechnung der Diabetesdiät bei Kindern und Jugendlichen

Knaben Größe cm	Gewicht kg	kcal	kJ	Mädchen Größe cm	Gewicht kg	kcal	kJ
75	10	1000	4200	74	10	1000	4200
88	13	1100	4620	87	12	1000	4200
96	15	1200	5040	96	14	1100	4620
103	17	1300	5460	103	16	1200	5040
110	19	1400	5880	109	18	1300	5460
118	22	1600	6720	116	21	1500	6300
124	25	1600	6720	122	24	1600	6720
130	27	1800	7560	128	26	1700	7140
136	30	1900	7930	133	29	1800	7560
140	33	2000	8400	139	32	1900	7980
144	35	2100	8820	145	36	2100	8820
150	38	2200	9240	152	40	2200	9240
155	42	2300	9660	157	45	2400	10080
163	49	2500	10500	160	49	2400	10080
168	54	2800	11760	161	51	2400	10080
172	59	2800	11760	162	53	2400	10080
174	62	2800	11760	163	54	2400	10080
175	63	2800	11760	163	54	2400	10080
177	64	3000	12600	165	55	2500	10500
180	65	3200	13440	170	59	2700	11340
185	68	3400	14280	175	64	2900	12180
190	72	3600	15120	180	67	3100	13020
195	76	3800	15960	185	70	3300	13860

Aus Tab. **4** kann die Verteilung der einzelnen Grundnährstoffe gemäß dem ermittelten Kalorienbedarf nur mit Einschränkung entnommen werden. Bei Kleinkindern, Kindern und Jugendlichen sind die Besonderheiten des Eiweißbedarfes zu beachten; auch ist bei niedrigeren Kalorienstufen, also in jüngeren Lebensjahren, häufig ein höherer Kohlenhydrat- und niedrigerer Fettverzehr erwünscht, als in der für Erwachsene erstellten Tab. **3** errechnet wurde.

Tabelle **4** Nährstoffverteilung in der Diabetesdiät

Nährstoffverteilung							*Verteilung der BE auf die Mahlzeiten*						
1 BE = 12 g KH BE	KH[1] g	Eiweiß g	Gesamtfett g	Streichfett g	kcal	kJ	1. Frühstück BE	2. Frühstück BE	3. Frühstück BE	Mittag BE	Nachmittag BE	Abend BE	Spätmahlzeit BE
8	125	40	40	–	1000	4200	2	1	–	1	1	2	1
9	135	40	40	–	1100	4620	2	1	–	2	1	2	1
10	150	45	45	10	1200	5040	2	2	–	2	1	2	1
11	160	50	50	10	1300	5460	2	2	–	2	2	2	1
12	175	50	55	10	1400	5880	2	2	–	3	2	2	1
13	185	55	60	20	1500	6300	2	2	–	3	2	3	1
14	200	60	60	20	1600	6720	2	2	–	3	2	3	2
15	210	65	65	20	1700	7140	2	2	1	3	2	3	2
16	225	70	70	20	1800	7560	2	3	1	3	2	3	2
17	235	70	75	20	1900	7980	2	3	1	4	2	3	2
18	250	75	80	20	2000	8400	2	3	1	4	2	4	2
19	260	80	80	20	2100	8820	2	3	2	4	2	4	2
20	275	80	85	20	2200	9240	3	3	2	4	2	4	2
21	285	85	90	30	2300	9660	3	3	2	5	2	4	2
23	300	90	95	30	2400	10080	4	3	2	5	2	5	2
24	310	95	95	30	2500	10500	4	3	2	5	3	5	2
25	325	95	100	30	2600	10920	4	3	2	6	3	5	2
26	335	100	105	30	2700	11340	4	3	2	6	3	6	2
27	350	105	110	30	2800	11760	4	4	2	6	3	6	2
28	360	110	115	30	2900	12180	5	4	2	6	3	6	2
29	375	110	115	30	3000	12600	5	4	2	6	4	6	2
30	385	115	120	40	3100	13020	5	4	3	6	4	6	2
31	400	120	125	40	3200	13440	5	4	3	6	4	6	3
32	410	125	130	40	3300	13860	6	4	3	6	4	6	3
33	425	125	130	40	3400	14280	6	4	4	6	4	6	3
34	435	130	135	40	3500	14700	6	4	4	6	5	6	3

[1] Die Kohlenhydrate sind auf- oder abgerundet und stimmen deswegen nicht immer genau mit den BE-Werten überein (1 BE = 12 g Kohlenhydrate)

Tabelle **5** Diätschema, Austauschtabelle und Tagesbeispiele für Diabetiker

Diätvorschrift
für Herrn/Frau/Fräulein ____________________

Die tägliche Kost soll enthalten

__________ BE (Broteinheiten oder Berechnungseinheiten)

und zwar:

1. Frühstück	______	BE
2. Frühstück	______	BE
3. Frühstück	______	BE
Mittagessen	______	BE
1. Zwischenmahlzeit	______	BE
2. Zwischenmahlzeit	______	BE
Abendessen	______	BE
Spätmahlzeit	______	BE

__________ g Fett (davon ________ g als Brotaufstrich)

__________ g Eiweiß

Kohlenhydrate, Fett und Eiweiß
sind die drei Grundstoffe unserer Ernährung.

Kohlenhydrate sind enthalten in allen zuckerhaltigen und stärkehaltigen („mehligen") Nahrungsmitteln:
davon sind **verboten:**
Kochzucker, Traubenzucker, Malzzucker, Honig und alle mit Zucker zubereiteten Speisen und Getränke (z. B. gewöhnliche Marmeladen und Konfitüren, Schokolade, Pralinen, Bonbons, Torten, Kuchen, Limonaden, Coca-Cola usw.), ferner Datteln, Feigen, Rosinen (Trockenobst), Weintrauben und überreifes Obst sowie Sekt und Bier.
Erlaubt, aber **zu berechnen** (nach BE) sind:
Brot, Mehl, Nährmittel, verschiedene Gemüse, Obst, Milch.
Der Diabetiker ist bei jeder Mahlzeit an die vorgeschriebene BE-Menge gebunden (siehe oben), kann aber unter einer Vielzahl von kohlenhydrathaltigen Lebensmitteln auswählen (siehe Austauschtabelle, unten).

Fett kommt in unserer Kost vor als Butter, Margarine, Schmalz, Speck, Öl, aber auch in der Milch, im Käse, im Fleisch, in Wurstwaren, im Fisch, im Eigelb und in Nüssen.

Die Ernährung des Diabetikers soll möglichst fettarm sein.
Von der erlaubten Fettmenge ist wenigstens ein Drittel als verborgenes Fett auch in mageren Fleisch- und Wurstwaren enthalten, ein Drittel wird als Kochfett gebraucht, das restliche knappe Drittel bleibt als Brotaufstrich.

Eiweiß darf der Diabetiker verhältnismäßig reichlich zu sich nehmen und zwar in Form von magerem Fleisch, Fisch, Milch, Joghurt, magerem Käse und Magerquark. Eier enthalten neben Eiweiß auch Fett (etwa 5 g pro Ei) und sind daher beim Fettverzehr zu berechnen. Fleisch und Fisch bestehen etwa zu einem Fünftel, magerer Käse zu einem Viertel aus Eiweiß.

Tabelle **5** (Fortsetzung)

Berechnung von Kohlenhydraten in der Kost

Es entsprechen 1 BE (1 Broteinheit = 12 g Kohlenhydrat):

A Mehle, Nährmittel, Teigwaren		
Weizenmehl, Weizengrieß (etwa 1 gestrichener Eßlöffel)		15 g = 1 BE
Roggenmehl (etwa 1 gestrichener Eßlöffel)		15 g = 1 BE
Stärkemehle (Mais-, Reis-, Kartoffelstärke), Puddingpulver		15 g = 1 BE
Sojavollmehl		45 g = 1 BE
Sago, Graupen		15 g = 1 BE
Haferflocken (etwa 2 gestrichene Eßlöffel)		20 g = 1 BE
Cornflakes ungezuckert		15 g = 1 BE
Reis, roh (etwa 1 gestrichener Eßlöffel)		15 g = 1 BE
Reis, gekocht	ca.	50 g = 1 BE
Kartoffelknödelmehl, -püreemehl		15 g = 1 BE
Kartoffelknödel	ca.	50 g = 1 BE
Eierteigwaren (Spaghetti, Makkaroni, Spätzle), roh		15 g = 1 BE
Eierteigwaren, gekocht	ca.	50 g = 1 BE
B Brot		
Vollkornbrot		30 g = 1 BE
Mischbrot, Kommißbrot		25 g = 1 BE
Weißbrot		25 g = 1 BE
Semmel, Brezel, ca. ½ Stück		20 g = 1 BE
Diabetiker-Zwieback, 2 Stück		15 g = 1 BE
Knäckebrot, 2 Scheiben		15 g = 1 BE
Salzstangen, Kräcker		15 g = 1 BE
C Milch und Milchprodukte		
Vollmilch (3,5% Fett), fettarme Milch (1,5% F), Magermilch (0,3% F)		250 g = 1 BE
Buttermilch, Sauermilch, Kefir		250 g = 1 BE
Joghurt (alle Fettstufen)		250 g = 1 BE
D Kartoffeln, Hülsenfrüchte, Gemüse		
Kartoffel, geschält (1 hühnereigroße Kartoffel)		65 g = 1 BE
Hülsenfrüchte (Erbsen, Bohnen, Linsen)		25 g = 1 BE
Artischocken		100 g = 1 BE
Erbsen, grün (frisch oder aus der Dose)		100 g = 1 BE
Speisemais		70 g = 1 BE

Gemüse, von denen bis zu 200 g ohne Anrechnung auf BE gegessen werden können:
Auberginen, grüne Bohnen, Gemüsezwiebel, Grünkohl, Karotten, Kürbis, Lauch (Porree), Paprikaschoten, Rosenkohl, Rote Bete, Sellerie, Steinpilze, Zucchini.

Gemüse und Salatpflanzen, deren geringer Kohlenhydratgehalt nicht berechnet werden muß:
Broccoli, Blumenkohl, Butterpilze, Champignons, Chicoree, Chinakohl, Eisbergsalat, Endiviensalat, Feldsalat, Gurken, Kohlrabi, Kopfsalat, Pfifferlinge, Radicchio, Radieschen, Rettich, Rhabarber, Sauerkraut, Spargel, Spinat, Tomaten, Weißkohl, Wirsing.

Tabelle **5** (Fortsetzung)

E Obst (frisch oder als Diabetikerkompott)		
Ananas, Apfel, Aprikosen		100 g = 1 BE
Apfelsinen ohne Schale – 100 g – mit Schale	ca.	140 g = 1 BE
Banane ohne Schale – 50 g – mit Schale		80 g = 1 BE
Birne		100 g = 1 BE
Brombeeren, Erdbeeren, Himbeeren		150 g = 1 BE
Grapefruit ohne Schale – 130 g – mit Schale	ca.	190 g = 1 BE
Heidelbeeren (Blaubeeren)		90 g = 1 BE
Holunderbeeren		130 g = 1 BE
Honigmelone mit Schale		120 g = 1 BE
Johannisbeeren schwarz		90 g = 1 BE
Johannisbeeren rot		150 g = 1 BE
Kirschen sauer – 90 g – Kirschen süß		80 g = 1 BE
Kiwi mit Schale		130 g = 1 BE
Mandarinen ohne Schale – 110 g– mit Schale	ca.	170 g = 1 BE
Pfirsich ohne Stein – 100 g – mit Stein		120 g = 1 BE
Pflaumen ohne Stein – 80 g – mit Stein		90 g = 1 BE
Preiselbeeren		120 g = 1 BE
Stachelbeeren		140 g = 1 BE
Wassermelone mit Schale		250 g = 1 BE
Zwetschgen ohne Stein – 60 g – mit Stein		70 g = 1 BE
F Obstsäfte und Gemüsesäfte (unvergoren, ohne Zuckerzusatz)		
Apfelsaft, Orangensaft		110 g = 1 BE
Grapefruitsaft		120 g = 1 BE
Johannisbeersaft schwarz		90 g = 1 BE
Johannisbeersaft rot		100 g = 1 BE
Karottensaft		200 g = 1 BE
Rote-Rüben-Saft		125 g = 1 BE

G Nüsse, Hartschalenobst ohne Schale (Fettgehalt beachten!)
Der Kohlenhydratgehalt ist verhältnismäßig gering, die folgenden Angaben gelten für 1 BE
Erdnüsse 60 g, Mandeln 80 g, Walnüsse 85 g, Haselnüsse 90 g, Kokosnüsse frisch 120 g, Paranüsse 170 g, Cashewnüsse 40 g, Maronen 30 g

H Zuckeraustauschstoffe	
Fruchtzucker (Fructose, Lävulose)	12 g = 1 BE
Sorbit	12 g = 1 BE
Diabetikermarmelade	25 g = 1 BE
Diabetikermarmelade kalorienreduziert	40 g = 1 BE

Berechnung von Fett in der Kost

Es entsprechen 10 g Reinfett:

A Streichfette, Kochfette und Eier	
Butter, Margarine, Mayonnaise, Remoulade	12 g = 10 g Fett
Butterschmalz, Schweineschmalz, Kokosfett, Pflanzenöle	10 g = 10 g Fett
Hühnereigelb (1 Hühnerei = ca. 6–7 g Fett)	30 g = 10 g Fett
B Milch und Milchprodukte	
Trinkmilch + Joghurt aus Trinkmilch 3,5% Fett	285 g = 10 g Fett
Schlagsahne 28% Fett	30 g = 10 g Fett
Saure Sahne 10% Fett	100 g = 10 g Fett

Tabelle **5** (Fortsetzung)

Camembert 20% Fett	100 g = 10 g Fett
Camembert 30% Fett	75 g = 10 g Fett
Camembert 45% Fett	45 g = 10 g Fett
Tilsiter, Edamer Käse 30% Fett	60 g = 10 g Fett
Tilsiter, Edamer Käse, Parmesan 40% Fett	40 g = 10 g Fett
Goudakäse – Emmentaler Käse 45% Fett	35 g = 10 g Fett
Chesterkäse – Edelpilzkäse 50% Fett	30 g = 10 g Fett
Schmelzkäse 20% Fett	110 g = 10 g Fett
Schmelzkäse 45% Fett	40 g = 10 g Fett
Quark – Hüttenkäse 20% Fett	200 g = 10 g Fett

Ohne Berechnung des Fettgehaltes sind erlaubt:
Magermilch, Buttermilch, Magermilch-Joghurt, Speisequark, mager

C Fleisch

Hackfleisch (gemischt)	40 g = 10 g Fett
Hammelfilet	290 g = 10 g Fett
Hammelfleisch, Keule (Schlegel)	55 g = 10 g Fett
Hammelkotelett, Hammelbrust	30 g = 10 g Fett
Kalbfleisch, Bug (Schulter)	345 g = 10 g Fett
Kalbfleisch, Keule (Schlegel), Haxe	625 g = 10 g Fett
Kalbfleisch, Schnitzel	555 g = 10 g Fett
Kalbfleisch, Kotelett	325 g = 10 g Fett
Kalbsbries	295 g = 10 g Fett
Kalbsherz	195 g = 10 g Fett
Kalbshirn	125 g = 10 g Fett
Kalbsleber	245 g = 10 g Fett
Kalbsniere	155 g = 10 g Fett
Kalbszunge	160 g = 10 g Fett
Rindfleisch, Lende (Roastbeef)	100 g = 10 g Fett
Rindfleisch, Brust (Brustkern), Spannrippe (Querrippe)	45 g = 10 g Fett
Rindfleisch, Bug (Schulter), Kamm (Hals)	160 g = 10 g Fett
Rindfleisch, Filet	230 g = 10 g Fett
Rindfleisch, Keule (Schlegel)	140 g = 10 g Fett
Rinderherz	170 g = 10 g Fett
Rinderleber	325 g = 10 g Fett
Rinderzunge	65 g = 10 g Fett
Schweinefleisch, Bug (Schulter), Keule (Schlegel)	45 g = 10 g Fett
Kamm (Halsgrat) (Kotelett)	30 g = 10 g Fett
Schweinefleisch, Filet	100 g = 10 g Fett
Schweinefleisch, Schnitzel	125 g = 10 g Fett
Schweineherz	210 g = 10 g Fett
Schweinezunge	55 g = 10 g Fett
Schweineleber	175 g = 10 g Fett

D Wild und Geflügel

Hase	305 g = 10 g Fett
Hirschfleisch	305 g = 10 g Fett
Rehfleisch, Keule (Schlegel)	835 g = 10 g Fett
Rehfleisch, Rücken	285 g = 10 g Fett
Ente	60 g = 10 g Fett
Gans	30 g = 10 g Fett
Huhn (Brathuhn)	180 g = 10 g Fett
Huhn, Brust, kann im Fettgehalt unberücksichtigt bleiben	
Suppenhuhn	50 g = 10 g Fett
Truthahn (Puter) Jungtiere	150 g = 10 g Fett
Truthahnschnitzel, Brust	900 g = 10 g Fett

Tabelle **5** (Fortsetzung)

E	Wurstwaren und sonstige Fleischerzeugnisse	
	Speck, durchwachsen (Wammerl, Frühstücksspeck)	15 g = 10 g Fett
	Mettwurst, Plockwurst, Salami	20 g = 10 g Fett
	Göttinger, Leberwurst, Teewurst, Cervelatwurst	25 g = 10 g Fett
	Gelbwurst (Hirnwurst), Bratwurst, Mortadella, Schweineschinken roh geräuchert	30 g = 10 g Fett
	Kalbskäse, Fleischwurst, Leberpastete, Lyoner	35 g = 10 g Fett
	Kassler Ripperl, Wollwurst, Hackfleisch	40 g = 10 g Fett
	Fleischkäse (Leberkäse), Münchner Weißwurst	45 g = 10 g Fett
	Bierschinken, Wiener Würstchen, Frankfurter	50 g = 10 g Fett
	Schweineschinken gekocht, mager	100 g = 10 g Fett
	Bündner Fleisch oder Rinderschinken	105 g = 10 g Fett
	Geflügelwurst, fettarm	100 g = 10 g Fett
	Corned beef (deutsch)	165 g = 10 g Fett
	Tartar	270 g = 10 g Fett
	Lachsschinken	250 g = 10 g Fett
F	Fische	
	Forelle, Renke, Felchen	475 g = 10 g Fett
	Goldbarsch	335 g = 10 g Fett
	Heilbutt	435 g = 10 g Fett
	Karpfen	210 g = 10 g Fett
	Seelachs, in Öl (Lachsersatz)	110 g = 10 g Fett
	Hering im Gelee	80 g = 10 g Fett
	Hering mariniert („Bismarckhering“), Bückling	70 g = 10 g Fett
	Thunfisch in Öl	50 g = 10 g Fett
	Krabben, Garnelen	715 g = 10 g Fett
	Rotbarsch geräuchert	180 g = 10 g Fett
	Ohne Berechnung des Fettgehalts sind erlaubt: Seelachs, Schellfisch, Kabeljau, Dorsch, Hecht, Schleie, Scholle, Zander, Flunder.	
G	Sonstiges	
	Kokosnuß	30 g = 10 g Fett
	Mandeln (süß), Erdnüsse (geröstet), Pistazien	20 g = 10 g Fett
	Haselnüsse, Walnüsse, Paranüsse	15 g = 10 g Fett
	Oliven	70 g = 10 g Fett

Die Einhaltung von 6 bis 7 kleinen Mahlzeiten an Stelle von wenigen umfangreicheren ist wichtig; denn die in ihrer Funktion beeinträchtigte Bauchspeicheldrüse des Diabetikers kann in kürzeren Abständen zugeführte kleinere Nahrungsmittelmengen besser verwerten als das Stoßangebot einer großen Mahlzeit. Im Falle einer Insulinbehandlung gilt dasselbe, weil das eingespritzte Insulin nicht stoßweise zur Zeit der Hauptmahlzeiten, sondern gleichmäßig von der Injektionsstelle ins Blut gelangt.

An Getränken stehen dem Diabetiker Kaffee, Tee und Mineralwässer ohne Berechnung zur Verfügung. Obstsäfte sind im Rahmen der erlaubten BE-Menge gestattet, dagegen wegen des hohen Zuckergehaltes keine Süßmoste. Milch muß ebenfalls als BE angerechnet werden. Im allgemeinen soll nicht mehr als ein halber Liter Vollmilch täglich getrunken werden, da sonst die erlaubte Fettmenge nicht eingehalten werden kann. (Ein halber Liter Vollmilch enthält 15–20 g Fett.)

Auch auf alkoholische Getränke braucht der Zuckerkranke nicht zu verzichten. Durchgegorene Weine, also naturreine Weine mit Ausnahme von Spätlesen, Auslesen und besonders süßen Sorten, darf er – allerdings nur nach Rücksprache mit seinem Arzt – in kleinen Mengen trinken, ebenso Diabetiker-Bier, -Kognak, -Weinbrände und klare Schnäpse. Für den Diabetiker erlaubt sind Saccharin und Cyclamat sowie – unter Anrechnung – Fruchtzucker und Sorbit. Kalorienreduzierte Diabetikermarmeladen, die in geringen Mengen nicht berechnet zu werden brauchen, sind im Fachhandel erhältlich. Diabetikerschokoladen und -pralinen sind wegen ihres außerordentlich hohen Fettgehaltes nur zu besonderen Gelegenheiten und unter Berechnung erlaubt.

Die Diät ist die unentbehrliche Grundlage jeder Diabetesbehandlung.

In vielen Fällen ist Diät allein ausreichend, andere Patienten benötigen zusätzlich Tabletten oder Insulin.

Beispiele über die Zusammenstellung der einzelnen Mahlzeiten

Tagesbeispiel für 65 g Eiweiß, 65 g Fett und 15 BE

1. Frühstück:

60 g Vollkornbrot
10 g Butter
1 Eckchen Streichkäse (20% Fett i.T.)

(10 g Eiweiß, 15 g Fett, 2 BE)

2. Frühstück:

1 Joghurt
100 g Apfel

(10 g Eiweiß, 5 g Fett, 2 BE)

Tagesbeispiel für 40 g Eiweiß, 40 g Fett und 8 BE

1. Frühstück:

60 g Vollkornbrot
60 g Hüttenkäse

(10 g Eiweiß, 5 g Fett, 2 BE)

2. Frühstück:

100 g Birne
(1 BE)

Beispiele über die Zusammenstellung der einzelnen Mahlzeiten

Tagesbeispiel für 65 g Eiweiß, 65 g Fett und 15 BE	Tagesbeispiel für 40 g Eiweiß, 40 g Fett und 8 BE
Mittagessen:	Mittagessen:
Klare Fleischbrühe 120 g Schweineleber, gedünstet 10 g Fett zur Zubereitung 200 g Bohnen 130 g Kartoffeln Pfirsichkompott von 120 g Pfirsichen	100 g sehr mageres Ochsenfleisch 10 g Meerrettich 65 g Kartoffeln 200 g Wirsing 10 g Fett zur Zubereitung
(30 g Eiweiß, 20 g Fett, 3 BE)	(20 g Eiweiß, 20 g Fett, 1 BE)
Nachmittag:	Nachmittag:
1 Brezel (2 BE)	150 g Joghurt, fettarm 1 Scheibe Knäckebrot (5 g Eiweiß, 1 BE)
Vesper:	
1 Birne 100 g (1 BE)	
Abendessen:	Abendessen:
75 g Mischbrot 10 g Butter 50 g Bierschinken 30 g Edamer (30% Fett i. Tr.) Kopfsalat mit Radieschen	60 g Vollkornbrot 60 g Geflügelwurst 2 Essiggurken, Tomaten 50 g frische Paprika
(15 g Eiweiß, 20 g Fett, 3 BE)	(10 g Eiweiß, 10 g Fett, 2 BE)
Spätmahlzeit:	Spätmahlzeit:
1 Diät-Müsliriegel, 150 g Orange mit Schale	150 g Orange mit Schale (1 BE)
(5 g Eiweiß, 5 g Fett, 2 BE)	

Tabelle 6 Einzelbeispiele für die Diätgestaltung eines Tages

Fall Nr. 1: 6jähriges normalgewichtiges Mädchen
Körpergröße: 116 cm
Körpergewicht: 21 kg
Kalorienbedarf: ca. 1600 kcal (= 6720 kJ)

Kostvorschlag:
14 BE, 60 g Fett, 60 g Eiweiß

Fall Nr. 2: 14jähriger untergewichtiger Schüler
Körpergröße: 155 cm
Körpergewicht: 35 kg
Kalorienbedarf: ca. 3000 kcal (= 12600 kJ)

Kostvorschlag:
29 BE, 115 g Fett, 110 g Eiweiß
(nach Erreichung des Normalgewichtes evtl. Kalorienmenge reduzieren!)

Fall Nr. 3: 18jährige übergewichtige Schwesternschülerin
Körpergröße: 162 cm
Körpergewicht: 68 kg
Kalorienbedarf: ca. 1700 kcal (= 7140 kJ)

Kostvorschlag:
15 BE 65 g Fett, 65 g Eiweiß
(nach Erreichung des Normalgewichtes auf ca. 2400 kcal erhöhen!)

Fall Nr. 4: 23jähriger normalgewichtiger Schwerarbeiter
Körpergröße: 170 cm
Körpergewicht: 66 kg
Kalorienbedarf: ca. 3300 kcal (= 13860 kJ)

Kostvorschlag:
32 BE, 130 g Fett, 125 g Eiweiß

Fall Nr. 5: 30jährige Frau im letzten Schwangerschaftsdrittel
Körpergröße: 157 cm
Körpergewicht: 58 kg
Kalorienbedarf: ca. 2200 kcal (= 9240 kJ)

Kostvorschlag:
20 BE, 85 g Fett, 80 g Eiweiß

Fall Nr. 6: 45jähriger leicht übergewichtiger Angestellter
Körpergröße: 175 cm
Körpergewicht: 76 kg
Kalorienbedarf: ca. 2000 kcal (= 8400 kJ)

Kostvorschlag:
18 BE, 80 g Fett, 75 g Eiweiß
(nach Erreichung des Normalgewichtes evtl. auf 2500 kcal erhöhen!)

Tabelle **6** Fortsetzung

Fall Nr. 7: 53jährige übergewichtige Hausfrau
Körpergröße: 155 cm
Körpergewicht: 72 kg
Kalorienbedarf: ca. 1400 kcal (= 5880 kJ)

Kostvorschlag:
12 BE, 55 g Fett, 50 g Eiweiß
(nach Erreichen des Normalgewichtes
evtl. auf 1800 kcal erhöhen!)

Fall Nr. 8: 65jährige leicht übergewichtige Rentnerin
Körpergröße: 160 cm
Körpergewicht: 64 kg
Kalorienbedarf: ca. 1600 kcal (= 6720 kJ)

Kostvorschlag:
14 BE, 60 g Fett, 60 g Eiweiß
(nach Erreichen des Normalgewichtes
evtl. auf 1900 kcal erhöhen!)

N. B. Bei den Fällen 3, 6, 7 und 8 ist es zweckmäßig, zunächst zur schnelleren Gewichtsabnahme mit einer stärker kalorienreduzierten Kost zu beginnen und erst später kleine Zulagen vorzunehmen.

Sachverzeichnis

B

C

D

E

H

M

N

Q

R

S

T

Z